알기 쉬운

건강사정

HEALTH ASSESSMENT

알기 쉬운 건강사정

Health Assessment

2022년 2월 20일 1판 1쇄 발행
2025년 3월 5일 1판 4쇄 발행

지은이 | 엄미란 · 장미영 · 김묘경 · 김철규 · 박경희 · 오두남 · 오효숙 · 장희경 외
펴낸이 | 김진환
펴낸곳 | 학지사메디컬 HAKJISA MEDICAL
04031 서울특별시 마포구 양화로 15길 20 마인드월드빌딩
대표전화_ 02-330-5188 팩스_ 02-326-0338
등 록 | 2010년 2월 8일 제313-2010-36호
메 일 | hakjisamd@hakjisamd.co.kr
홈페이지 | http://www.hakjisamd.co.kr

ISBN 978-89-6069-974-8 93510

가 격 | 38,000원

알기 쉬운

건강사정

엄미란 · 장미영 · 김묘경 · 김철규
박경희 · 오두남 · 오효숙 · 장희경 외 공저

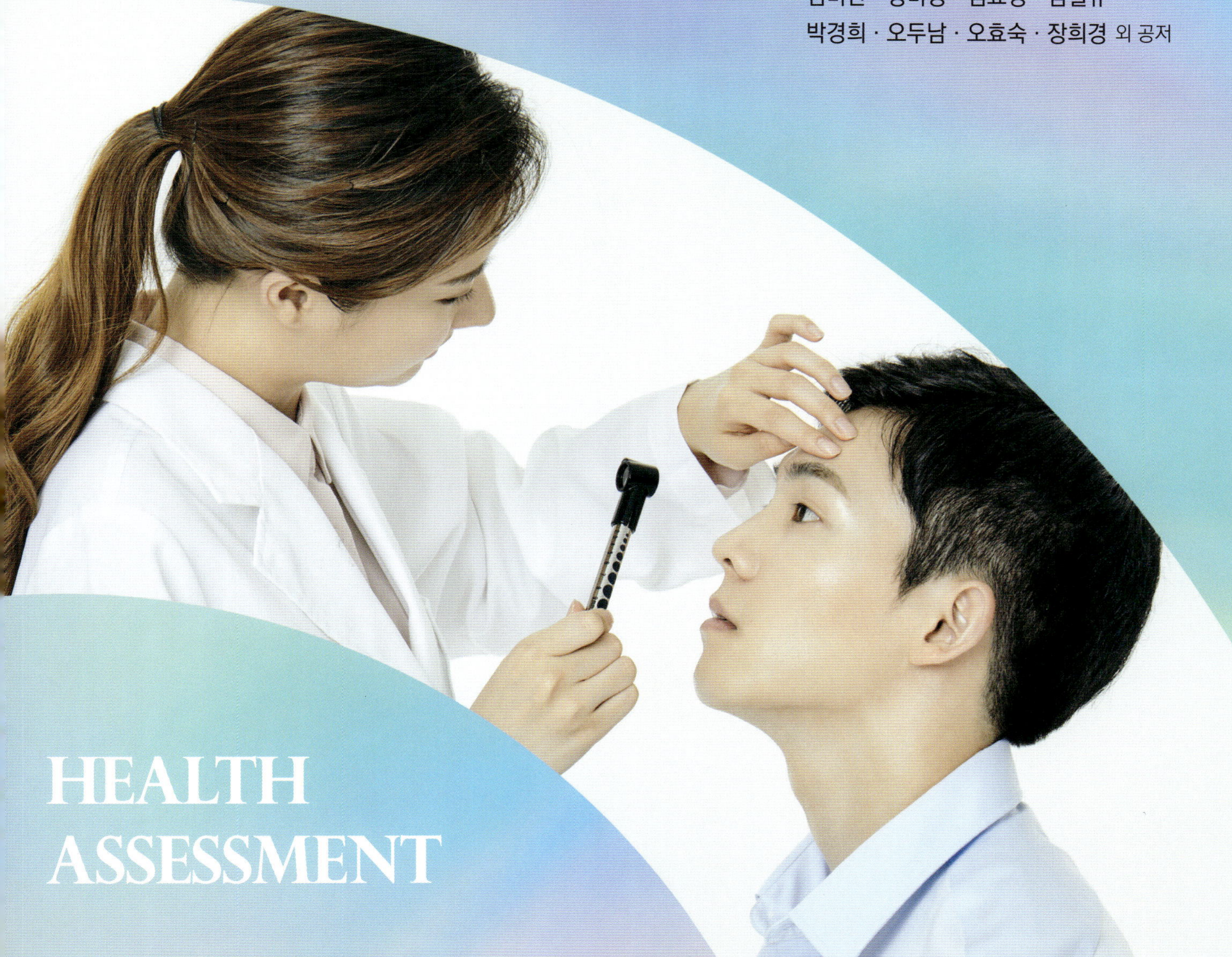

HEALTH
ASSESSMENT

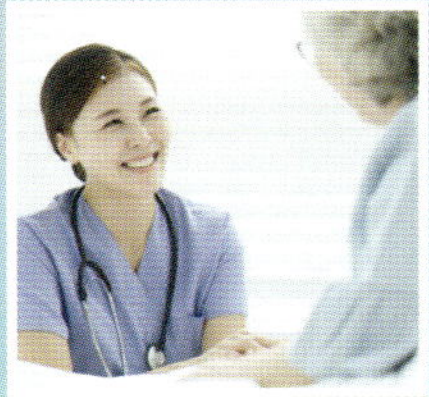
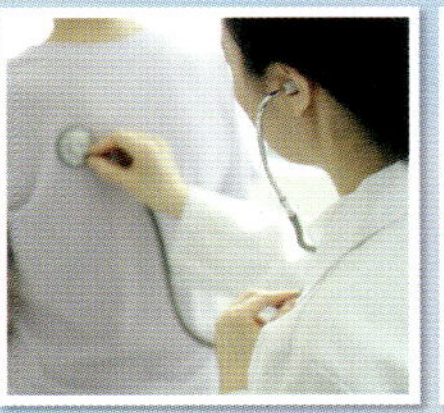
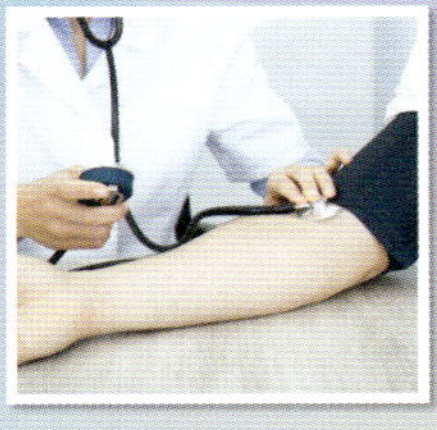

학지사메디컬
HAKJISA MEDICAL

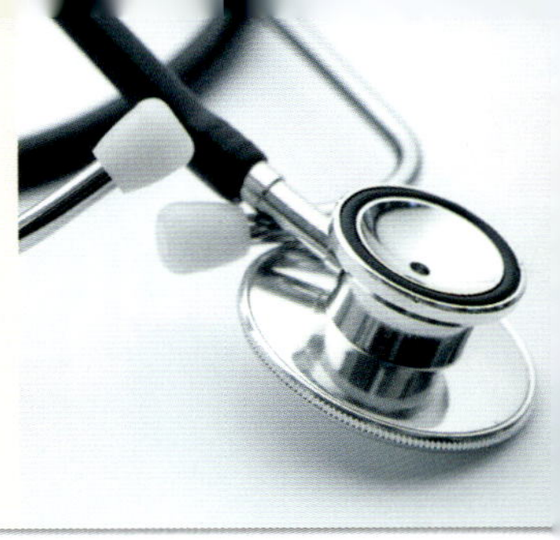

저자소개

대표저자

엄미란	목포대학교
장미영	광주대학교
김묘경	서울여자간호대학교
김철규	충북대학교
박경희	수원대학교
오두남	호서대학교
오효숙	前 호남대학교
장희경	경상국립대학교

저자

공경란	울산과학대학교
김영선	서영대학교
김윤경	광주대학교
김지현	군산간호대학교
마현희	목포가톨릭대학교
민혜영	동의대학교
박현순	구미대학교
백지현	전북대학교
변규리	구미대학교
성경자	경북과학대학교
신은희	상지대학교
양은옥	순천제일대학교
염영선	백석문화대학교
오현미	군장대학교
윤숙례	강릉영동대학교
이경은	계명문화대학교
이영미	강원대학교
이지은	광주대학교
이춘지	대구과학대학교
이현덕	대구과학대학교
임동영	경북대학교
정경화	대구과학대학교
조경아	광주대학교
조진희	동남보건대학교
한정화	경운대학교
현수진	대구과학대학교

머리말

요즈음 간호실무 현장에서는 간호사들의 문제해결 및 실무수행능력의 중요성을 더욱 강조하고 있다. 이에 간호사는 대상자의 간호문제를 해결하기 위해 건강사정을 통하여 대상자의 상태를 신속하고 정확하게 파악해야 한다. 건강사정이란 문진을 통해 주관적인 자료를 조사하고, 각 계통별 신체검진을 통해 객관적 자료를 수집하는 간호실무의 필수적인 영역이다.

학부생들은 필수적으로 건강사정을 학습하고 있지만, 학생과 신규간호사들은 대상자에게 건강력을 물어보고, 그에 적합한 검진을 하는 것이 어렵다고 한다. 따라서 저자들은 학부생들이 건강사정을 쉽게 이해하고 습득할 수 있는 방법을 모색하기 위해 본 교재를 계획하였다.

이 책은 성인 대상자에 초점을 맞추어 학부생들에게 꼭 필요한 핵심적인 지식과 신체검진 방법을 중심으로 알기 쉽게 집필한 교재이다. 이 책의 구성은 건강사정과 관련된 면담과 건강력 사정, 신체검진 방법 등을 비롯한 건강사정의 일반적인 개념과 각 신체계통별 건강사정으로 이루어져 있다. 각 장에서는 이미 선행학습이 이루어진 구조와 기능은 간략히 소개하였으며, 건강력 수집에서는 핵심적인 건강문제에 따른 구체적인 질문의 예시를 들고, 이에 따른 신체검진 방법과 정상 · 비정상 소견을 다루고 있으며, 각 장별 적용문제를 통하여 복습을 유도하였다.

이 책이 건강사정을 학습하고자 하는 여러분들에게 많은 도움이 되기를 바라며, 이 책이 나오기까지 많은 수고를 해주신 여러 저자분들과 학지사메디컬의 임직원 여러분들께 진심으로 감사드린다.

2022년 1월
저자일동

차례

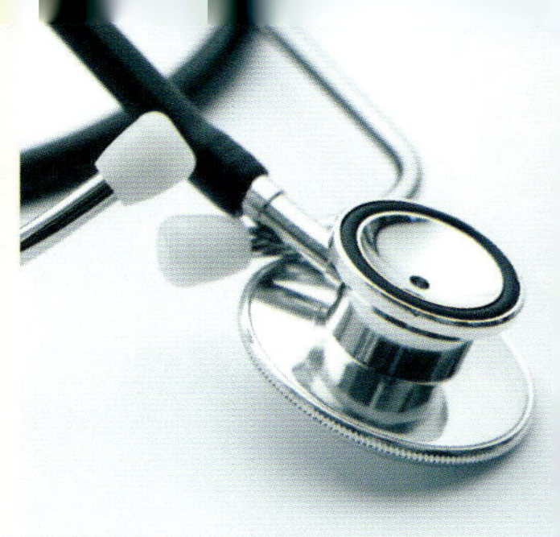

CHAPTER 01
면담과 건강력 사정

면담 2

1. 면담의 단계 2

건강력 사정 5

1. 인구사회학적 자료 5
2. 정보제공자 5
3. 주호소 5
4. 현병력 6
5. 과거력 6
6. 개인사회력 6
7. 가족력 7
8. 계통별 검토 8
9. 일상생활활동을 포함한 기능사정 9
10. 생애주기별 건강력 사정 10
11. 기록의 예 12

요약 14

적용문제 16

CHAPTER 02
신체검진

신체검진 준비 20

1. 검진자 준비 및 준비물품 20

신체검진 23

1. 시진 23
2. 촉진 23
3. 타진 24
4. 청진 26

활력징후 27

1. 체온 27
2. 맥박 28
3. 호흡 29
4. 혈압 30
5. 생애주기별 고려사항 33

요약 34

적용문제 35

CHAPTER 03
영양 사정

건강력 수집 38

1. 주요증상 38
2. 현병력 38
3. 과거력 38
4. 투약력 39
5. 가족력 39
6. 식이력 39

신체검진 40

1. 대상자 준비 및 준비물품 40
2. 영양상태 검진방법 40
3. 신체계측 41
4. 임상검사 45
5. 영양상태 선별 검사도구 45
6. 기록의 예 46

정상 · 비정상 결과 47

적용문제 48

차례

CHAPTER 04
통증 사정

통증 52
1. 통증에 대한 이해 52

건강력 수집 58
1. 주요증상 58
2. 현병력 58
3. 현병력과 투약력 60
4. 과거력 및 가족력 60
5. 개인사회력 61
6. 통증척도 61

신체검진 64
1. 준비물품 64
2. 검진방법 64
3. 연령에 따른 고려사항 65
4. 통증의 재사정 65
5. 기록의 예 65

정상 · 비정상 결과 66
적용문제 67

CHAPTER 05
정신상태 사정

건강력 수집 70
1. 주요증상 71
2. 현병력 71
3. 과거력 72
4. 가족력 72
5. 개인사회력 72

신체검진 73
1. 검진자 준비 및 준비물품 73
2. 정신상태 검진방법 73
3. 기록의 예 78

정상 · 비정상 결과 79
적용문제 80

CHAPTER 06
피부계 사정

구조와 기능 84
1. 표피 84
2. 진피 85
3. 피하조직 85
4. 털 85
5. 손발톱 85
6. 피지선과 땀선 86
7. 피부의 기능 86

건강력 수집 87
1. 주요증상 87
2. 현병력 87
3. 과거력 89
4. 가족력 89
5. 투약력 89
6. 개인사회력 89

신체검진 90
1. 대상자 준비 및 준비물품 90
2. 피부의 검진방법 90
3. 기록의 예 93

정상 · 비정상 결과 94
적용문제 96

CHAPTER 07
두경부 사정

구조와 기능 100
1. 머리 100

2. 목 100
3. 머리와 목의 림프절 103
건강력 수집 104
1. 주요증상 104
2. 현병력 104
3. 과거력 105
4. 가족력 106
5. 투약력 106
6. 개인사회력 106
신체검진 107
1. 대상자 준비 및 준비물품 107
2. 머리와 얼굴의 검진방법 107
3. 목(갑상선, 림프절)의 검진방법 108
4. 기록의 예 110
정상 · 비정상 결과 111
적용문제 112

CHAPTER 08
눈 사정
구조와 기능 116
1. 안구 116
2. 안구의 부속기관 120
건강력 수집 122
1. 주요증상 122
2. 현병력 122
3. 과거력 124
4. 가족력 124
5. 투약력 124
6. 개인사회력 124
신체검진 125
1. 대상자 준비 및 준비물품 125
2. 눈의 검진방법 125
3. 기록의 예 134
정상 · 비정상 결과 135
적용문제 137

CHAPTER 09
귀 사정
구조와 기능 140
1. 외이 140
2. 중이 140
3. 내이 141
4. 기능 142
건강력 수집 143
1. 주요증상 143
2. 현병력 143
3. 과거력 144
4. 가족력 144
5. 투약력 145
6. 개인사회력 145
신체검진 146
1. 대상자 준비 및 준비물품 146
2. 귀의 검진방법 146
3. 기록의 예 150
정상 · 비정상 결과 151
적용문제 153

CHAPTER 10
코, 구강, 인후 사정
구조와 기능 156
1. 코와 부비동 156
2. 구강과 인후 156
건강력 수집 159

차례

1. 주요증상 159
2. 현병력 159
3. 과거력 160
4. 가족력 161
5. 개인사회력 161

신체검진 163
1. 대상자 준비 및 준비물품 163
2. 코의 검진방법 163
3. 부비동의 검진방법 164
4. 구강과 인후의 검진방법 166
5. 기록의 예 169

정상 · 비정상 결과 171
적용문제 173

CHAPTER 11
흉부와 폐 사정

구조와 기능 176
1. 흉부 176
2. 폐 177

건강력 수집 179
1. 주요증상 179
2. 현병력 179
3. 과거력 180
4. 가족력 181
5. 투약력 181
6. 개인사회력 181

신체검진 183
1. 대상자 준비 및 준비물품 183
2. 흉부와 폐의 검진방법 183
3. 기록의 예 188

정상 · 비정상 결과 189
적용문제 191

CHAPTER 12
심장과 목혈관 사정

구조와 기능 194
1. 심장 194
2. 심장 주기 195
3. 심장의 전기 전도 196
4. 목 혈관 198

건강력 수집 199
1. 주요증상 199
2. 현병력 199
3. 과거력 201
4. 가족력 201
5. 개인사회력 202

신체검진 203
1. 대상자 준비 및 준비물품 203
2. 심장 검진방법 203
3. 목혈관 검진방법 207
4. 기록의 예 209

정상 · 비정상 결과 210
적용문제 212

CHAPTER 13
말초혈관계와 림프계 사정

구조와 기능 216

건강력 수집 219
1. 주요증상 219
2. 현병력 219
3. 과거력 220
4. 가족력 220
5. 투약력 220
6. 개인사회력 221

신체검진 222

1. 대상자 준비 및 준비물품 222
2. 검진방법 222
3. 기록의 예 226
정상 · 비정상 결과 227
적용문제 229

CHAPTER 14
유방과 액와 사정

구조와 기능 232
1. 유방의 구조 232
2. 림프절 233
건강력 수집 234
1. 주요증상 234
2. 현병력 234
3. 과거력 235
4. 가족력 236
5. 투약력 236
6. 개인사회력 236
신체검진 238
1. 대상자 준비 및 준비물품 238
2. 유방의 검진방법 238
3. 액와 검진방법 242
4. 남성유방 검진 244
5. 기록의 예 244
정상 · 비정상 결과 245
적용문제 246

CHAPTER 15
복부 사정

구조와 기능 250
1. 인두 250
2. 식도 250
3. 위 251
4. 소장 251
5. 대장 251
6. 간 251
7. 담낭 251
8. 췌장 251
건강력 수집 252
1. 주요증상 252
2. 현병력 252
3. 과거력 255
4. 가족력 256
5. 투약력 256
6. 개인사회력 256
신체검진 257
1. 대상자 준비 및 준비물품 257
2. 복부의 검진방법 258
3. 특수 복부 검진방법 266
4. 기록의 예 268
정상 · 비정상 결과 269
적용문제 271

CHAPTER 16
근골격계 사정

구조와 기능 274
1. 근골격계 274
2. 주요관절 275
건강력 수집 281
1. 주요증상 281
2. 현병력 281
3. 과거력 283
4. 가족력 283

차례

5. 개인사회력 284

신체검진 285

1. 대상자 준비 및 준비물품 285
2. 근골격계 검진방법 285
3. 두경부 검진방법 288
4. 척추 검진방법 290
5. 상지 검진방법 292
6. 하지 검진방법 298
7. 기록의 예 305

정상 · 비정상 결과 306

적용문제 308

CHAPTER 17
신경계 사정

구조와 기능 312

1. 뇌 312
2. 척수신경 314
3. 뇌의 혈액 순환 316
4. 뇌신경 317

건강력 수집 318

1. 주요증상 318
2. 현병력 318
3. 과거력 320
4. 가족력 322
5. 개인사회력 322
6. 환경 323

신체검진 324

1. 대상자 준비 및 준비물품 324
2. 정신 상태 324
3. 동공반응 327
4. 뇌신경 328
5. 운동기능검사 333
6. 감각기능검사 336
7. 반사검사 339
8. 수막 자극 검사 343
9. 기록의 예 344

정상 · 비정상 결과 345

적용문제 347

CHAPTER 18
생식기계 사정

구조와 기능 350

1. 여성 생식기계의 구조와 기능 350
2. 남성 생식기계의 구조와 기능 352

건강력 수집 356

1. 주요증상 356
2. 현병력 356
3. 과거력 358
4. 가족력 361
5. 개인사회력 361

신체검진 363

1. 대상자 준비 및 준비물품 363
2. 여성 생식기계 365
3. 남성 생식기계 370
4. 기록의 예 372

정상 · 비정상 결과 373

적용문제 375

찾아보기 377

CHAPTER

01 면담과 건강력 사정

학습목표

1. 면담과 건강력 사정의 목적을 설명할 수 있다.
2. 효과적인 의사소통술을 설명할 수 있다.
3. 대상자의 포괄적 건강력을 수집할 수 있다.
4. 건강력 수집 결과를 기록할 수 있다.

주요용어

- 객관적 자료 Objective data
- 주관적 자료 Subjective data
- 건강력 Health history
- 초점사정 Focused assessment
- 계통별 검토 Review of system
- 포괄적 사정 Comprehensive assessment
- 면담 Interview

건강사정은 대상자의 건강상태를 평가하기 위해 포괄적으로 건강력을 조사하고 신체검진을 수행하는 것이다. 간호사는 대상자에게 최선의 간호를 제공하기 위한 계획에 필요한 자료수집을 체계적으로 해야 한다. 건강력 조사는 건강사정의 첫 번째 단계로 정확한 진단을 위해 가장 중요한 부분이며, 두 번째 단계인 신체검진의 교량 역할을 한다.

면담은 대상자가 가지고 있는 건강문제를 확인하고 그 문제를 해결하도록 돕기 위한 간호사와 대상자 간의 만남이며, 대상자로부터 주관적인 자료를 수집하는 건강력을 조사하는 것이다. 면담 시에는 효과적인 의사소통 기술을 사용하는 것이 필수적이다. 면담의 목적은 첫 번째, 대상자와의 신뢰할 수 있는 지지적인 관계 수립 및 유지, 두 번째, 간호진단과 간호중재를 위한 정보 발견, 세 번째, 질병예방 및 건강증진을 위한 상담과 교육을 제공하는 것이다.

면담
건강력 사정
요약
적용문제

1. 면담의 단계

면담의 단계는 면담을 준비하는 면담 전 단계와 면담 실제단계로 구분되고, 면담 실제단계는 도입단계, 실행단계, 종결단계로 구성된다.

1) 면담 전 단계

효과적 면담을 위해서는 면담의 내 · 외적 요인을 고려한 준비가 필요하다.

(1) 효과적 면담의 외적요인

① 사생활을 보장하기 위해 개인적인 공간을 선택하거나 칸막이를 한다.
② 면담에 방해가 되는 외부 간섭 요인들을 제거한다.
③ 밝은 조명, 적정한 실내온도와 소음이 없는 조용한 환경을 유지한다.
④ 간호사와 대상자 간의 거리는 1~1.5m의 거리를 유지하며, 눈높이가 같게 두 사람이 편안하게 마주 앉는다.

(2) 효과적 면담의 내적요인

주로 간호사가 지녀야 하는 요소로 대상자에게 호의적인 마음, 공감, 경청하는 능력이 포함된다.

2) 면담 실제단계

(1) 도입단계

도입단계에서는 대상자를 공손하게 부르면서 인사하고, 간호사 자신을 소개한다. 대상자를 호칭할 때는 성과 이름을 함께 사용하여 부르고, 대상자가 허락하지 않는 한 "할머니", "아저씨" 등의 대리용어를 사용하여 부르지 않는다. 이는 대상자의 인격과 품위를 손상시킬 수 있다.

포괄적인 건강력을 작성하는 경우에는 면담 목적과 소요시간 등과 함께 이유를 설명한다. 메모, 기록이나 전자기록 작성을 하는 경우, 간호사는 대상자에 대한 주의집중을 소홀히 해서는 안 된다. 필요하다면 대상자에게 기록의 필요성에 대해 설명할 수 있다.

(2) 실행단계

면담 실행단계는 자료를 수집하는 단계이며, 대상자에게 질문을 하고 대상자의 대답에 대한 간호사의 반응이 포함되어야 한다. 수집한 자료는 주관적 자료와 객관적 자료로 구분할 수 있다. 주관적 자료(subjective data)는 건강력을 수집할 때, 대상자나 보호자가 간호사에게 하는 말이며, 신체계통별 검토에서 문진을 통해 수집한 주호소 또는 증상으로 양적 표현이 어려운 것을 의미한다. 객관적 자료(objective data)는 측정가능하고 검증가능한 자료로 간호사가 검진을 하는 동안 발견한 것을 말하며, 검사나 신체검진 결과 등이 포함된다. 질문에는 개방형 질문과 폐쇄형 질문의 두 가지 유형이 있는데, 각 유형의 기능이나 적용 상황은 각각 다르다. 개방형 질문

(open-ended question)은 이야기식 답변을 요할 때 사용되며, 면담을 시작할 때나 새로운 주제를 제시할 때 유용하다. 폐쇄형 질문(close-ended question)은 구체적인 정보를 알고자 할 때 사용되며, "예" 또는 "아니오"와 같은 대답, 간단하게 한두 마디의 답이 유도된다. 이것은 대상자의 개방형 답변 후, 대상자가 빠뜨렸을 수도 있는 세부 내용을 얻기 위함이며, 과거력이나 신체계통별 검토 시에 유용하다. 면담 시에는 일반적인 질문(예: "어디가 아프셔서 병원에 오셨나요?")을 먼저 하고, 구체적인 질문(예: "배가 어떻게 아프세요?")은 나중에 한다.

대상자의 교육 정도, 생활 정도와 문화적 배경을 고려하여 이해하기 쉽고 명료한 용어를 사용하여 천천히 말하며, 두 질문을 동시에 하지 않도록 주의한다. 면담 시 간호사의 역할은 대상자가 겉돌지 않고 자유롭게 표현할 수 있도록 도와주는 것이다.

면담을 촉진하는 반응

① **촉진(facilitation)**: 간호사의 촉진적 반응은 대상자가 계속 이야기를 하도록 격려하는 것으로, "음", "계속 하세요" 혹은 고개를 끄덕이는 반응 등이 있다.

② **침묵(silence)**: 침묵은 간호사의 방해 없이 대상자가 말할 것을 생각하고 정리할 시간을 주는 것으로, 대상자를 드러나지 않게 관찰하고 비언어적 단서를 발견할 수 있는 기회를 제공한다.

③ **반영(reflection)**: 대상자가 방금 말한 내용을 일부 반복하는 것으로, 구체적인 구절에 더 관심을 집중하게 하고 대상자가 자신의 방식대로 계속 말하도록 돕는다.

④ **공감(empathy)**: 공감의 반응은 감정을 인식하고 말로 표현하는 것으로, 그 느낌이 무엇인지 말하고 표현하도록 한다. 이러한 반응을 사용하면, 대상자는 인정받은 것 같이 느끼고 솔직하게 자신의 느낌을 다룰 수 있다. 그 예로 "그것은 ○○○님에게 매우 힘든 일이었겠네요."라고 말하는 것이다.

⑤ **명료화(clarification)**: 대상자의 언어선택이 모호하거나 혼동될 때, 의미를 정확히 이해하기 위해 사용하는 것으로 "○○○하다고 하는 것이 무슨 의미인지 말씀해 주시겠어요?"라고 질문한다.

⑥ **직면(confrontation)**: 대상자가 말한 진술이나 느낌 혹은 행위에 대해 정직한 피드백을 주어 모순점을 알게 하거나 감정을 알게 하는 것이다. "○○○님은 아프지 않다고 하셨는데, 제가 여기를 만지니까 얼굴을 찡그리시네요.", "화가 난 것처럼 들려요."

⑦ **해석(interpretation)**: 해석은 직접적인 관찰에 근거한 것이 아니라 간호사의 추론과 결론을 바탕으로 하는 것으로, 사건을 연결시키고 연관을 지으며 원인을 암시한다. "○○○님이 매번 배가 아프다고 할 때마다, 일상에서 스트레스를 받고 있는 것 같아 보이네요."

⑧ **설명(explanation)**: 실제적이고 객관적인 정보를 나눌 때 사용하는 것으로 "저녁식사는 5시 30분입니다."라고 말하는 것이다.

⑨ **요약(summary)**: 대상자가 말한 것에 대한 최종 검토로, 사실을 함축하며 간호사가 대상자의 건강문제와 요구를 총체적으로 이해한 것을 검토하는 것이다.

면담 시 피해야 할 사항

① **거짓된 안심**: "걱정하지 마세요. 다 잘 될 거예요" 등의 거짓된 안심이나 확신을 제공하는 것이다.

② **충고:** 간호사의 개인적인 의견이나 원치 않는 충고를 하는 것이다.

③ **권한 남용:** "의사나 간호사가 제일 잘 압니다."와 같은 말은 대상자의 의존감과 열등감을 증진시키는 것이다.

④ **회피성 언어의 사용:** 대상자가 현실을 피하고 자신의 느낌을 숨기기 위해 주제를 회피하며 "지나간 일"이라고 말하는 것은 의사소통을 차단하는 것이다.

⑤ **거리감 두기:** 대상자가 위협적인 것을 자신과 관계없는 것처럼 표현하는 것은 의사소통을 차단하는 것이다.

⑥ **전문용어의 사용:** 의학전문용어의 사용은 피하며 대상자의 수준에 맞는 용어를 적절히 사용한다.

⑦ **유도적 질문 혹은 편견적 질문:** 유도 질문은 대상자의 정직한 답변보다는 사회적으로 수용 가능한 반응을 강요하게 되며, "담배 피우시지 않죠?"라고 물으면 금연한다는 대답이 더 좋다는 것을 암시한다.

⑧ **말을 너무 많이 하거나 중단시키는 것:** 간호사는 말하는 것보다 경청을 해야 한다. 대상자가 무엇을 말할지에 대해 안다고 생각하여 어떤 경우 대상자의 말을 중단하는 것은 바람직하지 않다.

⑨ **"왜"라는 질문의 사용:** 일반적으로 비난을 함축하는 "왜"의 질문은 대상자로 하여금 방어적 태도를 취하게 한다.

면담에 긍정적 또는 부정적 영향을 주는 간호사의 신체적 외양, 자세, 몸짓, 얼굴표정, 눈맞춤, 음성, 적절한 접촉 등의 비언어적 행위는 다음과 같다(표 1.1).

(3) 종결단계

면담을 마무리할 때는 대상자에게 "더 하실 말씀이 있으십니까?"라고 물으면서 자기표현의 마지막 기회를 준다. 그 후 간호사는 면담을 통해 얻은 내용을 요약하여 말해준다.

표 1.1 간호사의 비언어적 행위

긍정적	부정적
전문가다운 외양	불만이 있는 듯한 말투나 외양
같은 눈높이의 앉은 자세	서 있는 자세
대상자와 적절한 거리	책상 뒤쪽으로 앉거나 멀리 떨어진 거리
이완된 개방적인 자세	긴장된 자세
대상자 쪽으로 약간 기울여 앉은 자세	뒤로 등을 기댄 자세
격려하는 적절한 제스처	주의를 산만하게 하는 제스처(손가락을 까딱거리며 두드림, 자주 시계를 봄, 발 흔들기 등)
관심을 표명하는 표정	무표정, 하품, 꽉 다문 입술
적절한 눈맞춤	눈맞춤 피하기, 컴퓨터나 기록에만 집중하기
적절한 음조	귀에 거슬리는 고음조
적절한 말의 속도	말의 속도가 너무 빠르거나 느린 경우
적절한 접촉	너무 빈번하거나 부적절한 접촉

건강력 사정에는 포괄적 사정과 초점사정이 있으며, 건강력은 인구사회학적 자료, 정보제공자(자료의 출처), 주호소, 현병력, 과거력, 개인사회력, 가족력, 신체계통별 검토, 일상생활활동을 포함한 기능사정 등으로 구성되어 있다. 포괄적 사정은 대상자의 전반적인 모든 건강관련 사항을 수집하는 것이고 초점사정은 특정 문제에 국한하여 접근하는 것이다(표 1.2).

표 1.2 건강력 사정: 포괄적 사정과 초점 사정의 비교

포괄적 사정	초점사정
· 전체적인 신체기관에 대해 전반적으로 증상을 사정한다. · 의료기관에 처음 방문한 신규 대상자에게 적합하다. · 대상자에 대한 기본적이고 개인적인 정보를 얻는다. · 간호사-대상자 관계를 강화한다. · 대상자 문제의 신체적 원인을 파악하거나 배제하는데 도움이 된다. · 향후 사정에 대한 기준이 된다. · 교육과 상담을 통한 건강증진의 기회가 된다. · 신체검진의 필수적 기술을 숙련시킬 수 있다.	· 특정 신체기관에 제한적으로 증상을 사정한다. · 기존 대상자, 특히 정기적 방문을 하는 대상자 또는 긴급 내원 대상자에게 적합하다. · 초점이 되는 문제나 증상을 다룬다.

1. 인구사회학적 자료

이름, 주소, 전화번호, 연령, 생년월일, 출생지, 성별, 결혼 상태, 인종, 직업, 종교 등을 포함한다.

2. 정보제공자

정보제공자가 누구인지 기록하며(대상자 혹은 가족), 정보제공자의 신뢰도도 기록한다.

3. 주호소

주호소(의료기관을 찾은 이유; chief complaints, cc)는 대상자가 자신의 언어로 서술한 짧은 진술이다. 대상자가 의료인을 찾게 된 이유를 대상자가 말한 단어 그대로 직접화법으로 기재하며, 따옴표를 사용하기도 한다.

① 증상(symptom): 대상자가 질병으로부터 느끼는 주관적인 감각

② 징후(sign): 신체검진이나 임상병리검사 보고에서 발견될 수 있는 객관적인 소견

4. 현병력

현병력(present illness, present history)은 주 호소의 전 · 후과정과 진전 상황 및 그와 관련된 사건에 대해 부연 설명을 함으로써 주호소에 대한 구체적인 자료를 얻는 것이다. 그러므로 현병력에는 문제의 발병 시기, 발생 상황, 증상과 치료 내용이 포함되어야 한다.

대상자의 현병력을 수집하는데 도움이 되는 연상 기호인 OLD CART, PQRSTU(자극이나 완화, 질이나 양, 부위나 방사, 심각성, 시간, 문제에 대한 이해 정도) 또는 SOCRATES(부위, 시기, 특성, 방사, 관련요인, 시간, 악화/완화요인, 중증도)를 사용하여 아래와 같이 질문하여 순서대로 정리하는 것이 도움이 될 수 있다.

- **O** 발병시기(onset): 언제 증상이 시작되었나요?
- **L** 부위(location): 어느 부위에 통증이 있나요? 통증은 다른 부위로 방사되나요?
- **D** 기간(duration): 언제 증상이 시작되었나요? 얼마나 자주 발생하나요? 얼마나 오래 지속되나요? 증상은 점진적으로 또는 갑자기 발생하나요?
- **C** 특성(characteristic symptoms): 어떻게 아픈지요? 통증은 얼마나 심한가요?
- **A** 동반 증상과 징후(associated manifestation): 동반되는 다른 증상이 있나요?
- **R** 완화/악화요인(relieving/exacerbating factors): 무엇이 증상을 더 악화시켰나요? 증상을 완화시킨 것은 무엇이었나요?
- **T** 치료(treatment): 이 증상으로 어떤 치료를 했나요(자가치료 등을 포함하여 기록)? 치료는 효과가 있었나요?

5. 과거력

과거력(past history)은 대상자가 느끼는 전반적인 건강상태 및 병력을 말하는 것으로 알레르기, 현재 복용약물, 아동기 질환, 사고 또는 부상, 중증 또는 만성질환, 입원, 수술, 건강유지 관련 사항(예: 예방접종, 담배, 알코올, 약물 남용 등), 마지막 검진 날짜와 여성생식기의 문제인 경우 산과력(obstetric history) 등에 대해 자료를 얻는 것이다.

6. 개인사회력

개인사회력은 대상자가 누구와 함께 사는지, 최근 몇 년 사이에 중요한 생활사건이 있었는지, 친구관계는 어떠한지 등에 대한 자료이다. 또한 개인사회력은 대상자의 질병에 영향을 주는 요인과 대상자를 지지할 수 있는 자원을 찾는 데 도움이 될 수 있다.

7. 가족력

- 가까운 가족(부모, 조부모, 형제자매, 자녀)의 연령과 건강상태 또는 사망원인을 포함한다.
- 심장질환, 고혈압, 뇌졸중, 당뇨, 혈액질환, 암, 겸상적혈구 빈혈, 관절염, 알레르기, 비만, 알코올중독, 정신질환, 발작성 장애, 신장질환, 또는 결핵 같은 다양한 상태의 가족력을 포함한다.
- 위의 정보를 명확하고 간결하게 보여주기 위하여 가계도(family tree, genogram)를 그린다(그림 1.1).

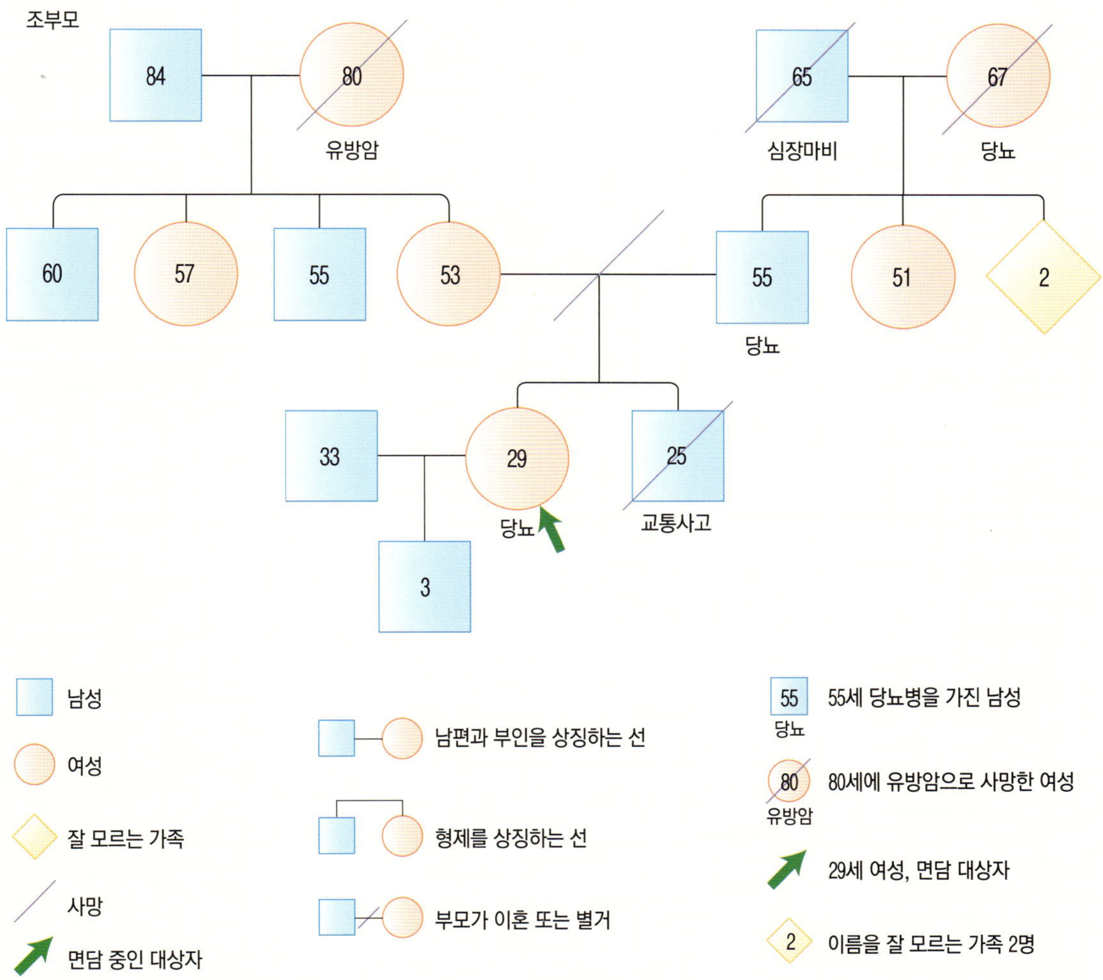

그림 1.1 가계도 예시

8. 계통별 검토

계통별 검토(review of system, ROS)는 대상자가 미처 언급하지 못한 주요 각 기관의 증상에 관해 '머리에서 발끝까지' 전반적으로 질문하는 것으로, 현재 문제와 관련된 증상을 발견하는 데 도움이 되므로 중요하다.

전반적인 건강상태, 피부, 머리, 눈, 귀, 코와 부비동, 구강과 인두, 목, 유방, 호흡기계, 심혈관계, 말초혈관계, 위장관계, 비뇨기계, 남성 생식기계, 여성 생식기계, 성 건강, 근골격계, 신경계, 혈액계, 내분비계의 증상을 조사한다. 특히 각 기관별 건강증진을 위한 노력 및 대상자의 습관 등을 조사하는 것은 현재 나타난 증상과의 관련성을 파악하는데 도움이 되므로 추가적으로 확인한다.

계통별 검토에 대한 표준은 아래와 같다. 각 증상을 물어본 다음 "예/아니오"로 응답할 시간을 주며, 특히 대상자에게 의학용어를 쓰지 않고 이해하기 쉬운 말로 풀어서 질문한다.

계통별 검토

- **전반적인 건강상태: 현재 체중 증가(또는 감소, 기간, 증가 또는 감소의 요인), 피로, 허약감, 오한, 열, 심야 발한**
- **피부: 피부질환(습진, 건선, 발진, 두드러기), 색소 침착 또는 피부색 변화, 건조증, 가려움증, 피부 병변, 모발 소실 정도, 머릿결 변화, 손톱 모양이나 색깔의 변화, 손톱 깨짐**

  건강증진: 태양노출시간, 피부와 모발 자가관리 방법
- **머리, 눈, 귀, 코, 인후(HEENT: head, eyes, ears, nose, throat)**

  머리: 심한 두통, 잦은 두통, 머리 외상, 어지럼증(실신), 현훈

  눈: 시력의 변화, 안통, 복시, 발적, 종창, 분비물, 녹내장 또는 백내장

  건강증진: 안경/렌즈 착용, 최근 녹내장 및 시력 검사 유무

  귀: 이통, 감염, 분비물, 이명, 현기증

  건강증진: 보청기 사용, 청력소실이 일상생활에 미치는 영향, 소음노출, 귀지제거 방법

  코와 부비동: 분비물과 분비물의 특징, 감기 빈도, 코막힘, 비출혈, 알레르기, 후각의 변화, 부비동 통증

  구강과 인후: 입 통증, 인후통, 잇몸 출혈, 치통, 입 또는 혀의 병변, 연하곤란, 쉰 목소리, 미각의 변화, 편도선 절제술

  건강증진: 치아관리, 의치 사용, 최근 치과 검진
- **목: 통증, 운동 제한, 덩어리, 종창, 결절비대, 갑상선종**
- **유방과 액와: 통증, 덩어리, 유두분비물, 발진, 유방질환, 유방 수술, 액와의 압통, 덩어리 또는 종창, 발진**

  건강증진: 유방자가검진 수행, 유방자가검진 방법 및 빈도, 최근 유방촬영시기와 결과
- **호흡기계: 폐질환(천식, 폐기종, 기관지염, 폐렴, 결핵), 흉통, 천식음이나 시끄러운 호흡음, 호흡곤란, 기침, 객담(색깔, 양), 독소 또는 공해에 노출**

  건강증진: 최근 흉부 X-ray 촬영시기와 결과
- **심혈관계: 전 흉부 통증, 심계항진, 청색증, 심한 활동 시 호흡곤란, 기좌호흡, 발작성 야간 호흡곤란, 야뇨, 부종, 심잡음, 고혈압, 관상동맥질환, 빈혈**

  건강증진: 최근 심전도 촬영이나 다른 심장검사 시기와 결과

- 말초혈관계: 냉감, 무감각과 저림, 다리부종, 손 또는 발의 변색, 정맥류 또는 합병증, 간헐적 파행(claudication), 혈전성 정맥염 또는 궤양

  건강증진: 장시간 앉아 있거나 서 있는 경우, 다리를 꼬는 습관, 탄력스타킹 사용 유무
- 위장관계: 식욕, 음식 알레르기, 연하곤란, 가슴앓이, 소화불량, 통증, 오심, 구토, 토혈, 복부질환(황달, 충수염, 대장염, 간, 담낭, 궤양), 고창(flatulence), 배변 횟수, 최근 변화, 변의 특징, 변비, 설사, 흑색변, 직장출혈, 치질

  건강증진: 제산제 또는 완화제 사용
- 비뇨기계: 빈뇨, 긴박뇨, 야뇨, 배뇨곤란, 다뇨, 핍뇨, 지연뇨, 소변줄기가 가늘어짐, 소변 색깔(혼탁하거나 혈뇨), 실금, 신장질환(신장병, 신장결석, 요로감염, 전립선), 옆구리, 서혜부, 치골상부 또는 허리 통증

  건강증진: 분만 후 Kegel 운동, 비뇨기 감염예방 방법
- 남성생식기계: 음경 또는 고환 통증, 염증 또는 병변, 음경의 분비물, 덩어리, 탈장

  건강증진: 고환자가검진 방법 및 빈도
- 여성생식기계: 월경력(초경 나이, 최근 월경일, 주기, 기간, 무월경, 월경과다, 생리전 통증, 월경곤란, 월경 사이 출혈), 질소양증, 분비물 및 특징, 폐경기 연령, 폐경기 증상 및 징후, 폐경 후 출혈

  건강증진: 최근 부인과 검진, 마지막 pop smear 검사시기와 결과
- 성 건강: 최근 성문제, 성만족도, 성교통증 유무, 발기 또는 사정의 변화, 피임방법 및 사용 만족도, 성 전파성 질환(임질, 포진, 클라미디아, 성병 사마귀, HIV/AIDS, 매독)자와의 성관계
- 근골격계: 관절염, 통풍, 관절 통증, 관절강직, 관절종창, 관절기형, 움직임 제한, 마찰음, 근육통, 근육 허약감, 걸음걸이의 이상, 요통과 디스크 질환 과거력

  건강증진: 매일 도보량, 활동제한이 일상생활에 미치는 영향, 보행 보조기 사용
- 신경계: 경련, 뇌졸중, 실신, 의식상실의 과거력

  운동기능: 약함, 틱 또는 진전, 마비 또는 조정문제

  감각기능: 무감각, 저림, 감각이상

  인지기능: 기억력 장애(단기, 장기, 지남력 상실)

  정신상태: 기분변화, 신경과민, 우울, 정신질환 과거력
- 혈액계: 피부나 점막의 출혈 경향, 멍, 림프절 종창, 수혈 및 수혈반응, 독성물질 노출
- 내분비계: 당뇨병 과거력(다뇨, 다식, 다갈), 갑상선 과거력, 더위나 추위 과민성, 피부착색 또는 피부결의 변화, 발한, 식욕과 체중의 변화, 신경과민, 진전, 비정상 머리카락 분포, 호르몬 치료

9. 일상생활활동을 포함한 기능사정

기능사정은 신체적으로 자가간호하는 능력을 사정하고 대상자의 건강과 질병에 영향을 줄 수 있는 일상생활활동(목욕, 옷입기, 화장실가기, 식사하기)과 도구적 일상생활활동(독립적 생활을 하는데 필요한 쇼핑하기, 요리하기, 집안일하기)을 사정한다.

자아존중감 및 자아개념, 활동과 운동, 수면과 휴식, 영양과 배설, 대인관계와 자원, 대처와 스트레스 관리,

개인적 습관(음주 습관, 불법약물), 환경과 직장의 위험물, 가정 폭력, 직업적 건강, 건강개념 등을 사정한다. 이러한 자료들은 대상자의 생활환경과 생활양식을 파악하는데 도움이 된다.

기능사정

- 자아존중과 자아개념: 교육상태(최종 학력), 경제상태, 가치관과 신념(종교, 개인의 강점 인식)
- 활동과 운동: 일상생활활동을 반영하는 일과 일상생활수행능력이 독립적인지 또는 지지가 필요한지, 보조기 사용, 여가활동 및 운동 패턴(종류와 운동량)
- 수면과 휴식: 수면패턴, 낮잠, 수면보조제 사용
- 영양과 배설: 24시간 섭취한 음식물 및 음료, 식습관 및 식욕, 음식에 대한 알레르기 및 민감성
- 대인관계와 사회적자원: 사회적 역할, 가족, 친구, 동료와의 관계, 사회적 지지원, 혼자 시간 보내는 정도(즐거운지 또는 고립감을 초래하는지)
- 대처와 스트레스 관리: 현재와 과거의 스트레스, 생활양식의 변화, 스트레스 관리 방식
- 개인적 습관: 일일 카페인 섭취량, 알코올(최초 섭취 시기, 주량, 음주와 관련된 문제), 흡연(흡연 시작시기, 흡연량, 흡연기간), 마약(마약 경험, 마리화나, 카페인, 암페타민, 진정제, 마약복용 빈도, 마약이 일상생활에 미치는 영향)
- 환경과 직장의 위험물: 주거 및 이웃 환경(이웃과의 관계, 안전지역, 교통이용의 편리성, 적절한 난방 및 시설, 지역사회 서비스 이용), 환경상태(작업장 및 가정에서의 건강 위험도, 안전벨트 사용, 지리적 혹은 직업적 위험물질 노출, 외국 여행 및 거주)
- 가정폭력: 가정폭력이 일어나는 상황, 안전에 대한 느낌, 가정에서의 정서적 · 신체적 학대 경험, 배우자의 성관계 강요
- 직업적 건강: 직업환경 조사, 석면/화학물질에 노출 경험, 반복적인 동작 유무, 보호장치 착용 유무, 위험물질 노출에 대한 모니터 장치 유무, 직업과 관련된 건강문제
- 건강개념: 건강에 대한 주관적 정의, 현 건강상태에 대한 인지, 건강에 대한 걱정거리, 대상자가 생각하고 있는 미래의 건강 상황과 건강 목표, 간호사나 의사에게 기대하는 사항

10. 생애주기별 건강력 사정

1) 아동 건강력 사정

아동의 연령과 발달 단계에 맞는 구체적 정보를 포함한 건강력을 말하며, 구성요소는 성인과 같이 인구사회학적 자료, 정보제공자, 주호소, 현병력, 과거력, 가족력, 신체계통별 검토, 건강패턴에 성장발달력이 추가되었다. 아동의 경우, 구성요소에 따라 더 사정해야 할 사항은 다음과 같다.

(1) 현병력

① 통증 때문에 놀이를 멈추는지 등을 조사하여 평소 행동에 통증이 미치는 영향을 파악한다.

② 활동, 식이 및 체위와 같은 관련요인들에 대해 조사한다.

③ 문제에 대한 부모의 직관적인 감각은 정확할 때가 많으므로 부모가 걱정하는 바를 말하도록 한다.

④ 아동의 증상과 질병에 대한 부모의 대처능력과 가족구성원의 반응을 파악한다.

(2) 과거력

출생 전 태아 건강상태, 출생 및 신생아 시 건강상태, 아동기 질환, 심각한 사고나 상해 등을 조사한다.

(3) 성장발달력

성장 시 중요시점, 생후 1개월부터 학령전기까지의 발달, 학령기 아동의 성장발달력을 조사한다.

2) 노인 건강력 사정

노인 건강력 사정은 인구사회학적 자료, 정보제공자, 주호소, 현병력, 과거력, 가족력, 신체계통별 검토, 건강패턴을 사정하는 성인 건강력 사정양식과 동일하며, 이에 정상적인 노화과정이나 만성질환 혹은 장애가 어떤 일상생활활동에 영향을 미치는지를 포함하여 질문한다. 특히 노인의 경우 고려해야 할 사항은 다음과 같다.

(1) 주호소

노인의 경우, 주호소 파악에 시간이 더 오래 소요될 수 있으며, 증상을 나이 탓으로 대수롭지 않게 여기고 언급할 가치가 있는지 없는지도 잘 모를 수 있다. 노인은 당뇨, 고혈압 혹은 변비와 같은 만성 문제를 가지고 있는 경우가 흔하다. 최종 진술은 간호사가 추측한 문제가 아닌 대상자가 의료진을 찾게 된 이유로 진술되어야 한다.

(2) 과거력

지난 5년간의 전반적인 건강, 사고와 상해, 중증 혹은 만성 질병, 입원, 수술, 마지막 검진일, 산과적 상태, 현재 복용약물을 사정한다. 대부분의 노인 대상자가 각각 다른 의사가 처방한 많은 양의 약을 복용하면서 약명과 투약 목적을 모를 수 있으므로, 현재 복용하는 약을 가져오도록 한다. 자가치료를 위해 처방전 없이 구매한 약을 사용하는 경우도 있으며, 이웃이나 친구와 약물을 공유하는 경우에도 복용약물을 가져오도록 하여 확인하는 것이 필요하다.

11. 기록의 예

대상자의 건강력 정보를 수집하여 다음과 같이 각 의료 기관의 형식에 따라 정리할 수 있다.

개인적 자료

이름 김○○(여/62)
주소 서울시 ○○구 ○○동 ○○호
생년월일 1960년 0월 0일
사전의사결정서 설명 ☑ 예 □ 아니오
종교 기독교

보호자(필요시 연락처)

이름	관계	전화번호
이○○	남편	010-○○○-○○○○
이○○	딸	010-○○○-○○○○

정보제공자 본인

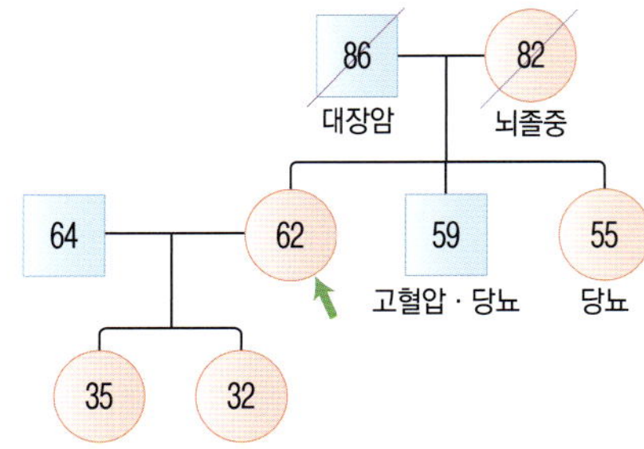

주호소 증상

현병력
직장에서 근무 중 팔에 힘이 없어지고 말이 어눌해지면서 갑자기 쓰러짐. 119구급차 불러 응급실에 1시간 내 도착하여 뇌경색 진단받고 수술 없이 항혈전제 치료 중

산과력(여성)
마지막 월경시기: 2008년
□ 임신 ☑ 출산부: 2녀 출산
폐경여부 ☑ 예 □ 아니오

현재 사용 약물

약물	용량	빈도
○○○(항고혈압제)	5mg	qd
○○○(항혈전제)	30mg	qd

개인사회력

대처기전
특별한 대처기전 없음
안전의 느낌
가정 내 폭력은 없다고 함

과거력

알레르기
□ 테이프 □ 요오드 □ 라텍스 □ 없음
□ 약물:
☑ 음식: 복숭아, 우유
□ 환경요인:
□ 혈액반응:
□ 기타:

아동기질병
날짜
예방접종에 대한 정보가 없음

입원력
(질병, 사고, 손상, 수술, 수혈) 날짜
1983년 첫딸 출산 시 제왕절개수술
2008년 자궁근종으로 자궁적출술

흡연 ☑ 아니오 □ 예(#갑/일 #년)
음주 □ 아니오 ☑ 예(종류: 맥주 2캔/주)
불법약물사용 ☑ 아니오 □ 예(종류)

건강패턴

일상생활활동
식이와 운동 육식을 주로 섭취하며 3회/주에 30분 산책
배변양상 매일 정상적으로 배변
수면양상 밤 10시 전에 잠들어 4~5시간 정도 수면을 취하지만, 밤 동안 2~3번 깨고 다시 잠들기 어려움
직장과 여가활동 마트판매직에 종사, 여가활동을 거의 하지 않음
안전장비 사용(안전벨트, 안전모, 자외선차단)
운전을 직접하면서 안전벨트 반드시 착용함. 자외선차단제 반드시 사용함

건강문제					
	유	무		유	무
관절염	□	☑	고혈압	☑	□
혈액문제 (빈혈, 응고, 출혈)	□	☑	신장문제	□	☑
			간 문제	□	☑
암	□	☑	폐문제 (천식, 기관지염, 폐기종, 폐렴, 결핵, 숨참)	□	☑
당뇨	□	☑			
눈문제 (백내장, 녹내장)	□	☑	뇌졸중	☑	□
			갑상선문제	□	☑
심질환 (심부전, 심근경색, 판막질환)	□	☑	궤양 (십이지장, 소화기)	□	☑
			정신장애	□	☑
탈장	□	☑			
HIV/AIDS	□	☑			

건강 유지력

대장 내시경 **2년 전 검진함, 결과 정상임**
치과검진 ______________
눈검사 ______________
예방접종 ______________
유방조영술 **치밀형 유방**

가족력			
	유	무	가족(부모, 조부모, 형제자매)
관절염	☑	□	모
암	☑	□	부(대장암)
당뇨	☑	□	부
심질환 (심부전, 심근경색, 판막질환)	□	☑	
고혈압	☑	□	모
뇌졸중	☑	□	모
기타유전병	□	☑	

출처: 권소희 외(2019). 핵심건강사정. 수문사. 건강력 기록틀을 일부 수정.

건강력 사정	
면담	• 조용하고 개인적인 공간 • 전문의학용어 피하고 용어를 신중하게 선택 • 천천히 명료하게 의사 전달 • 효과적인 의사소통 기법 사용 • 개방형 질문과 폐쇄형 질문을 적절히 사용 • 적절한 몸짓 • 오해를 방지하기 위해 대상자의 진술을 재확인 • 요약하고 결론 지음
사정자료	• 주관적 자료: 건강력, 계통적 문진을 통한 주호소 • 객관적 자료: 간호사가 검진 중에 발견한 검사 결과, 신체검진 결과
면담 촉진 방법	• 촉진, 침묵, 반영, 공감, 명료화, 해석, 설명, 요약
건강력 사정 방식	• 포괄적 사정: 의료기관에 처음 방문한 신규 대상자에 대한 기본적이고 개인적인 정보를 얻음 • 초점사정: 기존 대상자, 특히 정기 방문이나 긴급 내원 대상자에게 초점이 되는 문제나 증상을 다룸
계통별 사정	
머리	• 두통, 두부손상 과거력
눈	• 안경이나 콘텍트렌즈의 사용 • 녹내장, 백내장, 색맹의 과거력 • 눈물이나 분비물, 흐린 시야, 복시, 건조, 가려움, 염증 • 눈 수술의 과거력
귀	• 청력과 균형, 귀수술의 과거력, 보청기 사용 • 귀 통증이나 종창, 귀 분비물
코	• 코수술의 과거력, 호흡곤란이나 후각의 변화 • 부비동염이나 비출혈의 과거력
구강 및 인후	• 틀니, 구강통증이나 건조, 미각 소실 • 치통이나 잇몸출혈, 인후의 통증이나 언어곤란
목	• 종창, 통증, 움직임 장애, 경직 또는 통증
호흡기계	• 호흡곤란, 흉통이나 비정상적인 호흡음 • 기침과 객담 • 폐렴, 천식, 폐기종 또는 잦은 호흡기 감염의 과거력 • 결핵 피부 반응 검사나 흉부엑스선 검사 결과, 폐수술의 과거력

심맥관계	• 흉통, 심계항진, 불규칙적 또는 빠른 심박동, 숨참, 지속적 기침 • 심전도 결과 • 고혈압, 말초혈관질환, 사지부종, 정맥류, 간헐적 다리 통증
유방	• 여성: 매달 유방자가검진, 덩어리, 유방이나 유두 윤곽의 변화, 통증, 유두 분비물, 유방암의 과거력, 유방암의 가족력, 유방촬영술의 결과 • 남성: 통증, 덩어리, 윤곽의 변화
위장관계	• 최근 체중 변화, 배변 빈도와 특성, 하제 사용 • 구역, 구토, 식욕부진, 속쓰림, 복통, 잦은 트림, 가스 배출 • 치질, 직장출혈, 탈장, 담낭질환, 간질환 • 복부수술의 과거력
비뇨기계	• 소변 색깔, 야뇨, 배뇨 시 작열감, 실금, 긴박뇨, 요정체, 요류감소, 신장결석의 과거력
생식기계	• 여성: 월경과 폐경, 임신, 출산 조절, 자궁암 선별검사 결과, 질염, 성병, 부인과 수술의 과거력 • 남성: 매달 고환자가검진, 전립선 검사결과, 성병, 출산조절 또는 정관절제, 음낭 통증, 분비물/병소, 고환 종괴
근골격계	• 균형잡기, 걷기, 앉기, 서기의 어려움 • 관절염, 통풍, 요부 손상, 근육 쇠약, 마비 또는 관절통증의 과거력 • 골절의 과거력
신경계	• 진전, 근육단일 수축, 무감각, 저림, 감각상실 • 발작이나 기억상실의 과거력
정서적 상태	• 기분변화 • 불안, 우울 또는 집중의 어려움 • 스트레스와 평소 대처기전
내분비계	• 평소와 다른 피로나 쉽게 지침 • 배고픔이나 갈증 • 설명할 수 없는 체중 감소나 증가 • 더위 또는 추위에 대한 내성 • 모발 상실이나 색 또는 머릿결의 변화
혈액계	• 빈혈, 혈액 비정상 또는 수혈의 과거력 • 피로, 멍, 출혈

적용문제

1. 첫 면담 동안 간호사가 "당신은 두통이 있을 때 무엇을 하였는지 말씀해주세요."라고 말하였다면, 이 질문을 통해 간호사는 무엇에 관한 정보를 파악하려고 하는가?

① 문제발생 기간

② 문제의 중증도

③ 악화 또는 완화요인

④ 문제에 대한 대상자의 지각

2. 다음 건강사정 자료 중 주관적 자료의 범주로 볼 수 있는 것은?

① 체온 38.4℃

② 맥박 96회/분

③ 2시간 동안 지속되는 통증

④ 전보다 체중이 10㎏ 감소한 것으로 측정됨

3. 가계도는 무엇을 간결하게 보여주기 위해 사용하는가?

① 과거력

② 입원력

③ 가족력

④ 현병력

정답

1. ③ 2. ③ 3. ③

참고문헌

강지연 외(2019). 간호사를 위한 건강사정. 군자출판사

권소희 외(2019). 핵심 건강사정(수정판). 수문사.

김연숙 외(2019). 건강사정. JMK.

송경애 외(2018). 건강사정. 현문사.

은영 외(2019). 생애주기별 건강사정. 수문사.

임경춘 외(2018). 건강사정. 학지사메디컬.

Jarvis, C.(2016). Physical Examination & Health Assessment. (7th ed.). St. Louis: Elsevier.

Jensen, S. (2019). Nursing Health Assessment: A Best Practice Approach. (3rd ed.). Philadelphia: Wolters Kluwer.

Thompson, J. M. (2018). Essential Health Assessment. Philadelphia: F.A. Davis Company.

CHAPTER

02 신체검진

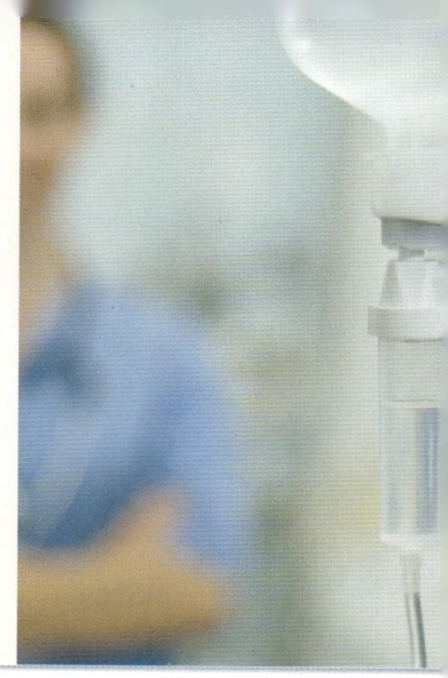

학습목표

1. 신체검진의 목적을 설명할 수 있다.
2. 신체검진에 필요한 준비물품과 기구에 대해 설명할 수 있다.
3. 신체검진의 4가지 기법을 설명할 수 있다.
4. 정확한 방법으로 활력징후를 측정하고 결과를 해석할 수 있다.

주요용어

- 맥박 Pulse
- 시진 Inspection
- 신체검진 Physical examination
- 청진 Auscultation
- 체온 Body Temperature
- 촉진 Palpation
- 타진 Percussion
- 혈압 Blood Pressure
- 호흡 Respiration
- 활력징후 Vital sign

신체검진(physical examination)은 대상자의 객관적 자료를 얻는 방법으로 건강력을 사정한 후 실시한다. 신체검진을 진행하는 동안에도 효과적인 의사소통기술은 대상자와의 신뢰를 유지할 수 있게 하며 대상자의 신체검진이 자연스럽게 진행되어 불편감을 최소화할 수 있어 중요하다.

신체검진의 목적은 건강력 수집에서 얻은 자료를 신체검진을 통해 대상자의 실제적·잠재적 건강문제를 확인하는 것뿐 아니라 대상자의 강점을 확인하는 것이다.

신체검진의 결과는 건강력 수집 자료와 함께 통합되어 대상자의 간호진단과 간호계획을 수립하는데 기초가 된다.

1. 검진자 준비 및 준비물품

1) 검진자 준비

신체검진을 시작하기 전 필요한 모든 준비물품과 기구를 모으고 작동법과 사용법을 확인하여야 한다. 신체검진에 필요한 준비물품, 기구들의 사진과 기본적인 설명은 아래에 제시하였으며, 기구들의 구체적인 사용법은 신체계통별 검진에서 설명할 것이다.

2) 준비물품

- 손소독제
- 검진장갑
- 알코올 솜
- 시트
- 기록지 또는 컴퓨터
- 초침이 있는 시계
- 신장계, 체중계
- 설압자(tongue depressor)
- 면봉
- 줄자와 cm로 표시된 자
- 펜 라이트(pen light)
- 피부표시용 펜

3) 기구

기구별 사용목적과 주의사항은 표 2.1과 같다.

표 2.1 기구별 사용목적 및 주의사항

기구	목적 및 주의사항	사진
혈압계 (blood pressure manometer)	혈압계는 혈압 측정을 위해 사용되는 것으로 커프의 크기는 대상자 사지 둘레에 따라 선택한다. 커프의 너비는 대략 팔 둘레의 40% 정도 되어야 하며, 커프의 공기 주머니는 팔의 80%를 감쌀 수 있어야 한다. **혈압계의 유형** • 아네로이드 혈압계: 둥근 유리판 속에 측정 눈금을 가리키는 바늘이 들어 있다. 가볍고 크기가 작아 휴대가 편한 반면, 바로 밑의 금속기계판은 온도에 따라 영향을 받기 때문에 1년에 한번 정도는 눈금을 다시 조정해야 한다. • 전자(디지털)혈압계: 혈류나 진동을 감지하여 혈압을 측정한다.	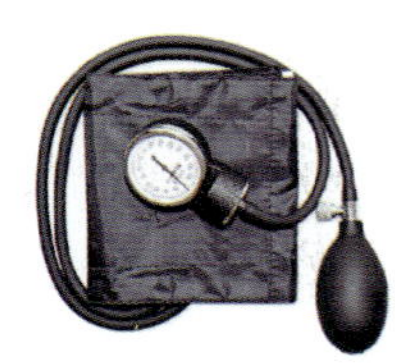 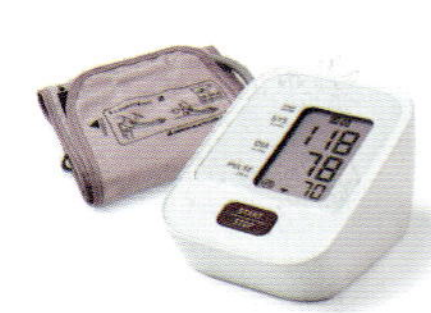
청진기 (stethoscope)	청진기의 튜브 길이는 일반적으로 43~56cm이고, 전체 길이는 56~79cm 정도인데, 검진자의 선호도와 편안함을 고려하여 선택한다. 양쪽 귀꽂이(ear tip)는 편안하고 통증 없이 귀에 잘 맞아야 한다.	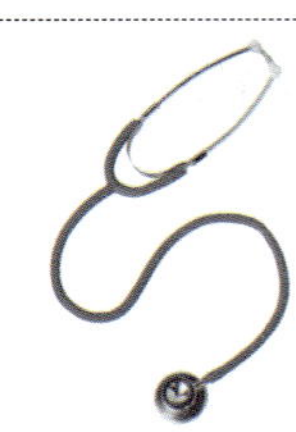

표 2.1 기구별 사용목적 및 주의사항(계속)

기구	목적 및 주의사항	사진
청진기 (stethoscope)	청진기 끝에 있는 양쪽 원반이 종형(bell)과 판형(diaphragm)이다. 종형은 컵 모양으로 좀 더 작고 저음을 전달한다. 판형은 청진기의 편평한 부분으로 고음을 잘 전달한다. 청진기 끝의 원반을 돌려 필요할 때마다 종형에서 판형으로 변경할 수 있다. 원반을 가볍게 두드리면 둘 중 어느 부위가 열려서 소리를 전달하는지 알 수 있다. 종형과 판형이 같은 면에 있는 청진기의 경우 판형을 사용하려면 원반을 세게 누르고 종형을 사용하기 위해서는 살짝 누르면 된다.	
체온계 (thermometer)	신체의 온도를 측정하기 위해 사용된다. • 고막체온계(귀적외선 체온계): 적외선 센서를 이용하여 귀 안쪽의 온도를 측정하는 접촉식 온도측정기이다. 고막체온계의 경우 위생을 위해 측정 덮개(커버)가 부착되어 있어 반드시 같은 종류의 덮개로 교체해서 사용한다. • 전자 체온계: 열에 민감한 반도체의 온도 변화를 이용해 겨드랑이, 입안(구강), 항문 부위의 체온을 측정하는 접촉식 온도측정기이다. • 피부 적외선 체온계: 적외선 센서를 이용하여 이마나 관자놀이 등의 표면 온도를 측정하는 비접촉식 체온계이다. 모든 체온계는 배터리가 충분하지 않으면 측정값이 부정확할 수 있어 사용 전 배터리 상태를 확인해야 한다.	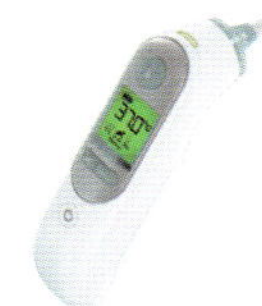 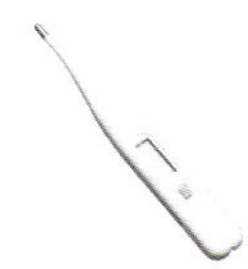 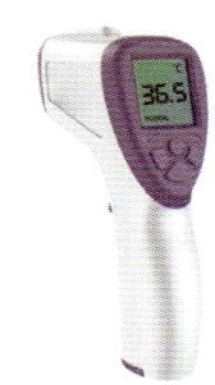
이경 (otoscope)	이경은 외이도와 고막을 비추고 확대시키기 위해 사용된다. 길이는 1.3cm 정도이며, 3, 4, 5mm의 거울현미경이 이용된다. 이경은 외이도에 맞는 것을 선택해야 손상과 불편감을 감소시킬 수 있다. 이경의 유형 • 건전지로 작동되는 이경(충전 가능) • 펜라이트 유형 또는 이경과 검안경으로 모두 사용 가능한 유형 • 휴대용 또는 벽에 설치된 이경	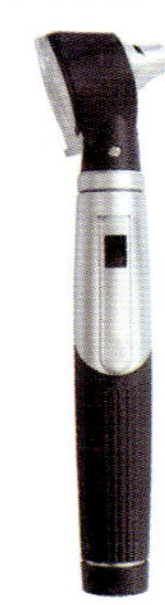
검안경 (ophthalmoscope)	검안경은 눈의 내부 구조를 사정하기 위해 사용된다. 검안경에는 2개의 조절나사가 있으며, 하나는 빛을 조절하고, 다른 하나는 렌즈를 조절한다.	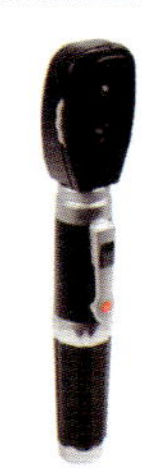
비경 (nasal speculum)	콧구멍을 통해 코의 내부를 관찰한다. 왼손에 비경을 쥐고, 1cm 정도 비전정에 삽입 후 부드럽게 상하로 벌린다. 비강의 상부를 검사할 때는 대상자의 머리를 뒤쪽으로 굴곡시킨다.	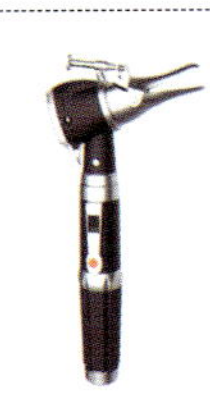

표 2.1 기구별 사용목적 및 주의사항(계속)

기구	목적 및 주의사항	사진
음차 (tuning fork)	U자 모양의 두 갈래로 되어 있으며 진동과 소리를 측정한다. 주파수는 음차의 앞면에 적혀 있다.	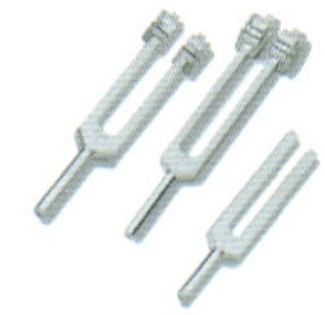
반사망치 (reflex hammer)	반사의 강도를 측정한다. 손잡이는 발바닥반사를 확인할 때 사용한다.	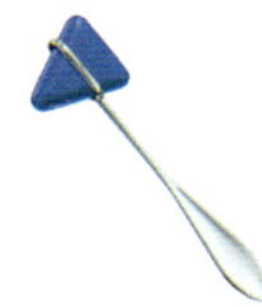
관절 각도계 (goniometer)	관절가동범위를 측정하는 도구이다.	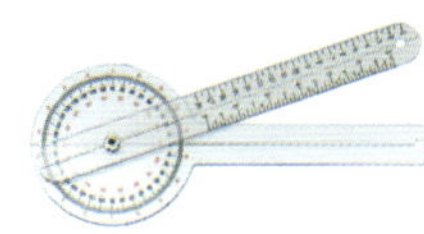
피부두께 측정기 (calipers)	피하지방의 두께를 측정하는 기구이다.	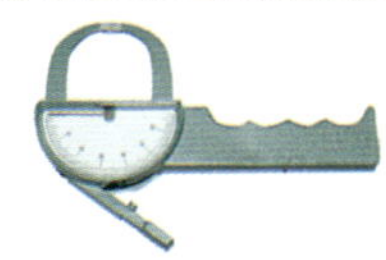
맥박산소측정기 (pulse oximeter)	대상자의 혈관에 있는 산소 수준을 측정하기 위한 광전자(photoelectric) 장치를 이용하는 것으로 별다른 부작용 없이 비침습적으로 대상자의 말초산소포화도를 측정할 수 있다.	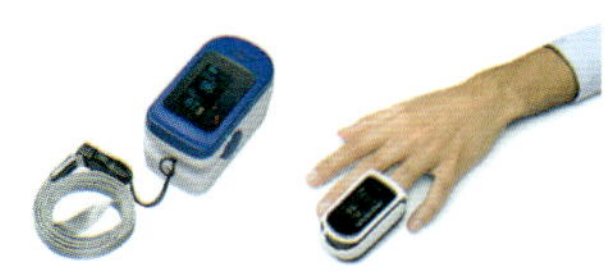
도플러 (doppler ultrasonic stethoscope)	혈류 흐름과 맥박을 찾는다. 도플러는 코르코프음을 증폭시켜 청진기로 듣기 어려운 소리를 들을 수 있게 해준다.	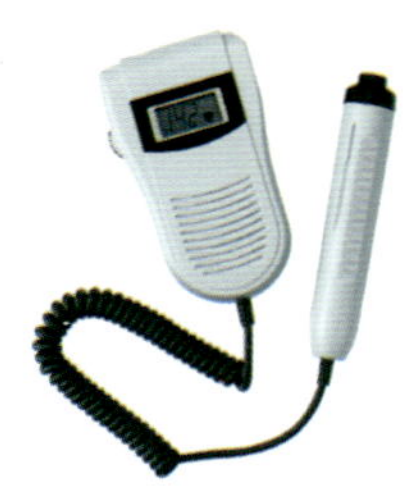

신체검진 기법

신체검진을 실시할 때 시진, 촉진, 타진, 청진의 4가지 기법을 사용한다. 4가지 기법은 복부를 제외한 모든 신체계통에서 항상 시진, 촉진, 타진, 청진의 순으로 진행한다. 복부의 신체검진에서는 시진, 청진, 타진, 촉진의 순서로 진행하는데 타진과 촉진으로 장음의 변화를 일으킬 수 있으므로 청진을 먼저 시행한다.

1. 시진

시진(inspection)은 검진자의 시각을 사용하여 목적과 의도를 가지고 집중해서 관찰하는 것으로 촉진, 타진, 청진보다 먼저 실시한다. 시진은 대상자를 처음 만났을 때부터 시작하며 전반적 조사를 한 후 각 신체기관별로 검진한다.

대상자의 외모, 얼굴표정, 기분, 개인위생, 자세와 움직임, 피부색, 발진과 같은 피부상태, 눈의 구조와 색깔, 흉부의 대칭성, 복부의 형태, 하지 부종, 걸음걸이 등을 세심하게 관찰한다. 효과적인 시진을 위해 알맞은 조명, 적절한 노출과 시야 확보를 위한 검진 기구(검안경, 이경, 비경, 펜 라이트)를 사용한다.

2. 촉진

촉진(palpation)은 촉각을 사용하는 검진방법으로 검진자의 손가락과 손바닥을 이용한다. 촉진을 통해 맥박의 강도와 각 기관의 위치와 크기, 모양, 움직임, 자세, 진동, 온도, 감촉, 습도, 압통 및 부종을 확인할 수 있다. 촉진 전 먼저 대상자에게 편안한 자세를 취해주고 불필요한 노출을 피하며 검진자의 손은 따뜻하게 하여 침착하고 부드럽게 촉진을 시작한다. 또한 통증을 호소하는 부위와 같이 민감한 부위는 가장 마지막에 촉진한다. 촉진 시 손끝은 피부 감촉과 부종, 압통을 확인하기 적합하며, 손등은 손바닥보다 피부가 얇아 온도를 확인하는데 사용한다. 중수지관절(손가락허리관절, metacarpophalangeal joint)이 있는 손가락의 기저부(바닥면)와 손의 척골(자뼈, ulnar)면은 진동을 촉진하는 데 가장 좋다. 촉진 방법으로는 가벼운 촉진과 심부촉진, 양손촉진이 있다.

1) 촉진의 유형

(1) 가벼운 촉진

가벼운 촉진(light palpation)은 신체를 손가락 끝의 바닥 면과 끝부분으로 약 1cm가량 누르면서 부드럽게 움직이며 촉진한다. 가벼운 촉진은 온도, 감촉, 움직임, 형태, 크기와 같은 표면 특성과 맥박, 부종, 압통 사정에 이용된다(그림 2.1A).

(2) 심부촉진

심부촉진(deep palpation)은 가벼운 촉진보다 좀 더 많은 압력을 주며, 2~4cm 깊이로 누르면서 한손 또는 양손을 이용하여 촉진한다. 양손을 사용하는 경우 검진자의 우세한(dominant) 손으로 감각을 느끼도록 하며, 다른 손으로는 움직임을 조정하는 것을 돕거나 신체 기관을 고정시키는 데 사용하도록 한다. 심부촉진 시 계속적으로 압력을 주는 것은 손가락의 분별력이 둔감해지므로 압력을 주었다 뺐다를 반복하면서 촉진한다. 심부촉진 시 내부장기를 손상시키거나 통증을 유발하지 않도록 주의한다(그림 2.1B).

(3) 양손촉진

양손촉진은 신장과 같은 특정 신체기관의 경계를 확인할 때 사용한다(그림 2.1C).

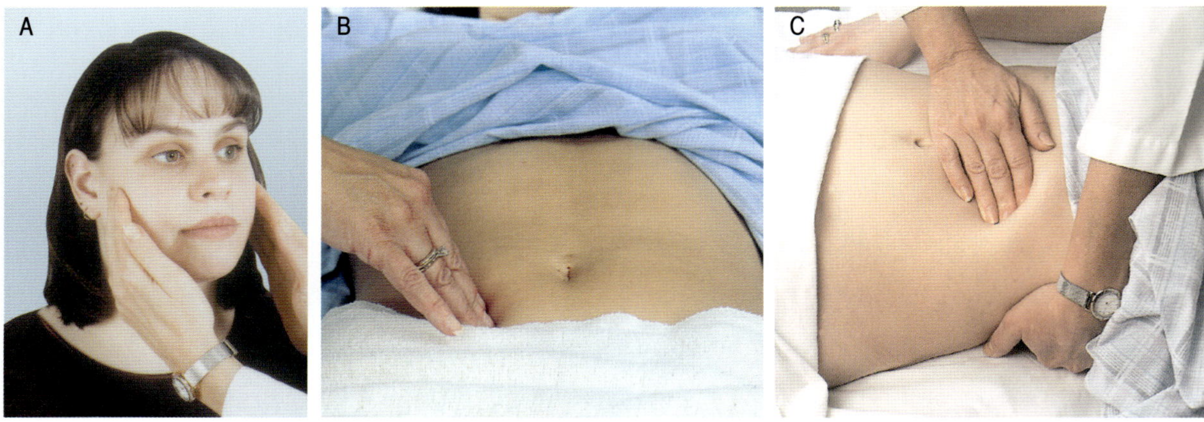

그림 2.1 **촉진방법. A:** 가벼운 촉진, **B:** 심부촉진, **C:** 양손촉진

3. 타진

타진(percussion)은 신체 하부에 있는 구조를 사정하기 위해 신체 표면을 두드려 진동과 소리를 확인하는 방법이다. 타진은 타진부위 하부에 있는 조직이 단단한 조직인지 공기나 액체가 차 있는지에 대한 정보를 제공하며, 밀도의 파악을 통해 장기의 크기, 형태와 경계를 확인할 수 있다. 타진의 유형은 직접타진과 간접타진, 주먹타진이 있다.

1) 타진의 유형

(1) 직접타진

직접타진(direct percussion)은 우세한 손의 손가락 끝을 이용하여 신체 표면을 직접 두드리는 것이다. 주로 부비동의 압통 사정이나 영아의 흉곽사정 시 사용된다(그림 2.2).

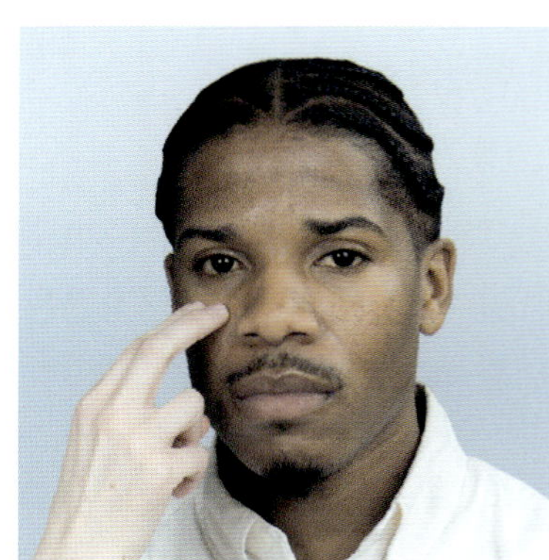

그림 2.2 직접타진

(2) 간접타진

간접타진(indirect percussion)은 손가락을 겹쳐 놓고 두드려 진동을 만들어 내는 방법으로 타진에서 흔히 사용된다. 검진자의 우세하지 않은(nondominant) 손의 중지를 과신전하여 타진할 신체 표면에 놓고 그 위를 우세한 손의 중지로 손목의 스냅을 이용해 두드리는 것이다. 이때 우세한 손의 손목을 약간 위로 올리고 중지의 끝을 우세하지 않은

손의 중지의 중절골(중간마디뼈, middle phalanges)을 가볍게 친 다음 빨리 뗀다(그림 2.3).

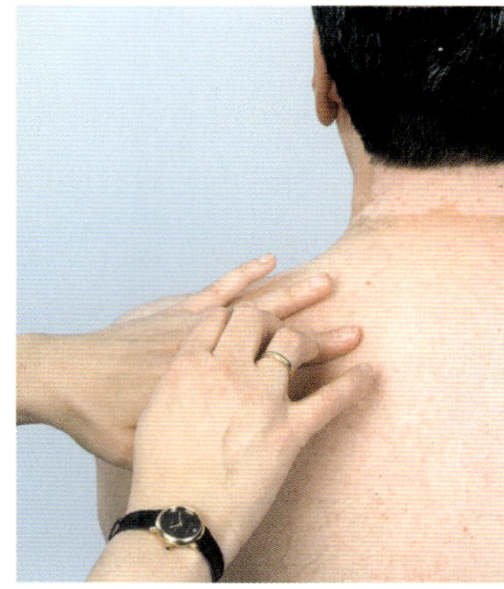
그림 2.3 간접타진

(3) 주먹타진

주먹타진(fist percussion)은 직접과 간접타진 방법 모두 사용된다. 기관의 압통을 사정하는 데 이용된다. 직접주먹타진은 검진자의 주먹 척골면으로 신체 표면을 직접 치는 방법으로 신장이나 간과 같은 내부장기의 압통과 통증을 사정하는데 사용한다(그림 2.4). 간접주먹타진은 우세하지 않은 손을 신체 표면 위에 놓고 그 위를 우세한 손 주먹의 척골면으로 치는 것이다(그림 2.5).

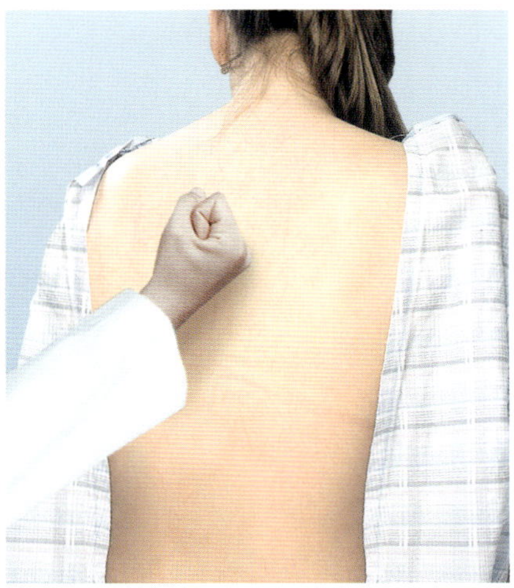
그림 2.4 직접주먹타진

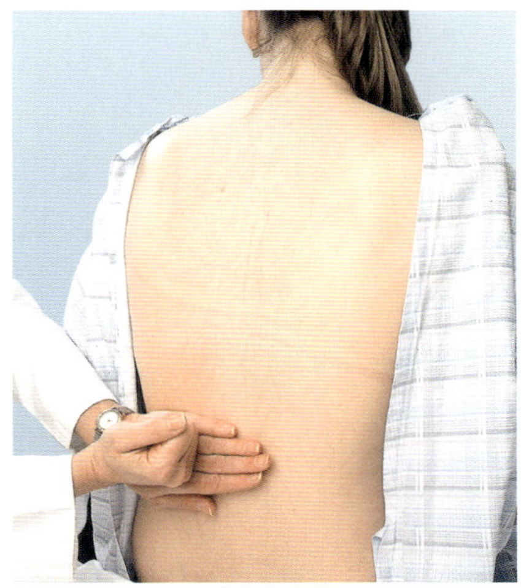
그림 2.5 간접주먹타진

2) 타진음

타진에 의해 생성되는 소리는 타진하려는 부위의 하부조직의 밀도에 따라 다르다. 타진음은 소리의 강도, 높이, 질, 지속기간의 4가지 요소에 따라 공명음(resonance), 과공명음(hyperresonance), 고음(tympany), 탁음(dullness), 편평음(flatness)으로 나뉜다. 표 2.2는 타진음의 특징을 설명하고 있다.

표 2.2 타진음의 특징

타진음	소리의 강도(진폭)	소리의 높이(주파수)	소리의 질(음색)	지속기간	신체부위
공명음	보통~강함	저음	속이 텅 빈 소리	보통	정상 폐조직
과공명음	매우 강함	최저음	울리는 소리	김	과다 팽창된 폐(폐기종)
고음	강함	고음	북소리	매우 김	위나 장에 공기가 찼을 때
탁음	부드러움~보통	중음	쿵하는 둔한 소리	짧음	간, 비장같이 밀도가 높은 조직
편평음	매우 부드러움	고음	가장 탁한 소리	매우 짧음	공기가 없는 근육, 뼈

4. 청진

청진(auscultation)은 검진자의 청각을 사용하여 심음, 폐음, 장음, 혈관음과 같은 신체에서 만들어지는 소리를 듣는 기술이다. 청진에는 직접청진과 간접청진이 있는데, 직접청진(direct auscultation)은 청진기 없이 소리를 듣는 것이다. 이 방법으로 들을 수 있는 소리는 흡인이 필요한 호흡기계 대상자의 호흡음과 관절음 등이다. 간접청진(indirect auscultation)은 청진기를 사용하여 폐음, 심음, 장음 등을 듣는 방법이다(그림 2.6, 2.7).

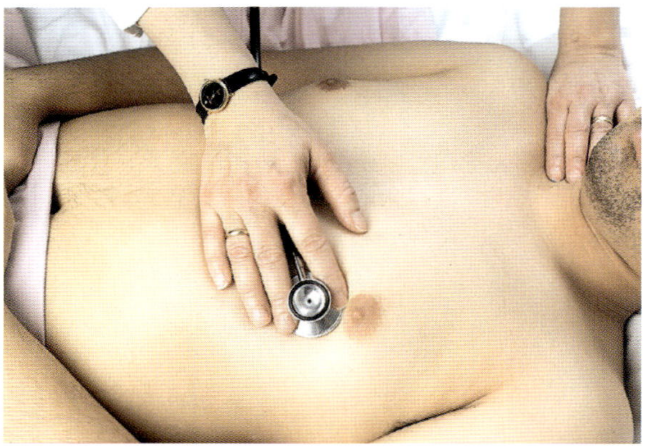

그림 2.6 청진기의 판형을 이용한 청진

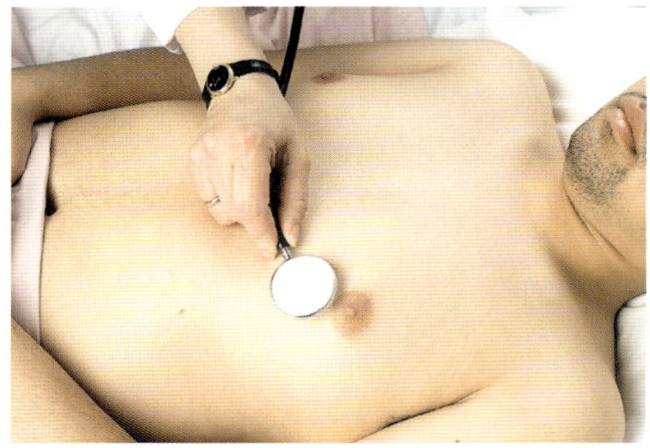

그림 2.7 청진기의 종형을 이용한 청진

청진기의 귀꽂이는 코 쪽으로 향해 있어 환경에서 발생하는 소리가 귀에 전달되는 것을 효과적으로 차단한다. 귀에 삽입되는 부분은 편안하게 잘 맞아야 하며 판형은 기관지음과 같은 고음을 청진하며, 대상자의 피부에 힘을 주어 대고 청진한다. 종형은 심음과 같은 부드럽고 낮은 음을 듣는데 사용하며 대상자의 피부에 가볍게 대고 듣는다. 청진은 숙련이 요구되는 기술로, 비정상음을 확인하기에 앞서 정상 청진음이 무엇인지를 알아야 한다. 청진 시 소리의 높낮이, 강도, 지속시간, 특징을 파악한다. 청진 시에는 한 번에 한 음만을 들어야 하며 절대 옷 위로 청진해서는 안 된다.

신체검진 실시

신체검진을 위해 조용하고 개별적으로 보호된 공간을 확보한다. 가능한 소음을 없애고 조명은 자연광이 가장 좋다. 신체검진을 시작하기 전 검진자는 검진 순서대로 필요한 장비를 사용하기 쉬운 가까운 곳에 준비해 놓는다. 검진자의 손과 검진기구는 따뜻하게 한 후 신체검진을 실시한다. 검진자는 신체검진 전에 손을 씻고, 혈액이나 체액에 노출될 가능성이 있는 경우 장갑을 착용하도록 한다. 대상자를 시트로 잘 덮어주고, 가능하다면 대상자의 오른쪽에 서서 검진하며, 검진할 부분만 최소한 노출하도록 한다. 신체검진은 시진, 촉진, 타진, 청진 기술을 사용하며, 검진의 순서는 일반적으로 머리에서 발끝으로 검진을 진행하며, 대상자가 관심을 갖는 부위가 확인된다면 먼저 그곳부터 검진을 시작하도록 한다. 검진 동안 대상자의 언어적 · 비언어적 반응과 반응의 적절성을 파악한다. 검진의 마지막에는 검진의 결과를 요약하고 필요한 정보를 함께 나눈다.

활력징후

활력징후(vital sign)는 체온, 맥박, 호흡, 혈압에 대한 측정으로 대상자의 신체 전반적인 기능을 포함하여 순환 및 호흡기계 기능을 반영한다. 또한 활력징후는 대상자의 상태와 기관의 지침에 따라 일정간격으로 측정한다.

1. 체온

세포대사를 위해서는 일정하게 유지되는 평균 37.2℃의 중심 또는 심부체온이 필요하다. 체온(body temperature)은 체온조절 기관인 시상하부(hypothalamus)의 피드백 기전을 통해 일정하게 유지된다. 체온조절기관은 신체의 열 생산 기능(대사, 떨림, 근수축, 운동, 갑상선 활동)과 열 소실 기능(복사, 대류, 전도, 증발) 사이의 균형이 유지되게 한다.

1) 체온측정 단위

체온은 섭씨(℃) 또는 화씨(℉)로 측정된다.

화씨에서 섭씨로의 전환은 (℉ − 32) × 5/9 = ℃
섭씨에서 화씨로의 전환은 (℃ × 9/5) + 32 = ℉

2) 체온의 영향요인

- 일주기리듬(circadian rhythm): 정상 체온은 대상자의 활동과 하루 중 시간에 따라 다르게 변한다. 보통 잠에서 깨기 바로 전 아침에 가장 낮고, 늦은 오후에서 초저녁에 가장 높다. 정상 체온은 0.5~1.0℃ 또는 1~2℉까지 변화된다.
- 호르몬: 여성은 배란기 동안 프로게스테론이 증가함으로써 체온이 0.15~0.45℃(0.2~0.9℉) 정도 증가하게 된다.
- 연령: 열 조절 기전이 완전하게 발달하지 않은 영아와 유아는 환경적 온도에 영향을 받는다. 노인은 체온조절 능력이 저하되며, 온도변화에 취약하다.
- 운동: 대사율의 증가로 체온이 상승한다.
- 스트레스: 교감신경계 자극은 에피네프린 생산을 증가시켜 대사활동을 촉진하여 체온을 상승시킨다.
- 극한의 온도변화: 극단적인 온도변화는 체온에 영향을 미친다.
- 건강 상태: 시상하부의 기능이상이나 감염성질환의 경우 체온이 변화한다.

3) 측정 방법

(1) 구강체온(정상: 37℃, 98.6℉)

정확하고 빠르며 측정이 편리하다. 경동맥에서 풍부한 혈류가 설하부위로 흐르므로 심부체온의 변화를 잘 반영한다. 대상자가 의식이 없거나 혼돈, 경련의 우려가 있는 경우와 구강수술 후 회복 중인 대상자 및 6세 이하의 아동에게는 사용할 수 없다.

대상자가 체온측정 직전에 뜨겁거나 차가운 음료를 마신 경우 15분~20분 정도 기다렸다가 측정한다.

(2) 액와체온(정상: 36.5℃, 97.6℉)

신생아와 아동에게 사용하기에 안전하다. 피부표면을 측정하기 때문에 피부 상태에 따라 달라질 수 있다. 구강체온보다 거의 0.5~1℃ 정도 낮다.

(3) 직장체온(정상: 37.5℃, 99.5℉)

빠르게 심부체온을 반영한다. 직장출혈, 치질 또는 설사를 하거나 직장수술 후 회복 중인 대상자에게 적용할 수 없다. 심장질환이 있는 대상자는 직장체온 측정이 미주신경을 자극하여 심박수를 감소시킬 수 있어 금기이다. 신생아의 경우 항문을 천공시킬 수 있으므로 직장체온 측정을 추천하지 않는다. 장갑을 끼고 전자체온계에 직장 덮개를 씌워 윤활제를 바른 후 성인은 탐침을 배꼽 쪽을 향해 2~3cm 정도 삽입한다. 직장체온 측정은 대상자에게 불편감과 시간 소요 및 자연스러운 활동을 못하게 하는 단점이 있다.

(4) 고막체온(정상: 37.5℃, 99.5℉)

고막체온계는 고막의 적외선 방출을 감지한다. 고막은 내경동맥에서 혈류를 공급받으므로 고막체온은 심부체온을 측정한다. 고막체온계는 비침습적이고, 매우 빠르고 효율적이다. 이경과 같은 모양의 탐침에 덮개를 씌워 대상자의 외이도에 부드럽게 삽입하고 2~3초 후 체온을 읽어 측정한다. 정확성에 대해서는 논란이 있다.

고막체온은 아동이나 협조가 어려운 대상자(응급실, 분만실, 회복실)에게 안전하게 심부체온을 측정할 수 있다.

(5) 이마체온(정상: 37.0℃, 98.6℉)

측정하기 쉽고 안전하나 피부 표면의 온도를 측정하므로 정확성이 떨어진다. 눈썹 위 피부에 탐침을 위치시킨다. 탐침을 앞이마에서 측두동맥을 지나 귀 위쪽으로 천천히 움직인다. 이때 스캔버튼을 계속 누르고 있어야 한다. 스캔버튼을 누른 것을 너무 일찍 떼면 체온이 낮게 측정된다. 발한이나 땀은 결과에 영향을 줄 수 있다.

2. 맥박

맥박(pulse)은 심장의 수축력을 반영한다. 수축력은 전신순환을 통해 혈액이 순환할 때 압력 파동을 일으킨다. 맥박은 매 심장의 수축 시 분출되는 혈액량인 일회박출량(stroke volume)을 반영한다. 대상자의 맥박수와 리듬을 평가한다. 활력징후를 측정할 때는 흔히 요골맥박(radial pulse)을 측정한다(그림 2.8). 세손가락 바닥면을 사용하여 손목외측의 요골을 따라 맥박이 최대로 느껴질 때까지 요골동맥을 누른다. 리듬이 규칙적이고 맥박수가 정상이라면 15초 동안 맥박수를 측정한다. 맥박수가 비정상적으로 빠르거나 느린 경우는 1분 동안 측정한다. 만일 대상자의 요골맥박에 문제가 있는 경우 경동맥이나 대퇴동맥에서 맥박을 측정한다.

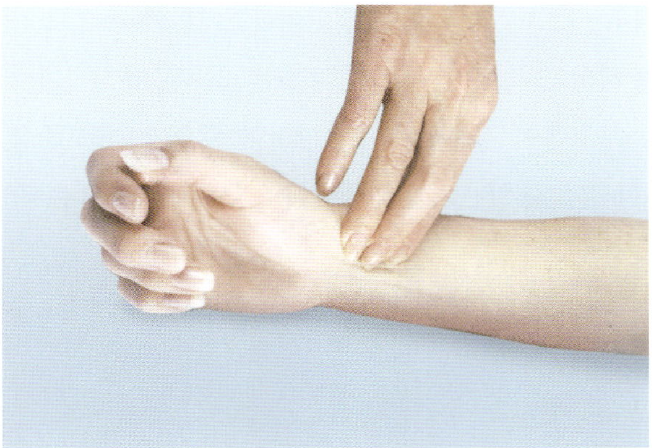

그림 2.8 요골맥박 측정

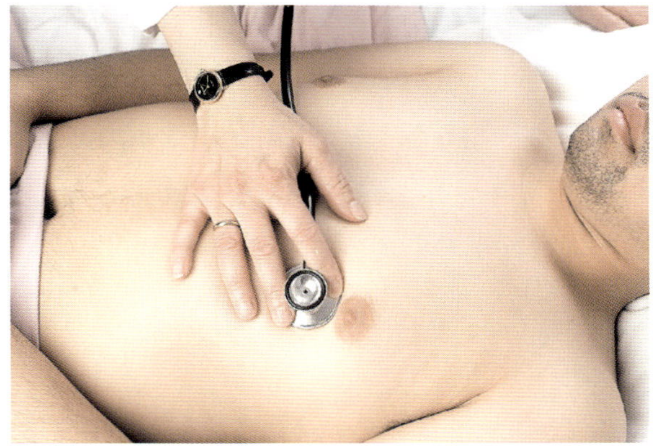

그림 2.9 판형 심첨맥박 측정

1) 맥박수

정상 맥박수는 나이에 따라 다르다. 신생아의 평균 맥박수는 분당 125회 정도이며, 4살 경에는 분당 100회로 감소한다. 청소년의 맥박수는 정상 성인의 맥박수와 같은 분당 60~100회와 비슷하다.

2) 리듬

맥박의 리듬은 정상적으로 규칙적이다. 만일 리듬이 불규칙적인 경우 심첨맥박을 1분간 측정한다(그림 2.9).

3) 세기

맥박의 세기는 3점 척도 또는 4점 척도를 이용하여 기록한다(표 2.3).

표 2.3 맥박의 세기: 3점 척도와 4점 척도

3점 척도		4점 척도	
점수	맥박의 특성	점수	맥박의 특성
0	없음	0	없음
1+	실날같이 / 약함	1+	실날같이 / 약함
2+	정상	2+	정상
3+	강한 반동(튀어오르는 듯)	3+	증가됨
		4+	강한 반동(튀어오르는 듯)

3. 호흡

호흡(respiration)은 호흡수와 리듬, 깊이를 사정한다. 호흡수는 흡기와 호기 한 주기를 1회로 세며 1분 동안 측정한다. 정상적인 호흡은 규칙적이고 조용하다. 대상자가 호흡을 측정하는 것을 알면 호흡양상이 변할 수도 있어 대상자에게 호흡을 사정하고 있다고 말하지 않은 상태에서 측정한다. 요골맥박을 측정하는 자세를 유지한 채 호흡수를 사정하는 것을 드러내지 않으면서 측정한다.

정상호흡수는 연령에 따라 다르다. 신생아의 호흡수는 매우 빠르며 분당 40회 정도이다. 이후 점차 감소하여 성인은 분당 12~20회 정도이며, 가끔 한숨을 쉬는 것은 정상이다. 성인과 아동의 호흡리듬은 규칙적이나 영아의 경우 정상적으로 호흡리듬이 불규칙하다. 15초 이상 무호흡이 지속되면 추가사정이 필요한 경고 증상이다. 호흡의 깊이는 1회 호흡량을 반영한다. 대상자의 호흡이 깊은지 얕은지를 확인한다. 깊고 빠른 호흡은 과환기 상태이며 얕은 호흡은 환기저하를 의미한다.

4. 혈압

혈압(blood pressure, BP)은 혈액이 동맥벽에 미치는 힘의 정도이다. 동맥의 압력은 심장의 수축과 이완에 따라 변한다. 수축기 혈압(systolic blood pressure)은 좌심실 수축 시 대동맥벽에 가해지는 압력이며, 이완기 혈압(diastolic blood pressure)은 박동 사이에 좌심실이 이완할 때 혈액이 혈관에 가하는 압력이다. 맥압(pulse pressure)은 수축기압과 이완기압의 차이이다. 혈압의 표준단위는 mmHg이고 수축기 혈압은 분자에 이완기 혈압은 분모에 기록한다. 정상 성인의 평균 혈압은 120/80mmHg이며 혈압에 영향을 미치는 요인은 다양하다.

1) 혈압의 영향요인

- 연령: 연령이 증가할수록 혈압은 높아진다.
- 성별: 사춘기 이후 남자가 여자보다 혈압이 높지만 폐경기 이후 여자는 남자보다 혈압이 높다.
- 체중: 비만한 사람들에서 혈압이 더 높다.
- 일주기리듬: 늦은 오후나 초저녁에 높아지고 이른 아침에 낮아진다.
- 운동: 활동증가 시 혈압은 높아지나 활동을 멈춘 후 5분 내 기준치로 돌아온다.
- 스트레스: 지속적으로 긴장하는 경우 혈압이 높아진다.
- 감정: 두려움, 분노, 통증은 교감신경계를 자극하여 일시적으로 혈압을 높인다.
- 자세: 누워서 측정한 혈압보다 앉거나 서서 측정하는 경우 혈압이 떨어질 수 있다.

한 번 혈압측정에서 혈압이 상승되었다면 주기적으로 혈압상승 여부를 확인해야 한다. 수축기 혈압은 외부자극에 의해 쉽고 빠르게 반응하는 반면에 이완기 혈압은 좀 더 안정적이므로 이완기 혈압이 상승하는 것은 수축기 혈압만 단독으로 상승하는 것보다 더 염려스러운 상황이다.

혈압을 결정하는 요인은 심박출량, 말초혈관저항, 순환혈류량, 혈액점성도, 동맥벽의 탄력성 등이다.

2) 혈압측정

혈압측정은 청진기와 아네로이드(aneroid) 혈압계로 측정한다. 커프는 천으로 된 덮개 안에 공기를 넣어 부풀리는 고무주머니(blader)가 있다. 커프의 크기는 신생아용, 성인용, 대퇴용까지 다양하다. 커프의 너비는 대상자의 팔 둘레의 40% 정도이고, 길이는 팔 둘레의 80% 정도(거의 모든 팔을 둘러쌀 만큼의 길이)여야 한다.

(1) 코로트코프 음

코로트코프 음(Korotkoff's sound)은 혈압을 측정할 때 들리는 소리이다.

- 1단계 음: 소리는 희미하지만 강도가 점차적으로 증가하여 분명하게 두드리는 소리가 특징이다. 처음으로 두드리는 소리가 수축기 압력이다.
- 2단계 음: 부드러운 소리로 변화되며 사라지거나 휙하는 소리를 내는 것이 특징이다.
- 3단계 음: 혈액이 점점 열린 동맥을 통해 비교적 자유롭게 흘러 뚜렷하고 큰소리가 특징이다.
- 4단계 음: 뚜렷하고 갑작스럽고 부드럽게 약해지는 소리가 특징이다. 성인이 경우 4단계 음의 시작이 첫 이완기 압력이다.
- 5단계 음: 모든 소리가 완전히 사라져 들리지 않는다. 마지막 소리가 들린 압력이 두 번째 이완기 압력이다.

(2) 팔의 혈압 측정

대상자의 팔을 노출시켜 심장 높이를 유지한 채 앉거나 서거나 누운 상태 모두 가능하다. 혈압을 측정하기 직전 음식을 섭취했거나 운동을 했다면 최소 30분 정도 경과 후 안정된 상태에서 측정한다.

- 상완동맥을 촉진한다. 커프의 공기를 제거하고 상완동맥 위 약 2.5cm에서 커프를 편평하게 감는다. 커프의 공기주머니 중심이 상완동맥 위에 위치하도록 한다.
- 상완동맥이나 요골동맥의 맥박을 촉진하고 맥박이 사라질 때까지 커프를 팽창시켜 수축기 혈압을 측정한다. 맥박이 사라진 점에서 20~30mmHg 이상 더 부풀린다. 이렇게 하면 청진 시 코르트코프 음이 사라지는 청진 간극을 놓치는 것을 예방할 수 있다.
- 커프의 공기를 빼기 위해 밸브를 안쪽 방향으로 천천히 돌린다. 맥박이 다시 느껴지는 지점이 수축기 혈압의 추정치가 된다. 커프의 공기는 빠르고 완전하게 빼며, 재팽창 전 15~30초 정도 기다려 정맥 내 정체된 혈액을 분산시킨다.
- 청진기를 귀에 꽂고, 청진기의 판형 또는 종형을 상완동맥 위에 가볍게 밀착한다.
- 커프를 추정되는 수축기 혈압에서 20~30mmHg 더 재빨리 팽창시킨다. 그 다음 코르트코프 음이 들리는 동안 커프를 대략 1초에 2~3mmHg씩 천천히 공기를 뺀다.
- 소리가 처음 들린 지점과 마지막 맥박음 지점(4단계 음), 사라진 지점(5단계 음 이완기 혈압)에 주목한다 (그림 2.10).

느리고 잦은 커프 팽창은 정맥울혈을 일으킬 수 있다. 혈압측정이 끝난 후에는 완전히 커프의 공기를 제거하고 재측정은 최소한 2분 후에 실시한다. 수축기 혈압이 90mmHg보다 낮거나 대상자의 기준치보다 30mmHg 낮은 경우는 즉각적인 주의가 필요하다. 갑작스런 혈압저하는 출혈이나 심혈관계, 호흡기계, 신경계 혹은 대사장애를 의심할 수 있다. 갑작스런 심각한 혈압상승(200/120mmHg)은 생명을 위협하는 고혈압성 위기이다.

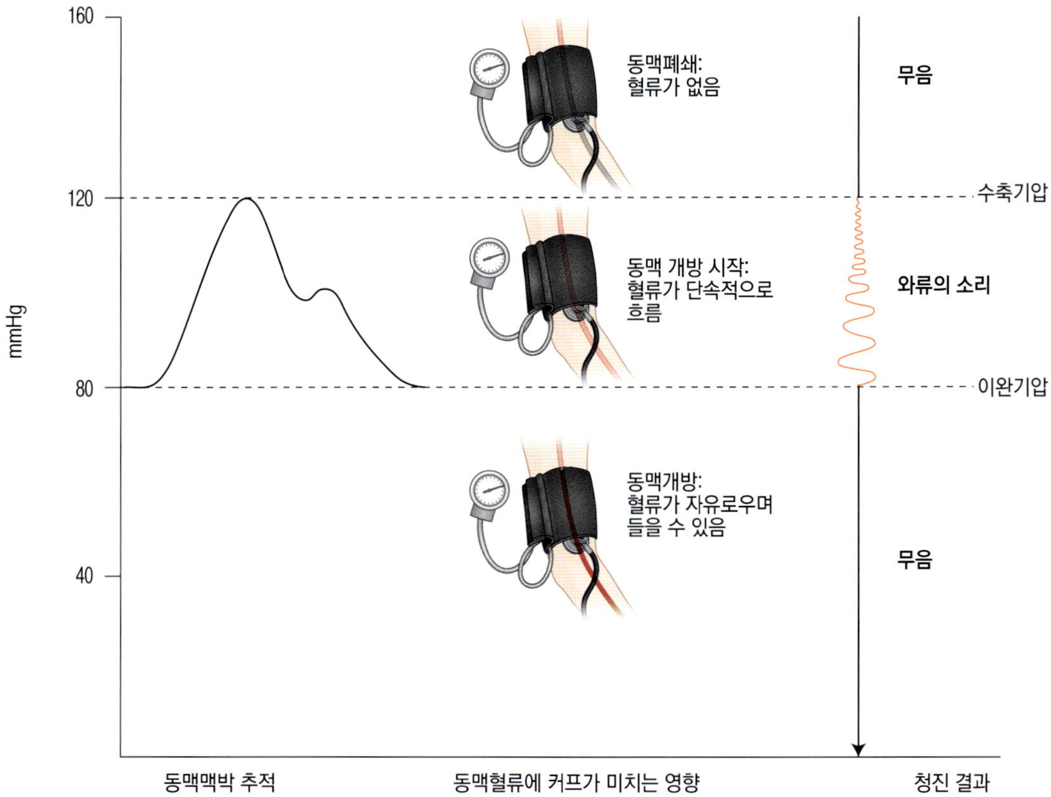

그림 2.10 혈압

(3) 대퇴의 혈압측정

팔의 혈압이 아주 높을 때 특히 청소년과 청년에서 대동맥 협착증을 사정하기 위해 대퇴혈압과 비교한다. 정상적으로 대퇴혈압은 팔의 혈압보다 높다. 가능하다면 대상자는 복위를 취하게 하고 대퇴하부에 큰 커프를 두르고 슬와동맥에서 청진한다. 정상적으로 수축기 혈압이 팔의 혈압보다 10~40mmHg 더 높고 이완기 혈압은 같다.

(4) 기립성 또는 체위성 혈압 측정

체액감소가 의심되거나 항고혈압제를 복용 중인 경우, 실신을 경험한 대상자에게 혈압저하나 체위변화에 따른 심박동수 변화를 사정하기 위해 시행된다. 대상자를 누운 자세에서 2~3분간 쉬게 한 후 눕힌 자세, 앉은 자세, 선 자세에서 혈압과 맥박을 사정한다. 앙와위에서 선 자세로 바꾸면 수축기압이 정상적으로 10mmHg 정도 하강할 수 있다.

5. 생애주기별 고려사항

1) 아동

영아는 측정순서를 바꾸어서 호흡, 맥박, 체온 순으로 잰다.

- 호흡: 영아의 경우 호흡수를 세지만 호흡이 흉부보다 횡격막에서 더 잘 나타나므로 호흡 움직임을 보기 위해 복부를 본다.
- 맥박: 영아와 2세 미만의 유아는 요골맥박을 정확히 측정하기 어려우므로 심첨맥박을 사정한다.
- 체온: 직장점막의 외상위험 때문에 신생아와 영아는 직장체온계는 금지한다.
- 혈압: 보통 3세 미만의 아동은 혈압을 측정하지 않는다. 혈압측정 시 소아용 청진기를 사용하며 커프의 너비는 상박의 2/3 정도를 싸고 길이는 전체 팔을 에워싸야 한다. 울음은 혈압을 상승시키므로 우는 아이는 혈압 측정 전 5~10분간 진정시킨 후 혈압을 측정한다.

2) 노인

- 체온: 노인의 체온은 정상범위보다 낮다. 노인의 평균체온은 36~36.8℃이다. 체온조절기전의 변화로 노인에서의 발열 가능성은 덜하나 저체온증의 위험은 커진다.
- 맥박: 노인의 정상범위는 분당 60~100회이며 리듬은 약간 불규칙적일 수 있다.
- 호흡: 노화는 폐활량과 흡기보유량을 감소시킨다. 호흡 깊이는 더 얕고 호흡수는 더 증가된다.
- 혈압: 대동맥과 주요동맥들은 나이가 들수록 단단해지는 경향이 있다. 심장이 더 단단해진 대동맥으로 혈액을 내보냄에 따라, 수축기압이 증가하고 맥압은 커진다.

요약

- 신체검진은 시진, 촉진, 타진, 청진을 이용한 체계적인 자료수집방법으로 간호면담 동안에 얻어진 자료들을 명확히 하고 확장하기 위해 사용하는 방법이다.
- 자료수집 과정의 효율성을 높이기 위해 특수한 검진도구를 사용할 수 있다.
- 시진(inspection)은 시각을 사용한 검진법으로, 쉽게 관찰이 가능한 전반적인 시진에서부터 내부 장기 구조를 집중하여 관찰하는 초점 사정이 있다.
- 촉진(palpation)은 촉각을 사용하는 검진법으로 보통 손가락이나 손바닥을 이용하는데, 가벼운 촉진과 심부촉진이 있다.
- 타진(percussion)은 신체표면을 손으로 두드려 그 소리를 듣고 해석하는 것으로 타진부의 아래에 있는 장기의 구조와 성질에 대한 정보를 제공하여 기관의 윤곽선, 크기를 알 수 있으며, 장기 내에 공기가 차 있는지, 액체가 차 있는지, 단단한지를 알려준다.
  - 신체 내부에서 들을 수 있는 타진음에는 편평음(flatness), 둔탁음(dullness), 공명음(resonance), 과도공명음(hyperresonance), 고창음(tympany)의 5종류가 있다.
  - 타진법에는 직접타진법, 손가락타진법, 주먹타진법이 있다.
- 청진(auscultation)은 청각을 이용하여 심음, 폐음, 장음, 혈관음을 듣는 검진법으로 직접 또는 청진기를 이용한 간접청진이 있다.
- 활력징후는 체온, 맥박, 호흡, 혈압을 측정하며 대상자의 건강상태, 심폐기능, 전반적인 신체기능을 반영한다.

적용문제

1. 간을 타진할 때 들을 수 있는 타진음은?

① 탁음 ② 고창음

③ 편평음 ④ 과다공명음

2. 대상자의 체온을 촉진하는데 검진자 손의 어느 부위를 사용해야 하는가?

① 손등 ② 손바닥

③ 손가락 끝 ④ 손의 척골 표면

3. 타진 시 흔히 사용하는 방법으로 검진자의 우세하지 않은 손 중지를 과신전하여 타진할 신체 표면에 놓고 그 위를 우세한 손의 중지로 손목의 스냅을 이용해 두드리는 방법은?

① 직접타진 ② 간접타진

③ 직접주먹타진 ④ 간접주먹타진

4. 55세 대상자의 혈압을 측정하기 위한 준비로 옳은 것은?

① 팔은 심장보다 낮게 유지한다.

② 긴장하지 않도록 측정 전 차를 마시도록 한다.

③ 측정이 안 되어 재측정하고자 할 때는 최소 15분이 지난 후 측정한다.

④ 커프의 너비는 팔 둘레의 40% 정도, 길이는 팔 둘레의 80% 정도가 적당하다.

정답

1. ① 2. ① 3. ② 4. ④

참고문헌

강지연 외(2019). 간호사를 위한 건강사정. 군자출판사.

권소희 외(2019). 핵심 건강사정(수정판). 수문사.

김연숙 외(2019). 건강사정. JMK.

송경애 외(2018). 건강사정. 현문사.

은영 외(2019). 생애주기별 건강사정. 수문사.

임경춘 외(2018). 건강사정. 학지사메디컬.

Jarvis, C.(2016). *Physical Examination & Health Assessment*. (7th ed.). St. Louis: Elsevier.

Jensen, S.(2019). *Nursing Health Assessment: A Best Practice Approach*. (3rd ed.). Philadelphia: Wolters Kluwer.

Thompson, J. M. (2018). *Essential Health Assessment*. Philadelphia: F.A. Davis Company.

CHAPTER

03 영양 사정

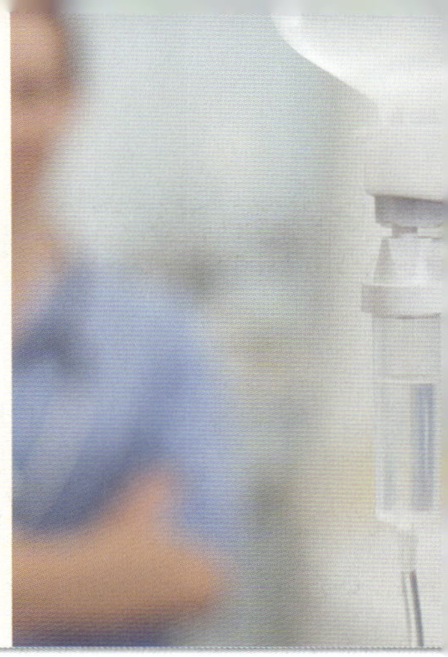

학습목표

1. 영양 관련 건강력을 수집할 수 있다.
2. 영양 관련 신체검진을 수행할 수 있다.
3. 영양 관련 검진 결과의 정상과 비정상을 구별할 수 있다.
4. 영양 관련 검진 결과를 기록할 수 있다.

주요용어

- 비만 Obesity
- 식이력 Diet history
- 신체계측 Anthropometry
- 영양 Nutrition
- 이상 체중 Ideal body weight, IBW
- 체질량지수 Body mass index, BMI
- 표준 체중 Standard weight
- 피부두께 측정기 Caliper

건강력 수집
신체검진
정상 · 비정상 결과
적용문제

영양은 섭취, 소화, 흡수, 대사 작용을 포함한 식품의 섭취와 이용에 대한 모든 과정을 의미한다. 적절한 영양은 에너지인 칼로리를 제공하고, 신체조직을 구성, 유지하며 신체기능을 조절하는데 필수적인 요소이다. 대상자의 영양 상태는 배설, 호르몬 조절, 면역, 조직통합성, 감각지각과 관계가 있고 개인의 질병과 치료에 대한 반응에도 영향을 미친다. 따라서 대상자의 영양 상태를 사정하는 것은 건강사정에서 매우 중요한 부분이다. 영양 사정은 건강력 수집, 신체검진, 신체계측, 임상검사로 이루어진다.

대상자의 실제적 혹은 잠재적인 영양요구를 사정하고 영양문제를 평가하기 위해 면담을 통해 영양 관련 건강력을 수집한다. 건강력 수집시 최근 식욕변화, 체중변화, 미각의 변화, 섭취문제(저작과 연하곤란, 오심, 구토, 설사, 소화불량, 통증) 등 영양 관련 문제가 있는지 질문한다. 증상이 있다면 발병 시기, 부위, 기간, 특징, 악화/완화요인, 관련 증상, 대상자가 사용한 치료방법, 통증강도 등을 분석한다.

1. 주요증상

- 식욕부진(anorexia)
- 저작과 연하곤란(dysphagia)
- 구역/구토(nausea/vomiting)
- 소화불량(indigestion)
- 체중변화(weight change)
- 미각의 변화(taste changes, dysgeusia)
- 설사(diarrhea)

2. 현병력

1) 식욕변화

식욕에 변화가 있나요? 식욕이 감소하였나요? 식욕이 언제부터 감소하였나요? 식욕이 감소한 원인은 무엇이라고 생각하나요?

근거: 식욕부진이 오래된 경우 영양부족의 원인이 될수 있다. 약물, 만성질환, 우울증은 식욕부진의 원인이 될 수 있다.

2) 체중증가와 체중감소

언제부터 체중증가 또는 감소가 있었나요? 체중증가(또는 감소)가 신체 전반에 걸쳐 있나요? 체중증가(또는 감소)가 갑작스럽게 발생했나요? 얼마나 체중이 증가(또는 감소)했나요? 6개월 전에 비해 현재 체중은 어떤가요? 체중증가(또는 감소)의 원인은 무엇이라고 생각하나요? 체중증가(또는 감소)는 원해서 된 것인가요?

근거: 체중은 안정적으로 유지되어야 한다. 눈에 띄는 체중변화는 영양문제가 있음을 암시하는 자료가 된다. 수일 내 빠른 체중변화는 체액의 증가나 감소로 인한 것이다. 체중변화가 특정부위에 있다면 영양문제가 아닌 심혈관계 질환으로 인한 수분변화일 수 있다. 이유 없이 최근 6개월 이내 체중변화가 4.5㎏ 이상 변화한 경우 추가적인 검사가 필요하다. 원하지 않았던 체중감소는 질병, 스트레스, 약물 등의 원인으로 나타날 수 있다. 의도하지 않은 체중증가는 활동수준의 저하, 식욕증가, 식습관의 변화와 관련이 있으며 심부전과 같은 질병이나 약물의 부작용에 의한 것일 수 있다.

3. 과거력

과거에 소화기계 질환을 진단받은 적이 있나요? 복부수술 또는 체중에 영향을 주는 수술을 받은 적이 있나요? 원하는 체중감소를 위해 약물을 복용하거나 수술을 받은 적이 있나요?

근거: 질환과 관련된 체중감소는 신중하게 고려해야 한다. 복부수술은 영양섭취 또는 대사에 영향을 줄 수 있다. 수술 후 신체변화 적응과 영양소 결핍을 확인해야 한다.

4. 투약력

최근 복용한 약물(일반 의약품, 비타민, 영양보조제)이나 한약이 있나요? 용량은 얼마나 복용하나요? 얼마나 자주 복용하나요?

근거: 많은 약물들이 영양상태에 영향을 미칠 수 있다. 음식의 소화, 흡수, 대사와 이용을 방해하며 영양소와 상호작용을 유발하기도 한다. 지용성 비타민의 과용은 독성을 유발할 수 있다.

5. 가족력

가족 중에 비만이나 당뇨와 같은 영양문제가 있나요? 가족 중 섭식장애를 가진 사람이 있나요?

근거: 부모가 한쪽 또는 양쪽이 모두 비만인 경우 유전적 요인이나 비슷한 식습관으로 대상자도 비만의 위험이 있을 수 있다. 섭식장애는 가족력 경향이 있으며 유전적 소인이 있다.

6. 식이력

지난 24시간 동안 섭취한 음료와 음식을 적어주세요. 매일 먹는 음식의 종류는 무엇인가요? 특별히 좋아하거나 싫어하는 음식이 있나요? 특별식이를 하고 있거나 제한하는 음식이 있나요? 특정 음식에 과민하거나 알레르기가 있나요? 음주를 하나요? 얼마나 자주 하나요? 음주량은 어느 정도 인가요? 규칙적으로 식사하나요? 과식이나 일부러 금식을 하나요? 운동 또는 평소 활동은 어느 정도인가요? 누가 음식을 구입하고 준비하나요?

근거: 식이섭취 정보를 정확히 얻는다는 것은 어려운 일이다. 24시간 회상법(24 hour recall)과 음식일기(food diary)를 이용하여 대상자의 식이섭취에 대한 정보를 수집한다. 24시간 회상법은 지난 24시간 동안 섭취한 것을 기록하며, 대상자에게 지난 24시간 동안 먹고 마신 것을 적도록 요청한다. 이를 식품 분류 피라미드를 이용해 분류하고 범주화한 후 전반적인 식이의 질을 확인한다. 24시간 회상법은 개인의 전형적인 1일 섭취를 반영하기에 유용한 사정 도구이다. 음식일기는 시간을 정해두고 지정된 시간 내에 섭취한 모든 음식과 음료를 모두 기록하는 방법이다. 섭취한 음식과 음료 기록은 보통 허약한 대상자, 심한 화상대상자, 화학요법을 받는 대상자를 대상으로 한다. 기록한 내용을 식품 구성표를 활용하여 구성성분으로 분석한다. 각 구성성분의 1일 평균 섭취량을 얻기 위해서는 모든 섭취량을 더한 후 기록한 일수로 나누어야 한다. 이 평균을 1일 권장량과 비교 · 평가한다. 건강한 사람들은 1일 권장량의 2/3 수준으로 섭취하는 것이 적당하다.
모든 식품군을 골고루 섭취하지 않고 기호에 따라 특정식품만을 섭취하는 경우 영양소의 부족이 있을 수 있다. 건강문제로 특별식이를 하거나 알레르기에 대한 정보는 식이계획을 세우는데 중요하다. 알코올은 칼로리는 있으나 영양소는 없고 영양소의 흡수를 방해하므로 과도한 알코올 섭취를 확인한다. 신체활동이나 운동을 하는 경우는 과체중이나 비만이 될 위험이 적다. 질병 또는 신체적 결함이 있는 경우, 재료를 구입하고 음식을 조리하는 데 어려움이 있는 경우 영양문제가 있을 수 있다.

1. 대상자 준비 및 준비물품

건강력 수집 결과와 신체검진, 신체계측 및 임상검사결과를 종합적으로 해석해야만 대상자의 문제를 정확하게 파악할수 있다.

1) 대상자 준비

검사 전에 검사절차에 대해 설명한다. 검진자는 대상자의 전반적인 외모를 사정한 후 주요 신체 계통을 머리부터 발끝까지 사정한다.

2) 준비물품

- 체중계
- 신장계
- 줄자
- 설압자
- 펜라이트
- 피부두께 측정기

2. 영양상태 검진방법

1) 외모

영양부족 상태는 전반적인 외모관찰을 통해 확인할 수 있다. 영양적으로 균형 잡힌 사람은 의식이 명료하며 신체비율이 적절하고 바람직한 체중범위 내에 있다. 고도비만이나 전신부종은 영양학적으로 문제가 있음을 나타낸다. 허약하거나 피곤해 보이는지를 사정한다. 악액질(cachexia)은 영양실조를 의미한다. 대상자의 영양상태가 불량한 경우 과도하게 예민하거나 무감동할 수 있다.

2) 피부, 모발, 손발톱

피부는 부드럽고 탄력이 있으며, 피부손상이 없어야 한다. 피부에 흉터나 발적은 없는지, 정상 피부색과 따뜻하고 건조한지를 사정한다. 모발은 윤기가 있고 매끄러우며 탄력이 있는지와 탈모를 확인한다. 손발톱은 분홍색이며 견고한지 사정한다. 영양부족이나 체액 불균형이 있는 경우 피부의 변화가 나타난다. 부종은 체액증가와 정체의 결과일 수 있다. 탈수가 있는 경우 피부의 탄력성이 저하된다.

3) 눈, 코, 인후, 경부

눈의 점막(결막)은 촉촉하고 분홍색이며 손상이나 삼출물이 없어야 한다. 각막은 깨끗하고 빛나야 한다. 펜라이트와 설압자를 이용하여 구강상태를 시진한다. 치아가 깨끗한지, 의치가 있다면 잘 맞는지를 사정한다. 점막과 잇몸은 촉촉하고 분홍색이며 병변이 없어야 한다. 혀는 유두가 존재하며 분홍색이어야 한다. 구강 내 궤양이나 병변, 연하를 방해하는 종양은 없는지를 사정한다.

4) 사지의 모양, 크기, 움직임, 감각

대상자에게 사지에 근육허약과 근육소모가 있는지 양측의 모양과 크기를 시진한다. 근육소모는 근섬유가 부피와 길이가 감소하였을 때 일어나며 근육의 크기와 외형의 상실이 뚜렷하게 나타난다. 사지의 정상적인 관절범위운동을 수행할 수 있는지와 민첩하며 반사는 정상인지를 사정한다.

3. 신체계측

신체계측은 심각한 체중증가와 저체중 대상자의 영양문제를 확인하는데 도움이 된다.

1) 키와 체중 측정

키는 신장계를 사용하여 신발을 벗고 측정한다. 체중은 대상자가 스스로 설 수 있는 경우 체중계로 측정한다. 침상에 누워 일어날 수 없는 대상자의 경우 키는 줄자를 이용하고 체중은 침대용 체중계로 측정한다. 일반적으로 체중감소의 정도를 판단할 때는 표준 체중(ideal body weight)이 아니라 평소 체중(usual body weight)을 기준으로 한다. 의도치 않은 체중감소가 3개월 이내에 평소 체중의 5% 이상 또는 6개월 이내에 10% 이상일 때 영양불량 위험의 중요한 지표가 된다.

2) 체질량지수 계산

키와 체중을 측정하여 체질량지수(body mass index, BMI)를 계산한다. 체질량지수는 체중(kg)을 키의 제곱(m^2)으로 나눈 값으로 체지방량과 밀접한 관계가 있으며, 건강위험의 지표가 된다. 최근에는 체질량지수의 중요성이 감소하였는데, 급성 염증 상황에서 체질량지수가 높아도 여전히 영양불량의 위험이 있기 때문이다.

체질량지수(BMI)의 해석

- BMI < 18.5kg/㎡: 저체중
- BMI 18.5~22.9kg/㎡: 정상
- BMI 23~24.9kg/㎡ 미만: 과체중(비만 전 단계)
- BMI 25~29.9kg/㎡ 미만: 1단계 비만
- BMI 30~34.9kg/㎡ 미만: 2단계 비만
- BMI ≥ 35kg/㎡: 3단계 비만(고도비만)

3) 표준 체중 계산

대상자의 이상 체중을 계산하고, 이를 현재의 체중과 비교한다. 흔히 표준 체중은 (키−100) × 0.9로 계산한다. 정상범위는 90~110% 이내이며, 심각한 저체중은 표준 체중의 80% 이하, 비만은 표준 체중의 120% 이상일 때이다.

4) 허리-엉덩이 비율 계산

허리-엉덩이 비율로 신체의 지방분포의 위험을 알 수 있다. 줄자를 이용하여 허리의 가장 가는 부분을 측정한 후 엉덩이의 가장 넓은 부분을 계측하여 허리둘레를 엉덩이 둘레로 나눈다. 바람직한 허리-엉덩이 비율은 여자는 0.8 이하, 남자는 1.0 이하이다. 바람직한 비율보다 큰 값은 상체비만을 의미한다. 여성형 비만은 대퇴부위 지방조직축적으로 서양인의 배와 같은 체형을 보이며, 남성형 비만은 복부지방조직의 축적으로 사과 같은 모양의 체형을 보인다. 대한비만학회(2020)가 제시하는 복부 비만의 기준은 허리둘레가 성인 남자에서는 90cm 이상, 여자에서는 85cm 이상이다.

5) 피부두께 측정

피부두께(skinfold thickness) 측정은 삼두박근 피부두께, 상박중간부위둘레 및 상박중간부위 근육둘레를 측정하여 총 체지방량을 평가한다.

(1) 삼두박근 피부두께

삼두박근 피부두께 측정(triceps skinfold measurement, TSF)은 피하지방을 측정하는 목적으로 피부두께 측정기(caliper)를 사용하여 측정한다(그림 3.1). 측정방법은 먼저 팔꿈치 끝의 주두돌기와 견갑골의 견봉돌기가 만나는 중간부위에 줄자를 놓고 팔의 중간부위 둘레를 찾는다. 그 다음, 검진자의 엄지와 검지로 대상자의 중간부위보다 대략 1cm 위의 후상박의 피부를 잡고 피부두께 측정기를 중간지점에 들어 올린 피부와 수평하게 놓은 후 3초 동안 조인다. 피부두께 측정기의 자가 가리키는 눈금의 가장 근사치의 mm를 읽는다. 재는 방법에 따라 오차가 많으므로 3회 이상 측정하여 평균치를 구한다. 건강한 성인 남자의 정상범위는 11~12.5mm, 여자는 15~16.5mm이다. 지방질은 장기간의 영양결핍 시에 주 에너지원으로 점차 고갈한다는 점과 전체 지방의 50%는 피하지방으로 존재한다는 이론에 따라 검사하는 것으로, 측정치가 표준치와 비교하여 35~40%이면 경도, 25~35%이면 중증도, 25% 이하이면 중증의 결핍을 의미하는 것이다.

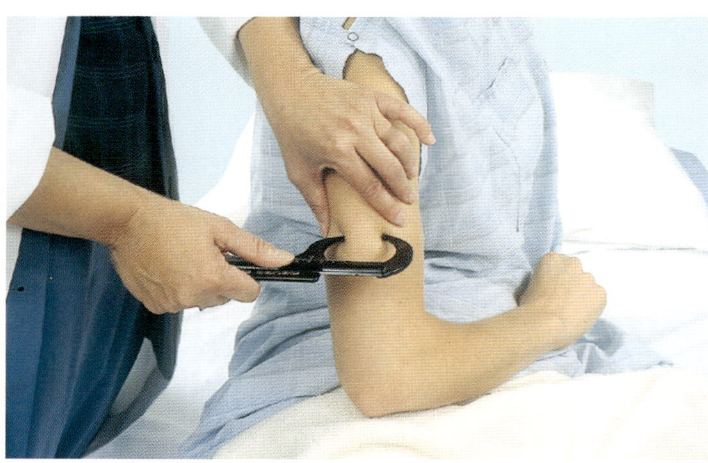

그림 3.1 삼두박근 피부두께 측정

(2) 상박중간부위 둘레

상박중간부위 둘레(midarm circumference, MAC)는 체내 단백질을 측정하는 가장 단순한 방법으로, 영양결핍 시 근육에서 단백질의 분해가 일어나고 인체 내 단백질의 60%는 근육에 존재하므로 근육의 총량으로 단백질의 비축량을 판단할 수 있다는 이론에 근거한다. 측정방법은 줄자로 상박중간부위의 가운데 부분을 측정하여(그림 3.2) cm로 기록한다. 신뢰도를 높이기 위해 2~3회 측정하고, 그 차이가 1cm 이상 되어서는 안 된다. 상박중간부위 둘레의 정상범위는 성인 남자의 경우 29.3cm, 여자는 28.5cm이다.

(3) 상박중간부위 근육둘레

상박중간부위 근육둘레(midarm muscle circumference, MAMC)는 cm로 환산한 삼두박근 두께에 3.14를 곱한 값을 상박중간부위 둘레에서 빼서 계산한다. 즉, MAMC(cm)= MAC(cm) − π× TSF(cm)로 계산하여 골격근의 양과 소실정도를 쉽고 빠르게 계산할 수 있다. 상박중간부위 근육둘레의 정상범위는 성인 남자 25.3cm, 여자 23.3cm이다. 표준의 90% 이내 수준이 정상이다. 60~90% 사이는 중등도의 단백질 결핍을 의미하고, 60% 이하는 심각한 영양불량을 의미한다.

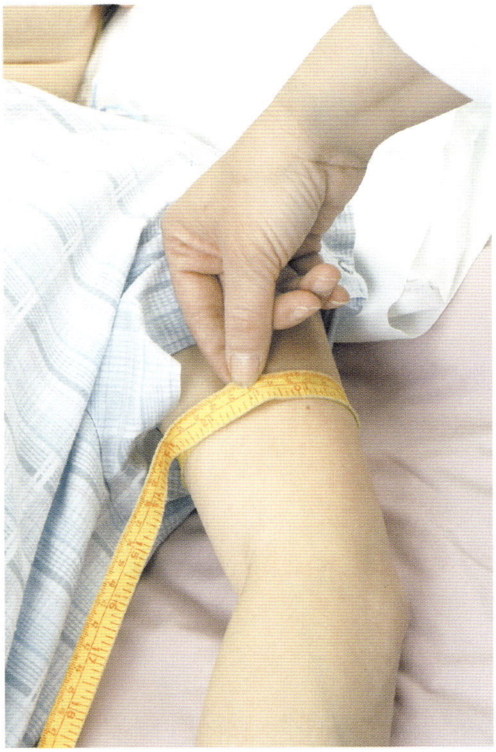

그림 3.2 상박중간부위 둘레 측정

표 3.1 영양 사정에서 사용되는 생화학적 검사

검사와 정상치	목적	비정상 결과의 의미
알부민(serum albumin) 3.5~5.0g/dL	혈중 단백질을 측정한다. 수치는 체내 단백질 결핍, 체액상태, 혈액소실, 간 기능, 외상, 수술, 감염에 의해 영향을 받을 수 있다.	정상치보다 낮은 수준은 단백질-칼로리 결핍을 나타낸다. 2.8g/dL 이하는 심각한 단백질 소실을 나타낸다.
헤모글로빈(hemoglobin, Hb) 헤마토크리트(hematocrit, Hct) 남자: Hb 14~18g/dL Hct 42~52% 여자: Hb 12~16g/dL Hct 37~47% 임부: Hb 11g/dL 이상 Hct 33% 이상	헤모글로빈 수치는 혈액의 산소운반능력을 사정하는데 주요하며 빈혈, 단백질 결핍과 수화상태 진단에 유용하다. 헤마토크리트 검사는 빈혈과 탈수를 진단하는데 도움이 된다.	낮은 헤모글로빈과 헤미토크리트 수치는 빈혈을 의미한다. 높은 헤모글로빈과 헤마토크리트 수치는 탈수, 저산소증, 적혈구증가증에서 나타날 수 있다.
질소균형검사: 혈중요소질소(blood urea nitrogen, BUN)/ 크레아티닌(creatinine) 비율(ratio) 10~20:1	혈액요소질소와 크레아티닌은 신진대사, 신장, 간의 기능을 확인할 수 있는 혈액검사이다. 혈액요소질소는 신체가 단백질을 처리 시 간에서 생성되며 신장에서 제거되는데 신장 기능장애를 확인하는 주요지표가 된다. 크레아티닌은 근육의 정상적인 소모로 생성되는 물질로 근육량을 반영한다. 수화(hydration)에 대한 지표로 사용된다.	BUN/Cr ratio가 20:1보다 상승한 경우: 신기능저하에 의한 요소 상승이 아닌 고단백식이, 위장관 출혈, 조직파괴, 탈수 등을 의심할 수 있다. BUN/Cr ratio가 10:1 이하로 감소하는 경우: 급성세뇨관괴사, 저단백식이, 심한 설사, 기아, 심한 간질환 등을 의심할 수 있다.
혈중지질(lipid profile) 총 콜레스테롤(serum cholesterol) 200㎎/dL 이하 중성지방(serum triglyceride) 남자: 40~160mg/dL 여자: 35~135mg/dL 고밀도 지단백(high-density lipoprotein, HDL) 남자: 45mg/dL 이상 여자: 55mg/dL 이상 저밀도 지단백(low density lipoprotein, LDL) 100~129mg/dL(2.59mmol/L)	지질검사는 심혈관질환의 위험성을 진단하는데 중요한 지표이다.	총 콜레스테롤과 중성지방 수치가 높으면 혈관질환의 발생위험이 증가하며, 저밀도 지단백(LDL) 수치가 증가하면 관상동맥질환발생 위험을 증가시킨다. 고밀도 지단백(HDL) 수치가 증가하면 위험률이 낮아진다. 총 콜레스테롤의 감소는 일반적으로 영양결핍과 관련된다.
요비중(urine specific gravity) 1.005~1.028	소변으로 검사하며 수화상태를 나타내는 지표이다.	요비중이 1.029 이상은 탈수와 관련이 있다. 또한 낮은 수분 섭취량, 구토 및 설사뿐만 아니라 급성 사구체신염, 울혈성 심부전, 당뇨병, 간부전 등도 의심할 수 있다.

4. 임상검사

영양 사정의 마지막은 대상자의 임상 검사결과에 대한 평가이다. 영양 사정에 사용되는 생화학적 검사는 알부민, 헤모글로빈(Hb), 헤마토크리트(Hct), 질소균형검사, 혈중지질검사, 요비중 등이 있다. 표 3.1은 영양 사정에서 사용되는 성인의 생화학적 검사에 대한 목적과 비정상 결과를 요약한 것이다.

5. 영양상태 선별 검사도구

영양상태를 사정하는데 여러 영양 위험요인을 이용한 다양한 영양검사도구가 개발되어 왔는데, 대상자의 연령, 질병상태 등 상황에 맞게 타당성과 신뢰도가 있는 적절한 영양검사도구를 선택하여 사용하는 것이 중요하다. 영양상태 검사도구의 예로, 일반 성인인구 집단을 대상으로 체질량지수, 체중감소와 급성 질환에 의한 영향을 평가하여 고위험군을 검색하는 영양실조 선별도구(Malnutrition Universal Screening Tool, MUST)를 제시하였다(그림 3.3).

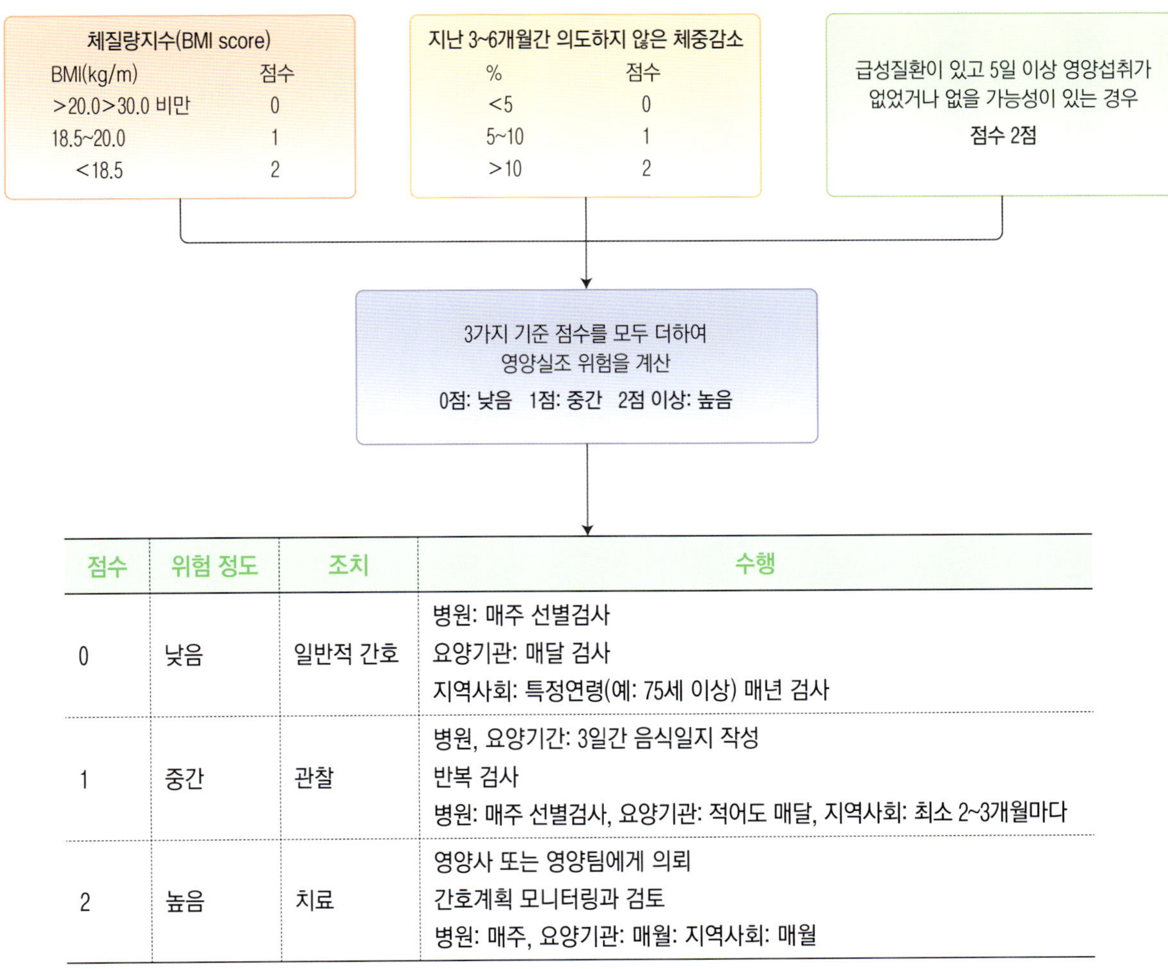

점수	위험 정도	조치	수행
0	낮음	일반적 간호	병원: 매주 선별검사 요양기관: 매달 검사 지역사회: 특정연령(예: 75세 이상) 매년 검사
1	중간	관찰	병원, 요양기관: 3일간 음식일지 작성 반복 검사 병원: 매주 선별검사, 요양기관: 적어도 매달, 지역사회: 최소 2~3개월마다
2	높음	치료	영양사 또는 영양팀에게 의뢰 간호계획 모니터링과 검토 병원: 매주, 요양기관: 매월: 지역사회: 매월

그림 3.3 영양실조 선별도구

6. 기록의 예

다음 기록의 예시는 영양 사정 시 정상소견을 보인 기록의 예이다.

- 식욕변화 없음. 최근 두드러진 체중변화 없음. 질환이나 수술로 인한 영양섭취와 요구량의 변화 없음. 식품알레르기 없음
- 피부색은 정상이며 흉터나 발적, 병변 없음. 모발은 윤기 있으며 탈모 없음. 손발톱은 곤봉형이 아니며 부서지지 않음
- 눈은 맑고 야맹증은 없음. 혀는 분홍색이며 유두가 존재함. 잇몸은 분홍색이며 붓거나 출혈 없음. 구강궤양이나 병변 없음. 연하곤란 없음
- 행동양상은 적절하며 반사는 정상임
- 근육소모는 없으며 관절범위운동은 정상범위임. 관절 기형 없음
- 신체계측결과 신장은 168cm, 체중은 63kg으로 표준체중의 정상범위임. 체질량지수(BMI)는 22.3kg/m^{2}으로 정상임. 삼두박근 피부두께는 16.5cm로 표준임

정상·비정상 결과

영양상태의 정확한 사정을 위해 검진기술을 반복 연습하고 정상소견과 비정상소견을 구분할 수 있도록 익혀야 한다.

신체검진법	정상	비정상의 예	관련 질병
전체적 외모	• 비정상적 체중변화 없음 • 신체비율이 적절함 • 피로나 허약감이 없음	• 비만 • 전신부종 • 악액질, 사지소모 • 허약감, 피로	• 열량섭취 과다 또는 부족 • 영양소 섭취 또는 흡수 부족 • 빈혈, 전해질 불균형
피부, 모발, 손발톱	• 피부는 따뜻하고 건조하며 부드럽고 탄력이 있음 • 발진, 타박상, 피부탈락의 증상이 없음 • 모발은 윤기있고, 견고하며 쉽게 끊어지지 않고 두피는 건강함 • 손발톱은 분홍색이며 견고함	• 피부가 건조하고 인설이 있음 • 피부긴장도 증가 • 점상출혈, 반상출혈 • 모발이 윤기가 없고 끊어지며 탈모가 있음 • 손발톱이 부서지고 융기되고 스푼 모양	• 비타민 A, 비타민 B복합체 또는 리놀레산 결핍 • 탈수 • 비티민 C 또는 비타민 K 결핍 • 단백질, 아연, 리놀렌산 결핍 • 철분 결핍
눈	• 결막은 분홍빛이고 촉촉함 • 깨끗하고 빛나는 각막	• 적색결막 • 결막건조증 • 야맹증	• 비타민 A 결핍 • 리보플라빈 결핍 • 비타민 A 결핍
구강과 인후	• 입술은 부드럽고 트거나 부종이 없음 • 구강과 인후에 궤양이나 병변 없음 • 혀는 붉은 색이며 부드럽고 병소가 없음 • 잇몸은 붉고 부종이나 출혈이 없음	• 입술이 갈라짐 • 구내염 • 설염 • 창백한 잇몸, 잇몸출혈	• 리보플라빈 결핍 • 리보플라빈, 니아신, 철분, 비타민 B_6 결핍 • 비타민 B복합체 결핍 • 비타민 C 결핍
근골격계	• 직립자세 기형이 없고 근육긴장도 정상 • 정상 관절범위운동	• 뼈와 관절의 통증, 휘어진 다리 • 근육소모	• 비타민 D 또는 칼슘 결핍 • 단백질, 탄수화물, 지방 부족
신경계	• 정상적 반사 • 적절한 반응 • 의식 명료	• 반사저하 • 정신상태 변화 • 지남력 장애	• 티아민, 비타민 B_6 결핍 • 티아민 결핍 • 비타민 B_{12} 결핍

적용문제

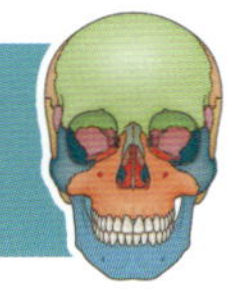

1. 영양 사정에서 건강력 수집 시 현재 복용하고 있는 약물을 질문한 이유는?

① 어떤 약물은 식욕을 감소시키기 때문이다.

② 어떤 약물은 영양섭취 요구량에 영향을 미치기 때문이다.

③ 음식의 소화과정에 영향을 받는 약물을 확인하기 위함이다.

④ 어떤 약물은 흡수와 약리작용이 음식의 영향을 받기 때문이다.

2. 다음 신체검진 결과 중 영양부족을 나타내는 것은?

① 피부가 따뜻하고 건조함

② 혀의 유두가 존재하며 붉은 색임

③ 행동이 민첩하며 반사가 항진되어 있음

④ 모발이 쉽게 빠지고 끊어지며 윤기 없음

3. 55세 여자의 키는 160cm이며 체중은 65kg이다. 이 자료를 근거로 체질량지수(BMI)를 구하고 비만의 단계에 따라 분류해보시오.

4. 신체 지방량을 반영하는 신체계측치로 캘리퍼를 이용하여 측정하는 것은?

① 삼두박근 피부두께 　　② 허리-엉덩이 비율

③ 상박중간부위 둘레 　　④ 상박중간부위 근육둘레

정답

1. ④　2. ④　3. BMI=25.4 1단계 비만　4. ①

참고문헌

강지연 외(2019). 간호사를 위한 건강사정. 군자출판사

권소희 외(2019). 핵심 건강사정(수정판). 수문사.

대한비만학회 · 진료지침위원회(2020). 비만진료지침 2020 QUICK REFERENCE GUIDLINE.

박지원 외(2013). 간호건강사정: 비판적 사고와 사례연구 접근. 학지사메디컬.

송경애 외(2018). 건강사정. 현문사.

은영 외(2019). 생애주기별 건강사정. 수문사.

임경춘 외(2018). 건강사정. 학지사메디컬.

Jarvis, C. (2016). *Physical Examination & Health Assessment*. (7th ed.). St. Louis: Elsevier.

Jensen, S. (2019). *Nursing Health Assessment: A Best Practice Approach*. (3rd ed.). Philadelphia: Wolters Kluwer.

Seong-Eun Kim (2015). *Nutritional Screening and Assessment in Hospitalized Patients*. DLXOFFLR, Vol. 65 No. 6, 336-341.

Stratton R. J., King C. L., Stroud M. A., Jackson A. A., Elia M. (2006). 'Malnutrition Universal Screening Tool' predicts mortality and length of hospital *stay* in acutely ill elderly. *British Journal of Nutrition, 95*, 325-330.

Thompson, J. M. (2018). *Essential Health Assessment*. Philadelphia: F.A. Davis Company.

http://dx.doi.org/10.4166/kjg.2015.65.6.336

CHAPTER

04 통증 사정

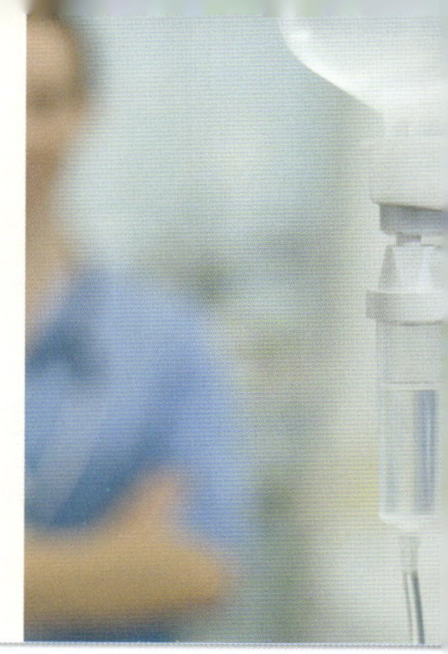

학습목표

1. 통증의 유형을 설명할 수 있다.
2. 통증 관련 건강력을 수집할 수 있다.
3. 통증 관련 신체검진을 수행할 수 있다.
4. 통증 검진결과의 정상과 비정상을 구별할 수 있다.
5. 통증 사정 결과를 기록할 수 있다.

주요용어

- 급성통증 Acute pain
- 내장통증 Visceral pain
- 만성통증 Chronic pain
- 방사통증 Radiating pain
- 신경전달물질 Neurotransmitters
- 신경통증 Neuropathic pain
- 연관통증 Referred pain
- 체성통증 Somatic pain
- 통각수용기 Nocicepters
- 통증내성 Pain tolerance
- 통증역치 Pain threshold
- 환상통 Phantom pain
- A-델타섬유 A-delta fibers
- C 섬유 C fibers

국제통증학회(Interational Association for the Study of Pain)는 통증을 '실제적 또는 잠재적 조직손상과 관련 있는 불쾌한 감각과 정서적 경험'으로 정의하고 있다. 통증은 대부분의 질병 발생에 동반되고 임상에서의 치료나 검사 과정에서도 가장 빈번하게 발생되는 증상 중의 하나로 신체적, 정서적, 사회적, 영적 그리고 경제적으로 대상자의 삶의 질을 저하시킬 수 있다. 통증은 주관적이고 지극히 개인적인 경험으로 객관적으로 정확히 측정될 수 없다. 증상이나 징후를 예상할 수 있는 통증도 있지만 대부분 통증 사정은 대상자의 말과 행동에 의존할 수밖에 없다. 따라서 검진자는 통증에 대한 올바른 지식을 갖추고 통증과 관련된 영향요소를 잘 파악하고 주의 깊게 통증을 사정해야 한다.

1. 통증에 대한 이해

통증전달은 통증자극이 통각수용체(nociceptor)에 의해 중추신경계와 말초신경계로 전달된다. 통각수용체가 활성화된 후에 통증은 척수의 후각에 있는 A-델타섬유(A-delta fibers) 또는 C 섬유(C-fibers)를 따라 전달된다. 그곳에서 통증이 뇌로 전달되어 지각된다(그림 4.1).

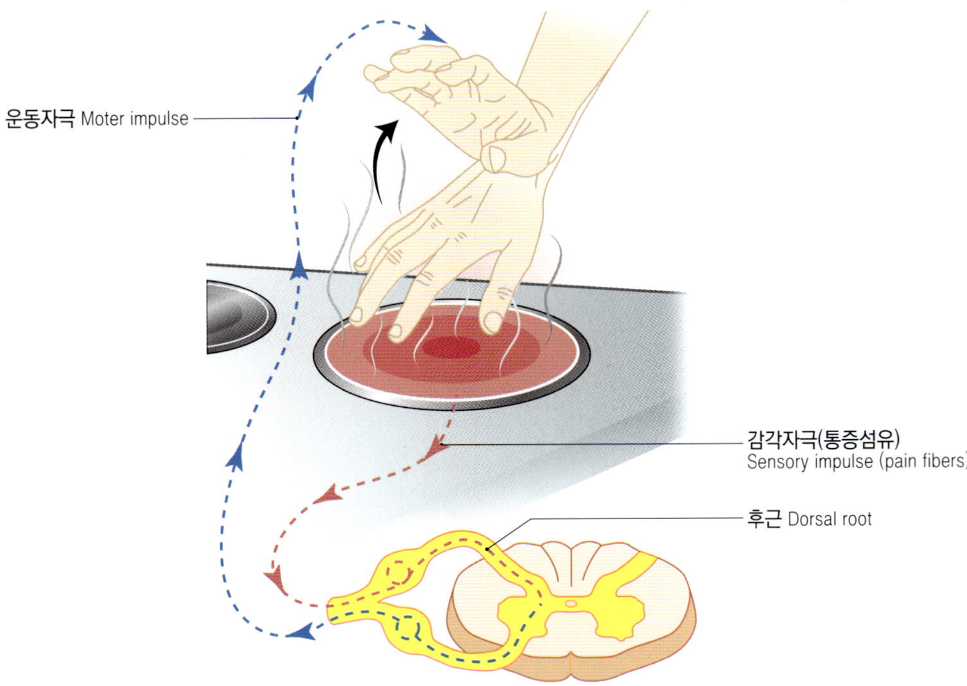

그림 4.1 통증 전달

1) 통증과정

통증과정은 대상자의 통증을 사정하고 통증관리 계획을 수립하는데 도움을 준다. 통증과정(pain process)은 변환, 전달, 지각, 조정 4단계로 이루어진다. 그러나 통증과정이 환상통(phantom pain)과 같은 모든 통증의 형태를 설명할 수는 없다.

(1) 변환

통증은 조직손상을 초래하는 열, 기계적 · 화학적 · 전기적 자극에 의한 통각수용체의 활성화로 유발된다. 통각수용체(nociceptor)는 신체 대부분의 세포에 존재하는 자율신경말단으로 피부, 근육, 골격근, 건, 점막에 많이 분포하고 장막, 관절, 혈관벽 등 심층조직에는 덜 분포한다. 손상조직에서 프로스타글란딘(prostaglandin), 브라디키닌(bradykinin), 세로토닌(serotonin), 히스타민(histamine), 물질P(substance P) 등 수 많은 화학적 물질이 분비되어 통각수용기가 활성화하면 활동전위를 일으킨다.

(2) 전달

통증자극을 전달하는 1차 구심성 신경섬유(들신경섬유, afferent fiber)에는 말초신경 중 1차 구심성 섬유는 축삭이 수초화된 대섬유인 A-베타섬유(A-beta fibers)와 자극을 매우 빠르게 전달하는 소섬유인 A-델타섬유 그리고 자극을 천천히 전달하는 수초화되지 않은 무수신경인 C 섬유가 있다. 직경이 큰 A-베타섬유는 가벼운 접촉이나 운동자극에 민감하게 반응하고 피부를 지배하는 신경에 주로 분포한다. 정상인은 A-베타섬유의 활성화로 통증이 유발되지 않는다. A-델타섬유와 C 섬유는 피부와 몸의 심부 및 장기로 가는 신경에 있으며 1차 구심성 통각 섬유라고한다. 1차 구심성 통각 섬유는 여러 형태의 통증자극에 반응한다. A-델타섬유는 급성통증이나 국소적 단기 통증, 찌르는 듯한 날카로운 통증을 전달하며, C 섬유는 비교적 오래 지속되는 천천히 일어나고 넓은 부위로 퍼지는 듯한 쑤시는 느낌이 자주 드는 만성통증을 전달하며 근육, 건, 심근, 피부, 소화기관에서 오는 열, 물리적 · 화학적 자극을 받아들인다. 1차 구심성 통각섬유는 후근신경절(뒤뿌리 신경절, dorsal root ganglia)에 전달된 후 후근을 통해 척수로 들어가 척수의 후각에서 투사 신경원과 시냅스를 이룬다. 연결 뉴런은 척수를 가로질러 뇌로 올라가는 통로로 통각자극을 전달한다. 통각의 중요 상행로는 척수의 전각에 위치하고 있는 척수시상로(spinothalamic tract)와 척수망상체로(spinoreticular tract)이다. 척수시상로는 뇌간망상체, 시상하부, 시상을 거쳐 대뇌피질(대뇌겉질, cerebral cortex)의 체성 감각영역(몸감각영역, somatic sensory)으로 통각을 전달한다. 척수망상체로는 통증 자극을 뇌교, 연수에 있는 망상활성계와 시상하부에 전달하여 자율신경계와 변연계 반응을 활성화시킨다.

(3) 지각

시상은 지극을 대뇌피질의 두정엽과 대뇌 변연계 그리고 사고의 합리성과 관련된 대뇌피질의 전두엽에 전기적 신호를 보낸다. 대뇌피질의 두정엽 체성감각영역(somato sensory cortex)은 통증의 위치와 특성이 지각되는 곳이다. 통증 자극이 뇌까지 전달되는데 수초도 안 걸리지만 두정엽이 자극받기 전까지 통증을 알지 못한다. 변연계 자극은 울거나 화내는 것과 같은 통증에 대한 감정적 · 정서적 반응을 일으킨다.

(4) 조정

신체는 통증지각을 줄이기 위한 물질을 생성한다. 뇌에서 통증을 인지하면 다른 전달을 억제하기 위해 조정(modulation)과정이 이루어진다. 이 과정을 통해 척수에 억제 신호를 보냄으로써 내인성 아편물질인 엔돌핀(endorphin)과 엔케팔린(enkephalin), 세로토닌(serotonin), 노르에피네프린(norepinephrine) 등과 같은 신경전달물질의 방출이 활성화되어 통증전달을 차단시켜 진통효과를 도와준다. 엔돌핀은 행복감을 일으키며 지속적인 진통효과를 가진 강력한 통증차단물질로 중추신경계의 접합부에서 생성되며 뇌의 기저핵, 시상, 중뇌. 척수후각에서 고농도로 발견된다. 엔케팔린은 엔돌핀보다 효과가 덜하지만 뇌와 척수의 후각에 넓게 퍼져 있으며 구심성 통각섬유에서 물질P가 방출되는 것을 억제하여 통증을 감소시킨다. 엔돌핀과 엔케팔린은 뇌와 척수에 있는 아편 수용체에 작용하여 통증이 상부로 전달되는 것을 막는다. 시상에서 척수 후각까지의 하행척수로에서 세로토닌, 노르에피네프린, 엔돌핀은 시냅스 전에 신경전달물질의 유리를 억제하여 통각자극을 2차 신경원에 전달하지 않게 된다. 척수에서 발견되는 감마아미노부티르산[γ-aminobutyric acid(GABA)]과 글라이신(glycine)도 시냅스 전에 작용하여 신경전달물질의 유리를 억제한다.

2) 통증역치와 통증 내인성

통증역치(pain threshold)는 통증을 충분히 지각할 수 있을 만큼 신경종말이 활성화되는데 필요한 자극의 최저 수준이다. 역치는 같은 상황이라도 개인차가 있으며, 같은 사람이라도 상황에 따라 달라질 수 있다. 통증 내인성(pain tolerance)은 개인이 통증을 피하거나 완화시키기 위한 노력 없이 참을 수 있는 최대의 통각 자극을 말한다. 과거의 통증경험과 전반적인 건강상태에 따라 개인별로 차이를 나타낸다.

3) 통증반응 영향요인

통증을 경험하고 반응하는 방식은 인지적 요인과 문화적 신념에 따라 다르게 나타난다. 통증에 대해 두려워하고, 걱정하며, 불안해하는 사람이 있는 반면, 잘 참는 사람도 있다. 유사한 질병과 병력을 가진 만성통증 환자들이 자신의 통증의 의미와 신념에 따라 통증을 서로 다르게 보고할 수 있다. 동일한 생리적 반응에 대해 개인의 인지적 해석이 다를 수 있고 다른 행동반응을 유발한다. 문화적 신념에 기초하여 어떤 사람들은 극심한 통증을 외부로 드러내지 않고 견디도록 교육받는 한편, 다른 사람들은 어떤 통증을 경험하든 표현하도록 배운다. 민족성도 통증표현과 행동에 영향을 미친다. 통증반응에 영향을 미치는 요인은 아래에 제시하였다.

통증반응 영향요인

- 통증의 의미
- 통증인지 정도
- 과거 경험
- 문화적 신념
- 사회적 기대감
- 신체 · 정신적 건강상태
- 통증에 대한 기본 태도
- 통증 발생 환경
- 공포와 불안
- 스트레스 대처방식
- 연령
- 의료전문가들의 반응

4) 관문 통제이론

Melzack와 Wall(1965)에 의해 소개되고 Melzack와 Casey(1968)에 의해 수정 보완된 관문 통제이론(gate control theory)은 신경계가 통증조절체계를 변화시킨다고 제시하였다. 이 이론에 의하면 피부자극이 신경충동을 유발하며 척수 내 위치한 3가지 체계에 의해 신호가 전달된다. 척수 후각의 교양질(substania gelatinosa), 척주섬유, 중심전달세포가 통각자극에 영향을 미친다. 통각자극은 '관문기전'에 의해 조절되거나 차단될 수 있다. 이 관문은 척수에 있는 감각섬유와 통증을 지각하도록 자극하는 전달세포와의 사이에 있다. 문이 닫힐 때는 뇌로 전달되는 통증 충동을 차단시키고 문이 열릴 때는 통증충동을 뇌에 전달한다. 감각자극은 직경이 큰 A-알파섬유와 직경이 큰 A-델타섬유 및 직경이 가장 작은 C 섬유에 의해 관문을 통과한다. 열, 냉, 촉지로 자극되는 A-알파섬유는 통증으로 자극되는 A-델타섬유 및 C 섬유가 가는 관문을 닫게 하는 충동을 보낸다. 즉, 통증을 전달하지 않은 직경이 큰 A-알파섬유가 자극을 받으면 교양질 활동이 증가되어 관문을 닫음으로써 자극이 전이세포에 전달되지 못하며, A-델타섬유와 C 섬유가 자극을 받으면 교양질 활동이 억제되어 관문이 열림으로써 자극이 전이세포로 다량 전달되어 통증 감지가 많아진다. 문이 열리거나 닫히는 것은 교양질 활동을 증가시키는 직경이 큰 A-알파섬유의 자극 여부에 따른다. 따라서 등마사지, 온습포와 같은 통증완화를 위한 간호수행은 직경이 큰 A-알파섬유를 따라 전달되는 교양질 활동이 증가하므로 통증을 완화시킬 수 있다. 또한 뇌간에 있는 망상체가 관문으로 가는 억제신호를 보낼 수 있다. 통증자극을 받는 사람의 감정상태, 다른 사건으로 통증이 분산되는 것과 같은 요인들은 내재된 조절계를 활성화시킬 수 있다. 그 예로, 갑자기 손상을 당했을 때는 통증을 바로 느끼지 못하고 있다가 응급상황이 종료되고 나면 통증을 느끼는 경우를 볼 수 있다. 관문요인은 빠르거나 느리게 전도하는 신경섬유의 위로 전달되는 자극의 효과와 뇌간과 피질로부터 하행하는 자극의 효과를 포함한다(표 4.1).

표 4.1 관문조절 기전에 따른 통증의 영향요인

부위	문닫기(전달 차단)	문열기(전달 허용)
섬유	크고 빠른 수초화된 A-베타, A-알파섬유 영향 받지 않은 피부영역의 자극(예: 마사지)	느리고 작은 A-델타, C 섬유 영향받은 피부영역의 자극(예: 자외선에 탄 피부)
뇌간(하행경로)	엔돌핀 효과 충분하거나 최대 감각 투입(예: 전환)	엔돌핀 효과 없음 불충분한 감각 투입(예: 단조로움)
피질	과거 경험 통증조절 느낌	과거 경험 불안

5) 통증의 분류

통증은 여러 가지 방법으로 분류된다.

(1) 위치

신체부위에 따라 통증을 나누는 방법이다. 위치에 다른 분류는 잠재된 문제나 요구를 파악하는데 유용하지만 통증이 하나의 범주로 분류되지 않는다. 통증은 국한되거나 확산, 전이 또는 방사될 수 있어 위치에 따른 분류가 복잡하다.

(2) 기간

통증기간에 따라 급성통증과 만성통증으로 나눈다. 급성통증은 6개월 미만의 지속된 통증이고, 만성통증은 재발하거나 치유가 예상되는 시점을 넘어 6개월보다 더 오래 지속된 통증이다(표 4.2).

표 4.2 급성통증과 만성통증의 비교

특징	급성통증	만성통증
시작	급성으로 나타남	급성으로 나타나거나 서서히 진행됨
기간	일시적임(6개월 미만)	지속적임(수개월~수년)
통증위치	통증영역이 잘 구분됨	통증영역이 잘 구분이 안 됨
임상증상	교감신경계 반응: 맥박수 · 호흡수 증가, 혈압상승, 발한, 동공확대, 오심, 구토, 불안을 나타냄	부교감신경계 반응: 활력징후 정상, 건조하고 따뜻한 피부, 피로, 우울, 짜증을 보임
목적	신체에 이상이 있음을 경고함	특별한 의미를 나타내지 않음
양상	시간이 지나면서 통증이 사라짐	지속적, 간헐적, 강도가 변하거나 일정함
예후	최종적으로 완전한 완화 가능함	대체로 완전한 완화는 어려움
자극	기계적임, 열적손상	화학적임
경로	전도속도가 빠른 유수신경섬유인 A-델타섬유	전도속도가 느린 무수신경섬유인 C 섬유

(3) 침해성 통증

침해성 통증(nociceptive pain)은 통증의 가장 흔한 종류로 통각수용체가 사고, 감염 또는 수술로 인한 조직손상에 반응하여 자극되었을 때 발생하며, 내장성 통증(visceral pain)과 체성통증(몸통증, somatic pain)으로 나눌 수 있다.

내장성 통증은 위장계나 췌장과 같은 신체 장기에서 발생하고 충수염, 췌장염, 염증성 장질환, 방광 팽창, 암 등에서 발생한다. 통증 발생부위가 애매하게 느껴지며 속이 빈 장기의 폐쇄는 간헐적인 쥐어짜는 국소화하기 어려운 통증이고 기관의 막이 침범된 암은 쑤시고 비교적 국소화된 통증을 나타낸다.

연관통증(referred pain)은 통증 시작점 부위가 아닌 다른 부위에서 느껴지는 통증이며, 해당 장기를 지배하는 신경과 동일한 척추신경절로 들어가는 감각신경부위에 통증이 느껴진다(그림 4.2). 이러한 내부 장기로부터의 통증은 피부 쪽으로 종종 연관되어 나타나는데, 그 예로 심장은 어깨나 하악 쪽으로, 담낭은 견갑골 쪽으로 그리고 췌장은 등 쪽으로 연관통이 나타난다.

방사통증(radiating pain)은 통증이 하나의 영역에서 시작하여 다른 곳으로 확대되는 것으로 예를 들어, 심근경색에 의한 흉통이 턱과 팔로 방사되는 경우이다.

체성통증은 피부, 근육, 뼈, 관절의 손상 시 결과로 화상, 열상, 골절, 염좌, 관절염, 골육종 등에서 발생한다. 조직손상 부위나 질병 부위와 통증 유발부위가 잘 일치되며 일반적으로 쑤시거나 요동치는 느낌으로 예리한 통증이 나타난다.

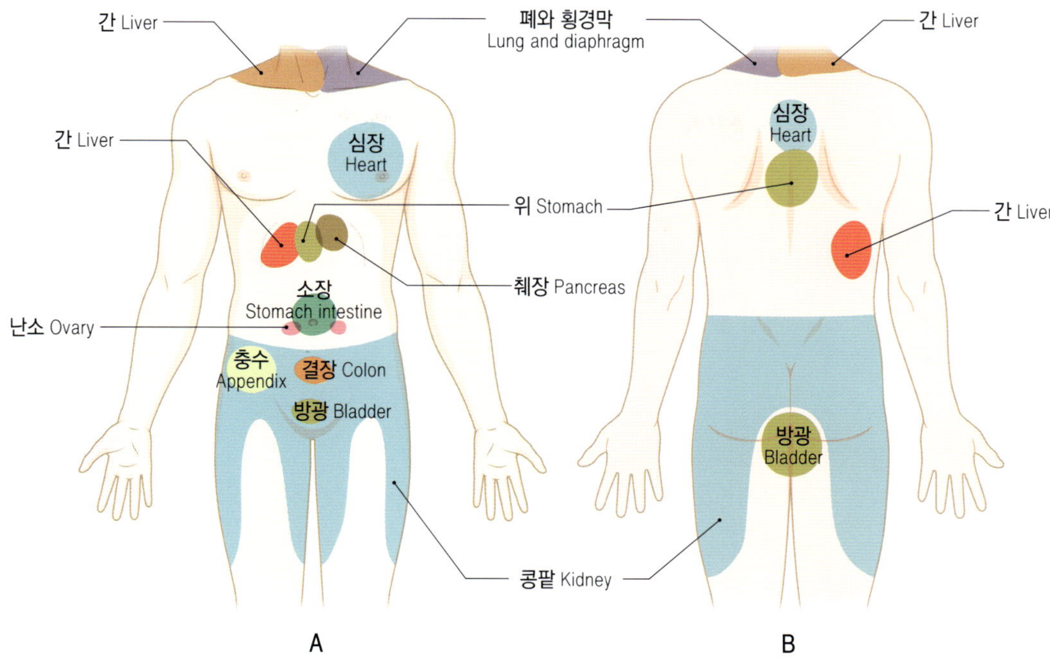

그림 4.2 연관통증. A: 전면, B: 후면

(4) 신경병성 통증

신경병성 통증(neuropathic pain)은 신경손상의 결과로 중추신경계나 말초신경계에 의한 비정상적인 감각유입의 신호과정으로부터 발생하며, 통증이 발작적으로 나타나면서 타는 듯하거나 쏘거나 찌르는 듯한 통증, 전기충격 같은 통증, 불유쾌한 이상감각 등 다양한 증상으로 나타난다. 신경병성 통증은 중추성 통증, 구심로차단 통증, 교감신경관여 통증, 단일신경병증, 다발성신경병증으로 분류될 수 있다.

중추성 통증(central pain)은 중추신경계의 일차성 병변 또는 기능장애로 나타난다. 허혈, 종양, 손상, 공동증(syrinx; 척수 또는 뇌의 병리학적 공간), 수초탈락(다발성경화증)은 중추성 통증의 원인이 된다.

구심로 차단 통증(deafferentation pain)은 말초신경, 신경절, 신경총, 중추신경계의 손상에 의해 구심성 압력의 손실과 함께 발생된다. 상지통과 유방절제술 후 통증은 구심로 차단 통증의 예이다. 환상지통(phantom limb pain)은 사지절단 후 실제로 사지가 있는 것처럼 통증을 경험하는 것이다. 환상통(phantom pain)은 뇌가 지속적으로 절단 부위로부터 통증신호를 받을 때 발생한다. 시간이 지남에 따라 뇌는 사지의 손상을 받아들이고 통증은 멈춘다.

교감신경 관여 통증(sympathetically maintained pain)은 교감신경 자극이 원인인 통증 기전이다. 말초신경 손상, 교감신경 원심성 자극전달, 카테콜아민 순환은 교감신경 관여 통증을 야기한다.

단일신경병증과 다발성신경병증은 하나 또는 그 이상의 손상된 말초신경에 의해 발생한다. 대사장애, 손상, 압박, 독소, 감염등에 의해 발생한다. 통증은 지속적이고 깊이 타는듯하거나 쑤시는 듯 한 통증이다. 대상자들은 불쾌감, 무해자극통증, 통증 감수성 증가, 통각과민을 가질 수 있다.

통증 사정은 대상자가 자가보고한 내용을 신뢰하는 것으로 시작된다. 대상자가 통증이라고 표현하면 그것이 통증이고, 개인마다 통증에 대한 역치, 내성이 다르며 대상자마다 다른 통증 정도를 호소할 수 있으므로, 표정이나 타인의 짐작 등으로 통증을 판단하지 않도록 한다. 통증에 대한 정확한 사정은 효과적인 중재를 계획하고 올바른 중재를 선택할 수 있게 하며, 선택한 중재 방법의 효과를 평가하는 기준이 된다(Anderson, 1982).

1. 주요증상

- 통증(pain)
- 오심(nausea)
- 피로(fatigue)
- 심계항진(palpitation)
- 구토(vomiting)
- 우울(depression)
- 발한(diaphoresis)
- 불안(anxiety)

2. 현병력

아래의 각 증상에 대한 구체적인 질문을 하여 정보를 수집해야 한다.

1) 발병 시기(Onset)

언제 통증이 시작되었나요? 통증이 갑자기 또는 천천히 생겼나요? 무엇이 통증을 일으키나요?

근거: 통증이 시작된 시점, 상황, 원인에 대해 질문한다. 통증의 원인에 대해 대상자의 통찰력을 사정하는 것은 통증관리에 도움이 될 수 있다.

2) 위치/부위(Location)

어디가 아픈가요? 아픈 곳을 손으로 가리킬 수 있나요? 통증이 다른 곳으로 방사되나요?

근거: 통증부위는 통증의 원인과 종류에 대한 정보를 줄 수 있다. 통증은 국소적이기도 하고 동시에 여러 부위에 발생하기도 한다. 연관통이 있으면 통증의 원인되는 곳에서 멀리 떨어진 곳의 통증을 호소할 수 있다. 흉통이 있는 경우 턱과 왼쪽 팔로 통증이 방사될 수 있다.

3) 기간(Duration)

통증이 얼마나 오래 지속되나요? 통증이 계속되나요? 혹은 있다가 없다가 하나요(간헐적인가요)? 간헐적인 경우 얼마나 자주 발생하나요?

근거: 기간에 대한 질문은 통증의 원인을 확인하는데 도움이 된다.

통증의 위치

대상자에게 신체 그림에 통증이 있는 부위를 표시하게 한다. 통증이 있는 부위를 ○로 표시하게 하고 가장 심한 통증부위를 ×표시를 하도록 한다.

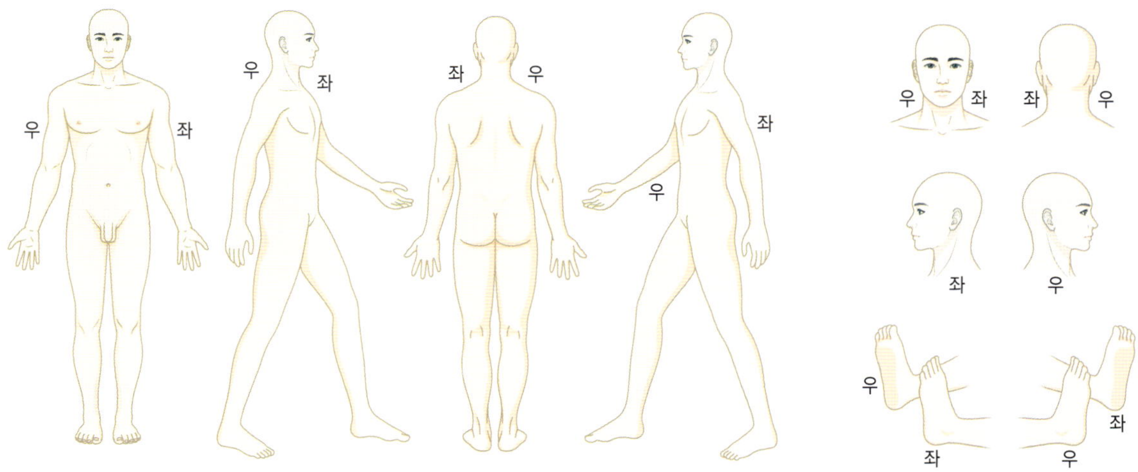

그림 4.3 **통증부위 표시.** 통증부위를 원으로 그리고 가장 아픈 곳에 × 표시한다. 여러 부위일 경우 a, b, c, d 순서로 표시한다.

4) 특성(Characteristics)

통증의 양상이 어떤가요? 통증의 특성은 어떤가요? 통증을 표현해보시겠어요? 통증은 어느 정도인가요?

근거: 통증의 질을 확인하면 침해성 통증과 신경병성 통증의 기전을 확인하는데 도움이 된다. 흔히 내장부위에서 발생하는 침해성 통증은 '쑤신다, 저린다'로 표현되며 신경병성 통증은 '화끈거린다, 따끔거린다' 등으로 표현된다. 통증 사정도구를 이용하여 통증의 강도를 사정할 수 있다. 통증강도 측정을 위해 도구를 사용하는 경우 일관된 도구를 사용해야 한다. 흔히 숫자통증척도, 시각상사척도, 얼굴통증척도 등을 사용하여 측정한다.

5) 관련 증상과 징후(Associated manifestation)

통증과 동반된 다른 증상이 있나요? 통증이 있을 때 오심, 구토, 심계항진, 발한이 함께 나타나나요?

근거: 급성통증은 교감신경계를 자극하여 활력징후의 변화와 오심, 구토, 심계항진, 발한, 불안 등과 같은 증상을 동반할 수 있다.

6) 완화요인/악화요인(Relieving factors/aggravating factors)

통증을 완화시키는 것은 무엇인가요? 통증을 악화시키는 것은 무엇인가요? 움직일 때 통증이 더 심해지나요?

근거: 통증을 완화하기 위해 사용한 약물, 비약물적 중재에 대해 질문한다. 통증의 원인을 파악하고 치료하는데 도움이 된다.

7) 치료(Treatment)

어떤 치료를 했나요? 효과가 있었나요?

근거: 개방형 질문으로 대상자가 통증완화를 위해 사용한 모든 방법을 이야기하도록 한다.

또한 PQRST를 이용하여 통증 사정 후 기록한다(표 4.3).

표 4.3 PQRST를 이용한 통증기록지

P	통증의 악화요인(Provocation)/완화요인(Palliation)	• 무엇을 하고 있을 때 통증이 시작되었는가? • 어떤 약을 투약하거나 어떤 자세를 취하면 통증이 완화되는가? • 움직이거나 호흡할 때 통증이 더 악화되는가?
Q	통증의 질/양(Quality)	• 통증이 어떻게 느껴지는가?(통증의 특성은 어떠한가?) • 얼마나 자주 통증을 경험하는가? • 통증이 일상생활을 하는데 얼마나 영향을 미치는가?
R	통증부위/방사통/관련증상(Region/Radiation/Related Symptoms)	• 통증부위는 어디인가? • 통증이 발생할 때 방사되는 부위가 있는가? • 관련된 다른 증상이 있는가(예: 오심, 어지러움, 호흡곤란)?
S	통증의 강도(Severity)	• 통증이 얼마나 심한가? • 가장 심할 때와 가장 편안할 때 통증점수는 얼마인가?
T	통증의 시간(Timing)	• 통증이 언제 시작되었는가? • 얼마나 오랫동안 지속되는가? • 통증의 빈도는 어느 정도인가? • 통증이 사라지기까지 얼마나 시간이 걸리는가?

3. 현병력과 투약력

만성질환이 있나요? 만성질환으로 인해 통증이 생겼나요? 복용중인 약이 있나요? 진통제를 복용하고 있다면 진통효과는 어떤가요?

근거: 일부 만성질환은 통증을 유발하므로 만성질환이 있는지를 확인한다. 복용 중인 처방약과 비처방약물을 모두 파악한다. 또한 복용약물의 종류, 복용횟수, 용량 등을 확인하여 부작용이 없는지 평가하여야 한다.

4. 과거력 및 가족력

통증과 통증완화에 대한 과거 경험은 어떠한가요? 당신과 같은 통증을 경험한 가족이 있나요?

근거: 통증과 통증완화에 개한 과거 경험은 대상자의 현재 통증반응 및 치료에 영향을 미치는 요인을 파악하는데 도움이 된다. 만성통증 또는 만성질환에 관련된 가족력을 확인할 수 있다.

5. 개인사회력

1) 개인력

나이는 어떻게 되시나요? 종교는 무엇인가요? 직업은 무엇인가요?

근거: 대상자의 연령, 성별, 인종, 종교는 통증에 대한 인지적 · 행동적 반응에 영향을 미친다. 직업은 통증의 원인을 찾는데 도움이 된다.

2) 통증에 대한 반응

통증에 어떻게 반응하나요? 통증이 당신에게 주는 의미는 무엇인가요? 어느 정도 통증이 완화되기를 기대하나요? 진통제 사용에 대해 걱정하는 것이 있나요? 통증이 당신의 일상활동에 어떠한 영향을 미치나요?

근거: 통증에 대한 반응은 문화와 통증경험에 영향을 받으므로 검진자는 통증에 대한 대상자의 반응에 있어서 문화적 영향력에 민감해야 한다. 대상자의 문화적 신념은 통증완화에 대한 기대정도에 영향을 미친다. 일부사람들은 진통제 사용을 꺼리는 사람도 있다. 약물남용을 포함한 마약성진통제, 항불안제 또는 다른 약물에 대한 사용 여부와 대상자의 태도를 확인한다. 또한 통증은 불안, 우울, 분노 등 정서적 반응을 유발한다. 특히 만성통증은 절망감과 무력감을 유발하여 식욕감소, 우울, 수면장애 등 일상생활의 변화를 초래해 삶의 질에 영향을 미칠 수 있다.

6. 통증척도

통증의 정도를 사정하기 위해 다양한 척도들이 사용되는데 흔히 사용되는 척도는 숫자통증척도(Numeric Rating Scale, NRS), 시각상사척도(Visual Analogue Scale, VAS), 범주형 척도(categorical scale)의 3가지 유형이다. 대상자의 연령과 발달상태를 고려하여 통증척도를 선택한다. 또한 선택된 척도는 대상자의 문화적 특성과 요구도에 잘 맞아야 한다.

1) 숫자통증척도

숫자통증척도는 0(통증 없음)부터 5 또는 10(가장 심한 통증)의 숫자 중에서 대상자의 현재 통증 수준을 고르도록 하여 통증을 평가한다.

2) 시각상사척도

시각상사척도는 수직 또는 수평으로 10cm 선을 활용한다.

선의 한 끝점을 '통증 없음', 반대편 끝점을 '가장 심한 통증'이라 붙이고, 대상자는 자신의 현재 통증 수준을 선 안에서 표시한다.

3) 범주형 척도

통증표현을 통증 없음, 가벼운 통증, 중간 정도의 통증, 심한 통증, 매우 심한 통증, 가장 심한 통증으로 언어화하여 표현한다.

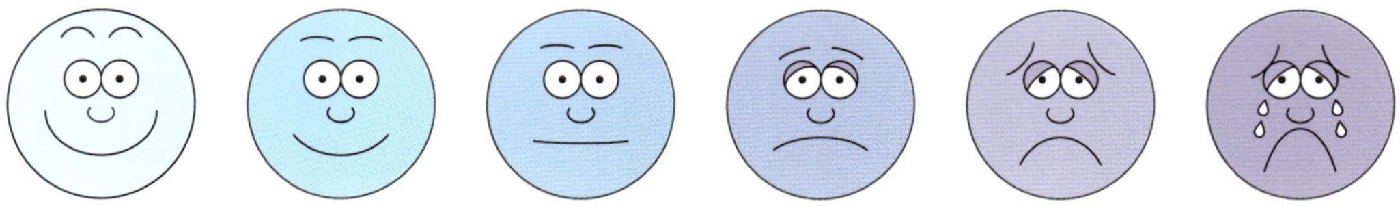
0
아프지 않음
1
조금 아픔
2
조금 더 아픔
3
많이 아픔
4
아주 많이 아픔
5
최고로 아픔

아동에게 다음과 같이 설명한다. '얼굴 0은 전혀 아프지 않기 때문에 매우 행복하다. 얼굴 2는 조금 더 아프다. 얼굴 3은 많이 아프다. 얼굴 4는 아주 많이 아프다. 얼굴 5는 네가 상상할 수 있는 만큼 최고로 아프다.' 아동이 통증에 대해 어떻게 느끼는지 가장 잘 설명하고 있는 얼굴을 선택하도록 한다. 본 평가척도는 3세 이상의 아동을 위한 것이다.

그림 4.4 얼굴 통증척도

4) 얼굴 통증척도

얼굴 통증척도(Faces Pain Rating Scale)는 3세 이상 아동, 의사소통장애가 있는 성인 그리고 노인 환자에게 적용한다(그림 4.4). 대상자에게 도구에 있는 얼굴표정은 통증을 느끼는 정도를 표현하는 것이라고 말한 후 자신이 느끼는 통증과 맞는 얼굴표정을 선택하도록 한다. 실제 자신이 울고 있지 않더라도 우는 얼굴을 선택할 수 있다고 설명한다.

5) 다차원적 척도

통증의 특성과 대상자의 일상생활에 미치는 영향을 함께 평가하는 척도로는 Initial Pain Assessment Inventory(IPAI), Brief Pain Inventory(BPI), McGill Pain Questionnaire(MPQ)가 있다.

6) FLACC 척도

FLACC 척도(Face-Legs-Activity-Cry-Consolability Scale)는 3세 미만의 소아나 의사소통이 불가능한 환자에게 적용할수 있는 행동적 통증 사정척도이다(표 4.4). 얼굴표정, 다리 움직임, 활동, 울음소리 및 마음의 안정

표 4.4 FLACC 척도

	0점	1점	2점
얼굴(face)	특별한 표정이 없거나 웃음	가끔 얼굴을 찡그림, 눈살을 찌푸림, 움츠림, 무관심함	자주 또는 지속적인 턱의 떨림, 이를 악물고 있음
다리(legs)	정상 자세 또는 이완됨	불안함, 거북함, 긴장됨	발로 차거나 다리를 끌어올림
활동(activity)	조용히 누워 있거나 정상 자세, 쉽게 움직임	꿈틀댐, 몸을 앞뒤로 뒤척거림, 긴장됨	몸을 구부리고 뻣뻣함, 또는 경련
울음(cry)	울지 않음	끙끙댐, 흐느낌 또는 훌쩍댐	지속적인 울음, 소리침, 흐느낌, 잦은 불편감 호소
마음의 안정도 (consolability)	이완됨	가끔 안아주거나 접촉을 하여 안심시키는 것이 필요함. 관심을 다른 곳으로 돌리기 위해 대화가 필요함	안정되기 어려움

도의 5가지 범주의 통증행동을 사용한다. 총 점수는 0~10점이며, 0점은 편안함, 1~3점은 경미한 통증, 4~8점은 중정도 통증, 7~10점은 심한 통증을 의미한다.

7) PAINAD 척도

진행된 치매 대상자의 통증 수준을 사정하는 데 사용된다. 0점에서 2점까지 5개의 범주로 구성되며, 가장 높은 점수가 가장 심한 통증을 의미한다. PAINAD(Pain Assessment in Advanced Dementia Scale)는 통증의 강도를 쉽게 측정할 수 있도록 하기 위한 목적으로 아동의 수술 후 통증을 평정하는 척도인 FLACC 척도 등을 참조하여 개발되었다. 이 도구는 5개의 항목, 즉 호흡(breathing), 발성표현(negative vocalization), 얼굴표정(facial expression), 신체표현(body language), 다독거림(consolability)으로 구성되어 있으며, 각 문항은 0~2점 척도로, 점수의 범위는 0~10점이다. PAINAD 척도를 사용하여 통증을 사정할 때 2점이 통증치료를 시작해야 하는 절단점이고, 1점일 경우에는 통증이 있을 수 있을 가능성이 있으므로 주의가 필요하다(표 4.5).

표 4.5 PAINAD 척도

	0점	1점	2점
호흡(breathing)	정상	때때로 호흡하기 어려움. 잠깐 동안 과다호흡	호흡하기 어려움 지속된 과다호흡 체인 스토코스호흡
발성표현(negative vocalization)	없음	때때로 신음소리, 적은 말수	반복적이고 큰 신음소리, 울음
얼굴표정(facial expression)	웃음 또는 무표정	슬픔, 놀람, 불쾌함	찡그림
신체적 표현(body language)	안정	긴장, 불편함, 안절부절못함	경직, 주먹 꽉쥠, 무릎 세움 밀어젖힘
다독거림(consolability)	필요 없음	말 또는 접촉에 의해 안심됨	안심이 되지 않음

신체검진

신체검진의 목적은 통증의 근본적인 원인을 확인하기 위함이다. 대상자의 통증 정도에 따른 신체적 영향을 사정한다. 통증자극에 대한 교감신경계의 반응은 신체적 변화를 초래한다. 이러한 반응은 급성통증 시에 나타나며 오래 지속되지는 않는다. 만성통증 시에는 신체검진결과가 대상자의 통증과 항상 일치하는 것은 아니다. 신체검진결과 이상이 발견되지 않더라도 통증을 간과해서는 안 된다.

1. 준비물품

- 혈압계
- 청진기
- 줄자

2. 검진방법

1) 자세, 얼굴표정, 통증완화를 위한 행동 관찰

자세와 얼굴표정이 편안하고 아픈 부위를 감싸거나 누르거나 움직이지 않는 등 통증완화를 위한 행동변화(잦은 체위변경, 느린 움직임, 강직, 절뚝거림)가 없어야 한다.

2) 대상자가 내는 소리 경청

신음소리나 끙끙 앓는 소리가 들리지 않아야 한다.

3) 혈압과 맥박, 호흡 측정

급성통증 시 수축기혈압과 맥박수가 교감신경 작용으로 증가할 수 있다. 호흡이 고르고 힘들지 않아야 한다.

4) 통증부위 시진

통증부위 피부에 염증의 징후나 상처가 있는지 확인한다.

5) 통증부위에 압통 여부 촉진

촉진 시 압통이 없어야 한다.

6) 관절, 근육 및 피부

관절의 크기와 윤곽을 시진한다. 통증이 있는 관절의 둘레를 측정한다. 능동적 또는 수동적 관절가동범위를 확인한다. 피부와 조직의 색, 종창(swelling), 덩어리, 기형을 시진한다. 근육의 크기를 촉진한다.

3. 연령에 따른 고려사항

1) 영아와 유아

영아는 통증을 말로 표현할 수 없기 때문에 통증 사정 시 신체적 · 행동적 변화를 확인한다. 신생아는 통증이 있으면 스트레스반응처럼 생리적 반응을 나타낸다. 심박수의 증가, 고혈압, 산소포화도 감소, 창백, 발한 등이 나타난다. 영아와 유아는 통증을 잘 표현하지 못하여 통증 강도와 불안을 구분하기 어려운 점이 있다.

2) 노인

통증을 자가보고를 할 수 없는 치매환자의 경우 통증의 표식자가 되는 환자의 행동을 관찰하는 방법이 유용한 통증 사정 방법이다. 그러나 불편감을 나타내는 일반적인 행동들이 반드시 통증의 강도를 반영하는 것이 아니고, 어떤 경우에는 또 다른 생리적 또는 정서적 스트레스 증상의 근원일 수도 있음을 명심해야 한다. 그러므로 대상자의 평소 기준선이 되는 행동과 불편감이 있을 때의 변화에 대해 잘 알고 있는 것이 통증과 다른 원인들을 감별하는데 유용하다.

4. 통증의 재사정

효과적인 통증 간호를 수행하기 위해 통증의 재사정이 필요하다. 대상자의 현재 통증 수준과 이전 상태를 비교하여 통증이 경감되지 않은 경우 간호계획과 수행을 수정한다.

통증 재사정 시점

- 경구약 투여 시에는 투약 1시간 이후
- 비경구 약물 투여 시에는 투약 15분 후

5. 기록의 예

- 3일 전부터 양손과 양무릎의 종창과 통증이 있음
- 통증강도는 0~10점 중 7점 이상임. 통증은 쑤시고 지속적임
- 계단을 오르거나 걸을 때와 밤에 더 심해짐
- 약을 복용하지는 않았으며 더운 물 찜질에도 통증이 완화되지 않음
- 3년 전 고혈압 진단 후 항고혈압제 복용 중임. 이러다 걷지 못할까 봐 몹시 불안하다고 함
- 똑바로 무릎을 펴고 서있지 못함
- 무릎과 왼쪽손가락 관절가동범위가 감소됨
- 양쪽 무릎과 왼손 손가락에 종창과 열감이 있으며 촉진 시 압통이 심함
- BP: 160/90mmHg, T: 37.3 ℃, P: 100회/분, R: 24회/분임

신체검진법	정상	비정상의 예	관련 질병
시진	• 자세와 얼굴표정이 편안함 • 정상 호흡양상	• 얼굴을 찡그리거나 눈물을 흘림 • 흥분되고 불안정함 • 오심, 구토 • 아픈 부위를 감싸거나 누르고 있음 • 빈호흡, 과호흡, 과소호흡, 얕은 호흡 • 얼굴 무표정, 잦은 체위변경, 느린 움직임, 통증 부위 고정하고 있음	• 통증
	• 피부와 조직의 색, 종창(swelling), 병소 없음 • 기형 없음	• 피부와 조직의 색의 변화 • 종창 있음 • 기형이 있음	
촉진	• 압통 없음 • 맥박수: 정상범위 • 정상 관절가동범위 • 피부, 관절, 종창 없음	• 촉진 시 압통 • 맥박수의 증가 • 관절가동범위 제한, 관절 강직, 부동 • 피부, 관절, 종창 • 발한	
청진	• 혈압: 정상범위 • 정상장음 • 정상호흡음	• 수축기 혈압 증가 • 장음감소 또는 항진 • 청진 시 수포음, 천명음, 악설음 • 신음소리	

1. 인지 손상이 없고 의사소통이 가능한 대상자의 통증을 사정하는 가장 신뢰적인 방법은?

① 대상자 가족의 보고

② 대상자의 생리적 반응

③ 대상자의 통증부위 촉진

④ 대상자의 통증에 대한 자가보고

2. PQRST를 이용하여 통증의 질을 사정하는 질문으로 적절한 것은?

① 통증부위는 어디인가요?

② 통증이 언제 시작되었나요?

③ 통증이 어떻게 느껴지나요?

④ 어떤 약을 투약하거나 어떤 자세를 취하면 통증이 완화되나요?

3. 통증과 함께 나타나는 생리적 변화로 흔한 것은?

① 다뇨　　② 빈맥

③ 과다호흡　　④ 혈압저하

4. 사지절단 후 실제로 사지가 있는 것처럼 통증을 경험하는 것으로 뇌가 지속적으로 절단 부위로부터 통증신호를 받을 때 발생하는 통증은?

① 환상통　　② 방사통

③ 체성통증　　④ 신경병성 통증

정답

1. ④　2. ③　3. ②　4. ①

참고문헌

강지연 외(2019). 간호사를 위한 건강사정. 군자출판사.

권소희 외(2019). 핵심 건강사정(수정판). 수문사.

송경애 외(2018). 건강사정. 현문사.

박지원 외(2013). 간호건강사정: 비판적사고와 사례연구 접근. 학지사메디컬.

보건복지가족부 국가암관리사업지원단 암성통증관리위원회(2008). 암성통증관리지침 권고안 3판. 보건복지가족부 국가암정보센터.

은영 외(2019). 생애주기별 건강사정. 수문사.

이동국(2016). 연관통. *Journal of Pain and Autonomic Disorders*, Vol.5, No.1, pp. 12–14, 2016.

임경춘 외(2018). 건강사정. 학지사메디컬.

Anderson(1982). Nursing management of the cancer patients in pain: A reveiw of literature. *Cancer Nursing*. 5(1), pp. 33–41.

Benarroch E. E., Daube J. R., Flemming K. D., Westmoreland B. F.(2008). Mayo Clinic Medical *Neurosciences, Organized by Neurologic* Systems and Levels, 5th ed. Florence; Mayo ClinicScientif*ic Press*.

Herr K, Bursch H, Black B. State of the art review of tools for assessment of pain in nonverbal older adults [Internet]. [cited 2013 Aug 11]. Avail*able from*: http://prc.coh.org/PAIN–NOA.htm.

Jarvis, C (2016). Physical Examination & Health Assessment (7th ed.). St. Louis: Elsevier.

Jensen, S. (2019). *Nursing Health Assessment: A Best Practice Approach* (3rd ed.). Philadelphia: Wolters Kluwer.

Lane, P.(2004). Assessing *pain in patients* with advanced dementia, Nursing, 34(8), 17.

Macaffery, M., Pasero,C.(1999). *Pain clinical manual* (2nd ed.). St. Louis; Mosby.

The University of Iowa College of Nursing (2002). *Evidence-Based Guideline: Acute pain management in the elderly*. The University of Iowa College of Nursing.

Thompson, J. M. (2018). Essential Health Assessment. Philadelphia: F.A. Davis Company.

Wong D. L., Hockenberry–Eaton M., Wilson D., Winkelstein M.L., Schwartz P.(2001). *Wong's Essentials of Pediatric Nursing*, ed. 6, St. Louis, 1301.

Zwakhalen S. M., van der Steen J. T., & Najim M. D. (2012). Which score most likely represents pain on the observational PAINAD pain scale for patients with dementia? J Am Med Dir Assoc DLX-OFFLR: 384–9.

CHAPTER

05 정신상태 사정

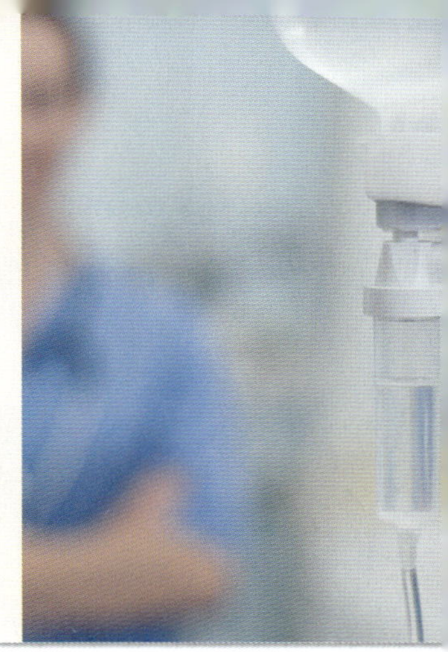

학습목표

1. 정신상태와 관련된 건강력을 수집할 수 있다.
2. 정신상태 검진을 수행할 수 있다.
3. 정신상태에 대한 검진결과의 정상과 비정상을 구별할 수 있다.
4. 정신상태의 검진결과를 기록할 수 있다.

주요용어

- 기분 Mood
- 기억 Memory
- 사고과정 Thought process
- 사고내용 Thought contect
- 의식 Consciousness
- 주의력 Attention
- 지각 Perception
- 지남력 Orientation
- 추론 Abstract reasoning

건강력 수집

신체검진

정상 · 비정상 결과

적용문제

정신상태 사정은 대상자의 정서적·인지적 기능을 체계적으로 조사하는 것이다. 정신상태는 피부 특성이나 심음과 같이 직접적으로 조사할 수 있는 것이 아니므로 정신상태의 기능은 대상자의 행동에 대한 사정을 통하여 추론하게 된다. 이에 따른 정신상태 사정에는 뇌기능 사정이 포함되며, 주로 대뇌 기능사정에 초점을 맞춘다. 이 장에서는 정신상태 건강력 수집과 검진에 대해 살펴보고, 뇌의 구조와 기능 관련 사항은 17장을 참조한다.

건강력을 수집할 때는 '대상자의 건강력이 정신건강에 어떠한 영향을 줄 수 있는가?'라는 질문을 염두하며, 긍정적 또는 부정적으로 정신건강에 영향을 줄 수 있는 요소들을 확인한다. 건강력 수집은 병원을 방문하게 된 이유(주호소)를 묻기 시작하면서, 현병력, 과거력, 가족력, 투약력 및 개인사회력에 대해 질문을 한다. 건강력에 관한 정보를 조사하면서 대상자의 의식수준과 지남력, 기분, 집중력 그리고 기억력을 확인할 수 있다. 문진을 통해 대상자의 통찰력, 판단력, 반복적 혹은 비정상적인 사고와 지각에 대해 알 수 있다. 다음은 정신상태 사정에 사용되는 공식적인 용어이다.

정신상태 검사 용어

- 의식(consciousness): 자신의 존재, 감정, 주위환경에 대한 인식 정도
- 언어(language): 생각과 감정을 나누기 위해 목소리를 사용하는 것
- 기분과 정서(mood and affect): 기분은 전반적인 정서적 측면을 대표하는 지속적인 감정의 표출이며, 정서는 일시적인 감정이나 마음의 표현
- 지남력(orientation): 자신과 관련하여 객관적인 세계를 올바르게 인식하는 것으로 시간, 장소, 사람을 옳게 명명하는 능력
- 주의력(attention): 산만함이 없이 한 가지 특정한 것에 초점을 맞출 수 있는 능력
- 기억력(memory): 경험과 지각을 나중에 회상하기 위해 저장하고 새겨 넣는 능력으로 최근 기억(recent memory)은 매일매일의 사건을 기억하는 것이며, 과거 기억(remote memory)은 몇 년의 중요한 경험을 기억하는 것
- 추상적 사고(추론, abstract reasoning): 구체적이고 문자적인 것의 이면에 숨은 깊은 의미에 대한 생각
- 사고과정(thought process): 사고방식, 사고의 논리적 맥락
- 사고내용(thought content): 대상자가 생각하는 것으로 특정한 생각, 믿음, 단어의 사용
- 지각(perception): 오감각을 통하여 사물을 인식하는 것

1. 주요증상

- 주의력, 기분, 말하기의 변화
- 통찰력, 지남력, 기억력의 변화
- 불안, 공황, 의례적 행동과 공포
- 섬망 또는 치매

2. 현병력

1) 주의력, 기분, 말하기의 변화

"고통스런 생각이나 느낌이 드나요?", "지속적으로 염려를 하나요?"

근거: 대상자의 정신 상태에 대한 많은 정보가 면담 중에 분명해진다. 대상자와 이야기하고, 대상자의 이야기를 들으면서 의식수준, 전반적인 외모, 우울인지 조증인지를 포함해서 기분 상태, 주의력, 기억력, 이해와 말하기를 사정한다. 감정의 변화, 절망감, 기력저하, 불안, 가족의 죽음이나 신체적 건강 변화 등 최근 생활환경의 변화, 자신을 괴롭히는 느낌, 자해 또는 죽음에 대한 생각 등을 물어본다.

2) 통찰력, 지남력, 기억력의 변화

"마지막 진료 예약은 언제였나요?", "오늘은 며칠인가요?"

근거: 대상자의 정신상태 사정을 건강력 수집과정과 통합하여 실시하면, 대상자가 심문받는 듯한 느낌이 덜할 것이다. 대상자의 어휘와 문화적 · 교육적 배경과 관련하여 일반적인 정보를 고려하여 지능을 대략적으로 추정할 수 있다. 대상자와 이야기하면서 질병과 삶의 상황에 대한 대상자의 반응으로 대체로 대상자의 통찰력과 판단력을 확인할 수 있다.

지남력 장애와 혼동이 있다고 판단되면, 이러한 상황이 갑작스럽게 또는 서서히 나타나는지, 간헐적 또는 지속적으로 나타나는지, 심한지 또는 경한지, 하루 중 언제 나타나는지, 극심한 정서적 위기가 있었는지를 질문하고 그 관련성을 파악해야 한다. 이와 관련 증상으로는 망상, 환각, 기분의 변화, 불안, 슬픔, 무기력, 초조, 불면, 식욕 변화, 약물 중독 등이 있다. 이는 시력이나 청력의 손실, 신경학적 질환, 혈관 폐색, 머리 손상, 전신감염, 알코올 금단, 대사 또는 전해질 이상, 복용하고 있는 항콜린계, 벤조다이아제핀계, 마약성 진통제 등의 약물로 인해 나타날 수 있으므로 감별을 요한다.

3) 불안, 공황, 의례적 행동과 공포

"극심한 공포(phobias), 이유 없는 불안(anxiety), 공황(panic)발작 사건, 두려움, 제어할 수 없는 걱정 또는 필요 이상의 반복적인 행동이 있나요?", "대인관계에서 불편함을 느끼거나 정신적 외상을 받은 적이 있었나요?"

근거: 대상자가 비정상적인 생각, 인식을 가지고 있다면 면담 중에 자세히 관찰해야 한다. 의례적 행동(ritualistic behavior)을 보이는 강박 장애 또는 회피, 무감각, 과다각성을 나타내는 외상 후 스트레스 장애 또는 사회적 상황에서 현저한 기대 불안이 있는 사회 공포증 대상자의 경우에는 해당 특정 영역의 질문을 더 자세히 하여 건강력조사의 면담을 보완해야 한다.

4) 섬망 또는 치매

섬망(delirium)은 급성 혼돈성 변화 또는 의식 소실 및 지각의 장애로 입원이나 투약 등과 관련하여 행동변화를 보일 수 있다. 또한 심장질환, 폐렴, 알코올이나 약물 중독 등의 급성 질환이나 수술 후에 동반되기는 하나, 원인질환이 치료되면 대부분 사라진다. 그러나 치매(dementia)는 서서히, 점진적인 과정을 보이며 대상자가 명료한 의식수준 상태이서도 인지기능은 저하될 수 있는 비가역적 질환이다. 다음 대상자들의 경우에는 체계적인 정신상태 사정이 요구된다. 뇌손상이나 정신과적 증상이 있는 대상자 또는 가족이 모호하거나 변화된 행동이 있다고 이야기한 대상자, 미묘한 행동 변화가 있는 대상자, 처방약 복용에 어려움이 있거나 집안일을 하거나 돈을 지불하는데 문제가 있거나 일상생활활동에 대한 관심을 잃은 대상자 등이 이에 포함된다.

3. 과거력

과거에 신경학적 질환, 뇌수술, 뇌손상, 남아있는 후유증, 만성질환이나 허약한 상태가 있었나요?

근거: 정신상태의 변화는 기저질환이나 약리학적 원인으로도 발생할 수 있으며, 중추신경계, 정신상태, 뇌의 구조와 기능은 밀접하게 연관되어 있다.

과거에 정신건강문제를 나타낼 수 있는 어떤 행동을 경험한 적이 있었나요? 있다면 이 문제를 어떻게 대처했는지요? 정신건강문제로 입원치료를 받은 적이 있나요?

근거: 이전의 정신건강문제를 확인하는 것은 면담의 기준이 된다. 대처전략이 효과가 없었다면 정신건강 전문가에게 의뢰해야 한다.

4. 가족력

가족 중 정신과적 질환, 정신장애, 알코올 중독, 알츠하이머 치매를 앓고 있는 사람이 있나요?

근거: 불안, 우울 및 조현병과 같은 일부 정신과적 질환은 유전적 관련성이 있다. 정신과적 질환을 앓고 있는 가족원이 대상자의 정신상태와 관련이 있을 수 있다.

5. 개인사회력

자신에 대해 어떻게 생각하나요? 가정에서 자신의 역할에 대해 이야기해 주세요. 가족들과의 관계, 그 외 대인관계에 대해 이야기해 주세요.

근거: 우울, 스트레스 등 심리적인 부분에 영향을 미칠 수 있는 자아개념이 긍정적 혹은 부정적인지에 대해 확인하며, 지지 자원이나 스트레스원을 확인한다.

몇 시간 수면을 취하나요? 잠들거나 수면을 유지하는데 문제가 있나요? 수면을 위해 약물을 복용하나요?

근거: 수면과 휴식에서의 문제는 불안장애, 우울증, 양극성 장애, 물질남용과 같은 심리적 장애와 관련이 있다.

식습관에 대한 변화가 있었나요? 의도하지 않았는데 체중이 증가하거나 감소하였나요?

근거: 식습관 및 체중 변화는 우울이나 섭식장애 등과 관련이 있다.

술이나 담배 혹은 약물을 계속 사용하고 있나요?

근거: 알코올이나 약물, 니코틴 등에 관한 물질남용이 있는지 확인한다.

정신상태 사정은 중추신경계, 정신상태, 뇌의 구조와 기능은 밀접하게 연관되어 있으므로 신경계 사정이 필수적으로 이루어진다. 본 장에서는 신경계 사정(17장 참조)을 제외하고, 정신상태 사정의 구성요소에 대한 검진에 대해 설명하고자 한다.

1. 검진자 준비 및 준비물품

1) 검진자 준비

정신건강사정을 실시할 때, 검진자는 라포형성, 적절한 눈맞춤, 배려하는 제스처, 상냥하고 자연스러운 목소리, 경청 기술과 대상자가 말하는 것과 실제와의 차이를 지속적으로 평가하는 것이 필요하다. 서두르지 않고 공감적 경청을 하며, 대상자가 이야기하는 것을 명확하게 하는 것이 중요하다. 대상자가 검진자로부터 따뜻함, 진정성, 자신감, 유머의 적절한 사용과 공감적 공유를 느낀다면, 사정은 성공적으로 이루어질 것이다.

조용하고 개인적이며 여유로운 검진 환경은 대상자와 검진자 간의 장벽을 없애주고 개인적인 심리사회적 문제들에 대한 대화를 촉진시킬 수 있다.

2) 준비물품

- 종이와 필기구
- 시계
- 종이클립 및 동전 같은 일반적인 용품

2. 정신상태 검진방법

포괄적인 정신상태 검진은 정서적이고 인지적인 기능에 대해 체계적으로 점검하는 것이다. 이때 검진자 및 대상자의 행동을 관찰하여 자료를 수집한다. 그러나 아래에 기술된 단계를 모두 수행할 필요는 없다. 일반적으로 검진자는 건강력 면담 내용을 통해 정신상태를 사정할 수 있다. 정신상태에 대한 사정에서는 외모(appearance), 행동(behavior), 인지(cognition), 사고과정(thought process)과 지각(perception)의 4가지 주요 항목(A, B, C, T)에 간이 정신상태 검사(Mini Mental State Examination, MMSE)를 추가한 것으로 구성되어 있다.

1) 외모 Appearance, A

눈에 띄는 신체적 기형, 체중, 비대칭적 움직임 등을 포함한 전반적인 외모를 관찰한다.

자세를 관찰한다. 편안하고 올바른 자세를 취해야 한다. 경직된 자세는 불안을 암시하고 구부정한 자세는 우울이나 위축을 암시하기도 한다.

신체 움직임을 관찰한다. 자발적이고 차분하며 조화롭고 유연하고 균형이 있으며 특이한 움직임이 없어야 한다. 안절부절, 과도한 움직임은 불안과 관련이 있으며, 움직임이 느려지는 것은 우울 및 치매와 관련이 있다. 떨림은 파킨슨병과 관련이 있다.

옷차림을 관찰한다. 장소, 계절, 연령, 성별 및 사회적 수준에 적합해야 하며, 옷은 몸에 맞고 적절해야 한다. 부적절한 옷차림은 기질적 뇌장애에서 관찰되며, 괴이한 옷차림은 조현병, 조증증후군과 관련이 있다.

개인위생과 몸단장을 관찰한다. 대상자는 청결하게 몸단장을 잘 하고 머리는 단정하며 깔끔해야 한다. 화장은 적절해야 하고, 수염과 손톱은 단정하고 깨끗해야 한다. 대상자가 이전 방문 때와 다른 모습이라면 더욱 주의를 기울여야 한다. 몸단장과 개인위생 불량은 우울과 기질적 뇌장애와 관련이 있으며, 괴이한 화장은 조증일 경우 나타나며, 지나치게 깔끔한 개인위생과 몸단장은 강박 행동과 관련이 있다.

2) 행동 Behavior, B

의식수준을 파악한다. 대상자는 깨어 있고 의식이 명료하며, 자기 자신과 환경으로부터의 자극을 인지하여 그 자극에 적절하게 반응한다. 비정상적인 반응은 졸림 또는 기면, 혼미, 반혼수나 혼수 등이다(표 5.1). 신경학적 사정 및 글래스고혼수척도(Glasgow Coma Scale, GCS)는 17장을 참조한다.

얼굴표정을 관찰한다. 상황에 적절한 표정을 지으며 주제에 따라 적절하게 변화해야 한다. 눈맞춤이 적절해야 한다. 무표정과 마스크를 쓴 듯한 표정은 파킨슨병이나 우울과 관련이 있다.

언어를 관찰한다. 대상자가 힘들어 하지 않고 소리를 내며 적절하게 대화하는지에 초점을 맞추며 언어의 질(quality)을 평가하고, 말의 속도는 적절하고 단어를 형성하는 능력이 명확하고 이해하기 쉬운지 판단한다. 느리고 단조로운 말투는 파킨슨병, 크고 빠른 말투는 조증과 관련이 있다.

기분과 정서를 파악한다. 얼굴표정이나 모습으로 파악하거나 대상자에게 "오늘 기분 어떠세요?"라고 직접적으로

표 5.1 의식수준의 정의

의식수준	정의
명료(alert)	완전히 깨어있고 지남력이 있으며 내 · 외적 자극을 충분히 인식하며, 이에 적절한 반응을 즉시 보임
기면 또는 졸림 (lethargy or somnolence, drowsy)	자극을 받지 않을 때는 졸려하고, 정상적인 목소리로 이름을 부르면 깨어나지만 다시 수면에 빠짐. 질문에 적절히 반응 또는 약간의 혼돈이 있고 생각이 느리고 부주의하며 자발적 움직임이 저하되어 있음
혼미(stupor)	지속적이고 강한 자극, 큰 소리나 통증 또는 밝은 불빛에 반응, 통각 자극에는 피하려는 듯한 행동을 보임
반혼수(semi-coma)	자발적인 근육의 움직임은 거의 없고 통증 자극에만 피하려는 약한 반응, 신음소리 또는 중얼거림이 관찰됨
혼수(coma)	완전 무의식 상태이며 통증이나 어떠한 내 · 외적 자극에도 전혀 반응하지 않음 가벼운 혼수상태에서는 약간의 반사활동이 있으나 의도적인 움직임은 없으며, 깊은 혼수상태는 아무런 운동반응이 없음

물어본다. 기분은 장소와 상태에 적합해야 하며, 주제에 따라 적절하게 변해야 한다. 필요에 따라 우울선별검사를 하기도 한다.

우울선별검사

여러 우울선별도구가 있지만 가장 간단한 방법인 환자건강설문지-2(Patient Health Questionnaire-2, PHQ-2)는 우울한 기분이나 일상에 흥미가 없거나 즐거움이 없는 상태인 무감동에 대해 2가지 간단히 질문을 하는 것이다. 이 검사를 통해 우울 대상자를 선별할 수 있다. 질문은 "지난 2주간 주저앉고 싶거나 우울하거나 절망감을 느낀 적이 있는지요?"와 "지난 2주간 일상생활에 흥미가 거의 없거나 즐거움을 느낀 적이 없는지요?"로 구성되어 있다. 만일 대상자가 "수일 동안" 또는 그 이상이라고 답한 경우, PHQ-9에 있는 9개의 설문조사를 실시한다(그림 5.1). 각 열을 합산하여 5~9점 = 경미한 증상: 2년 이상 지속한 경우라면 만성 우울증, 10~14점 = 경도 우울증, 15~19점 = 주요 우울증, 중등도, 20점 이상 = 주요 우울증, 중증으로 해석한다. 만약 10번 설문에 "다소 어렵다" 또는 그 이상을 답한 경우는 기능적 장애를 의미한다.

지난 2주간 다음 문제들에 대해 얼마나 자주 힘들었나요? (해당되는 란에 "V"표 해 주세요.)	전혀 그렇지 않음	수일 동안	과반수 이상의 기간 동안	거의 매일
1. 일상사에 거의 흥미나 즐거움이 없음	0	1	2	3
2. 기분이 가라앉거나, 우울 혹은 절망감	0	1	2	3
3. 잠들기 어렵거나 자다가 깨거나 잠을 너무 많이 잠	0	1	2	3
4. 피로감 혹은 에너지가 없음	0	1	2	3
5. 입맛이 없거나 과식	0	1	2	3
6. 스스로에 대해 부정적으로 느낌 - 실패자, 자신이나 가족이 바닥에 있음	0	1	2	3
7. 일상사, 예를 들면, 신문보거나 TV 시청 등에 집중하기 곤란함	0	1	2	3
8. 다른 사람들이 눈치챌 정도로 느리게 움직이거나 말함. 혹은 반대의 경우 - 평소보다 훨씬 빨리 돌아다니면서 안절부절못함	0	1	2	3
9. 차라리 죽는 것이 더 낫겠다는 생각이나 어떤 방법으로든 자해하겠다는 생각	0	1	2	3

코딩 ______ + ______ + ______ + ______

= 총점: ______

만약 위의 어떠한 문제라도 체크했다면, 이러한 문제로 직장이나 가정에서 혹은 다른 사람들과 사회생활을 하는 데 얼마나 어려움이 있었나요?

☐ 전혀 어려움이 없었다. ☐ 다소 어려움이 있었다. ☐ 매우 어려움이 있었다. ☐ 극도의 어려움이 있었다.

그림 5.1 환자건강설문지-9

우울증이 심할 경우에는 다음과 같은 질문을 하여 자살의 위험성 유무를 사정한다.

매우 우울한가요? 기분이 얼마나 가라앉아 있나요? 미래의 당신 자신이 어떻게 생각되나요? 한번이라도 삶이 살아갈 가치가 없다고 느껴본 적이 있나요? 또는 죽고 싶으신가요? 자살에 대해 한번이라도 생각해 본 적이 있나요? 자살을 할 수 있을 것이라고 생각하나요? 자살 계획은 있나요? 당신이 죽으면 무슨 일이 일어날까요?

3) 인지 Cognition, C

지남력을 검사한다. 시간(날짜, 요일, 연도, 계절), 장소(살고 있는 곳, 현주소, 도시 이름), 사람(자신의 이름, 나이, 검진자의 이름, 검진자의 직업)에 대해 질문한다. 섬망이나 치매 같은 기질적 뇌장애와 지남력 상실과 관련이 있다.

주의력을 검사한다. 산만하고 주의집중하는데 어려움이 있는지 일련의 따라할 지시사항을 주고 그에 따른 행동을 관찰한다. 지시사항의 예시: "왼 손으로 물 컵을 잡고, 그 물을 마시고, 그 다음 그 컵을 오른 손으로 옮겨 잡아서 탁자에 놓으세요."라는 지시에 따라 행동 순서의 정확성을 파악한다. 혼동과 거부증의 경우, 주의력 장애를 의심할 수 있으며 피로, 불안, 약물복용과 관련이 있을 수 있다.

기억력을 검사한다. 최근 기억을 사정하기 위해서는 24시간 이내 식사 내용을 묻거나 당일 수행된 투약이나 검사에 대해 질문한다. 섬망, 치매, 코르사코프 증후군과 같은 기질적 뇌장애에서는 최근 기억이 손상된다. 과거 기억 평가를 위해서는 생일, 결혼기념일, 역사적 사건을 질문한다, 알츠하이머 치매, 대뇌피질 손상은 과거 기억이 손상된다.

판단력을 파악한다. 면담 시 직업 계획이나 미래 계획 등이 대상자의 건강상태를 고려하여 현실적인 것인지 파악한다. 병원에서 처방된 건강행위를 어떻게 이행할 것인지 들어본다. "길에서 다른 사람의 신분증을 주우면 어떻게 할 것인가?" 등의 가상 상황에 대한 해결책을 질문할 수 있다. 판단력 장애는 정신지체, 정서적 혼란, 치매 또는 기질적 뇌장애를 의심할 수 있다.

4) 사고과정과 지각 Thought process and perception, T

사고과정과 사고내용을 파악한다. 면담 시 대상자의 단어와 말을 통해 드러나는 사고과정과 내용이 논리적이고 타당하고 일관성이 있는지를 사정한다. 사고과정에서 사고의 비약은 조증, 사고의 막힘은 조현병이 의심된다. 사고내용 중 비정상적인 것은 공포증(phobia), 건강염려증(hypochondriasis), 강박증(obssession), 강박행동(compulsion) 및 망상(delusion) 등이 포함된다.

지각을 사정한다. 현실을 바르게 일관되게 인식하고 있는지 사정한다. 환각(hallucintation)과 착각(illusion)은 섬망, 치매, 조현병 및 급성 외상후스트레스장애, 알코올 중독일 경우 나타날 수 있다.

5) 특수검진: 간이 정신상태 검사 Mini Mental State Examination, MMSE

치매나 섬망 대상자를 선별하기 위한 인지기능을 간단하게 사정하는 검사이다. 대상자는 지남력, 기억력, 주의력과 계산력, 상기(회상, recall), 언어 및 간단한 지시사항을 따르는 능력에 관해 총 11개의 질문을 받는다. 간이 정신상태 검사의 소요시간은 5~10분이며, 최고 점수는 30점이다. 24~30점은 정상, 18~23점 약한 인지기능 손상, 0~7점 심한 인지기능 손상을 나타낸다.

내용	최고 점수	점수기준
지남력		
1. 오늘은 며칠입니까?(연도, 계절, 월, 일, 요일)	5	항목당 1점
2. 여기는 어디입니까?(국가, 도, 시/군, 병원명, 층수)	5	
기억력		
3. 3가지 물건의 이름을 말해주고 몇 분 후 3가지 물어볼 것이라고 하면서 들은 물건의 이름을 기억하라고 한 다음에 다시 물어서 말하게 한다. 나무, 자동차, 모자	3	항목당 1점
주의력과 계산력		
4. 100에서 7씩 빼 나가도록 5회 연속한다. 이것을 시행하지 못하면 5개로 된 글자 단어를 제시하고 거꾸로 말하게 한다.	5	정답횟수당 1점
상기력		
5. 위에서 제시한 3개 물건의 이름을 말하게 한다.	3	정답횟수당 1점
언어		
6. 2개의 물체를 보여주고 이름을 말하게 한다(시계, 연필).	2	정답횟수당 1점
7. 검진자가 하는 말을 끝까지 듣고 따라하게 한다. 간장공장공장장	1	
8. 종이를 주면서 오른손으로 종이를 받아서 반으로 접은 후 "무릎 위에 올려놓으세요."라고 말하고 그대로 하도록 한다.	3	수행행위당 1점
9. "눈을 감으세요."라고 씌어진 종이를 보여주고 이를 시행하게 한다.	1	
10. 한 개의 문장을 쓰도록 한다.	1	문법에 맞을 때 점수
11. 서로 교차하는 2개의 오각형 그림을 보고 아래에 그대로 그리도록 한다. 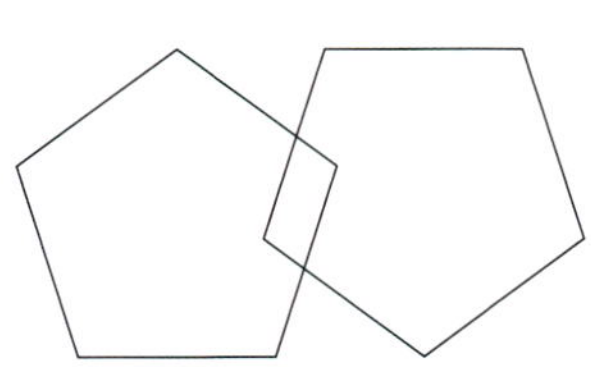	1	
	총 점수	

그림 5.2 간이 정신상태 검사

3. 기록의 예

다음 기록 예시의 첫 번째는 정신상태 사정 시 모두 정상소견을 보인 사례의 기록이며, 두 번째는 부분적으로 비정상소견이 관찰된 사례의 기록이다.

기록의 예(1)

- 자세는 곧으며, 불수적 신체운동 없음
- 옷차림은 적절하며, 개인위생과 몸단장은 청결하게 잘 하고 있음
- 의식은 명료하고 얼굴표정은 적절하며 언어는 유창함
- 정서 반응도 적절함
- 시간, 장소, 사람에 대한 지남력 있음
- 지시 사항에 따라 맞게 행동함. 최근 및 장기 기억 정확함
- 사고과정 및 지각은 논리적이고 일관성이 있으며 자살사고 없음. MMSE = 30점

기록의 예(2)

- 구부정한 자세로 동작이 매우 느린 상태임
- 옷은 구겨져 있고 개인위생과 몸단장은 불량한 상태
- 슬프고 피곤해 보임
- 대화 속도가 느리고 단어를 웅얼거림
- 사람과 장소에 대한 지남력은 있으나 연도와 요일은 답변하지 못하고 계절은 알고 있음
- 지시 사항을 적절하게 수행할 수 없음
- 사고과정은 일관성이 있으며 자살사고 없음
- MMSE는 18점이며, 회상 기억능력과 계산력이 저하되어 있음

정신상태의 정확한 검진을 위해 검진기술을 반복연습하고 정상소견과 비정상소견을 구분할 수 있도록 익혀야 한다.

신체검진법	정상	비정상의 예	관련 질병
외모	• 자세: 편안하고 올바른 자세 • 움직임: 균형이 있으며 자발적임 • 옷차림: 청결하고 장소, 계절, 연령에 적합 • 개인위생과 몸단장: 청결하고 단정함	• 경직된 자세와 안절부절, 과도한 움직임 • 구부정한 자세, 움직임이 느려짐, 몸단장과 개인위생 불량 • 떨림 • 괴이한 옷차림과 화장	• 불안 • 우울 및 치매 • 파킨슨병 • 조현병, 조증
행동	• 의식은 명료하며 표정과 눈맞춤이 상황에 적절함 • 말의 속도, 양, 발음, 유창성이 적절해야 함 • 기분은 장소와 상태, 주제에 따라 적절해야 함	• 무표정과 마스크 쓴 듯한 표정, 느리고 단조로운 말투 • 크고 빠른 말투 • 기분과 정서가 적절하지 않음	• 파킨슨병, 우울 • 조증 • 우울, 치매
인지	• 시간, 장소, 사람에 대한 지남력이 있음 • 주의집중에 어려움이 없음 • 기억이 온전하며, 판단력이 올바름	• 지남력 상실과 단 · 장기 기억 손상 • 판단력 장애	• 섬망, 치매 등의 기질적 뇌장애 • 대뇌피질 손상
사고과정과 지각	• 사고과정과 내용이 논리적이고 타당하며 일관적임 • 현실을 바르게 인식하고 있음	• 사고의 비약 • 사고의 막힘 • 비정상적인 사고의 내용 • 환각, 착각	• 조증 • 조현병 • 공포증, 건강염려증, 강박증, 강박행동 및 망상 • 섬망, 치매, 조현병, 급성 외상후스트레스장애, 알코올 중독

1. 정신상태를 사정할 때 포함되어야 할 4가지 주요 항목은?

① 기분, 정서, 의식, 지남력

② 외모, 행동, 인지, 사고과정

③ 기억력, 주의력, 사고내용, 지각

④ 언어, 지남력, 주의력, 추상적 사고력

2. 다음 의식 수준 설명에서 틀린 것은?

① 혼수(coma): 언어반응과 운동반응 모두 없음

② 반혼수(semi-coma): 언어반응과 반사반응이 있음

③ 혼미(stupor): 강한 자극이나 큰 소리와 통증에 반응

④ 기면(lethargic): 정상적인 목소리로 깨어나지만 졸린 상태

3. 다음 중 인지기능 검사에 속하지 않는 것은?

① 지각

② 주의력

③ 기억력

④ 지남력

정답

1. ② 2. ② 3. ①

참고문헌

강지연 외(2019). 간호사를 위한 건강사정. 군자출판사.
권소희 외(2019). 핵심 건강사정(수정판). 수문사.
김연숙 외(2019). 건강사정. JMK.
송경애 외(2018). 건강사정. 현문사.
은영 외(2019). 생애주기별 건강사정. 수문사.
임경춘 외(2018). 건강사정. 학지사메디컬.
Jarvis, C. (2016). Physical Examination & Health Assessment. (7th ed.). St. Louis: Elsevier.
Jensen, S. (2019). Nursing Health Assessment: A Best Practice Approach. (3rd ed.). Philadelphia: Wolters Kluwer.
Thompson, J. M. (2018). Essential Health Assessment. Philadelphia: F.A. Davis Company.

CHAPTER
06 피부계 사정

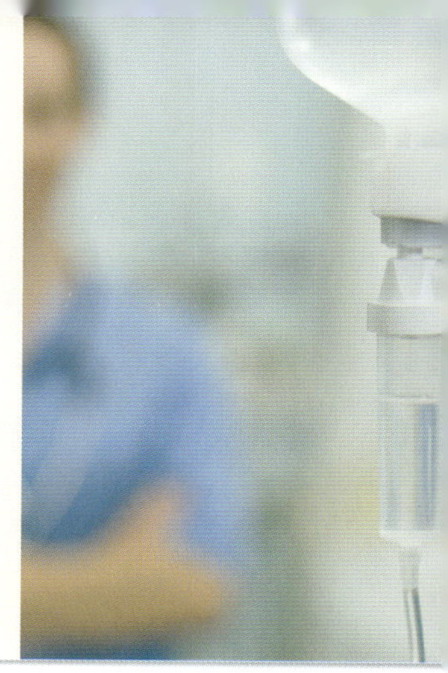

학습목표

1. 피부계의 구조와 기능을 설명할 수 있다.
2. 피부계와 관련된 건강력을 수집할 수 있다.
3. 피부계의 신체검진을 수행할 수 있다.
4. 피부계에 대한 검진 결과의 정상과 비정상을 구별할 수 있다.
5. 피부계의 검진 결과를 기록할 수 있다.

주요용어

- 각질세포 Keratinocyte
- 땀선 Sweat gland
- 미란 Erosion
- 아포크린땀선 Apocrine sweat gland
- 에크린땀선 Eccrine sweat gland
- 인설(비늘) Scale
- 지루성피부염 Seborrheic dermatitis
- 진피 Dermis
- 창백성 병변 Blanching lesion
- 표피 Epidermis
- 피지선 Sebaceous gland
- 피하조직 Subcutaneous tissue
- 함요부종 Pitting edema
- 홍반 Erythema

피부계는 인체에서 가장 큰 장기로 피부, 모발(털), 손발톱과 선(샘)으로 포함하고 있다. 이 장에서는 피부계 사정뿐만 아니라 관련된 질환의 예방 및 치료, 개인위생과 건강증진의 교육 등에 대해서도 살펴본다.

구조와 기능
건강력 수집
신체검진
정상 · 비정상 결과
적용문제

1. 표피

표피(epidermis)는 피부의 가장 바깥층으로 재생과 탈락을 반복하는 중층편평상피(stratified squamous epithelium)이며, 주로 각질세포(keratinocyte)로 구성되어 있다. 표피는 죽은 케라틴(keratin) 세포의 바깥쪽 각질층(stratum corneum)과 멜라닌과 케라틴이 만들어지는 안쪽의 세포층(cellular layer)으로 구성되어 있다. 세포층은 손바닥과 발바닥, 입술 부위인 경우는 투명층(stratum lucidum), 과립층(stratum granulosum), 가시층(stratum spinosum), 기저층(바닥층, stratum basale)으로 이루어져 있고, 그 외 다른 부위는 투명층이 없다(그림 6.1). 표피는 혈관이 없어 진피로부터 영양분을 공급받는다. 표피의 상피세포가 계속 탈락되면서 안쪽의 세포층에서 바깥층으로 이동하는 데 대략 한 달 정도 걸린다. 정상적인 피부색은 멜라닌, 카로틴(carotene), 산화혈색소(산화헤모글로빈, oxyhemoglobin), 탈산소혈색소(환원헤모글로빈, deoxyhemoglobin)에 의해 결정된다. 피부에서 갈색을 띠는 멜라닌색소의 양은 유전에 의해 비교적 일정하며, 태양광선에 노출되면 증가한다. 카로틴 색소는 황금색이며 피하조직과 손·발바닥 같은 두꺼운 각질층에 존재한다.

피부가 노란색을 띠는 경우에는 피부에 빌리루빈이 침착되어 생기는 황달일 수 있다. 간질환, 담도폐쇄나 적혈구 파괴의 증가 등은 혈청 빌리루빈을 상승시켜 빌리루빈이 피부에 침착될 수 있는데 공막, 손발톱, 손바닥과 발바닥 등에서 쉽게 확인할 수 있다.

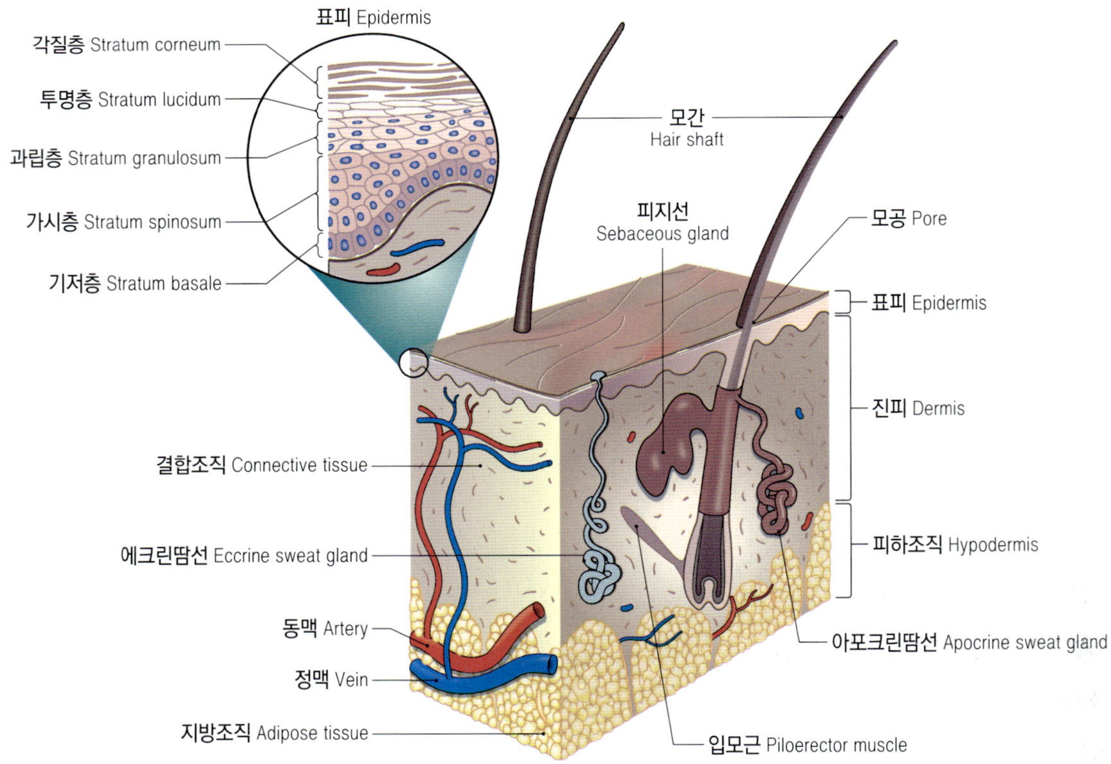

그림 6.1 피부의 구조

혈액 속 산소의 대부분을 운반하는 혈색소는 적혈구 내에 존재한다. 산화혈색소는 선명한 붉은색을 띠는 색소로, 주로 동맥과 모세혈관에 존재한다. 동맥을 통해 모세혈관으로 이동하는 혈류량이 증가하면 피부가 붉어지며(예: 홍조), 혈류량이 감소하면 피부는 창백하게 보인다. 백인의 손 · 발바닥, 얼굴, 목, 가슴 상부는 보통 다른 부위보다 붉게 보인다.

혈액이 모세혈관을 통과하면 산화혈색소는 조직에 산소를 공급하고 어두운 푸른색을 띠는 탈산소혈색소로 변한다. 피부의 말초혈관에 탈산소혈색소가 증가할 경우, 피부가 푸른색을 띠는 청색증이 나타난다. 청색증은 동맥혈의 산소량에 따라 두 종류로 구분한다. 동맥혈 내 산소량이 낮으면 중심 청색증으로 대상자의 산소량 감소를 의미한다. 동맥혈 내 산소량은 정상이지만, 피부의 혈류량이 감소하거나 혈류속도가 느려져서 혈액으로부터 평소보다 많은 양의 산소가 조직으로 빠져나감으로써 발생하는 말초 청색증은 대상자가 불안하거나 주위 환경이 추울 때 나타날 수 있다.

피부색은 색소뿐만 아니라 피부나 혈관벽의 표재층에서 반사된 빛의 산란에도 영향을 받아 피부색을 더 푸르게 보이도록 하기 때문에 피하정맥이 정맥천자를 통해 얻은 정맥혈보다 더 푸르게 보인다.

2. 진피

진피(dermis)는 혈관이 풍부한 결합조직으로 표피 아래에 위치하며 피하조직과 접하고 있다. 진피는 주로 교원질섬유와 탄력섬유로 구성되어 있고, 교원질섬유는 피부가 파열되지 않도록 장력을 제공하며, 피부의 탄력을 유지시켜주는 탄력섬유는 신체가 움직일 수 있도록 해준다. 진피에는 신경, 감각수용체, 혈관, 림프조직이 포함되어 있으며, 표피에서 기원한 부속조직인 모낭, 피지샘, 땀선 등이 위치하고 있다.

3. 피하조직

피하조직(subcutaneous tissue)은 진피와 그 밑의 조직과 기관들을 연결해주는 부분으로, 소성결합조직(성긴결합조직, loose connective tissue)과 지방세포(adipose cell)로 구성되어 있고, 혈관과 림프관 및 신경말단부를 포함하고 있다. 피하조직은 지방을 저장하고 있다가 에너지를 내어 체온을 조절하며, 마찰에 대해 패딩 효과를 제공하고 뼈와 근육과 같은 심부조직 위에서 피부의 이동을 쉽게 해준다.

4. 털

털(hairs)은 두 개의 형태로 구분된다. 짧고 가늘어 잘 눈에 띄지 않고 색깔이 비교적 옅은 솜털(vellus hair)과 거칠고 두꺼워서 눈에 잘 띄고 색깔이 진한 종말털(terminal hair)로, 머리카락과 눈썹은 종말털에 속한다.

5. 손발톱

손발톱(nail)은 손가락과 발가락의 말단부를 보호한다. 손발톱판(손발톱뿌리, nail plate)은 손발톱바닥(nail bed)에 단단하게 붙어 있다. 손발톱바닥은 혈관이 분포되어 있어 분홍색을 띠며 손발톱판의 1/4은 손발톱주름(nail fold)으로 덮여 있다(그림 6.2). 근위손발톱주름과 손발톱판이 이루는 각은 정상적으로 160°이다.

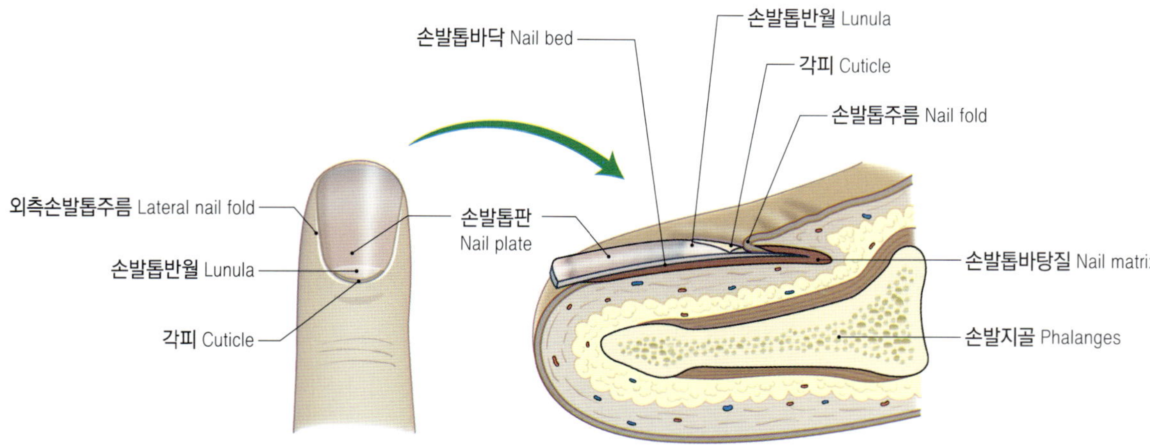

그림 6.2 손발톱의 구조

6. 피지선과 땀선

피지선(피지샘, sebaceous gland)은 모낭을 통해 피부 표면으로 지방물질을 배출한다. 피지선은 손바닥과 발바닥을 제외한 모든 피부 표면에 분포한다. 피지는 털과 피부를 매끄럽게 하고, 피부로부터 수분의 손실을 감소시킨다.

땀선(sweat gland)은 두 개의 유형으로 에크린땀선과 아포크린땀선이 있다. 에크린땀선(eccrine sweat gland)은 전신에 넓게 분포되어 있고 피부 표면으로 열려 있다. 이 통로를 통해 땀이 분비되면서 체온이 조절된다. 반면에 아포크린땀선(apocrine sweat gland)은 액와부, 생식기 부위에 주로 분포하고 모낭으로 분비되어 정서적 자극에 의해 분비된다. 아포크린땀선의 분비물은 박테리아에 의해 분해되어 몸에서 냄새가 나는 원인이 된다.

7. 피부의 기능

피부는 환경으로부터 일상적인 공격을 받지만, 신체의 항상성을 유지하는 기관으로 주요 기능은 다음과 같다.

- 피부는 화학적 · 물리적 손상, 세균과 바이러스, 자외선으로부터 신체를 보호한다.
- 과도한 수분과 전해질의 손실을 예방하여 신체의 항상성을 유지한다.
- 신체는 피부에 위치한 신경말단을 통해 통증, 촉각, 온도, 압력을 감지한다.
- 체온조절을 위해 진피에 신경, 혈관, 에크린땀선이 포함되어 있다.
- 체온조절 기전은 크게 혈액순환과 땀의 발산으로 나눌 수 있다: 혈관이 이완되면 혈류가 증가하여 전도, 복사, 방사, 발산 등의 방법으로 열을 방출하고, 반대로 혈관이 수축하면 열의 발산을 막는다.
- 수분과 노폐물 배설을 외부로 전달한다.
- 전해질과 수분 함량의 균형을 유지한다.
- 뼈와 치아가 조성되는 광화작용(무기질 침착, mineralization)을 한다.
- 비타민 D(칼슘, 인의 대사에 관여)를 합성한다.
- 약이 직접 혈류 내로 흡수되도록 한다.
- 표정 등의 의사소통 기능이 피부를 통해 나타난다.

피부에 대한 일반적인 사정은 대상자와 처음 접촉에서부터 시작하여 전체 검진 동안 계속된다. 피부계의 사정을 통해 전신질환이나 약물 부작용, 탈수 및 수분 과잉공급, 신체적인 학대, 악성종양이나 욕창 발생의 위험요인 등의 징후를 파악할 수 있다.

1. 주요증상

- 발진
- 모반(점)
- 탈모
- 치유되지 않은 병변
- 자반(멍, 반상출혈)
- 손발톱 변화

2. 현병력

아래의 각 증상에 대한 구체적인 질문을 하여 정보를 수집해야 한다.

1) 피부색

피부색의 변화가 있나요(예: 창백 또는 청색증, 색소침착의 증가 또는 감소)? 증상이 전신적인가요? 국소적인가요?

근거: 피부색은 유전적 배경에 따라 달라질 수 있으며, 피부색의 변화는 일반적으로 전신적 또는 국소적인 신체 상태에 영향을 받는다. 대상자가 검진자보다 먼저 자신의 피부색에 변화가 있다는 사실을 알고 있는 경우가 많으므로 대상자에게 질문하는 것이 좋다. 피부색은 각질층이 가장 얇은 손톱, 입술, 구강점막이나 안검결막 등의 점막에서 쉽게 관찰할 수 있다.

2) 습도

피부가 건조한가요(예: 지나친 건조)? 땀이 나는 원인이 무엇인가요(예: 더운 환경이나 열, 운동 같은 대사 활동의 증가, 불이나 통증으로 인한 과도한 땀)? 기름기가 있나요?

근거: 피부는 각질이나 균열 없이 건조하며, 겹쳐진 부분에 땀이 날 수 있다. 균열이나 과도한 땀을 동반한 지나친 건조는 문제를 나타낼 수 있으므로 피부 주름을 세심하게 검사한다. 갑상선기능저하증의 경우 피부가 건조하며, 여드름이 있는 경우 피부에 기름기가 존재한다. 바짝 마른 입술과 건조한 피부와 점막, 눈물의 부족은 탈수를 의미한다.

3) 온도

전반적으로 피부가 따뜻한가요? 차가운가요?

근거: 일반적으로 발열 또는 갑상선기능항진증의 경우 피부 온도가 올라가고, 갑상선기능저하증의 경우 피부 온도가 낮아진다. 염증이나 감염이 있으면 국소적 열감이 나타난다.

4) 감촉

피부가 거친가요? 부드러운가요?

근거: 정상 피부는 표면이 균등하며, 매끄럽고 단단하다. 갑상선기능저하증에서는 피부감촉이 거칠고, 갑상선기능항진증에서는 벨벳 같은 감촉이 느껴진다.

5) 부종

부종이 있나요? 부종은 어느 정도인가요? 피부를 손가락으로 압력을 가할 경우 어느 정도 아래로 들어가나요?

근거: 조직의 간질에 과도한 수분이 있는 것을 부종이라고 한다. 함요부종(요흔성 부종, pitting edema)은 손가락으로 압력을 가할 경우 조직 간질의 수분이 이동하여 오목하거나 눌림이 5~30초간 남아 있다. 함요부종의 정도는 1~4등급으로 측정한다. 비함요부종(비요흔성 부종, nonpitting edema)은 간질에 수분과 혈청 단백질이 축적되고 응고되어 있는 상태를 나타내며 국소 감염이나 사고로 흔히 발생한다(그림 6.4A). 부종은 상해나 전신적 문제(예: 심부전)로 인해 나타날 수 있다.

6) 병변

피부에 병변이 있나요? 병변의 색깔이 균일하거나 다양한가요? 병변의 크기, 높이, 개수, 유형, 촉감은 어떠한가요?

근거: 병변은 피부의 제한된 병리학적 변화로 일차병변(원발성병변), 이차병변(속발성병변)으로 분류하는데(표 6.1), 이차병변은 일차병변의 과잉치료, 과다 자극 및 감염이 있을 때 나타난다. 병변에 발적이나 발진이 있는 경우, 손가락이나 투명판, 유리 슬라이드로 강하게 눌러 창백해진 병변이 잠시 후에 재충혈되어 돌아오는지 확인한다. 창백성 병변(blanching lesion)은 홍반성이며, 염증을 의미할 수 있다. 병변의 높이는 납작하거나 융기되어 있거나 늘어져 붙어 있는지, 병변의 총 개수를 확인한다. 병변의 촉감이 부드럽고, 두툼한지, 사마귀가 많은지 또는 각질화되었는지 확인한다.

7) 모발(털)

모발의 색깔, 분포, 양, 결은 어떠한가요? 탈모는 국소적 또는 전신적으로 나타나나요?

근거: 성별에 관계없이 노화와 함께 흰머리가 나타나며, 노화에 따라 머리카락의 수가 감소하고 거칠어지고 건조해지지만, 이러한 변화가 몇 주나 몇 달 사이에 갑자기 발생한 경우 전신질환이나 영양불량을 의심할 수 있다. 남성의 경우 대머리는 정상적인 변화로 생각한다. 병변 확인을 위해 두피를 관찰하고, 머리카락은 2~5cm 간격으로 넘기면서 관찰하고 액와 및 생식기 모발의 양과 분포, 기생충이 있는지 확인한다.

8) 손발톱

손톱과 발톱의 색깔, 모양은 어떤가요? 병변은 있나요?

근거: 손발톱은 분홍색이며, 손발톱반월은 흰색이다. 감촉이 부드럽고 단단하다. 손톱과 피부 사이가 160° 정도이다. 피부가 검은 경우, 정상적으로 손톱에 수직의 띠 모양의 색소침착이 있을 수 있다. 각 손가락의 지골 말단부가 둥근 형태를 띠고 손톱판이 볼록하며 손톱 각도가 180° 이상이면 곤봉형 손가락(clubbing finger)으로, 근위 손발톱주름을 만져보면 스폰지 같거나 위로 떠있는 것처럼 느껴지는데 심질환자에게 나타날 수 있다(그림 6.3).

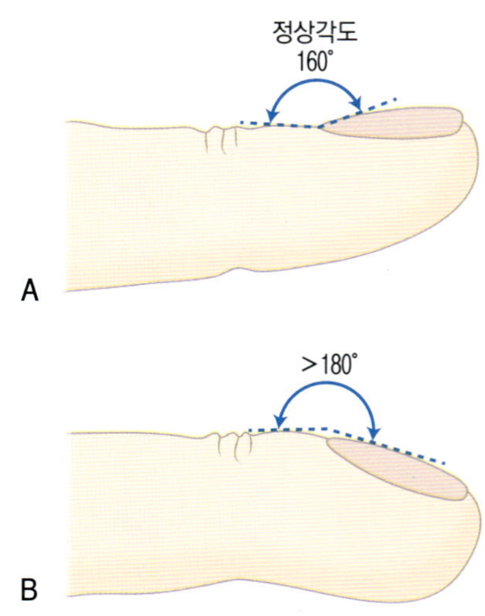

그림 6.3 곤봉형 손가락
A: 정상, B: 곤봉형

3. 과거력

흑색종, 습진이나 건선과 같은 피부질환을 앓은 적이 있나요? 당뇨병이나 말초혈관질환을 앓은 적이 있나요? 알레르기나 음식에 대한 과민반응이 있나요? 심한 일광 화상을 경험한 적이 있나요? 얼마나 자주 2도 일광 화상을 경험하였나요? 2주 이상 스테로이드 제제를 복용한 적이 있나요? 처방받은 약이나 일반 약물을 복용하고 있나요? 어떤 종류의 예방접종을 했나요?

근거: 피부와 관련된 과거의 질병을 파악하기 위해 과거력을 질문한다. 검진자는 만일 대상자가 전신적 질환 등으로 인해 황달(간질환), 상처치유 지연(당뇨병), 청색증(호흡장애), 창백(빈혈)과 같은 피부문제와 관련된 소견이 보이는지 사정해야 한다. 음식이나 동물, 약물, 피부 관련 제품의 알레르기, 곤충에 물리거나 쏘였을 때의 피부 반응과 관련된 정보, 자연 및 인공 선탠, 항암제나 방사선 치료, 오랜기간의 자외선 노출 등도 확인해야 한다.

4. 가족력

가족 중에 같거나 유사한 증상을 가진 가족이 있나요? 흑색종, 습진이나 건선이 있거나 피부 생검을 받은 가족이 있나요? 가족 중에 알레르기가 있는 사람이 있나요? 피부암에 대한 가족력이 있나요?

근거: 선천적으로 가족력이 있는 질병(예: 탈모, 건선) 및 피부 문제와 관련된 전신적 질환(예: 당뇨병, 갑상선 질환, 심혈관 질환, 면역장애)을 포함한 가족의 모든 피부 병력에 관해 정보를 얻어야 한다. 특히 흑색종 같은 피부암 병력을 사정해야 한다.

5. 투약력

복용하고 있는 약물이 있나요? 어떤 종류의 약을 얼마나 복용하고 있나요? 약물을 복용하기 시작한 시기는 언제인가요?

근거: 복용 중인 약물의 부작용으로 인해 피부증상이 나타날 수 있다. 특히 비타민, 호르몬, 항생제, 코르티코스테로이드, 항대사약 등은 피부에 부작용을 일으킬 수 있기 때문에 약물명, 사용 기간, 적용 방법과 효과 등을 확인해야 한다.

6. 개인사회력

햇볕으로부터 피부를 보호하는 행위를 하고 있나요? 목욕이나 샴푸는 어떠한 방식으로 사용하나요? 최근 제품을 바꾼 적이 있나요? 인조손톱이나 가발을 사용하고 있나요? 네일숍이나 헬스클럽에 다니나요? 하루에 얼마나 햇볕에 노출하나요? 자외선차단제를 얼마나 자주 사용하나요? 사용한다면 자외선차단지수(sun protective factor, SPF)는 얼마인가요? 피부검진을 하나요? 한다면 얼마나 자주 하나요? 직장이나 여가활동 시 피부를 자극하는 약품을 사용하나요? 직장이나 집에서 화학 물질이나 방사능에 노출된 적이 있나요? 취미가 무엇인가요? 일상적으로 어떤 식이를 섭취하나요?

근거: 알려진 발암물질, 자극적인 화학물 및 알레르기원에 대한 노출이 있는 취미나 여가활동과 관련하여 환경적인 위험에 대한 정보를 수집한다. 대상자에게 운동이나 다른 활동 중 피부에 어떤 변화가 일어났는지를 질문한다.

1. 대상자 준비 및 준비물품

피부, 모발, 손발톱의 신체검진 시에는 피부의 색, 병변 형태와 구성, 일차병변과 이차병변의 감별 등이 중요하다.

1) 대상자 준비

피부, 모발 및 손발톱 검진 시에는 따뜻하면서도 비밀이 유지되는 환경에서 실시하여 대상자의 불안을 감소시켜 준다. 피부 검진을 위해서는 자연 상태의 빛이 가장 좋다. 불가피한 경우에는 강하지 않은 조명을 사용하도록 한다. 의류, 보석, 머리핀, 매니큐어 등을 제거하기 위해 따로 지시나 설명을 한다. 노출을 최소화하여 대상자의 품위를 고려해주고, 이미 대상자의 신체상 손상의 우려가 있는 피부 상태에 대해서는 대상자의 언어 표현을 세심하게 살펴야 한다. 검진자가 대상자를 만지거나 조사하는 것이 금기시되는 문화와 관련된 문제도 고려한다. 머리, 모발, 얼굴, 피부를 가리는 것이 문화적인 관습인 경우에는 검진을 위해 영역 노출에 대한 필요성을 충분히 한다. 피부, 모발, 손발톱의 신체검진은 조직적인 절차를 통해 실시한다. 피부의 전반적인 조사와 시진으로 시작하여 이어 피부 촉진을 실시한다. 그리고 모발과 손발톱의 시진과 촉진을 시행한다. 병변이 있을 때에는 병변의 경계, 크기, 위치를 확인하고 기록한다.

2) 준비물품

- 밝은 조명
- 장갑
- 자 또는 줄자
- 돋보기

2. 피부의 검진방법

1) 시진

피부, 모발, 손발톱에 대한 신체검진은 전체적으로 시작하여 세밀한 부분까지 사정한다. 대상자의 신체 앞과 뒤의 피부 표면을 검사하기 위해 대상자가 가운을 착용하도록 한다. 시트를 이용하여 개인을 보호하고 검사하지 않는 신체 부위는 노출시키지 않는다. 검진자의 손을 씻고 대상자에게 검사에 대해 설명한다.

전체 피부의 시진은 밝은 조명 아래에서 시행한다. 먼저 피부의 전반적인 외양을 관찰함으로써 사정을 시작한다. 색깔, 혈관 변화, 살결, 탄력성, 습도, 온도에 주의하면서 피부의 각 부분을 검진하는데, 실제로는 시진과 촉진이 함께 이루어진다.

일반적인 피부색과 착색, 혈관 분포, 단순 자반(멍, purpura)과 병변 여부나 변색에 대해 시진한다. 피부색 사정 시 중요한 요인은 변화이다. 피부색은 특정 기간에 나타나는 멜라닌(갈색), 카로틴(노란색), 산화혈색소(붉은색), 감소된 산화헤모글로빈(푸른빛을 띤 붉은색)의 양에 의해 결정된다. 신체 중 공막, 결막, 손발바닥, 입술, 구강 점막 같은 부위는 착색이 덜 되어 있서서 홍반, 청색증, 창백함, 황달 등을 잘 사정할 수 있다. 호흡기계, 신장, 심혈관, 간의 장애뿐 아니라 활동, 자외선 노출, 감정, 흡연, 부종 또한 피부색에 직접적으로 영향을 미칠 수 있다. 특히 피부에 나타나는 질환은 피부와 점막에서 함께 나타날 수 있기 때문에 피부색을 사정할 때 점막을 함께 관찰한다. 대상자의 피부가 착색된 경우, 피부색 그대로를 평가하는 것은 곤란하다. 착색이 비교적 적은 부분(입술, 구강 점막, 각막, 손바닥과 안검 결막 등)을 조사하는 것이 적합하다.

표 6.1 병변의 분포를 표현하는 용어

구분	내용
비대칭	일측성 분포
융합성	2개 이상의 병변이 융합
광범위, 확산	광대한 분포
전신성	피부에 넓게 분포
군집형	병변들이 모여 있음
국소, 국한	한정된 부위에 병변이 있음
분리, 단독	각 병변들이 따로 떨어짐
대칭성	병변이 양측으로 분포
선형	병변들이 선 모양으로 배열

표 6.2 일차피부병변과 이차피부병변

일차피부병변	이차피부병변
반점(macule) 둥글고, 편평하며 피부색 변화가 있는 지름 0.5cm 이내의 병변. 0.5cm보다 크면 반(patch)	**미란(erosion)** 얇게 파인 병변으로 표재성으로 표피가 소실되어 흉터없이 치유됨. 습기는 있으나 출혈은 없음
구진(papule) 지름 0.5cm 미만의 단단하고 융기된 병변. 0.5cm보다 크면 결절(nodule)	**궤양(ulcer)** 진피까지 확장된 표피의 소실, 분화구 모양의 불규칙한 모양
수포(vesicle) 둥글고 지름 0.5cm 미만이며 표면이 장액성 액체로 차 있는 병변	**균열(fissure)** 표피에서 진피에 걸쳐 선상의 균열이나 파괴가 있으며, 건조하거나 습함
판(plaque) 지름 0.5cm 이상이며, 둥글고 표면이 융기되어 있고 단단한 병변	**인설(scale)** 비정상적 각질화와 탈락에 의해 죽은 표피세포가 과다하게 만들어짐
팽진(wheal) 지름은 다양하며, 단단하고 부종이 있으며 불규칙한 형태를 띤 부위	**흉터(scar)** 정상 피부를 대치하는 비정상적 결체조직의 형성
농포(pustule) 화농성 액체로 가득찬 융기된 표재성 병변	**위축(atrophy)** 표피와 진피가 얇아져서 생기는 피부의 함몰
	찰상(excoriation) 표피의 상실로 인해 진피가 노출된 부위

피부 표면을 먼저 면밀히 관찰한 후 유방 아래, 비만한 복부와 회음(샅, perineum), 발과 발톱 및 발가락 사이와 같이 피부가 겹친 곳은 특히 철저히 시진한다. 혈관 변화로 발생되는 발적 병변에는 혈관종, 모세혈관확장, 점상출혈, 자반, 반상출혈 등이 있고, 이것이 질병의 지표가 될 수 있다. 시진하는 동안 살결과 색소침착의 정상적인 변화를 관

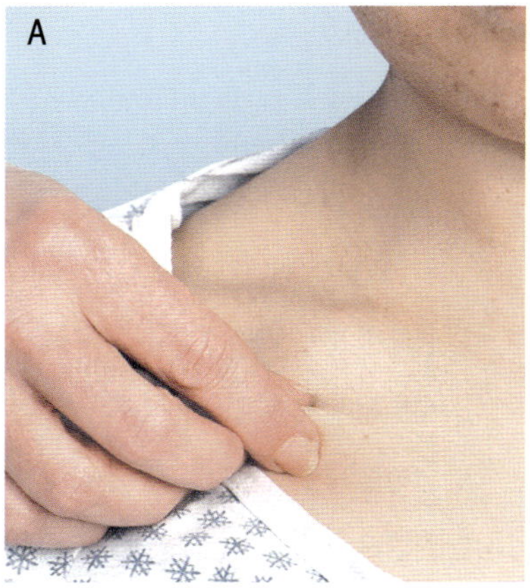

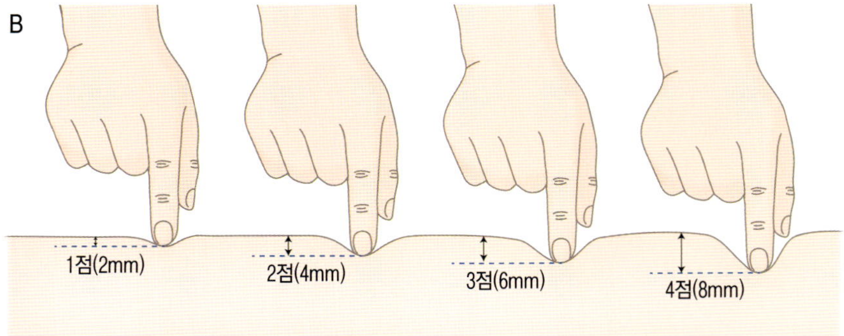

1점부터 4점까지 어떤 상태의 결과라도 경도 이상의 부종이 있는 것으로 평가한다. 부종은 세포간공간에 체액이 축적되어 피부가동성이 감소된 증상이므로, 피부를 부풀게 하고 구멍이 많아지며 단단하게 한다. 손, 발, 발목 관절과 천골 영역의 피부에 가장 눈에 띄게 나타난다.

그림 6.4 피부의 촉진

A: 탄력성 촉진. 노출되지 않은 부위(예: 쇄골 아래 부분)의 피부를 살며시 꼬집어 들어 올린 후 그 부분이 천막처럼 서는지 알아봄. 나이가 들어감에 따라 탄력은 감소하고 노출 부위는 피부긴장도가 낮음, B: 부종의 정도 촉진

찰한다. 출생모반(birthmark), 주근깨, 모반(점, nevus) 등은 정상적인 피부변화로 간주하며, 피부병변의 분포를 관찰한다(표 6.1).

피부병변은 변화가 없었던 피부에 새로운 병변이 발생한 일차병변과 이로 인해 피부가 변화되어 나타나는 이차병변을 구분해야 한다(표 6.2).

2) 촉진

피부의 이동성, 탄력성, 피부의 온도, 습도, 피부결, 두께 등을 촉진한다. 쇄골 아래의 피부주름을 잡아서 들어올리는데(그림 6.4A), 이동성은 피부를 들어올리기 쉬운 정도이며, 탄력성은 손을 놓았을 때 피부가 제자리로 돌아가는 능력을 말한다. 정상적으로 피부는 즉시 회복된다. 부종이 있으면 이동성이 감소하고 심한 탈수나 체중이 감소할 때 탄력성이 저하된다. 피부에 부종이 있는 경우, 그 정도를 사정하기 위해 척도를 사용할 수 있다(그림 6.4B). 부종은 상해나 전신적 문제(예: 심부전)로 인해 나타날 수 있다. 전신 부종 시 신체의 의존 부위인 다리와 발, 음낭부위의 피부가 부풀거나 꽉 조이는 느낌을 받으며, 피부의 이동성이 감소하고, 청색증이나 황달을 구분하는 것이 명확하지 않다. 정상적인 노화 과정으로 피부긴장도가 감소하므로 피부긴장도로 노인의 수분 상태를 알아보는 것은 유용하지 않다. 피부는 적은 발한 양을 유지하면서 피부주름이 있는 부분을 포함하여 비교적 건조한 상태여야 한다. 국소적인 열감은 감염, 염증 등이 있는 부위에서 나타나며, 전신적인 열감은 발열, 갑상샘기능항진증 같은 전신질환에서 발생한다. 피부온도는 검진자의 손등으로 대상자의 양측에서 확인하는 것이 중요하다(그림 6.5).

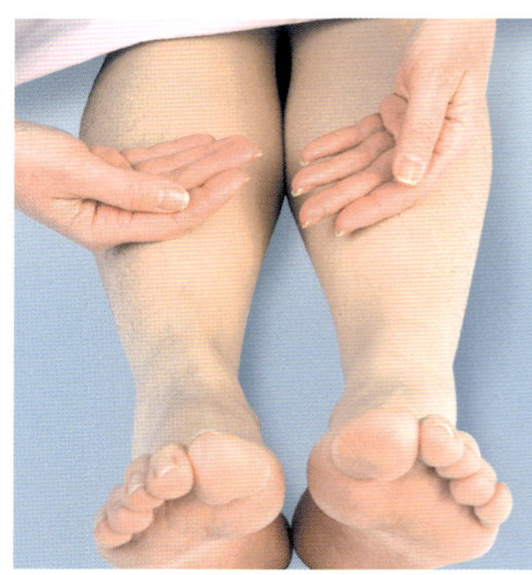

그림 6.5 피부 온도 확인

3) 모발의 검진

모발을 검진할 때에는 머리를 포함하여 전신에 분포되어 있는 체모를 시진하고 촉진한다. 모발의 분포, 양, 결, 색에 주목하면서 사정한다. 원형이나 난형의 경계가 뚜렷한 탈모반이 갑자기 형성되었는지 중증질환이나 항암화학요법과 관련이 있는지도 확인한다. 농포와 두피 인설이 동반되는지, 노란색이나 흰색의 기름지고 두꺼운 인설이 두피와 이마에 붙어 있는지, 모낭염, 기생충, 다모증 등이 동반되는지도 관찰한다.

4) 손발톱의 검진

손발톱의 사정 결과는 전신질환의 중요한 지표가 될 수 있고, 대상자의 습관과 자가간호 능력을 확인할 수 있다. 손발톱의 색, 모양, 두께, 경도, 윤곽과 염증에 초점을 두면서 사정한다. 손톱을 포함한 손가락의 모양과 윤곽을 사정할 때 곤봉손가락 검진이 중요한데, 엄지와 검지의 윤곽과 손톱 저부의 각을 관찰하는 것이 필요하며, 정상각은 160°이다(그림 6.3).

3. 기록의 예

건강력과 신체검진에서의 정상소견 시 기록한다.

- 피부는 분홍색이고, 따뜻하고 촉촉함
- 손발톱은 곤봉형이 아니며 청색증이 없음
- 의심스러운 모반(점)은 없음
- 발진, 점상출혈 및 반상출혈은 없음
- 얼굴이나 손발가락, 입술 주위에 청색증은 없음
- 피부에 융기되거나 경계가 불규칙한 점은 없음
- 황달이나 혈관종이 없음

피부를 정확하게 사정하기 위해 검진기술을 반복연습하고 정상소견과 비정상소견을 구분할 수 있도록 익혀야 한다.

신체검진법		정상	비정상의 예	관련 질병
시진	피부색	• 연분홍, 갈색, 황색	• 얼굴이 창백하고 입술 주위가 파란색을 띠는 청색증이 있음 • 발진이나 홍반(erythema) 등 혈류가 증가된 상태로 붉게 보임 • 피부가 노란색을 띠는 황달	• 혈액순환 부전 • 감염성 질환 • 간질환과 적혈구 용혈증
	피부색의 균일성	• 대부분의 피부색은 균일하나 흑인은 손바닥, 입술, 손톱이 더 밝은 색을 띔	• 피부에 탈색된 반점이나 창백하게 보이는 곳이 있음	• 백반증
	혈관 분포	• 혈관 이상이 없음	• 점상출혈, 모세혈관 확장, 타박상	• 출혈성 질환, 혈액응고장애
	표피 박리	• 없음	• 피부파열	• 다양한 외상이나 질환 관련

	색소 침착	• 색소가 고르게 착색되고 점상출혈, 자반, 병변 및 찰과상, 종양이 없음	• 질환과 관련된 다양한 색소
			• 침착이 있음
			• 탈색과 인설이 있는 반점
			• 색은 다양하나 대부분의 병변은 진한 색, 직경이 6mm 이상, 주변과의 경계가 희미하고 불규칙함
			• ABCDEFG 특징이 있음
			  • A(Asymmetry): 점의 비대칭
			  • B(Border irregularity): 불규칙한 경계, 특히 고르지 못하거나 톱니 모양 또는 모호
			  • C(Color variation): 색깔이 다양하거나 변함, 특히 검은색, 청색, 적색이 혼합
			  • D(Diameter): 직경이 6mm 이상
			  • E(Evolution) 혹은 E(Elevation): 점의 크기, 모양과 색깔이 계속 변화 혹은 점의 증가
			  • F(Firm to palpation): 촉진 시 딱딱
			  • G(Growing): 몇 주간 지속적으로 성장
			• 건조한 인설, 표재성의 편평한 구진, 다발성으로 나타나며 모양은 둥글거나 불규칙할 수도 있고 분홍색, 황갈색, 회색을 띰
			• 노란색이나 갈색을 띠며 약간 융기되어 부드럽고 매끄러우며 사마귀 형태인 양성 병변
			• 반투명성의 결절이 나타나며 중심부는 함몰되며 주변부는 단단하게 융기된 형태
				• 여러 가지 질환 관련
				• 표재성 진균 감염
				• 비정형(형성 이상) 모반
				• 악성 흑색종
				• 광선각화증
				• 지루성각화증
				• 기저세포암종

신체검진법		정상	비정상의 예	관련 질병
촉진	체온 습도 질감	• 따뜻하고 촉촉함	• 과도하게 건조한 피부 • 매우 거친 피부 • 매우 부드럽거나 표면의 질감 없이 약간 함몰된 피부	• 갑상선항진증 • 각질화 질환, 건조증 • 반흔
	피부 이동성과 탄력성	• 피부를 잡으면 쉽게 당겨지고, 놓으면 원래 상태로 빨리 복귀됨	• 피부 이동성 저하 • 피부 탄력성 저하	• 부종 • 탈수, 경피증
	모발	• 윤기가 있고 연령과 성에 맞게 풍성함 • 두피, 이마에 각질이 들뜨거나 벗겨짐이 없음	• 원형의 인설을 동반한 탈모 • 탈모, 모발은 두피의 표면 가까이에서 부러져 있음 • 지나치게 건조하거나 기름진 모발 • 경계가 뚜렷한 원형 또는 타원형의 탈모반	• 머리 백선 • 유전, 마찰, 스트레스, 감염, 화학요법, 방사선치료, 갑상샘기능저하증 • 원형 탈모증
	손발톱	• 연한 분홍색, 타원형의 손발톱바닥, 손발톱판의 각도는 160°로 붙어 있음	• 손가락의 말단부가 둥근 형태를 띤 곤봉손가락 (손톱 각도가 180° 이상)	• 선천성 심질환, 간질성 폐질환과 폐암, 염증성 장질환 및 악성종양 등

적용문제

1. 나 씨(남자/62)는 최근 심장질환을 진단받았다. 숨이 차고 얼굴과 손, 다리가 부어 있으며 최근 10일 사이에 체중이 증가하였다. 얼굴은 창백하고 입술 주위가 파란색을 띠는 양상을 보였다. 박 간호사가 대상자로부터 나타날 수 있을 것이라고 예측할 수 있는 결과는?

① 피부를 들어 올렸을 때 피부의 이동성이 증가한다.

② 매우 부드럽거나 표면의 질감 없이 약간 함몰된 부위가 있다.

③ 손가락의 지골 말단부가 둥글고 구상 형태를 띤 곤봉지가 있다.

④ 피부주름을 잡아서 들어 올린 후 손을 놓았을 때 피부가 제자리로 돌아가는데 시간이 지연된다.

2. 빈혈, 청색증, 황달 등 피부색을 가장 잘 관찰할 수 있는 부위는?

① 얼굴

② 양쪽 팔

③ 복부(배)

④ 얇은 손톱, 입술, 구강점막이나 안검결막

3. 피부를 검진 시 사정해야 할 내용과 근거를 맞게 연결한 것은?

① 피부의 점이 대칭적이며 규칙적인 경계와 6mm 이하의 직경인 경우 악성 종양을 의심한다.

② 출생모반(birthmark), 주근깨, 모반(nevi), 사마귀(mole) 등은 비정상적인 피부변화에 포함된다.

③ 유방 아래, 비만한 복부와 회음(샅)과 같이 피부가 겹친 곳은 혈관변화가 흔한 곳이므로 철저히 시진한다.

④ 가족력을 조사하는 것은 선천적으로 가족력이 있는 질병을 포함한 가족의 모든 피부 병력에 관해 정보를 얻기 위함이다.

정답

1. ③ 2. ④ 3. ④

참고문헌

강지연 외(2019). Bate's 간호사를 위한 건강사정, 군자출판사.
권소희 외(2019). 핵심건강사정, 수문사.
박경희(2019). 그림으로 보는 상처관리 2판, 군자출판사.
은영 외(2019). 생애주기별 건강사정 6판, 수문사.
이강이 외(2018). 건강사정 6판, 현문사.
임경춘 외(2020). JAVIS 건강사정 8판, 학지사메디컬.
박지원 외(2013). 건강간호사정(비판적 사고와 사례연구 접근) 2판, 학지사메디컬.

CHAPTER

07 두경부 사정

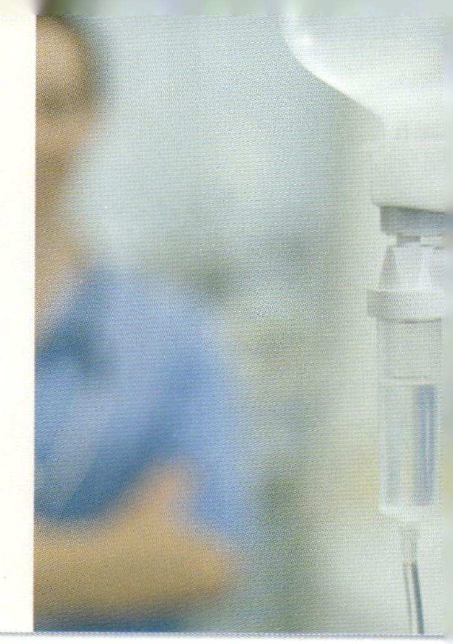

학습목표

1. 머리와 목의 구조와 기능을 설명할 수 있다.
2. 머리와 목과 관련된 건강력을 수집할 수 있다.
3. 머리와 목의 신체검진을 수행할 수 있다.
4. 머리와 목에 대한 검진결과의 정상과 비정상을 구별할 수 있다.
5. 머리와 목의 검진결과를 기록할 수 있다.

주요용어

- 갑상선 Thyroid gland
- 두개골 Cranium
- 림프절 Lymph node
- 목 Neck
- 얼굴 Face

머리와 목은 인체의 다양한 기관들이 복잡하게 구성되어 있어 통합적인 사정이 필요한 체계이다. 이 장에서는 뇌를 둘러싸고 있는 두개골을 포함하여, 목 안에 위치하는 갑상선이나 림프절 등에 대해서도 살펴보고자 한다.

1. 머리

머리는 두개골(머리뼈, cranium)과 안면골(얼굴뼈, facial bone)로 구성되어 있다(그림 7.1).

두개골은 전두골(이마뼈, frontal bone), 두정골(마루뼈, parietal bone), 측두골(관자뼈, temporal bone), 후두골(뒤통수뼈, occipital bone)로 구성되어 있으며, 뇌와 주요 감각기관들을 둘러싸면서 이를 보호하고 있다. 두개골 뼈들은 각각 움직이지 않는 시상봉합(sagittal suture), 관상봉합(coronal suture), 인상봉합(비늘봉합, squamous suture), 삼각봉합(시옷봉합, lambdoid suture) 등으로 서로 이어져 있다.

안면골은 상악골(위턱뼈, maxilla bone), 관골(광대뼈, zygomatic bone), 하비갑개(아래코선반, inferior nasal conchae), 비골(코뼈, nasal bone), 누골(눈물뼈, lacrimal bone), 구개골(입천장뼈, palatine bone), 서골(보습뼈, vomer bone), 하악골(아래턱뼈, mandible bone)로 구성되어 있다. 이들은 얼굴의 형태를 유지하고, 눈과 코 안의 일부를 이루며, 표정이나 저작과 관련된 근육이 부착될 공간을 제공하고 있다. 안면골 뼈들도 두개골 뼈들처럼 봉합선으로 결합되어 있어 움직일 수 없다. 단, 하악골은 측두골과 측두하악관절(턱관절, temporomandibular joint)로 연결되어 위아래나 양옆으로 자유롭게 움직일 수 있다.

2. 목

목은 경추(목뼈, cervical vertebra)와 근육, 인대 등으로 구성되어 지지되고 있다. 목 내부에는 설골(목뿔뼈, hyoid bone), 후두(larynx), 기관(trachea), 갑상선(thyroid gland)과 주요 혈관들이 위치해 있다(그림 7.2).

경추(C1−C7)는 목 뒤쪽에 있으며 두개골을 지지하고 있다. 목에 있는 주요 근육은 흉쇄유돌근(목빗근, sternomastoid muscle)과 승모근(등세모근, trapezius muscle)으로 머리의 굴곡과 회전 등의 움직임에 관여한다. 흉쇄유돌근과 승모근은 사정에서 중요한 해부학적 지표인 두 개의 삼각형을 이룬다. 앞쪽 삼각형은 하악골, 흉쇄유돌근, 목의 중앙선으로 만들어지고, 이 안에는 설골, 갑상연골, 윤상연골, 갑상선, 기관, 식도 등이 위치해 있다. 뒤쪽 삼각형은 흉쇄유돌근 및 승모근과 쇄골에 의해 형성되며, 후경부림프절이 위치해 있다(그림 7.3).

설골은 U자 모양의 뼈로 하악골의 기저가 되며 혀를 지지하는 기능을 한다. 후두는 인두(pharynx)와 기관(trachea) 사이에 있으며 성대의 진동으로 소리를 만들어 내는 기능을 한다. 기관은 허파로 공기가 드나드는 통로로 C자 형태의 초자연골(유리연골, hyaline cartilage)로 이루어져 있다. 맨 위의 연골을 윤상연골(반지연골, cricoid cartilage)이라고 하며, 이 연골 바로 위에 'Adam's apple'로 불리는 갑상연골(방패연골, thyroid cartilage)이 위치해 있다.

갑상선은 몸에서 가장 큰 내분비선으로 목의 앞쪽 부분 후두와 기관 사이에 위치해 있다. 나비 모양으로 좌우 2개의 엽으로 구성되어 있으며 각 엽은 협부(isthmus)에 의하여 연결되어 있다. 갑상선에서는 세포의 신진대사를 조절하는 갑상선호르몬을 생성하여 분비한다.

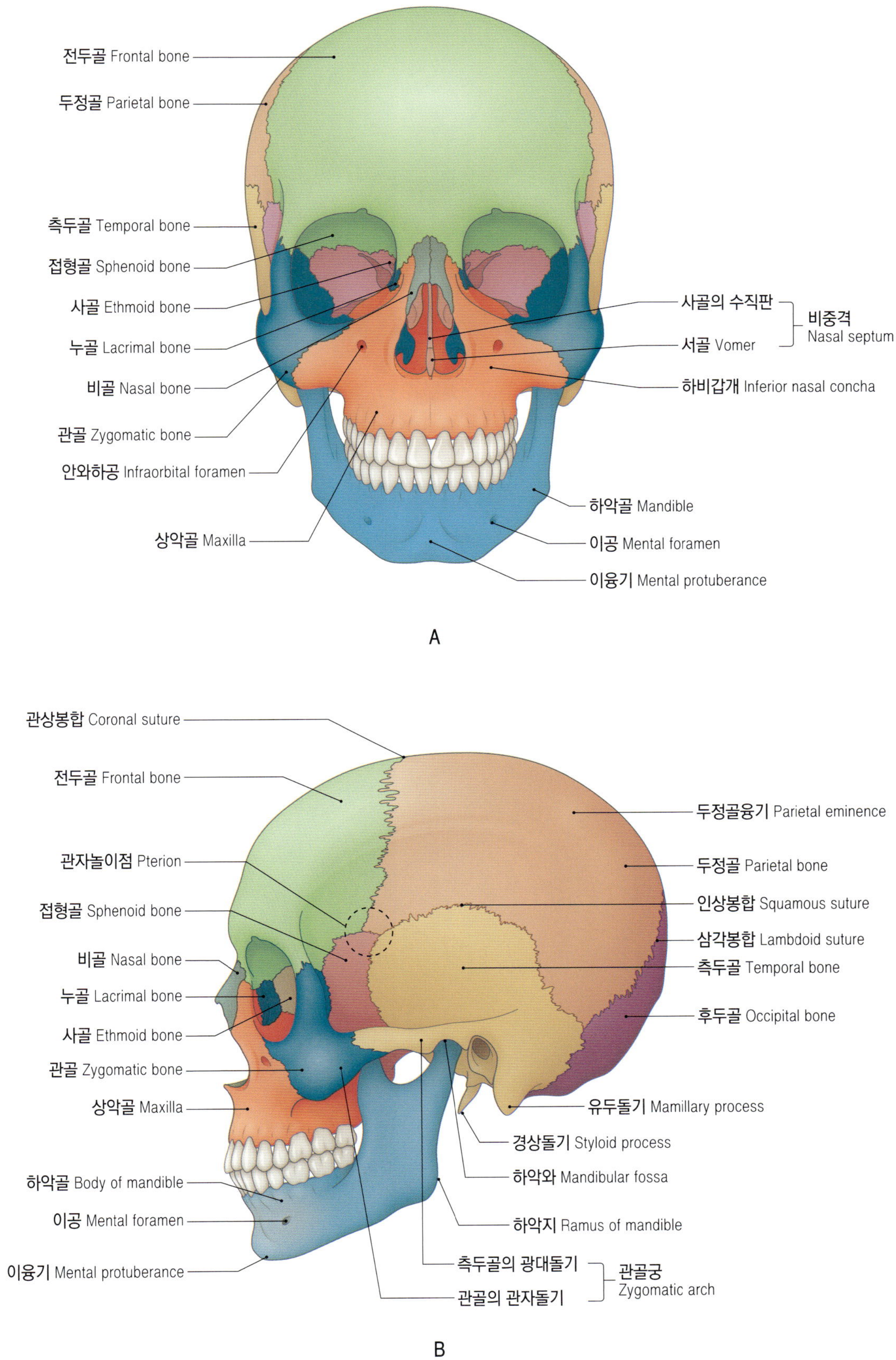

그림 7.1 머리와 얼굴의 뼈. A: 앞면, B: 옆면

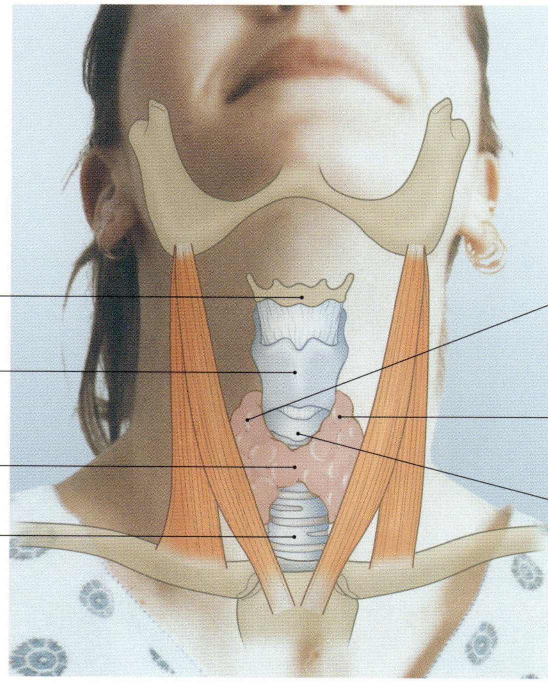

그림 7.2 목의 기본구조

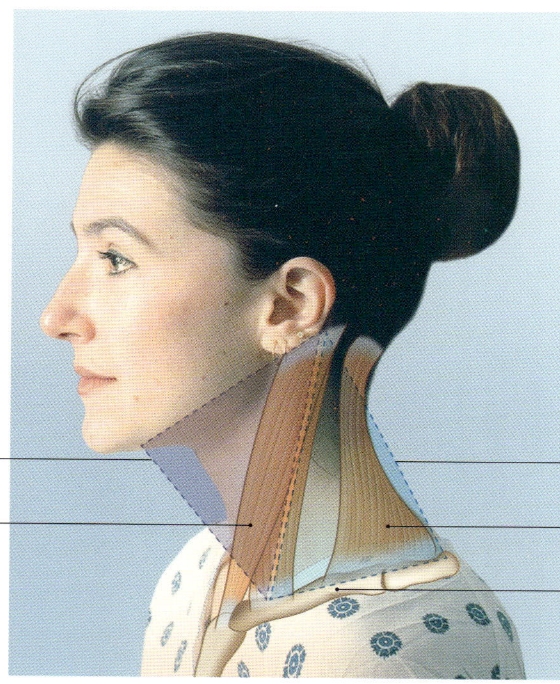

그림 7.3 목의 근육과 기준점

경동맥(목동맥, carotid artery)과 내경정맥(속목정맥, internal jugular vein)은 목 양쪽에서 깊숙이 흉쇄유돌근 앞에 평행하게 놓여 있고, 외경정맥(바깥목정맥, external jugular vein)은 승모근 표면을 비스듬하게 지나간다(그림 7.4).

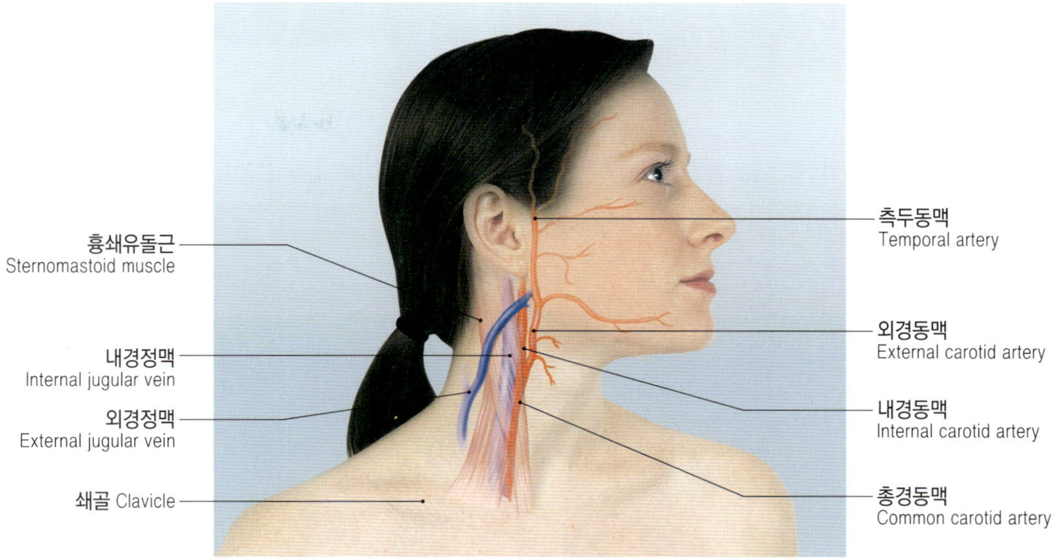

그림 7.4 경부혈관

3. 머리와 목의 림프절

림프절은 작은 타원형의 림프조직 덩어리로 주로 무리를 이루어 혈관을 따라 위치하고 있다. 림프절의 크기와 형태는 다양하나 대부분은 1cm 미만이다. 림프절은 이물질에 대한 방어기관의 역할을 하며, 일반적으로는 촉진이 되지 않으나 염증 증상으로 림프절이 커지거나 압통이 있을 수 있다. 머리와 목에는 이개전림프절(귓바퀴앞림프절, preauricular lymph node), 이개후림프절(귓바퀴뒤림프절, retroauricular lymph node), 편도림프절(tonsillar lymph node), 후두림프절(뒤통수림프절, occipital lymph node), 하악림프절(아래턱밑림프절, submandibular lymph node), 이하림프절(턱끝밑림프절, submental lymph node), 천경림프절(얕은목림프절, superficial cervical lymph node), 후경림프절(뒤목림프절, posterior cervical lymph node), 심경림프절(깊은목림프절, deep cervical lymph node), 쇄골상림프절(빗장위림프절, supraclavicular lymph node) 등 여러 개의 림프절(lymph node)이 있다(그림 7.5).

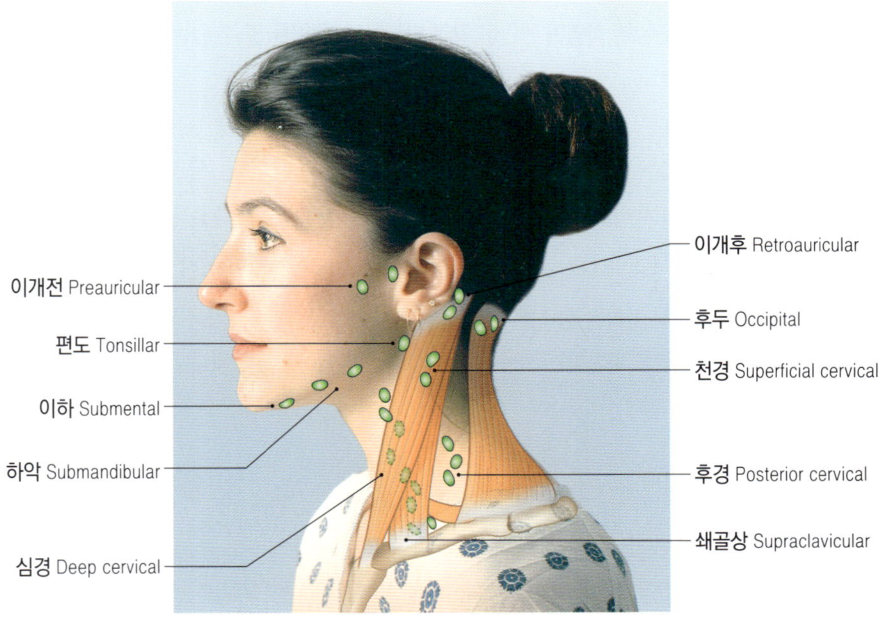

그림 7.5 머리와 목의 림프절

머리와 목은 여러 신체계통이 겹치는 복합적인 구조이므로 대상자의 건강력 수집 시 겉모습을 통해 직접 관찰할 수 없는 이상 증상에 대한 평가도 함께 이루어져야 한다.

1. 주요증상

- 두통
- 두부손상
- 머리나 목의 종괴(lump)
- 어지럼증과 현훈
- 목, 어깨 등의 운동범위 저하
- 갑상선기능항진 또는 저하 증상
- 갑상선비대
- 쉰목소리

2. 현병력

아래의 각 증상에 대한 구체적인 질문을 하여 정보를 수집해야 한다.

1) 두통

두통이 있나요? 두통의 양상은 어떠한가요(예: 날카로움, 박동성, 둔탁함 등)? 두통은 언제 시작되었나요? 통증은 얼마나 지속되나요? 두통이 시작된 부위는 어디인가요? 두통의 정도는 어느 정도인가요(0~10점)? 두통을 악화시키는 요인이 있나요(예: 월경주기, 감정적 또는 신체적 스트레스, 음주, 특정 음식물 등)? 두통을 완화시키는 요인이 있나요(예: 약물복용, 마사지, 어두운 방에 누워 있기 등)? 두통이 다른 부위로 퍼져 나가나요? 두통이 있을 때 같이 동반되는 증상이 있나요(예: 오심/구토, 시각변화, 어지러움, 빛 과민성 등)?

근거: 증상을 정확히 설명하도록 하면 원인을 파악하는데 도움이 된다. 많은 경우 두통은 스트레스의 신호일 수 있다. 가장 흔한 유형의 두통 들은 혈관, 근육수축, 감염이 원인이 되어 발생한다. 원인을 알 수 없는 심한 두통은 뇌졸중의 전구증상일 수 있다.

2) 어지럼증과 현훈

어지럼증의 양상은 어떤가요? 어지럼증이 처음 발생한 시기는 언제였나요? 어지럼증의 발생 빈도와 지속기간은 어떠한가요? 어지럼증으로 인해 일상생활에 방해를 받나요? 어지럼증 때문에 쓰러진 적이 있나요?

근거: 대상자가 보고하는 어지럼증에 대해 정확하게 구분할 필요가 있다. 일반적으로 넓은 의미의 어지럼증(dizziness)은 대상자가 정상적인 균형을 유지하지 못하는 상태를 말하고, 현훈(vertigo)은 대상자가 주위가 빙빙돈다고 호소하는 외부로부터의 느낌을 말한다. 일상생활 활동에 미치는 효과를 파악하는 것은 대상자의 삶을 방해하는 정도와 문제의 빈도를 결정하는데 도움이 된다.

3) 목 통증

목에 통증이 있나요? 목 통증의 양상은 어떠한가요? 목 통증은 언제 시작되었나요? 통증은 얼마나 지속되나요? 통증이 느껴지다가 자연적으로 없어지나요? 목 통증이 등, 팔 또는 어깨 등으로 퍼져나가나요? 통증은 어느 정도인가요(0~10점)? 목 통증을 완화 혹은 악화시키는 요인이 있나요? 목 통증 때문에 머리나 목을 움직이는데 지장이 있나요?

근거: 목 통증은 근육 문제 또는 경추 속 척수(spinal cord)의 문제 때문에 발생할 수 있다. 스트레스와 긴장이 목 통증을 증가시킬 수 있다. 기온이 상승하는 시기와 맞물려 머리 및 목의 갑작스러운 통증, 목이 뻣뻣해지는 것은 수막염(meningitis)의 징후일 수 있다.

4) 목, 어깨 등의 운동범위 저하

머리나 목을 움직이는데 어려움이 있나요?

근거: 근육긴장, 경추관절 장애, 기타 머리와 목의 장애들은 운동성을 제한해서 일상생활활동 기능에 영향을 줄 수 있다.

5) 종괴 및 갑상선 비대

머리나 목에 종괴나 병변이 있나요? 종괴나 병변의 모양은 어떤가요? 목이 커지거나 부어 보이나요? 결절로 인해 기침을 하거나 음식물을 삼키는데 어려움이 있나요?

근거: 사라지지 않은 종괴나 병변은 종양일 가능성이 있다. 갑상선종(goiter)이 생기면 목의 아래 부분이 커져서 육안으로 스스로 인지할 수 있다. 갑상선종이 있는 대상자는 기침을 하거나 음식을 삼키는데 어려움을 겪을 수 있다.

6) 쉰 목소리

목소리가 쉬거나 변하였나요? 목소리가 변한 지는 얼마나 되었나요? 쉰 목소리가 지속되나요? 아니면 간헐적으로 나타나는가요? 목소리를 더 쉬게 하는 요인이 있나요?

근거: 목을 과도하게 사용하거나 지나친 흡연으로 후두가 자극되면 일반적으로 목이 쉬거나 변할 수 있다. 원인을 모르는 쉰 목소리가 지속되는 경우에는 종양일 가능성이 있다.

7) 갑상선기능장애

활력 수준이나 감정상태의 변화가 있나요? 수면양상의 변화가 있나요? 더위나 추위에 민감하게 반응하나요? 손톱이나 머리, 피부와 같은 외모에 변화가 있나요? 식욕이나 몸무게의 변화가 있나요? 심장의 두근거림과 같은 증상이 있나요(여성의 경우: 생리주기가 변하였나요)?

근거: 갑상선기능항진증(hyperthyroidism)은 신체 대사의 항진상태로 불면증, 안절부절, 피로감, 근육소모, 푸석해진 머리카락, 체중감소, 심계항진, 호흡곤란 등의 증상을 보이며, 갑상선기능저하증(hypothyroidism)은 신체 대사율이 저하된 상태로 우울, 부서진 손톱, 식욕부진, 체중증가, 변비, 추위에 민감, 무월경 등의 증상을 보인다.

3. 과거력

과거에 머리나 목에 손상을 받은 적이 있었나요? 있었다면 언제였나요? 과거 머리나 목의 손상을 어떻게 치료하였나요?

근거: 과거의 머리 또는 목 부상은 만성적인 통증을 유발하고 움직임을 제한할 수 있다.

목 부위의 문제 때문에 방사선 치료를 받은 적이 있었나요?

근거: 갑상선암(thyroid cancer)과 방사선 치료는 서로 연관이 있는 것으로 알려져 있다. 또 목 부위에 방사선 치료를 하면 식도가 협착되어 음식물을 삼키기 어려울 수 있다.

4. 가족력

머리나 목 부위의 암에 대한 가족력이 있나요?

근거: 머리나 목 부위의 암의 위험요인 중 유전적 소인이 있다.

가족 중에 갑상선질환, 제1형 당뇨병, 류마티스관절염 등 자가면역질환을 앓은 사람이 있나요?

근거: 갑상선질환은 자가면역질환들과 함께 종종 발생하는 경우가 있다.

가족 중에 편두통이 있는 사람이 있나요?

근거: 편두통은 가족력과 연관이 있는 경우가 많다.

5. 투약력

복용하고 있는 약물이 있나요? 어떤 종류의 약을 얼마나 복용하고 있나요? 약물을 복용하기 시작한 시기는 언제인가요?

근거: 복용 중인 약물의 부작용으로 인해 두통이나 어지럼증과 같은 증상이 나타날 수 있다. 항고혈압제는 어지럼증을 일으킬 수 있으며, 경구용피임약, 항응고제(와파린, 헤파린, 아스피린 등), 에스트로겐(estrogen)이나 프로게스틴(progestin)과 같은 호르몬제제, 항히스타민제, 혈관확장제, 카페인이나 지용성 비타민의 과다 복용은 두통을 유발할 수 있다.

6. 개인사회력

흡연이나 음주를 하나요? 흡연과 음주의 양은 어느 정도인가요?

근거: 흡연과 지나친 음주는 머리나 목 부위 암의 위험요인이 된다. 특히 두경부 암의 85% 정도는 흡연력과 상관성이 높게 나타난다.

자전거, 이륜자동차, 말 등을 스포츠 활동이나 교통수단으로 이용할 때 헬멧을 착용하나요? 위험한 작업 시 머리보호장구를 착용하나요?

근거: 안전장비를 착용하지 않고 지붕이 없는 탈것을 이용하거나 위험한 작업을 하면 머리와 목 부상의 위험이 증가한다.

휴식이나 수면 또는 작업 시에는 주로 어떤 자세를 취하고 있나요?

근거: 자세가 나쁘면 머리와 목이 불편해지거나 불편감을 악화시킬 수 있다.

두경부 건강문제 위험요인

- 머리외상
- 폭력
- 방사선치료 과거력
- 만성질환
- 고위험운동
- 낙상
- 가족력
- 영양부족
- 보호기구의 사용부족(안전띠, 헬멧)
- 지나친 음주
- 림프절 비대
- 갑상선질환
- 면역억제

1. 대상자 준비 및 준비물품

머리와 목의 검진에서는 머리와 얼굴 형태의 이상, 비대칭, 구조변화, 압통을 찾아낼 수 있다. 머리와 목의 시진과 촉진을 통해 갑상선과 림프절(lymph node)의 비대와 압통 여부 등을 확인할 수 있으며, 또한 목과 얼굴의 결절이나 근육의 이상도 사정할 수 있다.

1) 대상자 준비

- 모자, 가발, 머리장식, 보석, 스카프 등은 제거하도록 한다.
- 대상자에게 똑바로 앉아서 등과 어깨를 펴도록 요청한다. 단, 목의 근육을 검진하고 갑상선을 촉진할 때는 고개를 숙여야 한다고 설명한다.
- 대상자의 불안을 감소시키기 위해 검진과정을 설명해준다.

2) 준비물품

- 청진기
- 일회용 장갑
- 물 한컵(갑상선 검진 시)
- 줄자
- 거즈
- 펜라이트
- 설압자

2. 머리와 얼굴의 검진방법

1) 시진

머리 크기와 얼굴의 대칭성을 시진한다. 일반적으로 머리는 대칭으로, 둥글고, 위로 솟아 있으며, 몸의 중심선에 있으며, 체격과 적절히 비례한다. 인종, 성별, 연령에 따라 다양할 수 있지만 얼굴의 모양과 움직임은 대칭적이어야 한다. 청소년과 성인에서 두개골과 얼굴뼈가 커진 상태는 말단비대증(acromegaly)일 수 있다. 얼굴 모양의 비대칭성은 이전에 손상이나 수술적 변형이 있었거나 선천성 장애, 마비, 부종, 뇌졸중 등이 있을 때 나타날 수 있다(그림 7.6).

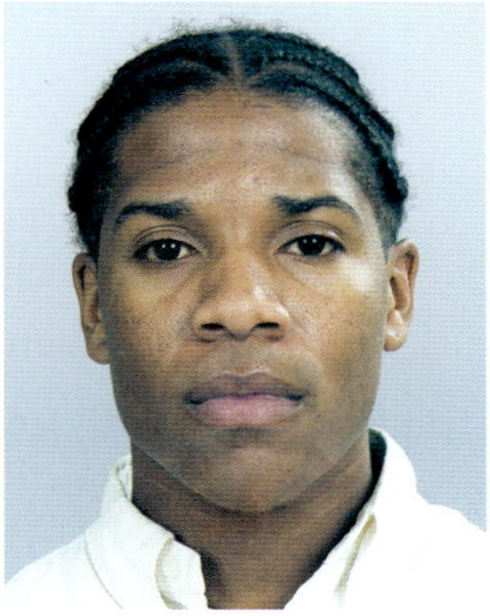

그림 7.6 머리와 얼굴 사정

머리 부분에 불수의적인 움직임이 있는지 관찰한다. 머리는 대개 똑바르게 가만히 유지될 수 있어야 하는데, 머리가 가로방향으로 움찔거리면 신경계질환이 있을 수 있다.

2) 촉진

머리 크기, 모양, 대칭성, 종괴, 압통 부위를 촉진을 통해 확인한다. 정상적인 머리는 단단하고 매끈하며 병변이 없다. 머리의 병변이나 종괴는 이전의 손상이나 암의 징후일 수 있다.

턱관절을 촉진한다. 먼저 손가락을 턱관절에 두고 촉진한 다음 대상자에게 입을 벌렸다가 다물도록 하면서 한 번 더 촉진한다. 턱관절은 부드럽고 움직임이 대칭적이고 통증이나 마찰음이 없어야 한다. 보통 입을 벌렸을 때 윗니와 아랫니 사이가 3~6cm 정도 되며 아래턱이 양쪽으로 1~2cm 정도 움직임이 가능한 것이 정상소견이다. 움직임에 제한이 있거나 부종, 압통, 딸깍소리(clicking)가 나는 것은 턱관절증후군(temporomadibular joint disorder)일 수 있다(그림 7.7).

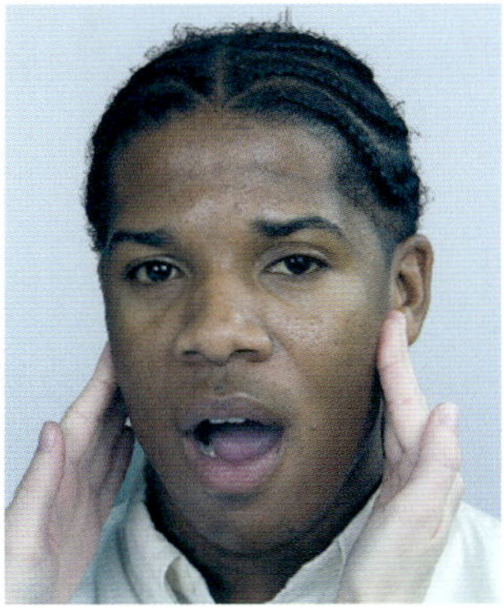

그림 7.7 턱관절의 촉진

3. 목(갑상선, 림프절)의 검진방법

1) 시진

목을 관찰한다. 목을 바른 자세와 과신전 자세에서 그리고 물을 삼키게 하면서, 목의 자세, 대칭, 움직임, 부종, 종괴의 유무 등을 관찰한다. 목은 대칭을 이루고 머리가 가운데 위치하며 부종이나 종괴가 없다. 대상자가 물을 삼킬 때 윤상연골과 갑상연골은 좌우 대칭을 이루며 위로 움직이는게 정상이다. 목의 부종이나 큰 종괴가 있는 것은 갑상선비대나 림프절의 염증 혹은 종양의 징후일 수 있다.

목의 관절가동범위를 시진한다. 대상자에게 머리를 좌우로 돌리고, 귀를 어깨에 가깝게 움직이고, 고개를 숙이거나, 턱 끝이 천장을 향하도록 움직이라고 요청한다. 정상적인 목의 움직임은 부드럽게 움직이며 45° 굴곡(flexion), 55° 신전(extension), 40° 측굴곡(lateral flexion), 70° 회전(rotation) 자세를 취할 수 있다(그림 7.8). 근육 연축, 염증, 목 관절염이 발생하면 목이 뻣뻣해지고 운동이 제한되어 일상생활을 수행하는 기능에 영향을 미칠 수 있다. 또한 목이 잘 움직이지 않는 현상은 수막염(meningitis)의 흔한 후기 증상이다.

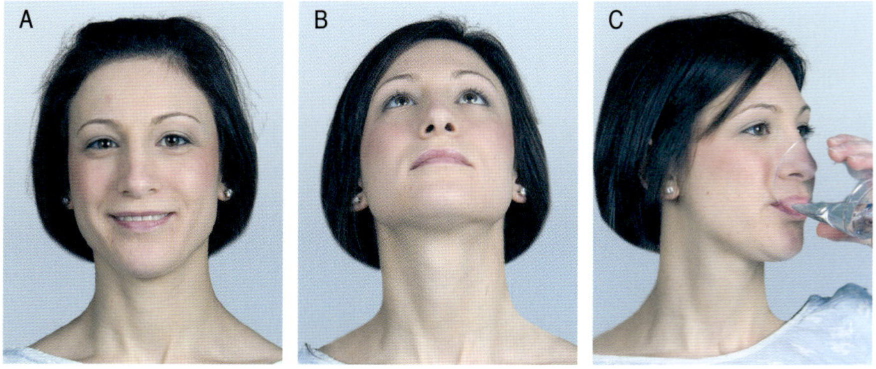

그림 7.8 목 검진

A: 목을 중앙 위치에서 시진, B: 목을 과신전 상태에서 시진, C: 대상자가 물을 삼키는 동안 시진

2) 촉진

목을 가볍게 촉진하면서 종괴, 압통부위와 기관의 모양을 확인한다. 목은 유연하고 종괴나 압통이 없다. 기관(trachea)은 목의 중심에 위치하며, 매끈한 기관 고리들 위에 있는 맨 첫 번째 고리가 윤상연골이다. 종양, 갑상선비대, 기흉, 대동맥류 등에서 기관이 한쪽으로 밀려나 있을 수 있다.

갑상선은 전면이나 후면접근을 통해 촉진한다. 갑상선의 촉진이 처음에는 어렵게 느껴질 수 있으므로 검진자는 대상자 전면에서 손가락으로 시진 후 시진에서 얻은 실마리를 이용하여 후면에서 촉진하는 것이 좋다. 엄지와 검

갑상선 후면 접근 촉진방법

대상자의 뒤쪽에 서서, 대상자에게 똑바로 앉게 한 후 머리를 약간 구부리게 한다, 대상자의 목 주위 뒤쪽에서부터 촉진을 하고 윤상연골 아래에 있는 기관지의 양쪽에 손가락을 가볍게 둔다, 대상자에게 물 한 모금을 삼키도록 한다. 왼쪽 손가락으로 기관을 오른쪽으로 밀면서 오른쪽 손가락으로 밀린 기관과 흉쇄유돌근 사이 공간에 있는 갑상선 우측엽의 측면을 촉진하여 갑상선 비대나 종괴 등을 확인한다. 갑상선의 좌측엽을 검진하기 위해 우측엽과 반대방향으로 반복한다(그림 7.9).

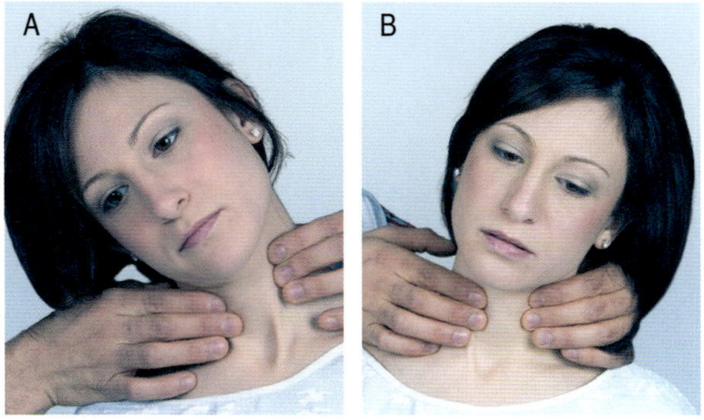

그림 7.9 갑상선 촉진
A: 우측 후면 접근법, B: 좌측 후면 접근법

지를 이용하여 갑상선의 주요 기준점인 윤상연골과 갑상연골을 찾는다. 기준점들은 중앙에 위치해 있으며, 기준점들이 결절이나 비대 시에는 잘 촉진되지 않을 수 있다. 물을 삼킬 때 갑상선협부가 올라가는 것이 손가락 아래에서 느껴질 것이다. 그러나 이것은 항상 감지되는 것은 아니며, 갑상선엽은 협부보다 만지기 어렵기 때문에 훈련이 필요한 부분이다. 외측엽의 앞부분은 크기가 엄지의 끝 마디와 비슷하고 약간 고무 같은 촉감이 있다. 갑상선의 크기, 모양, 경도, 결절, 압통을 확인한다. 물을 삼키기 전에 갑상선이 쉽게 촉진되는 것은 갑상선이 커진 것으로 갑상선기능항진증에서 흔히 볼 수 있는 소견이며, 종괴나 결절이 촉진되거나 압통이 있는 것은 비정상 소견이다.

목의 림프절을 촉진한다. 림프절의 촉진은 염증이나 종양이 의심될 때 혹은 대상자가 통증을 호소할 때 시행한다, 검지, 중지, 약지를 모아 손가락의 첫마디 바닥면으로 림프절 위를 부드럽게 회전하면서 촉진한다. 두 손을 이용할 때에는 머리와 목 양측에 한손씩 놓고 촉진하여 소견을 비교한다. 이개전림프절을 시작으로, 이하림프절, 이개후림프절, 편도림프절, 하악림프절, 후두림프절 등 다양한 림프절을 촉진할 수 있다. 림프절은 정상적으로 촉진될 수도 있고 촉진되지 않을 수도 있다. 만약 림프절이 촉진된다면 부드럽고 이동성이 있고 압통이 없고 양측이 동일해야 정상 소견이다. 림프절이 커져있고 압통이 있고 단단하면서 자유롭게 이동하는 것은 머리나 목 부위의 감염을 나타내는 징후일 수 있다. 양측이 비대칭적이며 단단하고 고정되어 있으며 압통이 없는 림프절은 종양의 가능성을 보여준다(그림 7.10).

3) 청진

갑상선의 시진이나 촉진에서 갑상선이 비대되었거나 종괴가 확인되었을 때에는 청진이 필요할 수 있다. 갑상선의 엽 위에 청진기를 놓고, 기관의 호흡음의 방해 없이 소리를 들을 수 있도록 대상자에게 숨을 멈추도록 요청한다. 어떤 소리도 청진되지 않는 것이 정상이며, 갑상선 엽에서 부드럽게 쌕쌕거리는 바람 소리가 들리는 경우는 갑상

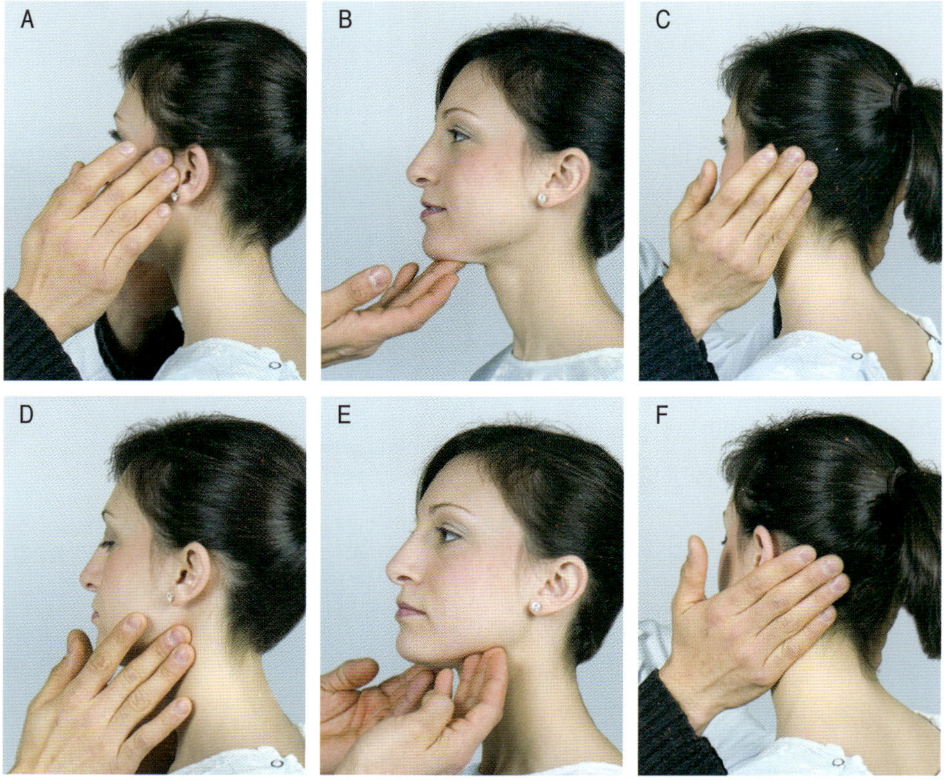

그림 7.10 림프절 촉진

A: 이개전림프절, B: 이하림프절, C: 이개후림프절, D: 편도림프절, E: 하악림프절, F: 후두림프절

선기능항진증일 가능성이 높다.

4. 기록의 예

다음은 검진결과 기록의 예시이며, 이는 정상소견에 대한 기록이다.

1) 머리와 얼굴

- 머리는 정상적 모양으로 돌출이나 병변이 없고 압통이 없음
- 얼굴은 대칭적이며 특별한 병변이 보이거나 만져지지 않음

2) 목

- 머리와 목은 일직선이며, 목은 유연하고 관절운동범위의 제한이 없으며, 비대나 종괴가 촉진되지 않음
- 목 부위의 기관은 중앙에 있으며 촉진 시 움직임이 있음
- 갑상선은 촉진되지 않으며 압통은 없음
- 목 부위의 여러 림프절에서의 비대나 종괴가 없으며 압통 호소도 없음

머리와 목을 정확하게 사정하기 위해 검진기술을 반복연습하고 정상소견과 비정상소견을 구분할 수 있도록 익혀야 한다.

신체검진법		정상	비정상의 예	관련 질병
시진	머리	• 정상 형태이고 대칭적임	• 두개골이 커짐	• 말단비대증
	얼굴	• 얼굴 움직임이 대칭적임	• 얼굴이 비대칭적임	• 외상, 종괴
	목	• 머리가 중앙에 있고 근육크기가 동일함 • 목의 관절가동범위가 정상임	• 편측 경부부종으로 머리가 한쪽으로 기울어짐 • 근육진전, 경련 또는 강직으로 목을 움직일 때 통증이 있고 관절가동범위가 제한적임 • 머리를 위아래로 불수의적으로 움직임	• 외상, 경부 종괴, 흉쇄유돌근의 경축 • 외막자극, 목외상, 경부관절염 • 파킨슨병
	갑상선	• 눈으로 보이지 않음	• 국소 확대	• 갑상선기능항진증
촉진	머리	• 단단하고 매끈하며 병변이 없음	• 두개골에 종괴, 함몰이 촉진됨	• 외상, 지방성 낭종
	목	• 기관이 중앙에 위치함 • 근육의 힘이 동일함	• 기관이 한쪽으로 치우침 • 근육의 힘이 동일하지 않음	• 경부외상, 갑상선비대, 림프절비대, 긴장성 기흉 • 근육외상
	갑상선	• 엽이 촉진되지 않거나 엽이 작으며 매끄럽게 촉진됨 • 연하 시 움직임이 있고 통증이 없음	• 갑상선이 쉽게 촉진됨 • 연하 시 움직이지 않거나 종괴나 결절이 촉진됨	• 갑상선기능항진증, 갑상선비대 • 갑상선암
	림프절	• 촉진되지 않음	• 압통 있는 단단하면서 자유롭게 이동되는 림프절 종대 • 비대칭이고 압통 없는 단단하게 고정된 림프절 종대	• 머리나 목 부위 감염 • 종양
청진	갑상선	• 소리가 들리지 않음	• 갑상선 엽의 쌕쌕거리는 잡음이 들림	• 갑상선기능항진증

1. 김 씨(여자/55)는 최근 피로감이 증가하고 잠이 잘 오지 않으며, 몸이 전체적으로 붓는 것 같아 병원을 방문하였다. 간호사는 이 대상자에게 전반적인 신체검진을 시행하는 과정에서 갑상선의 상태를 확인하기 위해 촉진을 실시하였는데, 갑상선이 촉진되지 않았다. 검진자가 이 결과에 대해 대상자에게 설명을 해줄 때 가장 적절한 것은?

① "갑상선 청진을 시행해보겠습니다."

② "바로 갑상선호르몬 혈액검사를 시행해야겠습니다."

③ "갑상선이 만져지지 않으므로 초음파 검사를 의뢰하겠습니다."

④ "갑상선이 만져지지 않는 것은 일반적으로 정상소견으로 봅니다."

2. 최근 턱과 귀 주변의 통증과 인후통을 주요증상으로 병원을 방문한 이 씨(남자/26)에게 림프절을 촉진하고자 할 때, 다음 중 적절하지 않은 것은?

① 편도림프절(tonsillar lymph node)

② 이하림프절(submental lymph node)

③ 이개전림프절(preauricular lymph node)

④ 쇄골하림프절(infraclavicular lymph node)

3. 목 부분에 대한 신체검진을 시행할 때 일반적으로 기준을 삼는 주요한 2개의 해부학적 지표 근육이 있다. 다음 중 지표 근육으로 적절한 것은?

① 승모근과 측두근

② 흉쇄유돌근과 측두근

③ 흉쇄유돌근과 승모근

④ 견갑설골근과 승모근

정답

1. ④ 2. ④ 3. ③

참고문헌

권소희 외(2019). 핵심건강사정, 수문사.

박지원 외(2013). 간호건강사정, 학지사메디컬.

은영 외(2019). 생애주기별 건강사정, 수문사.

이강이 외(2018). 건강사정 6판, 현문사.

Auriel, E., Regev, K., & Korczyn, A. D. (2014). Nonsteroidal antiinflammatory drugs exposure and the central nervous system. Handbook of Clinical Neurology, 119, 577-584.

Centers for Disease Control & Prevention (CDC). (2015a). TBI data & statistics. Available at http://www.cdc.gov/traumaticbraininjury/data/ index.html

Centers for Disease Control & Prevention (CDC). (2015b). Traumatic brain injury. Available at http://www.cdc.gov/TraumaticBrainInjury/

Cotton, G. (2013). Say anything to anyone, anywhere. Hoboken, NJ: John Wiley & Sons.

Dillon, M. P(2013). Nursing Health Assessment: A Critical Thinking. Case Studies Appoach(2nd ed.), Philadelphia, The F. A. Davis Company.

Farkas, L. G., Katie, M. J., Forrest, C. R., et al. (2005). International anthropometric study of facial morphology in various ethnic groups/ races. Journal of Craniofacial Surgery, 16(4), 615-646. Available at http://www.ncbi.nlm.nih. gov/pubmed/16077306

Healthy People 2020. (2012). Injury & violence prevention: injury prevention: reduce fatal & nonfatal traumatic brain injuries. Available at http://www.healthypeople.gov/2020/topicsobjectives2020/objectiveslist.aspx? topicId=24

Hogan-Quigley, B., Palm, L. M., & Bickley, L. (2012). Bate's Nursing Guide to Physical Examination and History taking, Wolters Kluwer Health & Lippincott Williams & Wilkins.

Hutchinson, S. (2007). "Sinus headache" or migraine. Available at http:// www.achenet.org/education/patients/SinusHeadacheorMigraine. asp.Mayo Clinic. (2015). Traumatic brain injury. Available at http://www. mayoclinic. org/diseases-conditions/traumatic-brain-injury/basics/ causes/con-20029302

Knight, C. & Glennie, L. (2010). Early recognition of meningitis and septicaemia. Available at http://www.ncbi.nlm.nih.gov/pubmed/20397549

Kristoffersen, E. & Lundqvist, C. (2014). Medication-overuse headache: Epidemiology, diagnosis, and treatment. Therapeutic Advances in Drug Safety, 5(2), 87-99.

Mayo Clinic. (2014). Goiter. Available at http://www.mayoclinic.org/diseasesconditions/goiter/basics/symptoms/con-20021266

McKnight, A., Momoh, A., & Bullocks, J. (2009). Variations of structural components: Specific intercultural differences in facial morphology, skin type, and structures. Seminars in Plastic Surgery, 23(3), 163-167. Available at http://www.ncbi.nlm.nih.gov/pubmed/20676309 National Cancer Institute (NCI) at the National Institutes of Health (NIH). (2012).

National Cancer Institute Fact Sheet: Head and Neck Cancers. Available at http://www.cancer.gov/cancertopics/factsheet/Sites-Types/head-and-neck

National Institute of Neurological Disorders & Stroke (NINDS). (2015a). Bell's palsy face sheet. Available at http://www.ninds.nih.gov/ disorders/bells/detail_bells.htm#281243050

National Institute of Neurological Disorders & Stroke (NINDS). (2015b). Headache information page. Available at http://www.ninds.nih.gov/ disorders/headache/headache.htm

National Stroke Association. (2015). Signs and symptoms of stroke. Available at http://www.stroke.org/understand-stroke/recognizing-stroke/ signs-and-symptomsstroke

Sacco, S., Ricci, S., Degan, D.et al. (2012). Migraine in women: The role of hormones and their impact on vascular diseases. Journal of Headache Pain, 13(3), 177-189.

Skugor, M. (2014). Hypothyroidism and hyperthyroidism. Available at http://www.clevelandclinicmeded.com/medicalpubs/ diseasemanagement/endocrinology/hypothyroidism-and- hyperthyroidism/Default.htm

U.S. Department of Health and Human Services (USDHHS) Health Resources & Services Administration (HRSA). (2006). Traumatic brain injury screening: An introduction. Available at http://www.nmbiac.com/helps_screening_tool

Weber, R. J. & Kelly, H. J.(2018). Health Assessment in Nursing(6th ed.) Wolters Kluwer Health & Lippincott Williams & Wilkins.

Wilson F. S. & Gidden, F. J(2017). Health Assessment for Nursing Practice(6th ed.). Elsevier Inc.

CHAPTER

08 눈 사정

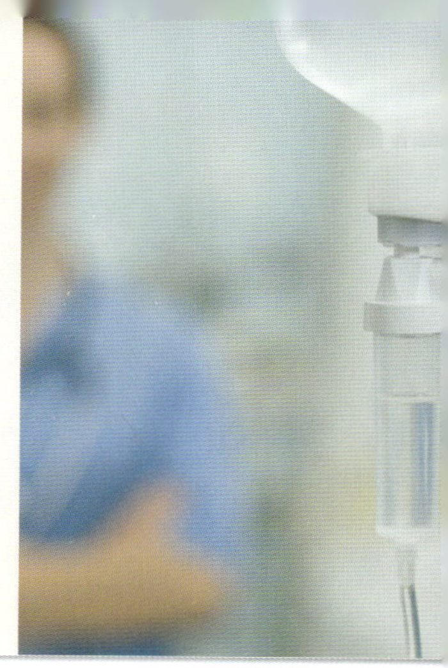

학습목표

1. 눈의 구조와 기능을 설명할 수 있다.
2. 눈에 관련된 건강력을 수집할 수 있다.
3. 눈의 신체검진을 수행할 수 있다.
4. 눈의 검진결과의 정상과 비정상을 구별할 수 있다.
5. 눈의 검진결과를 기록할 수 있다.

주요용어

- 각막 Cornea
- 결막 Conjunctiva
- 공막 Sclera
- 근시 Myopia
- 난시 Astigmatism
- 노안 Presbyopia
- 망막 Retina
- 맥락막 Choroid
- 모양체 Ciliary body
- 방수 Aqueous humor
- 백내장 Cataract
- 사시 Strabismus
- 산동, 동공확대 Mydriasis
- 수정체 Lens
- 시신경 유두 Optic disc
- 시야 Visual field
- 안검하수 Ptosis
- 안저 Fundus
- 안진, 눈떨림 Nystagmus
- 원시 Hyperopia
- 조절 Accommodation
- 초자체액, 유리체액 Vitreous humor
- 축동, 동공수축 Miosis
- 포도막 Uvea
- 폭주 Convergence
- 홍채 Iris
- 황반 Macula

12개의 뇌신경 중에 가장 굵은 것이 시력을 관장하는 시신경이다. 그만큼 시각이 중요하다는 뜻이다. 그러나 나이가 들수록 주름이 생기듯이 우리 눈도 늙게 되는데, 단지 노안으로 알고 방치한다면 자칫 실명할 수도 있다. 실명을 유발하는 대표적인 질환으로 백내장, 녹내장, 당뇨망막증, 황반변성 등이 있다. 따라서 눈을 보호하고 눈질환을 예방하기 위해서는 조기 검진 및 적절한 치료가 중요하다.

눈은 안구와 안구부속기로 나눌 수 있다. 안구는 외견상으로 앞쪽 약 1/6 정도만 노출되어 있는데, 그중 일부분이 시각수용체로 작용하며, 그 외 부속기관들은 눈을 보호하거나 시각수용체의 기능을 보조하고 있다. 안구부속기로는 눈썹(eyebrow), 안검(눈꺼풀, eyelid), 결막(conjunctiva), 누기(눈물기관, lacrimal apparatus) 및 외안근(extrinsic eye muscle)이 있으며, 이들은 안구와 함께 안와(orbit)에 위치하고 있다.

1. 안구

안구는 전후 직경이 약 2.4cm이고 무게는 6~8g이다. 안구 내부는 초자체액(vitreous humor)으로 차 있으며, 안구벽은 외층(안구섬유층, fibrous coat), 중간층(안구혈관층, vascular coat) 및 내층(안구신경층, sensory coat)으로 구성되어 있다.

1) 안구벽

(1) 외층(안구섬유층)

안구벽의 가장 바깥층을 안구섬유층이라 하는데, 각막과 공막이 해당된다. 각막(cornea)은 안구의 앞쪽 1/6을 차지하는 곳으로 투명하고 광선이 통과할 때 굴절된다. 각막은 혈관이 없어 각막의 영양은 각막윤부(각막과 공막의 경계)의 혈관망이나 눈물과 방수로부터 공급받는다. 공막(sclera)은 안구의 뒤쪽 5/6를 이루는 곳으로 앞쪽의 각막과 연결된다. 공막은 눈의 흰자위를 이루는 부분으로 각막을 제외한 안구 전체를 둘러싸고 있으며 6개 외안근이 부착되는 곳이다.

(2) 중간층(안구혈관층)

안구벽의 중간층을 안구혈관층 또는 포도막(uvea)이라고 하는데, 홍채, 모양체(섬모체, ciliary body), 맥락막(choroid)이 해당된다. 홍채(iris)는 안구 앞쪽에 있는데, 가장자리는 모양체와 연결되어 있고 중심에 있는 동공(pupil)의 크기를 조절하며 눈동자의 색깔을 나타낸다. 교감신경은 동공을 확대(산동, mydriasis)시키고 부교감신경은 동공을 수축(축동, miosis)시킨다.

모양체는 홍체와 맥락막 사이에서 고리 모양으로, 모양체근(ciliary muscle)과 모양체돌기(ciliary process)로 이루어진다. 모양체근은 걸이인대로 연결된 수정체의 두께를 조절하는데, 모양체근이 수축하면 수정체가 두꺼워지고 쉴렘(schlemm)관이 열리게 되어 방수가 배출된다. 방수는 모양체돌기에서 생성된다. 맥락막은 망막 바깥쪽에 있는 부분으로 모세혈관이 풍부하여 망막에 영양을 공급한다.

(3) 내층(안구신경층)

안구벽의 가장 안쪽은 망막(retina)이 있다. 망막은 안구 후방 2/3의 맥락막 안쪽을 덮고 있는 신경조직막으로 바깥쪽의 색소상피층과 안쪽의 신경층으로 이루어져 있다. 바깥쪽의 색소상피층(pigmented layer)은 안쪽의 신경층을 통과하는 빛을 흡수한다. 안쪽의 신경층(neural layer)에는 시세포층(빛수용체)과 신경세포가 있어 흡수한 빛을 신경자극으로 변환시켜 뇌로 전달한다. 시세포층(빛수용체)은 간상세포(막대세포, rod cell)와 추상세포(원뿔세포, cone cell)로 나누어지는데, 간상세포는 어두운 빛에 기능하고 추상세포는 밝은 빛과 색깔을 지각한다.

시신경 유두(optic disk)는 시신경 섬유로만 구성되어 있고 시세포(빛수용체)가 없어 생리적 맹점(Mariotte's blind spot, physiologic blind spot)이라고 불린다.

황반(macula)은 둥글고 약간 어두운 색으로, 그 안에 움푹 파인 부분을 중심와(fovea centralis)라고 하는데, 여기에 추상세포가 밀집되어 있어 가장 선명한 상이 맺히게 한다.

2) 수정체

수정체(lens)는 두께가 4mm이고 직경이 9mm인 젤리와 같은 투명한 섬유조직으로써 수분과 단백질로 이루어진 반투과막이다. 수정체에는 혈관이나 신경이 분포하지 않고 모양체근의 수축과 이완으로 빛을 굴절시켜 망막에 상을 맺도록 해준다. 가까운 곳을 볼 때는 수정체가 더 둥글어지고, 먼 곳을 볼 때는 더 편평해진다.

3) 눈의 내부 공간

눈의 내부 공간은 수정체를 기준으로 하여 전부(anterior segment)와 후부(posterior segment)로 나뉜다.

전부는 전방과 후방으로 나뉘는데, 각막과 홍채 사이를 전방이라고 하며, 홍채와 수정체 사이를 후방이라고 하고, 여기에는 방수(안방수, aqueous humor)라는 액체가 가득 차 있다.

방수는 홍채와 각막, 홍채와 수정체 사이에 있는 투명한 액체로 용적이 0.2mL인데, 80%는 전방에 있고 20%는 후방에 있다. 방수는 안압(10~21mmHg)을 유지시키고 각막과 수정체에 영양을 공급하는 역할을 한다. 방수는 모양돌기에서 분비하여 후방에서 전방으로 흘러간 다음 모양주에 있는 쉴렘관으로 배출되어 방수 정맥으로 들어간다.

후부는 수정체 뒤에서 망막 앞의 공간으로, 초자체(유리체, vitreous humor)라는 투명하고 젤리 같은 물질이 안구를 채우고 있다. 초자체는 안구 무게의 2/3를 차지하고 있고 안구의 형태를 유지하며 혈관이 없어 수정체로 들어온 빛을 망막으로 전달하는 역할을 한다(그림 8.1).

4) 시각 경로(시로, Visual pathway)

빛이 눈에 도달해 굴절 매체인 수정체를 통과하여 망막의 특정 부분의 시세포와 시신경에 뒤집힌 상을 맺는다. 빛의 광선은 홍채, 전방, 동공, 수정체, 후방 그리고 망막을 통과하게 되는데 이때 물체가 망막에 상을 잘 맺도록 초점을 맞춘다. 하지만 근시는 광선이 망막의 전반에 초점을 맺는 것이고 원시는 망막 뒤에 초점을 맺는 것이다. 난시는 수정체나 각막의 굴절 정도가 불규칙할 때 발생하는데 물체의 상이 선명하게 맺지 못한 것이다. 이러한 시각적 이미지는 망막의 신경섬유가 모여 있는 시신경 유두로 전달된다. 시신경은 망막을 떠나 뇌하수체 바로 앞에 있는 시신경교차(optic chiasm)에서 모이게 된다. 양쪽 눈 망막의 안쪽 부분에서 시작되는 신경절 축삭은 시신경교차에서 뇌의 서로 반대편으로 교차하고, 망막의 가장자리쪽 부분에서 시작되는 신경절 축삭은 교차하지 않고 같은 쪽의 뇌로 향한다. 이로 인해 좌뇌와 우뇌는 양쪽 눈에서 온 시각정보를 모두 수용한다. 시신경은 시신경교차 후 시상의 외슬상체(lateral geniculate body)로 연결된 후 시방사(optic radiation)를 형성하여 후두엽에 있는 일차시각피질(primary visual cortex)로 전달되어 해석된다(그림 8.2).

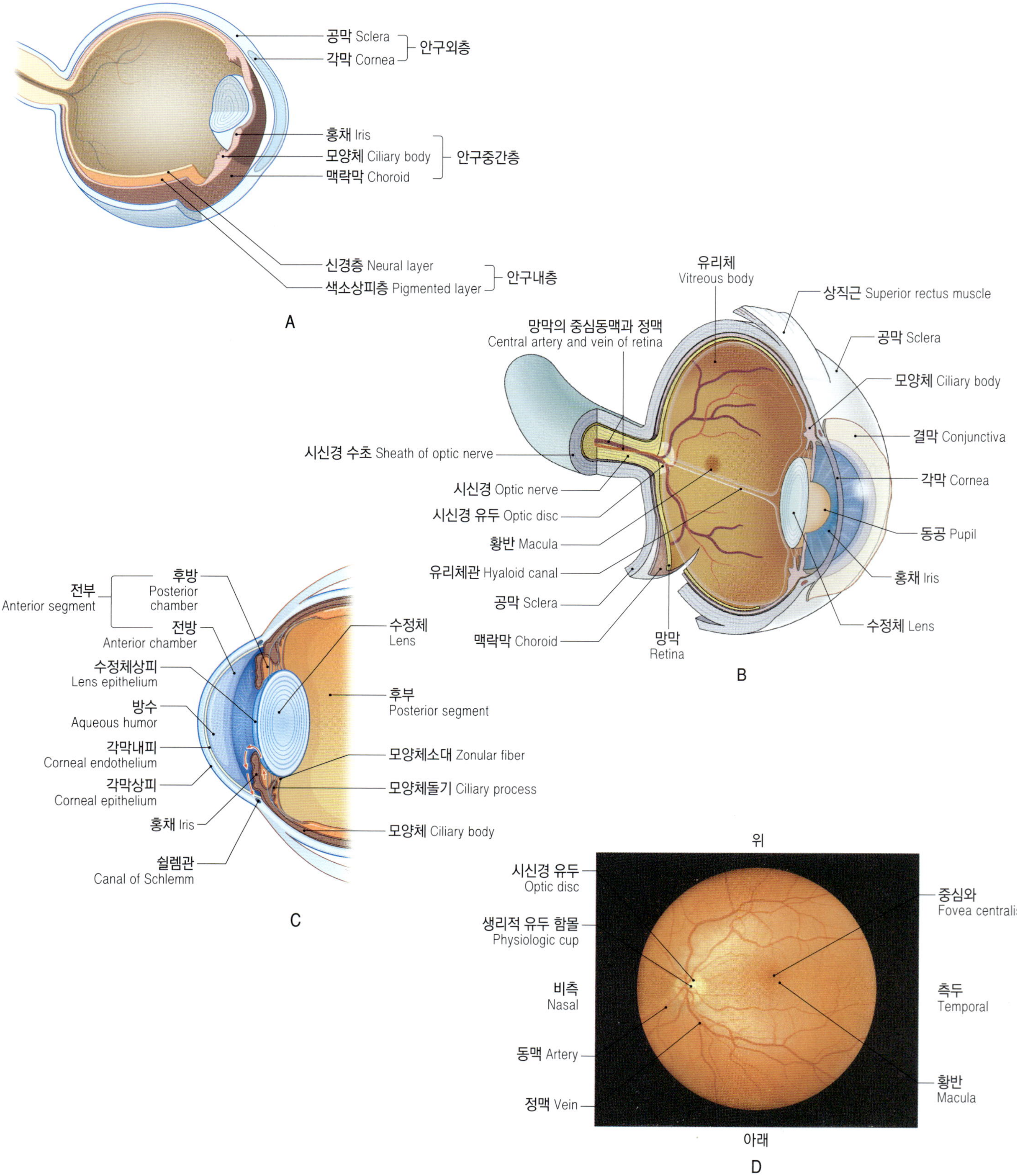

그림 8.1 눈의 구조

A: 안구벽의 횡단면, B: 안구의 시상면, C: 방수의 흐름, D: 왼쪽 눈의 내부 구조

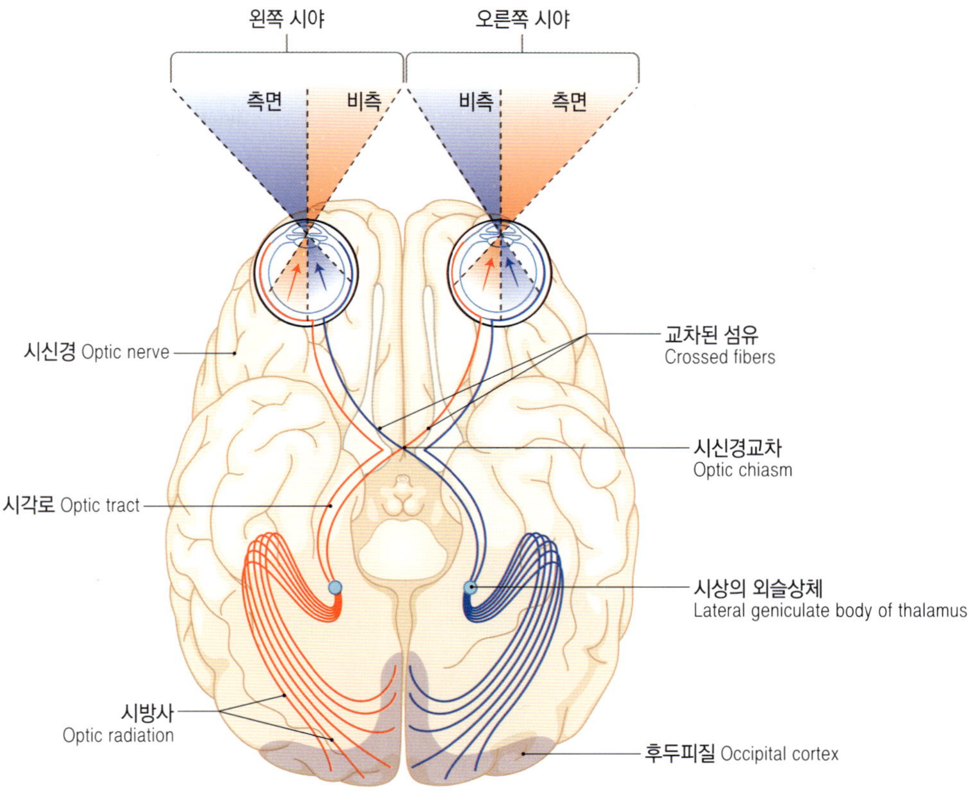

A

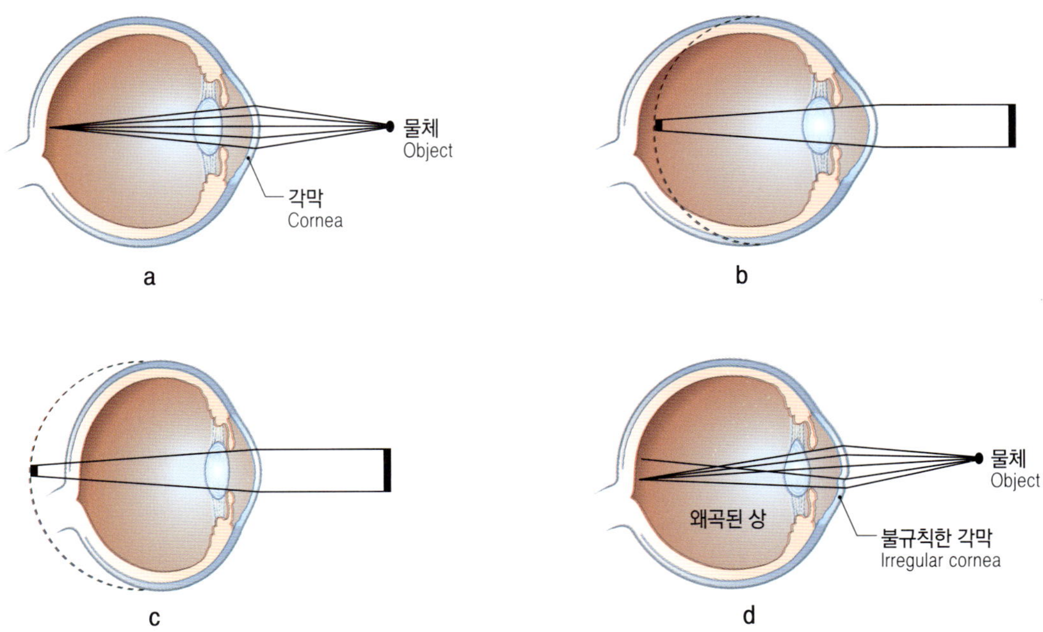

B

그림 8.2 시각 경로

A: 시각전도로와 시야, B: a. 정상 눈, b. 근시, c. 원시, d. 난시

2. 안구의 부속기관

안구의 부속기관들로는 눈썹(eyebrows), 안검(눈꺼풀, eyelids), 결막(conjunctiva), 눈물기관(lacrimal apparatus) 및 외안근(extrinsic eye muscle)이 있으며, 이들은 안구와 함께 안와(orbit)에 위치하고 있다(그림 8.3).

안와는 안구의 대부분을 둘러싸고 있는 뼈로 전두골, 상악골, 관골 및 접형골 등과 지방, 혈관, 신경 등으로 이루어져 있다.

안검은 이물질이나 외상에서 안구를 보호하고 외부에서 들어오는 광선의 양을 조절한다. 상안검(위눈꺼풀, upper eyelid)과 하안검(아래눈꺼풀, lower eyelid)으로 나누어져 있으며, 연결부가 내안각(medial canthus)과 외안각(lateral canthus)을 형성한다. 안검의 피부 가장자리에는 속눈썹(eyelash)이 있어 순목반사(눈깜박임반사, blink reflex)를 일으켜 이물질이 눈에 들어가는 것을 막아준다.

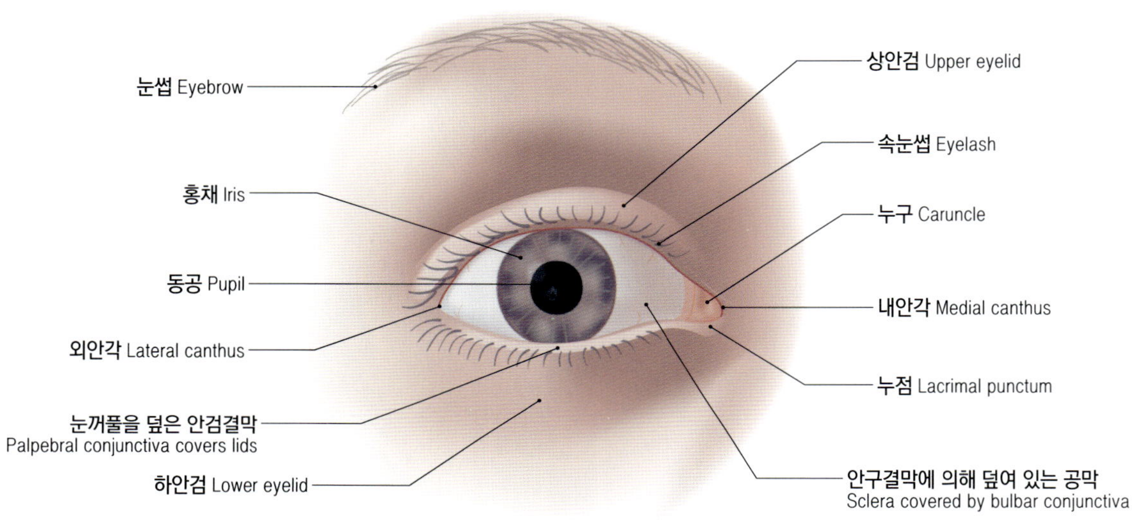

A

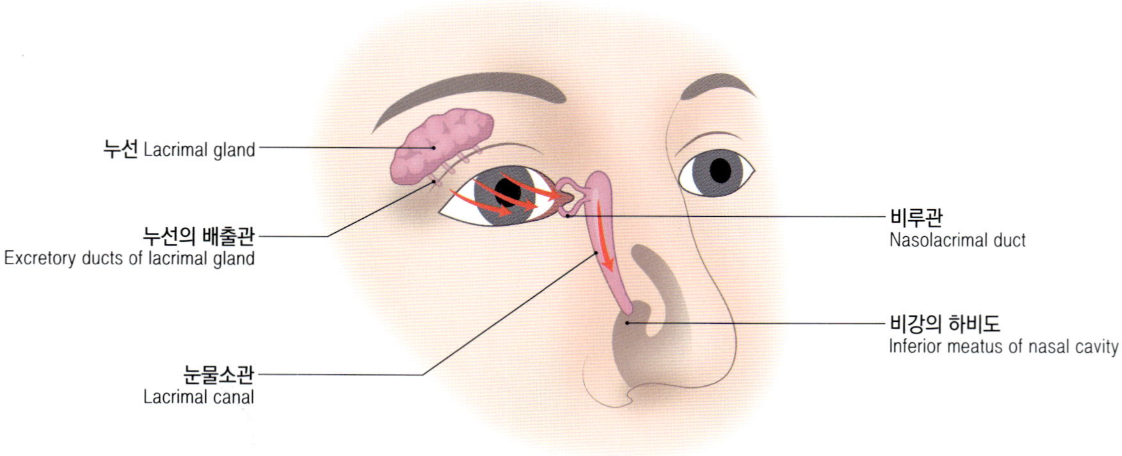

B

그림 8.3 안구의 부속기관. A: 눈과 안검의 전면, B: 누선과 관

결막(conjunctiva)은 얇고 투명한 막으로, 각막을 제외한 안구의 전면을 덮는 안구결막(bulbar conjunctiva)과 안검의 후면을 덮는 안검결막(눈꺼풀결막, palpebral conjunctiva)이 있다. 또한 결막은 혈관이 많아서 혈관이 없는 공막에 영양을 공급하고 이물질 등으로부터 눈을 보호하는 기능을 한다.

눈물기관(누기)은 눈물을 생성하고 분비하는 누선(눈물샘, lacrimal gland)과 눈물을 운반하는 누관(lacrimal duct)으로 구성되어 있다. 안구의 상외측 가장자리에 위치하는 누선은 눈물을 생성하여 안구 청결과 윤활제 역할을 하며 내안각의 누점(눈물구멍, lacrimal punctum) 내로 들어가 비루관(nasolacrimal duct)으로 흘러내린다. 비루관은 비강과 연결되어 있다. 눈물은 점액, 항체 및 세균을 파괴하는 라이소자임(lysozyme)이 있어 눈의 방어작용을 한다.

외안근(extrinsic eye muscle)은 안구의 움직임을 직접 조절하는 근육으로 4개의 직근(rectus muscle)과 2개의 사근(oblique muscle)으로 되어 있는데, 직근은 안구의 수직과 수평운동에 관여하고 사근은 안구의 회전운동에 관여한다(그림 8.4).

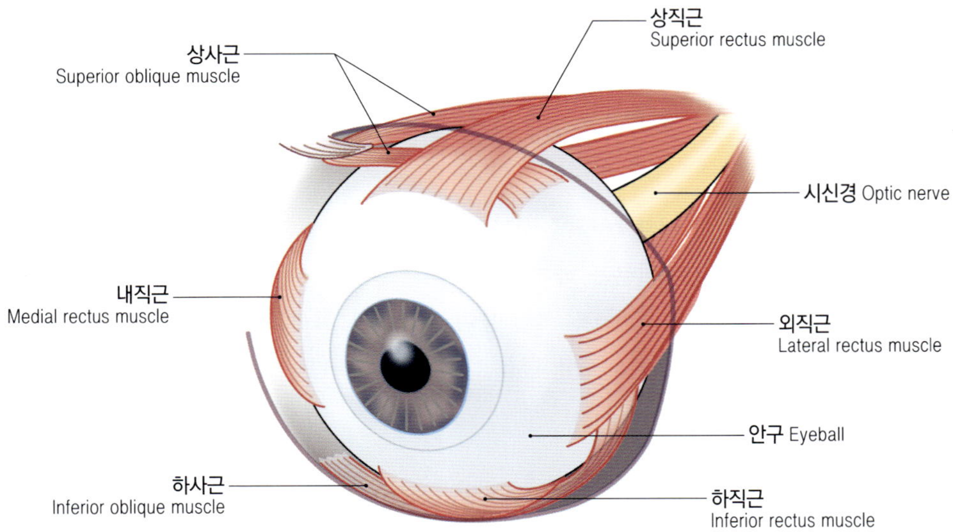

A

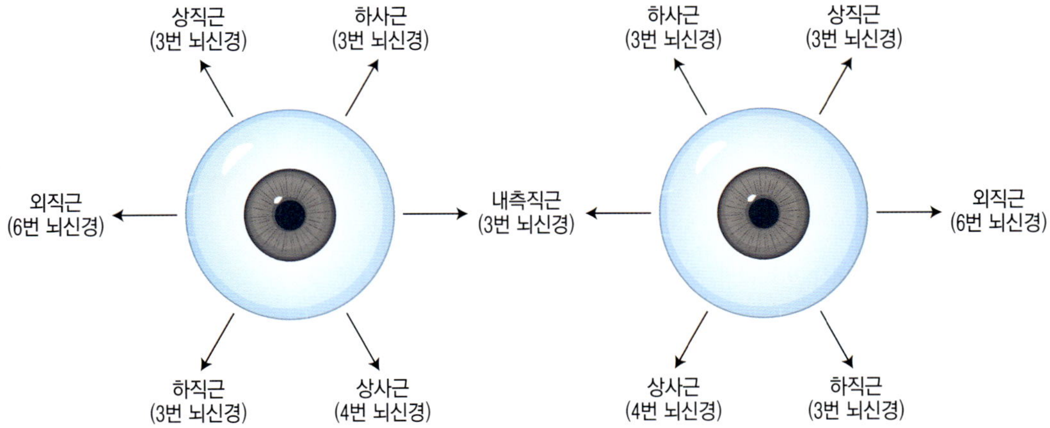

B

그림 8.4 외안근과 안신경. A: 안구체와 외안근의 부착, B: 뇌신경과 안구운동

건강력 수집은 병원을 방문하게 된 이유(주호소)를 묻기 시작하면서, 현병력, 과거력, 가족력, 투약력 및 개인사회력에 대해 포괄적으로 조사하고 그 결과를 통합하고 분석함으로써 눈의 건강 문제를 규명할 수 있어야 한다.

1. 주요증상

- 통증(pain)
- 시야 감소(decreased visual field)
- 수명(눈부심, photophobia)
- 달무리(halo)
- 복시(겹보임, diplopia)
- 흐린 시력(blurred vision)
- 갑작스런 시력상실(sudden visual loss)
- 암점(scotoma)
- 이물감(feeling of foreign object)
- 부유물(floaters)

2. 현병력

주요 증상에 초점을 맞추어 각 증상이 언제 어떻게 시작되었는지 특성이나, 원인, 심각성, 유발요인과 완화요인, 관련 증상, 시간과 상황에 대한 구체적인 질문을 하여 정보를 수집한다.

면담 중에 눈을 찡그리거나 비정상적인 안구 움직임 등이 있는지 보고 시력 변화와 같은 문제를 파악하며 안경이나 콘택트렌즈의 착용 여부를 사정한다.

1) 통증

눈에 통증(pain)이 있나요? 통증을 언제 처음 느꼈고 위치는 어디인가요? 심한 통증인가요, 아니면 참을만한가요? 통증의 악화요인이나 동반되는 증상이 있나요?

근거: 통증을 유발하는 안질환으로는 홍채염, 급성 녹내장, 각막열상, 안구 내 이물질 등이 있다. 각막열상이나 안구 내 이물이 있으면 눈을 감고 있을 때보다 눈을 깜빡거릴 때 통증이 심해지며, 심부의 안구통증은 안구 내 염증을 의미한다. 또한 갑작스런 안구통증은 망막박리에서 오고 즉시 병원치료가 필요하다.

2) 흐린 시력

시력이 흐린(blurred vision)가요? 언제부터 흐렸나요?

근거: 굴절이상, 각막혼탁, 백내장, 망막박리, 초자체 혼탁, 황반변성으로 시력이 흐려진다.

3) 시야 감소

주변시야의 감소(decreased visual field)를 느끼나요? 중심시야에 방해가 있나요?

근거: 녹내장일 때 주변시야 감소가 발생하고 황반변성 시 중심시야 장애가 나타난다.

4) 갑작스런 시력 상실

갑작스럽게 시력이 감소(sudden visual loss)되어 당황스러웠던 경험이 있나요?

근거: 중심망막 동맥폐쇄나 중심망막 정맥혈전증이 주원인이며 안과적 응급상황이다.

5) 수명

광선을 볼 때 눈이 부셔서 보기 힘든 경우(광선공포증, photophobia)가 있었나요?

근거: 각막염, 홍채염, 각막궤양, 결막염 등이 있을 때 나타난다.

6) 암점

물체를 볼 때 섬 모양의 일부가 안 보이는 곳(scotoma, black spot)이 있나요?

근거: 시야의 중심부에 있는 암점은 병적으로 존재하는 결손부로, 한쪽 눈에서 일어나는 것은 망막출혈이나 맥락막염으로 인한 시신경 또는 망막의 결손이고, 양쪽 눈의 같은 부위에 발생하는 것은 시각로 장애로 나타난다.

7) 달무리

야간에 가로등 불빛 주위에 달무리(halo)가 보이나요?

근거: 광원 주위의 흐릿한 빛의 띠로 급성 녹내장의 증상이다.

8) 이물감

눈이 이물이 들어간 것(feeling of foreign object)처럼 불편한가요?

근거: 각막의 찰과상이나 눈꺼풀 내반(entropion)으로 속눈썹이 눈 속으로 말려 들어가거나 각막 표면의 급성염증 또는 눈에 이물이 들어갔을 때 나타난다.

9) 복시

물체가 두 개(diplopia)로 보이나요?

근거: 사물에 대해 초점을 맞추기 어려울 때 나타나며 흔히 뇌신경 및 외안근 장애로 나타난다.

10) 부유물

눈 앞에 부유물(floaters)이 보이나요? 보인다면 한두 개인가요, 아니면 여러 개가 보이나요?

근거: 움직이는 작은 점이 눈 앞에 보이는 것은 초자체 혼탁으로 인하며 노안이나 근시에서 흔히 나타난다. 한 개의 점이나 부유물은 문제가 되지 않으나 여러 개의 부유물이 급격히 나타나는 것은 포도막염, 당뇨병, 망막박리로 인한 안구 내 출혈을 의미한다.

3. 과거력

과거에 안과 질환이나 외상, 눈 감염 등이 있었나요? 있었다면 언제였나요? 시력검사나 안압검사, 사시검사를 받은 적이 있나요? 또한 눈과 관련된 치료(수술, 레이저 치료, 안경이나 콘텍트렌즈 사용 여부)를 받은 적이 있나요?

근거: 현재의 증상이나 시력의 변화는 과거 안과질환이나 수술이나 외상과 관련이 있을 수 있다.

4. 가족력

가족 중 근시, 원시, 백내장, 녹내장, 망막박리 등의 안과질환을 갖고 있는 사람이 있나요?

근거: 백내장, 녹내장, 근시, 노안 등은 가족력과 관련이 있을 수 있다.

5. 투약력

축동제나 산동제 등의 안약을 사용하고 있으면 약명, 투여 목적, 빈도, 사용기간은 얼마나 되나요?

근거: 여러 약물들이 눈에 영향을 미치는데, 항히스타민제나 충혈제거제 등은 눈을 건조하게 하고 교감신경제는 동공을 확장시키며 부교감신경제는 동공을 축소시킨다.

6. 개인사회력

직업이나 환경과 관련해서 화학물질, 자외선, 연기, 먼지, 흡연 등에 노출이 있나요? 안경이나 콘택트렌즈를 사용하고 있나요?

근거: 시력에 영향을 미치는 직업적 · 환경적 요인을 사정하고 예방하는 규정이나 가이드라인을 지키는 것은 시력문제를 예방하는데 중요하다. 선글라스의 착용은 백내장의 위험을 감소시킬 수 있다.

1. 대상자 준비 및 준비물품

1) 대상자 준비

정확한 결과를 위해 시각검사에 대해 자세히 설명한다. 검사실은 조명이 밝고 산만하지 않아야 한다.

2) 준비물품

- 시력검사표(한천석 시력표)
- 펜라이트
- 솜
- 안경
- 근거리 카드(Jaegar card)
- 검안경
- 면봉
- 산동제
- 색깔 차트(Ishihara's card)
- 눈가리개 카드
- 일회용 장갑

2. 눈의 검진방법

1) 시진

(1) 눈의 위치 및 배열 상태

눈의 위치 및 배열 상태로 안구 돌출, 함몰, 편위(deviation) 등을 시진한다. 정상적으로 눈은 얼굴 전체 길이의 1/3지점에 있고 눈의 시선은 양눈이 평행을 유지해야 한다. 눈이 투명하고 양측이 일직선으로 평행하게 배열되어 있는지 또는 속눈썹이 바깥으로 휘어져 있는지 확인한다(그림 8.5).

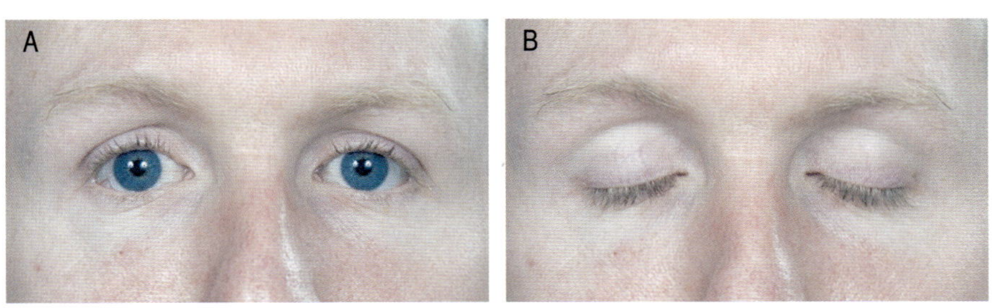

그림 8.5 눈과 속눈썹 시진. **A**: 눈 시진, **B**. 속눈썹 시진

(2) 안검

안검(눈꺼풀, eyelid)은 모양, 색깔, 병변, 감염, 부종, 닫히는 정도 등을 관찰한다. 정상적으로 상안검(위눈꺼풀)은 홍채 상부의 1/4를 덮고 있으며, 속눈썹은 상하 모두 밖을 향하여 있어야 한다.

(3) 결막과 공막

상부 결막(conjunctiva)과 공막(sclera)은 눈꺼풀 뒤집기 방법을 사용하여 색깔, 부종, 결절, 출혈, 염증, 이물 등이 있는지 검진한다. 정상적으로 안검결막은 부드럽고 반짝이며 분홍색이며, 안구결막은 깨끗하고 흰색의 공막과

결막 검진법

안구결막을 시진하기 위해 하안검을 부드럽게 아래로 잡아당기고 안검결막을 시진하려면 면봉을 이용하여 상안검을 부드럽게 위로 뒤집는다(그림 8.6).

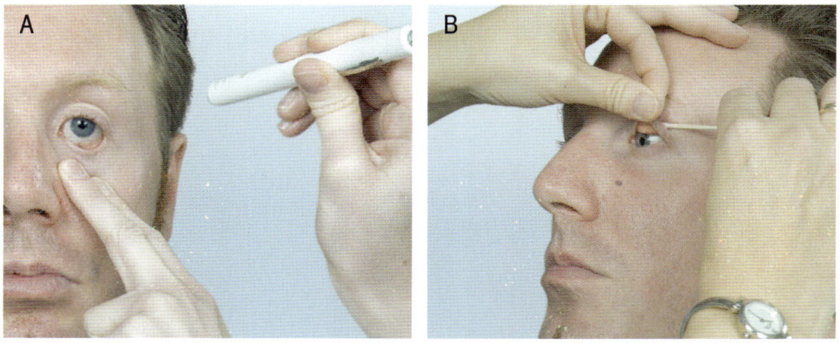

그림 8.6 결막 검진법. A: 하안검을 아래로 당김, B. 상안검을 위로 뒤집음

소수의 미세혈관을 관찰할 수 있다. 공막은 색을 확인하는데, 흰색이며 반짝거려야 한다.

(4) 각막과 수정체

각막(cornea)을 측면에서 빛을 비추어 투명도와 찰과상을 확인한다. 정상적으로 각막은 매끄럽고 상처가 없어야 하며 수정체(lens)는 탁하지 않고 투명해야 한다. 각막반사와 순목반사(눈깜빡임반사, blink reflex)는 양성으로 나와야 한다.

각막반사(corneal reflex)란, 솜으로 부드럽게 각막을 접촉하거나 또는 바늘이 없는 주사기에 공기를 넣어 각막에 공기를 불어넣게 되면 정상적으로 눈의 깜빡임과 눈물이 나는 것이다. 순목반사는 검진자가 손가락으로 속눈썹을 만질 때 눈깜빡임을 확인하는 것이다(그림 8.7).

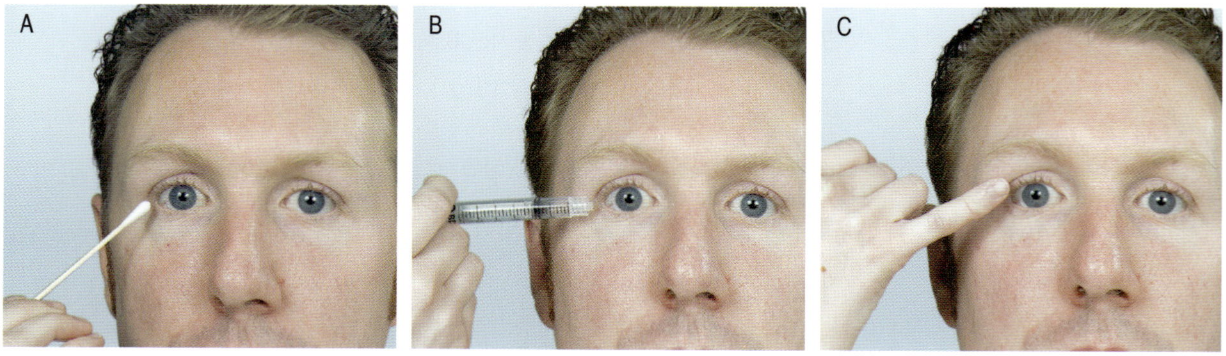

그림 8.7 각막반사 검진법
A: 솜을 이용한 각막반사, B: 바람을 이용한 각막반사, C: 순목반사

(5) 동공

동공(pupils)의 크기, 모양, 빛에 대한 반응 및 조절작용을 검진한다. 정상적으로 동공은 크기가 2~6mm 정도이고 모양이 둥글고 양쪽 크기가 같다. 빛에 대해 반응하며 물체의 원근에 따라 동공의 크기를 변화시키는 조절반사가 있어 이것을 약자로 PERRLA(pupils equal, round, react to light, and accommodation)라고 기록한다.

대광반사는 빛에 대한 반응검사로 2번(시신경)과 3번 뇌신경(동안신경)의 기능을 평가하는 것이다. 직접 대광반사와 공감 대광반사를 검진한다. 직접 대광반사(direct light reflex)는 빛을 비춘 눈에 나타나는 동공 수축 상태를 말하는 것이고 공감 대광반사(consensual light reflex)는 빛을 비춘 눈과 더불어 빛을 비추지 않는 눈에도 동공수축이 일어나는 것을 말한다.

검사방법은 방을 어둡게 하고 대상자에게 앞을 바라보게 하고 측면에서 펜라이트로 빛을 비추어 동공의 수축 상태(직접 대광반사)를 관찰한 후 반대쪽의 동공의 수축(공감 대광반사)을 관찰한다. 반대쪽 눈도 같은 방법으로 시행한다(그림 8.8).

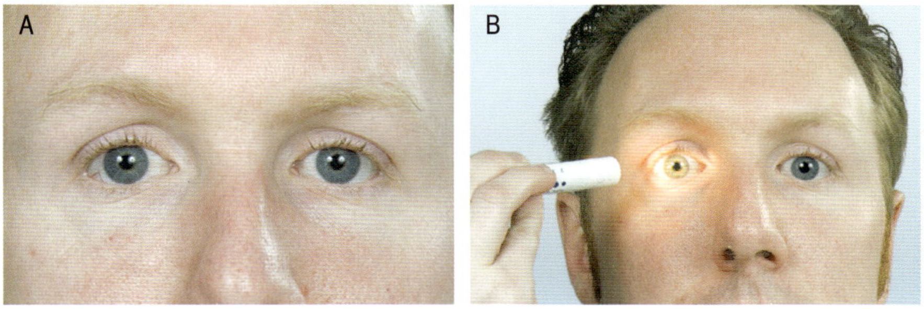

그림 8.8 대광반사 검진법. A: 동공 크기 확인, B. 대광반사

조절(accommodation)은 거리에 대한 눈의 조절반응을 보는 것으로, 대상자의 눈에서 14inch(35cm) 떨어진 곳에서 손가락을 점점 더 대상자 눈에 가깝게 이동하면 대상자는 가까운 물체에 초점을 맞추기 위해 두 눈이 모아지는 폭주(convergence)와 가까운 물체를 보기 위한 축동(constriction of pupil)이 일어난다(그림 8.9).

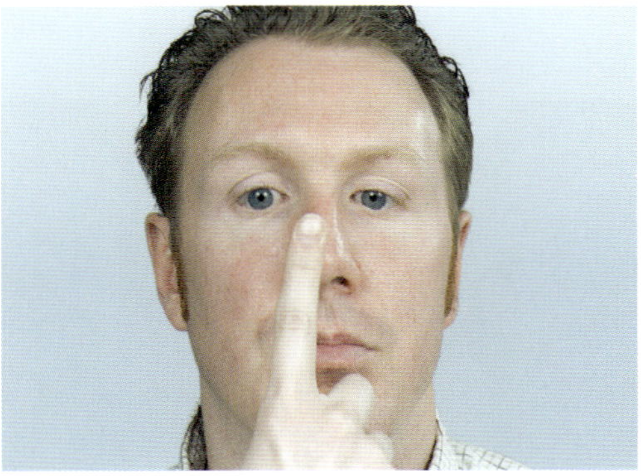

그림 8.9 조절검사 방법

(6) 전방

검진자가 눈 옆에서 빛을 비출 때 대상자는 앞을 똑바로 보게 한 후 홍채의 그림자를 확인한다. 정상적으로 농이나 혈액은 없어야 하고 빛을 비춘 눈의 가장자리에 그림자가 없어야 한다(그림 8.10).

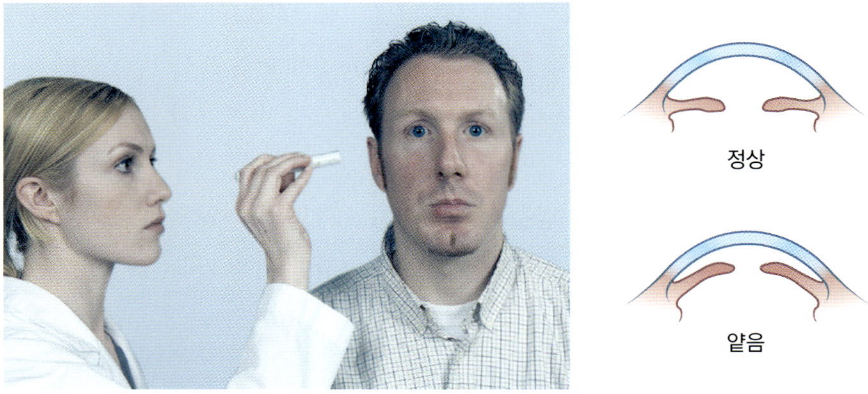

그림 8.10 안구전방 검사

2) 촉진

(1) 안구

눈을 감고 안구(eyeball)를 부드럽게 촉진하여 눈의 압력이나 긴장을 확인하는데, 압력이나 긴장이 증가하면 안압 상승을 의미한다. 눈에 외상이 있거나 이미 알고 있는 녹내장을 가진 환자인 경우에는 안구를 촉진하면 안 된다. 정상적으로 안구는 단단하나 압통은 없다(그림 8.11).

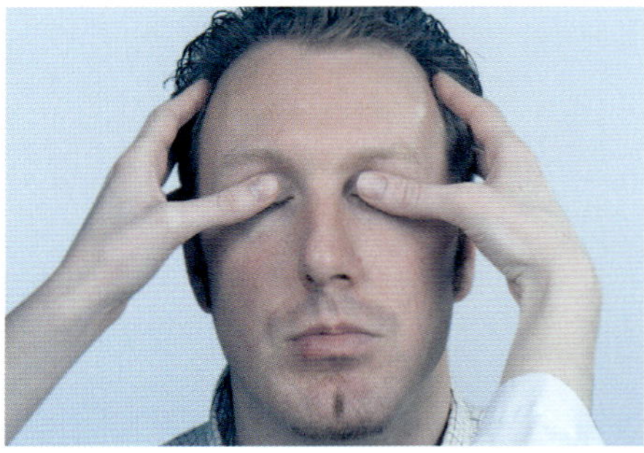

그림 8.11 안구 촉진

(2) 누선과 비루관

누선(lacrimal glands)은 눈썹에서 속눈썹 아래로 가볍게 촉진하고 비루관(nasolacrimal ducts)은 눈의 내안각 부위를 촉진하여 압통이 있는지 확인한다. 부종과 압통이 있다면 염증을 의미한다(그림 8.12).

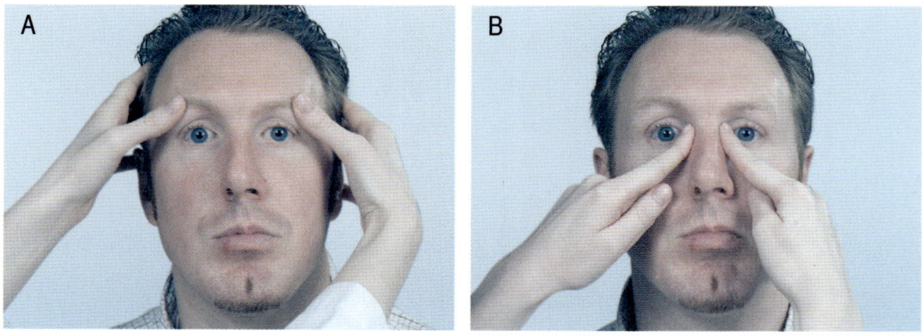

그림 8.12 누선과 비루관 촉진. A: 누선 촉진, B: 비루관 촉진

3) 시력검사

시력검사는 원거리 시력검사, 근거리 시력검사, 색각검사가 포함된다.

(1) 원거리 시력검사

원거리 시력검사(far vision)를 위해 조명이 밝은 곳에 한천석 시력표, 진용한 시력표, 스넬렌(Snellen) 시력표 등을 고정한다. 스넬렌 차트 이용 시 대상자는 시력표로부터 약 6m(20피트) 떨어진 곳에서 대상자에게 한쪽 눈을 가린 후 대상자가 읽을 수 있는 가장 작은 글자의 줄을 읽게 한다. 같은 절차를 사용하여 다른 쪽 눈도 검사한다. 만약 대상자가 콘택트렌즈나 안경을 착용하고 있다면 그대로 검사한다. 최종적으로 대상자가 2개 이상 틀리지 않고 읽을 수 있는 가장 작은 줄의 분수를 기록하고 안경이나 콘택트렌즈를 착용했는지 기록한다(그림 8.13).

정상인의 시력은 20/20(1.0)이다. 분자는 대상자가 읽을 수 있는 거리가 시력 측정표로부터 얼마나 떨어져 있는가를 나타내고, 분모는 정상인이 읽을 수 있는 거리를 의미한다. 정상은 왼쪽, 오른쪽, 양쪽 눈 20/20에 해당하는 글자를 완벽하게 읽는 것이다. 만약 대상자의 시력이 20/30으로 나오면 정상 시력을 가진 사람이 9m(30피트) 거리에서 읽을 수 있는 글씨를 6m(20피트)에서 읽을 수 있다는 것을 의미하므로 시력이 떨어진 것이다.

글자를 읽을 수 없는 대상자에게는 '스넬렌 E' 시력표를 사용한다. 대상자에게 'E' 글자가 어느 방향으로 있는지 질문하여 검사한다.

우리나라에서 주로 사용하고 있는 시력표는 한천석 시력표와 진용한 시력표이다. 한천석 시력표를 이용하는 경우는 시력표로부터 5m 떨어진 곳에서 같은 방법으로 하되 소수로 기록한다. 시력표의 맨 위에 있는 글자(시력표의 0.1 위치에 있는 표시)를 읽을 수 없다면 1m씩 앞으로 나가면서 시력을 측정한다. 진용한 시력표는 앞면은 숫자 시력표, 뒷면은 그림시력표로서 대상자의 나이 수준에 따라 앞뒤로 바꿔서 검사할 수 있으며 검사거리는 4m이다.

(2) 근거리 시력검사

40세 이상이거나 가까운 글씨를 읽기 힘들다고 호소하는 대상자의 경우에 포켓 시력 선별지(Jaeger card)를 사용하여 시행한다. 대상자에게 한쪽 눈은 불투명한 카드로 가리고 반대편 눈은 포켓 시력 선별지를 35cm 떨어진

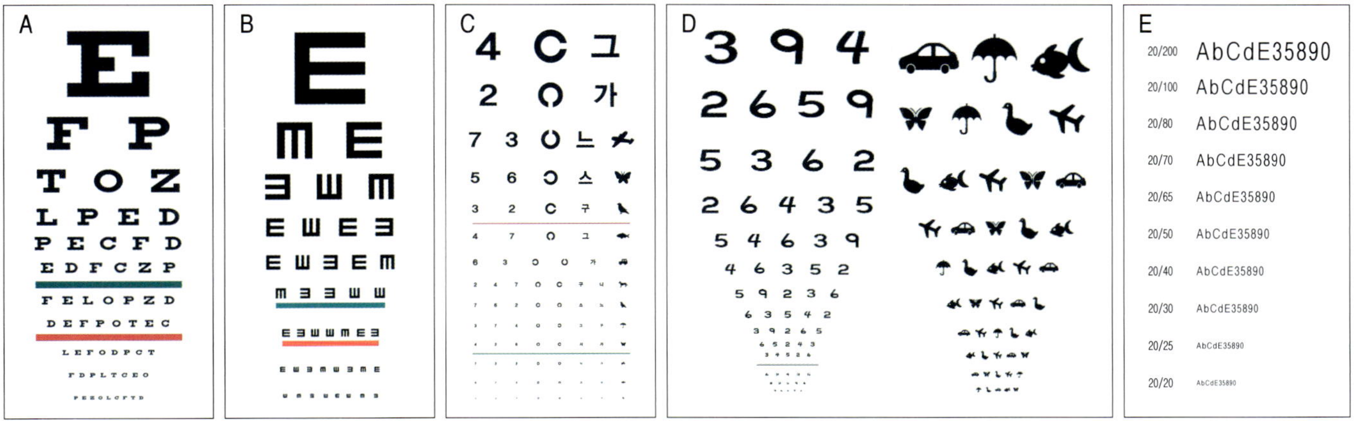

그림 8.13 시력표. A: 스넬렌 시력표, B: E 시력표, C: 한천석 시력표, D: 진용한 시력표, E: 근거리 시력검사표

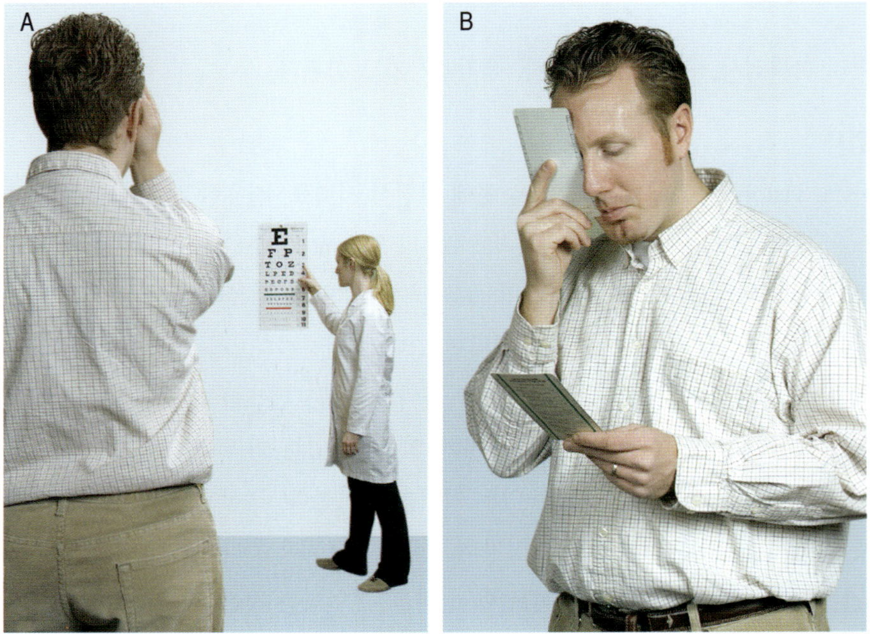

그림 8.14 시력검사. A: 스넬렌 차트 사용, B: 포켓 시력 선별지 사용

거리에서 글씨를 읽게 한다. 만약 대상자가 글씨를 알아보기 위해 검사표를 눈에서 멀리 떼는 경우, 근거리 시력(near vision)이 감소된 것을 나타내며, 원시 또는 수정체의 조절능력이 감소하였음을 알 수 있다(그림 8.14).

(3) 색각검사

색각검사(color vision)는 스넬렌 차트에서 선의 색을 구분하게 하거나 색깔 차트에 포함된 모양을 정확하게 찾아내게 한다. 색깔 차트에 포함한 글자나 숫자를 찾아내지 못하면 색맹(색깔 지각장애)이라고 한다(그림 8.15).

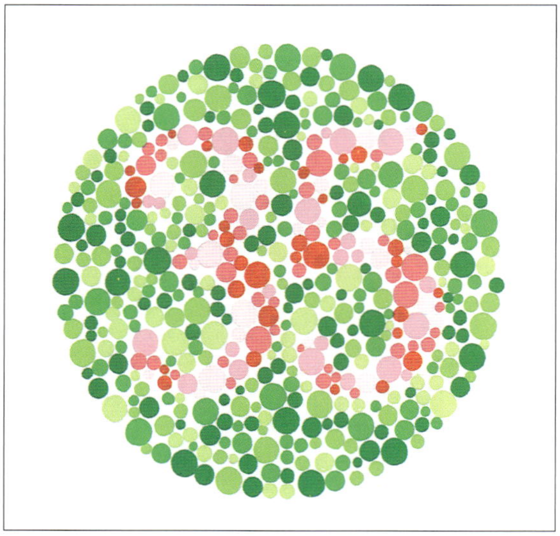

그림 8.15 색깔 차트(Ishihara's card)

4) 시야검사

시야검사(대면법, confrontation method)는 대면법을 이용하는데, 검진자의 시야가 정상이라는 가정하에 주변 시야를 대상자의 시야와 비교하는 것이다.

방법은 먼저 대상자와 검진자는 40~60cm 떨어져서 눈높이가 서로 같도록 마주보고 앉거나 선다. 그다음 대상자는 왼쪽 눈을 가리고, 검진자는 오른쪽 눈을 가린다. 그리고 검진자는 눈을 가리지 않은 쪽의 손가락을 시야 밖에 위치시킨 후 상 · 하 · 좌 · 우 · 사선 방향(8방향)을 검사하되, 각 방향에서 바깥쪽에서부터 중심 쪽을 향하여 천천히 손가락을 움직인다. 대상자에게 손가락이 보일 때 '지금'이라고 말하도록 하여 검진자와 대상자는 동시에 손가락이 보이는지 비교해 본다. 반대쪽 눈도 같은 방법으로 검사한다. 정상 시야의 범위는 위쪽 50°, 아래쪽 70°, 귀쪽 90°, 코쪽 60°이다(그림 8.16).

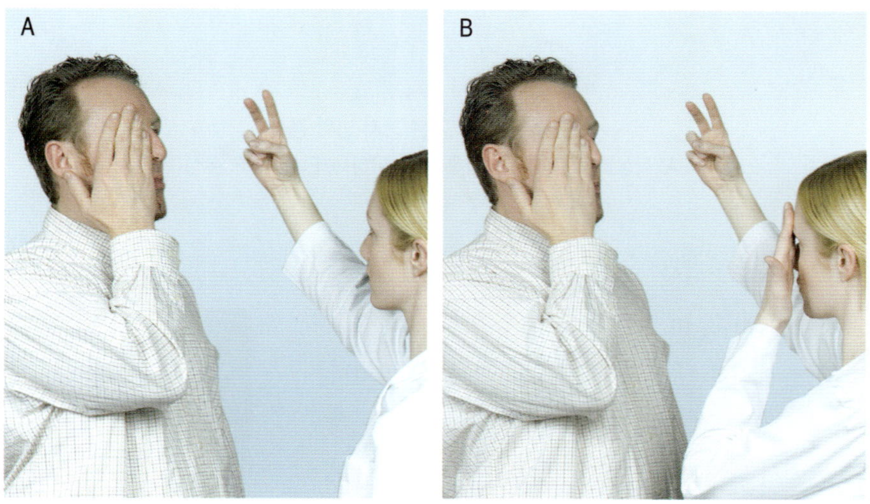

그림 8.16 시야검사. A: 바깥쪽부터 안쪽으로 검진함, B: 검진자와 대상자를 비교함

5) 외안근(바깥눈근육) 기능검사

(1) 기본 응시 범위 검사

응시 범위 검사(cardinal fields of gaze test)는 6개의 기본방향으로 안구의 움직임을 사정하여 3번, 4번, 6번 뇌신경의 기능을 평가하는 것이다.

방법으로 대상자는 약 30cm 떨어진 거리에서 검진자와 눈의 높이가 서로 같게 하여 마주 보게 한다. 그 다음, 검진자는 자신의 손가락이나 펜을 따라오도록 설명하고 대상자의 코 높이에서 여섯 방향으로 천천히 중심에서 말초 쪽으로 움직인다. 대상자는 얼굴과 목을 고정시키고 검진자의 손가락이 움직이는 대로 손가락을 따라 눈만 움직이면 정상이다. 하나 또는 그 이상의 방향에서 안구 움직임이 비대칭이거나 제한이 있으면 그 방향과 관계있는 외안근의 마비가 있다는 것을 의미한다(그림 8.17).

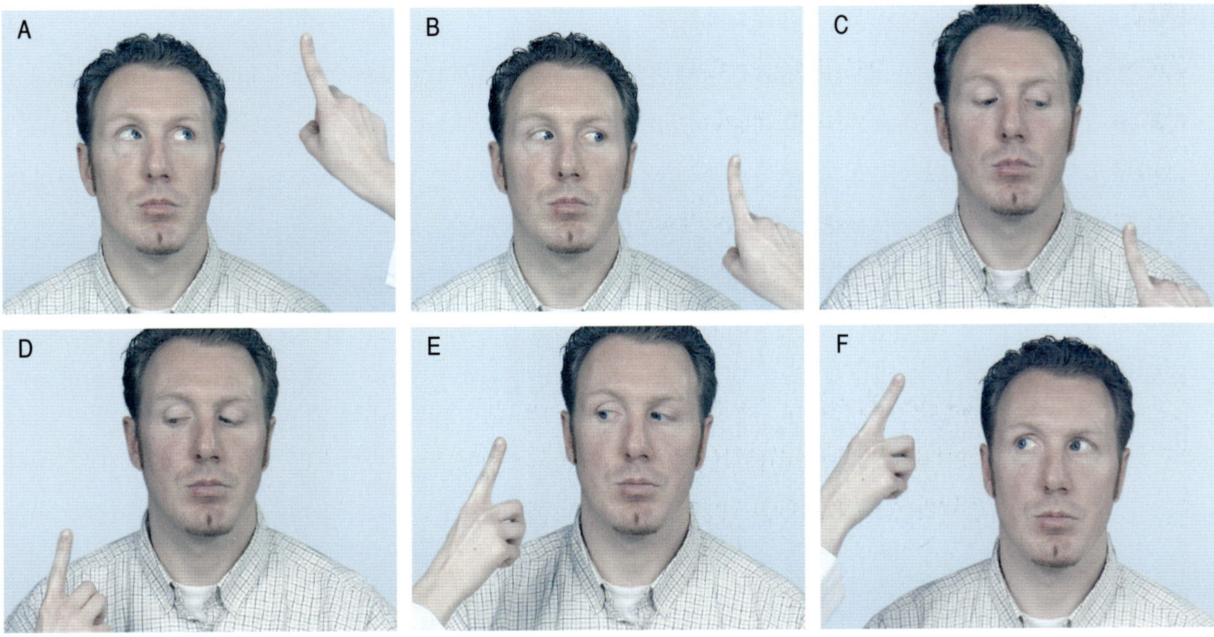

그림 8.17 기본 응시 범위 검사
A: 좌상측, B: 좌측, C: 좌하측, D: 우하측, E: 우측, F: 우상측

(2) 각막 빛반사 검사, 허쉬버그 검사

각막 빛반사 검사(corneal light reflex test)와 허쉬버그 검사(Hirschberg's test)는 물체를 주시할 때 외안근이 눈을 평행하게 유지할 수 있는지를 보는 검사로, 대상자에게 앞을 똑바로 쳐다보도록 하고 코 끝에서 약 30cm 떨어진 곳에서 펜라이트를 비춘다. 빛반사점(빛을 비추었을 때 반짝이는 섬광)이 양쪽 각막의 같은 지점에서 일어나야 한다. 빛반사점이 비대칭으로 나타나면 눈의 근육이 약하거나 마비된 것을 의미한다(그림 8.18).

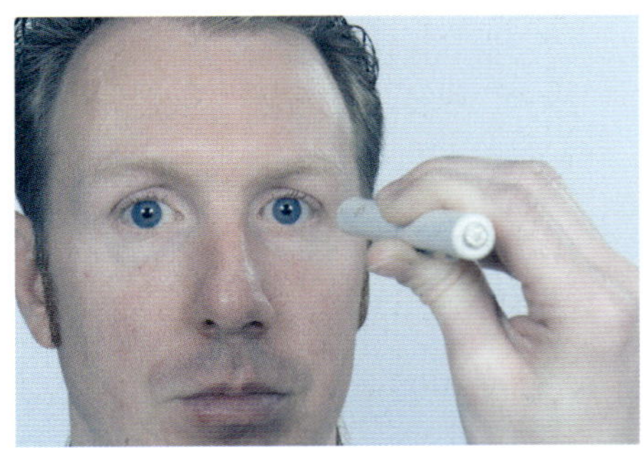

그림 8.18 각막 빛반사 검사

(3) 차폐 검사

차폐(가림-안가림, cover-uncover) 검사는 외안근 움직임을 사정하는 검사이다. 대상자는 한쪽 눈을 가리고 멀리있는 물체를 응시하도록 한다. 그 다음, 눈가리개를 치우고 눈의 움직임을 확인한다. 시선은 눈을 가렸을 때와 가리지 않았을 때 모두 눈동자가 흔들리지 않고 고정되어 있어야 한다. 시선이 흔들리

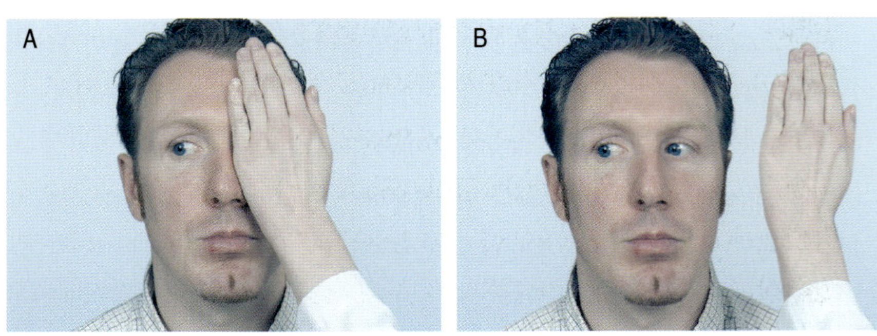

그림 8.19 차폐 검사. A: 가림, B: 안 가림

는 것은 외안근의 허약이나 사시를 의미한다. 사위(phoria)는 가벼운 외안근의 허약으로 나타나고, 사시(tropia)는 정상에서 현저하게 한쪽으로 쏠리는 경우로 마비가 심할 때 나타난다(그림 8.19).

6) 검안경 검사

검안경(ophthalmoscope)을 이용해 망막, 시신경 유두(optic disc), 망막주위 혈관, 황반부를 관찰하는 것이다.

(1) 검안경 사용 방법

방을 어둡게 하여 동공을 확장시키거나 산동제를 점적하는데, 산동제는 녹내장이 없어야 사용할 수 있다. 대상자의 오른쪽 눈과 30cm 거리에서 대상자의 눈과 15° 각도로 경사지게 빛을 비추고 검사 중에 눈을 깜빡거리지 않도록 한다. 검진자는 오른손에 검안경을 잡고 왼손을 대상자의 머리 위에 올려놓은 후 엄지를 대상자의 눈썹 위에 놓는다. 검안경에 전원을 켜고 렌즈를 0 디옵터(diopter)에 맞춘다.

(2) 적색반사

대상자는 정면에 있는 사물을 응시하도록 하고 대상자의 오른쪽 눈을 검사할 때는 검진자의 오른쪽 눈으로, 대상자의 왼쪽 눈을 검사할 때는 검진자의 왼쪽 눈으로 사용한다. 만약 적색반사를 놓쳤다면 검진자는 동공에서 빛을 멀리 치우고 검안경의 빛을 다시 잡는다. 검지로 검안경의 렌즈디스크를 돌려 초점을 맞춘다. 근시이면 빨간 숫자 또는 음수로, 원시이면 검은 숫자 또는 양수로 초점을 맞춘다. 정상적으로 동공에서 적색 빛 반사가 보인다. 적색반사가 나타나지 않으면 수정체 혼탁, 초자체 질환 등을 의심할 수 있다(그림 8.20).

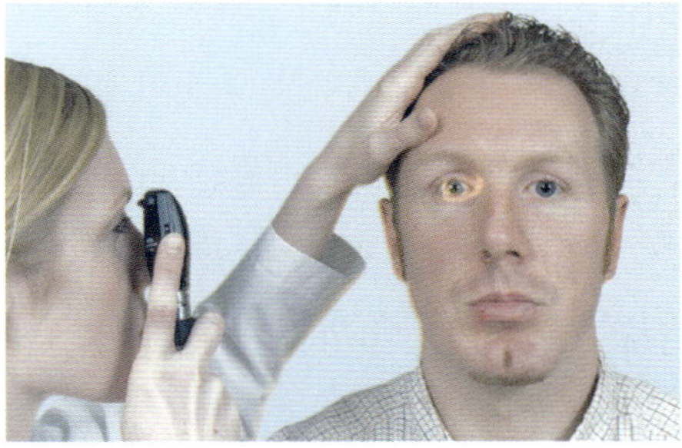

그림 8.20 적색반사 검사

(3) 시신경 유두

렌즈를 조절하여 대상자의 이마에 검안경이 거의 닿을 정도로 가까이 대고 비측에 위치한 시신경 유두 윤곽선의 명료성, 크기, 색깔, 생리적 유두 함몰(physiologic cup)을 관찰한다. 시신경 유두의 윤곽은 둥글거나 타원형이고 가장자리가 뚜렷하나 비측 가장자리는 약간 흐릿하며 색깔은 노란색을 띤 주황색으로 밝다. 생리적 유두 함몰은 시신경 유두 중심에 있고 약간 함몰되어 있으며 시신경 유두보다 더 밝은 노란색에서 흰색이다(그림 8.21).

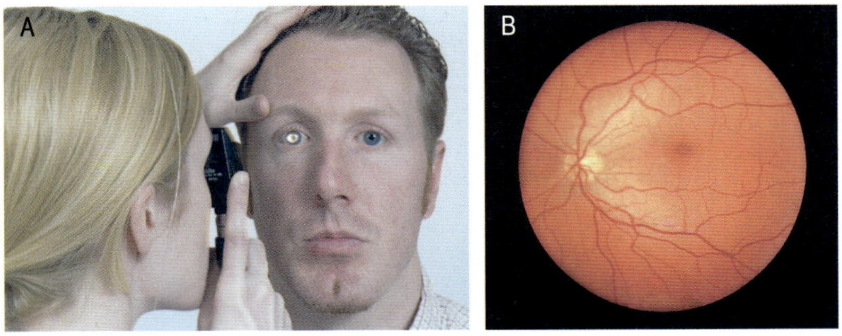

그림 8.21 시신경 유두. A: 시신경 유두 검사, B: 정상 안저

(4) 망막혈관

망막혈관을 시진하여 망막혈관의 색깔, 크기, 동맥과 정맥의 교차점, 세동맥의 빛반사를 사정한다. 망막의 동맥과 정맥은 시신경 유두에서 시작되며, 크기와 색, 교차를 확인한다. 동맥과 정맥은 짝을 이루고 있고, 동맥은 밝은 적색이며 빛에 반응한다. 동맥과 정맥 굵기 비율은 2:3 또는 4:5로 동맥보다 정맥이 더 굵다. 동맥과 정맥의 교차지점이 있을 수 있고, 교차지점에서 협착이 없어야 한다. 동정맥 비율차이가 크면 고혈압일 수 있고 동맥 협착은 중증고혈압이나 망막중심 동맥 폐색을 의심해볼 수 있다.

(5) 황반과 중심와

대상자에게 검안경 불빛을 쳐다보게 하고 관찰하는데, 황반은 시신경 유두 측부에서 시신경 유두 지름의 2배 거리에 위치한다. 정상 색은 안저 부분보다 어둡고 황반의 중심인 중심와(fovea)가 작고 밝은 점으로 보일 수 있다. 황반은 빛에 매우 민감하여 항상 마지막에 검사한다.

3. 기록의 예

건강력과 신체검진에서의 정상 소견 시 다음과 같이 기록한다.

- 눈의 통증이나 분비물, 과도한 눈 깜박임, 충혈, 부종, 외상은 없다고 함
- 원거리와 근거리는 두 눈이 20/20으로 나타났고 속눈썹은 약간 바깥쪽을 향하고 있음
- 안검(눈꺼풀)이 처지거나 분비물 없이 양측이 완전히 닫히고 안검 경계는 핑크색이고 홍채의 위부분에 덮여 있음
- 공막은 희고 깨끗하며 안구결막은 투명하나 때로 모세혈관이 보이고 안검결막은 분홍색임
- 동공은 검은색이고 직경이 3mm이며 양측이 동일함
- 직접 및 공감 대광반사에서 동공수축이 나타나고 조절 및 폭주 기능이 정상임, PERRLA(+)
- 각막은 투명하고 반짝이며 홍채가 보이고 각막반사는 정상이고 각막 빛반사는 대칭적임
- 시선은 동시에 움직이며 평형상태를 유지하고 있고, 시야검사상 귀쪽 90°, 위쪽 50°, 아래쪽 70°, 코쪽 60°로 주변시야 감소는 없었으며 중심시야도 정상임
- 검안경 검진상 적색반사가 있고 시신경 유두의 경계가 명확하고 생리적 유두 함몰이 시신경 유두의 중심에 있으며 약간 함몰되어 있음
- 망막동맥은 밝은 적색으로 동맥 빛반사가 있고 망막정맥은 동맥보다 크지만 빛반사는 없음
- 황반과 중심와는 망막보다 약간 어둡게 나타나고 있음

눈을 정확하게 사정하기 위해 검진기술을 반복 연습하고 정상소견과 비정상소견을 구분할 수 있도록 익혀야 한다.

신체검진법	정상	비정상의 예	관련 질병
안검 (눈꺼풀)	• 안검은 정상 피부로 분비물이나 변색, 통증 등이 없음 • 분당 약 15~20회 정도 불수의적인 깜빡거림이 양쪽 동시에 발생 • 눈을 뜰 경우 각막 위 공막은 보이지 않음	• 발적, 종창, 가피, 분비물, 결절, 상처, 통증 동반 • 깜빡임이 한쪽 눈에만 있거나 아예 없거나 횟수가 감소 • 상안검이 동공 주변이나 그 아래에 있는 경우 • 눈꺼풀과 홍채 사이에 공막이 보이는 안구돌출증 • 안검내반(entropion) • 안검외반(ectropion)	• 안검염, 피지선 폐쇄 • 맥립종, 산립종 • 노화, 알레르기나 전신질환으로 인한 부종 • 안검하수증, 3번 뇌신경장애 • 중증근무력증 • 갑상선기능항진증 • 선천성 안검근육기능부전 • 근신경질환
결막	• 안구결막: 투명하나 때때로 모세 혈관이 보임 • 안검결막: 분홍색으로 매끈함	• 결막이 붉음 • 안검창백	• 결막염 • 빈혈
공막	• 흰색으로 보임	• 황달이 있는 공막 • 창백한 공막 • 공막 발적, 상처 또는 결절	• 간질환 • 빈혈 • 기계적 · 화학적 반응 또는 세균 감염
각막	• 각막이 투명하고 매끈함 • 노인환: 노인에서 각막 가장자리에 회백색의 고리가 있음 • 각막반사: 각막을 면봉으로 접촉하면 눈을 감음	• 불투명하며 표면이 매끄럽지 못함 • 40세 미만에서 노인환이 나타남 • 각막반사: 한쪽 눈 또는 양쪽 눈이 반응하지 않음	• 각막의 외상이나 찰과상 • 5번 뇌신경 마비
동공	• 색: 검은색 • 직경: 2~6mm, 양쪽 동일 • 모양: 동글고 가장자리가 매끈	• 확대(산동) • 수축(축동)	• 외상, 녹내장, 아트로핀 투여 • 몰핀 투여, 중추신경계 손상
홍채	• 납작하고 둥근 모양	• 동공부동증(anisocoria) • 각막 쪽으로 돌출	• 홍채의 형태 불규칙 • 안압 상승
대광반사	• 직접 대광반사: 동공수축 • 공감 대광반사: 빛을 비추지 않은 반대쪽 눈도 동공수축	• 양쪽 모두 수축되지 않는 비대칭적 반응 • 반응이 없음	• 실명
조절	• 물체가 코 가까이로 이동하면 눈이 가운데로 모이면서(폭주, 수렴) 동공은 수축함	• 폭주를 못함	• 외안근 장애

신체검진법	정상	비정상의 예	관련 질병
시력검사	• 근거리 시력: 근거리 시력표를 읽을 수 있음, 정상인 경우 14/14임 • 원거리 시력: 20/20	• 근거리 시력표를 읽기 어려움 • 교정안경을 사용하고 시력표의 분모가 40 이상	• 노화 • 굴절이상
시야검사	• 주변시야: 위쪽 50°, 아래쪽 70°, 코쪽 60°, 귀쪽 90°	• 정상보다 좁은 시야 • 한쪽 눈이나 양쪽 눈의 1/2 시야	• 녹내장 • 뇌질환
외안근 검사	• 응시 범위 검사: 양쪽 눈이 동시에 움직이며 평형상태 유지	• 한쪽 눈 또는 양쪽 눈이 모두 목표물을 따라 움직이지 못함	• 사시
	• 각막 빛반사 검사: 빛 반사점이 양쪽 각막의 같은 지점에 나타남	• 양쪽 눈 각막의 서로 다른 지점에 빛이 반사되는 것은 양쪽 눈이 평행하지 않다는 것임	• 외안근 약화 또는 마비
	• 차폐검사: 눈을 가렸을 때와 가리지 않았을 때 모두 움직임이 없음	• 눈을 가렸을 때 또는 가리지 않았을 때 눈이 고정된 지점을 향하여 움직임	• 사위(phoria) • 사시(tropia)
적색반사	• 동공을 통하여 둥글고 붉은 빛이 나타남	• 혼탁하여 적색반사가 나타나지 않음	• 백내장
시신경 유두	• 노란색을 띤 주황색 원판으로 밝음 • 둥글거나 타원형이며 가장자리가 뚜렷함	• 창백한 시신경 유두 • 유두부종: 가장자리가 흐려지고 시신경 유두가 충혈되며 생리적 유두 함몰이 보이지 않음	• 시신경 위축, 녹내장 • 유두부종은 고혈압이나 두개내압 상승 시 발생
생리적 유두 함몰	• 시신경 유두의 중심에 있고 약간 함몰되어 있음 • 난형 또는 원형이고, 시신경 유두보다 더 밝음	• 생리적 유두 함몰이 커져서 지름이 시신경 유두의 절반을 넘고, 창백하고 망막 혈관이 어두워지거나 사라짐	• 녹내장
망막	• 망막은 황색에서 붉은 주황색으로 나타남 • 망막 표면은 작은 혈관과 미세한 과립조직이 있음	• 창백 • 선상으로 크고 붉은 반점이 있음 • 분명한 작고 붉은 점	• 출혈 • 미세동맥류 • 삼출물
망막혈관	• 망막동맥은 선홍색이며 빛을 비추면 혈관중심의 1/4을 차지하는 빛반사가 나타남 • 동맥과 정맥의 굵기 비율이 2:3 또는 4:5로 동맥이 더 가늠	• 동맥의 빛반사 띠가 1/3을 넘거나 동맥이 창백하거나 탁함 • 동정맥 교차부위가 함몰되거나 좁아보이는 것	• 고혈압 • 동맥경화
황반과 중심와	• 황반은 약간 어두움 • 황반에 검안경 빛을 비추면 작고 하얀 점이 나타나는 중심와 빛반사가 나타남	• 황반에 출혈, 삼출물	• 황반 변성

1. 정상인이 15.24m(50피트) 떨어진 거리에서 볼 수 있는 글씨를 대상자는 9.14m(30피트)에서 볼 수 있을 때 대상자의 시력은?

① 20/50

② 30/50

③ 50/20

④ 50/30

2. 검안경으로 검진해 본 결과, 대상자에게 적색반사(red reflex)가 나타나지 않았다. 의심되는 질병은?

① 백내장

② 녹내장

③ 망막 박리

④ 황반 변성

3. 대상자의 외안근을 사정하려고 할 때 적절한 검사는?

① 적색반사(red reflex)

② 각막반사(corneal reflex)

③ 동공반응(pupillary reaction)

④ 각막 빛반사(corneal light reflex)

4. 각막반사를 검사할 때, 정상이라고 여겨지는 반응은?

① 동공이 이완된다.

② 눈을 감고 눈물을 흘린다.

③ 각막의 빛이 동일하게 반사된다.

④ 안구진탕(nystagmus)이 일어난다.

정답

1. ② 2. ① 3. ④ 4. ②

참고문헌

박지원 외(2013). 간호건강사정 2판. 학지사메디컬.

임경춘 외(2020). 건강사정 8판. 학지사메디컬.

American Academy of Opthalmology (2005). Eye health statistics. www.aao.org/newsroom/eye-health-statistics.

Fong, D.S.(2000). Age-related macular degeneration: Update for primary care. American Family Physician 61:3035-3042.

Greenstein, B., and Greenstein, A. (2000). Color Atlas of Neuroscience. New York: Thieme.

Hoglund, T. (2000). Food and Drug Administration Approves Photodynamic therapy in the Treatment of Wet AMD. The Foundation Fighting Blindness, http://www.blindness.org

Jarvis, C. (2000). Physical Examination and Health assessment, et. 3. Philadelphia: W.B.Saunders.

Kerr, N. M., Chew, S. S., Eady, E. K., et al. (2010). Diagnostic accuracy of confrontation visual field. Neurology, 74, 1184-1190.

Leasher, J. L., Boume, R., Flaxman, S. R., et al. (2006). Global estimates on the number of people blind or visually impaired by diabetic retinopathy. Diabetes Care, 39, 1643-1649.

Ossoria, A. (2015). Red eye emergencies in primary care. Nurse Pract, 40(12), 45-53.

Shingleton, B., and O'Donoghue, M. (2000). Blurred vision. New England Journal of Medicine 343(8):556-562.

Skorin, L. (2000). Corneal and eyelid anomalies. Consultant 265-272.

Snell, R., and Lemp, M. (1998). Clinical Anatomy of the Eye, ed.2. Malden, Mass. : Blackwell Science, Inc.

Varma, R., Vajaranant, T., Burkemper, B., et al. (2016). Visual impairment and blindness in adluts in the United States from 2015 to 2050. JAMA Ophthalmol, 134(7), 802-809.

Weinstock, F.J., and Weinstock, M.B.(1996). Common eye disorders: Six clients to refer. Postgraduate Medicine 99(4): 107-116.

CHAPTER

09 귀 사정

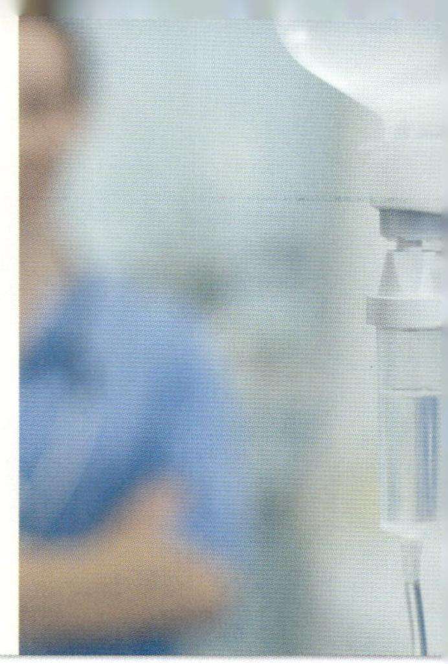

학습목표

1. 귀의 구조와 기능을 설명할 수 있다.
2. 귀와 관련된 건강력을 수집할 수 있다.
3. 귀의 신체검진을 수행할 수 있다.
4. 귀에 대한 검진결과의 정상과 비정상을 구별할 수 있다.
5. 귀의 검진결과를 기록할 수 있다.

주요용어

- 고막 Tympanic membrane
- 골전도 Bone conduction
- 공기전도 Air conduction
- 귀지 Cerumen
- 와우 Cochlea
- 유양돌기염 Mastoiditis
- 이개, 귓바퀴 Auricle, Pinna
- 이관, 유스타키오관 Eustachian tube
- 이륜 Helix
- 이소골 Ossicles
- 이수, 귓불 Lobule
- 이주 Tragus

귀는 청력과 균형감각을 담당하며, 이는 일상생활활동에 중요한 역할을 한다. 노인뿐 아니라 최근에는 이어폰 사용으로 인해 젊은 층에서도 청력 감소가 증가하고 있는데, 청력 감소는 개인의 안전을 위협할 수 있으며 일상생활에 어려움을 초래한다. 또한 귀의 문제로 발생하는 평형감각에 문제가 생기면 낙상의 위험이 증가하고 삶의 질을 떨어뜨릴 수 있으므로 귀와 관련된 청각과 평형감각에 대한 통합적인 사정과 관리가 요구된다.

귀는 외이, 중이, 내이의 3개 부분으로 이루어져 있고 기능은 청각과 평형 유지이다.

1. 외이

외이(바깥귀, external ear)는 이개(귓바퀴, auricle)와 외이도(바깥귀, external auditory canal)로 구성되어 있다. 이개(귓바퀴)는 연골조직으로 소리를 모으는 역할을 하나 피하조직이 적어 보온이 어렵다. 이륜(helix)은 외측 부위의 휘어져 있는 융기이며, 이륜의 앞쪽에 이와 평행하는 또 하나의 융기를 대이륜(antihelix)이라고 한다. 아래쪽에는 연골이 없는 이수(귓불, lobule)가 있고 외이도를 덮는 모양으로 뒤쪽으로 돌출한 융기는 이주(tragus)이다(그림 9.1A).

외이도는 S자형의 소리를 전달하는 길로 약 2.5cm이다. 외이도의 외측은 연골로 둘러싸여 있는데, 외측의 피부는 털이 있고 귀지샘(ceruminous gland)이 있어 귀지를 생산한다. 외이도의 내측은 뼈로 둘러싸여 있으며 털이 없는 얇은 피부로 덮여 있다.

고막(tympanic membrane)은 외이도의 끝에 있어 중이와 경계를 이루는 부분으로 소리를 진동시킨다. 고막은 진주빛 회색을 띠며, 가로 9~10mm, 세로 8~9mm의 타원형으로 되어 있다. 고막은 약간 전하방 쪽으로 경사져 있는데, 전하방 1/4 지점에 이경의 불빛이 반영되는 광추(cone of light)가 보인다. 고막의 중심은 추골(망치뼈, malleus)에 의해 중심이 안으로 당겨져 있는데, 고막을 통해 보이는 추골은 제부(원형 돌출, umbo)와 추골병(manubrium of malleus) 그리고 추골의 단돌기(short process)이다. 고막의 상부에 작고 주름진 부분은 이완부(pars flaccida)이고 나머지 두껍고 긴장된 부분은 긴장부(pars tensa)이며 윤(섬유륜, annulus)은 고막의 바깥 섬유성 테두리 부분이다(그림 9.1B).

2. 중이

중이(가운데귀, middle ear)는 측두골의 고실부(중이강, tympanic cavity)에 위치하는데, 이소골(고실뼈), 이관(구씨관, eustachian tube), 난원창(oval window) 그리고 정원창(round window)으로 이루어져 있다.

고실은 공기가 차 있는 공간으로, 3개의 작은 뼈인 이소골(고실뼈)인 추골(망치뼈, maleus), 침골(모루뼈, incus), 등골(등자골, stapes)을 통해 소리를 전달하는데, 추골은 고막에, 등골의 족판은 난원창에 부착되어 있으며, 고막에서 받은 공기 진동을 이소골을 통해 기계적 진동으로 바꾸어 소리를 증폭시켜 내이로 전달하는 지렛대 고리의 역할을 한다.

이관(eustachian tube)은 중이와 비인두를 연결하는 약 3~4cm의 길이로 된 관으로 평상시에는 닫혀 있으나 하품을 하거나 연하 시에는 열리어 외부와 중이의 기압 평형을 유지하는 역할을 한다. 난원창은 음파를 내이로 전달하는 역할을 하며 정원창은 음파가 나가는 출구 역할을 한다(그림 9.1C).

3. 내이

내이(속귀, inner ear)는 측두골 내에 있는 관과 공간으로, 전정(vestibule), 와우(달팽이관, cochlear), 삼반규관(반고리관, semicircular canal), 청신경(8번 뇌신경)으로 구성되어 있다.

전정은 한 가운데 넓은 부분으로 난원창 안쪽에 위치하며 전방에는 와우(달팽이관)와 후방으로는 삼반규관(반고리관)과 통하는 구낭으로 이소골 진동이 전정의 외림프에 전파된다.

와우는 달팽이 모양의 청각의 최종 수용기관으로 코르티기관(organ of corti)이 있어 이곳에서 음파가 신경성 흥분으로 전환된다.

삼반규관은 직각으로 교차되는 3개의 고리모양으로 평형감각을 담당하고 있다. 청신경(8번 뇌신경)은 와우(달팽이관)로 연결된 와우신경과 삼반규관으로 연결된 전정신경 등 2개의 신경으로 나뉜다(그림 9.1C).

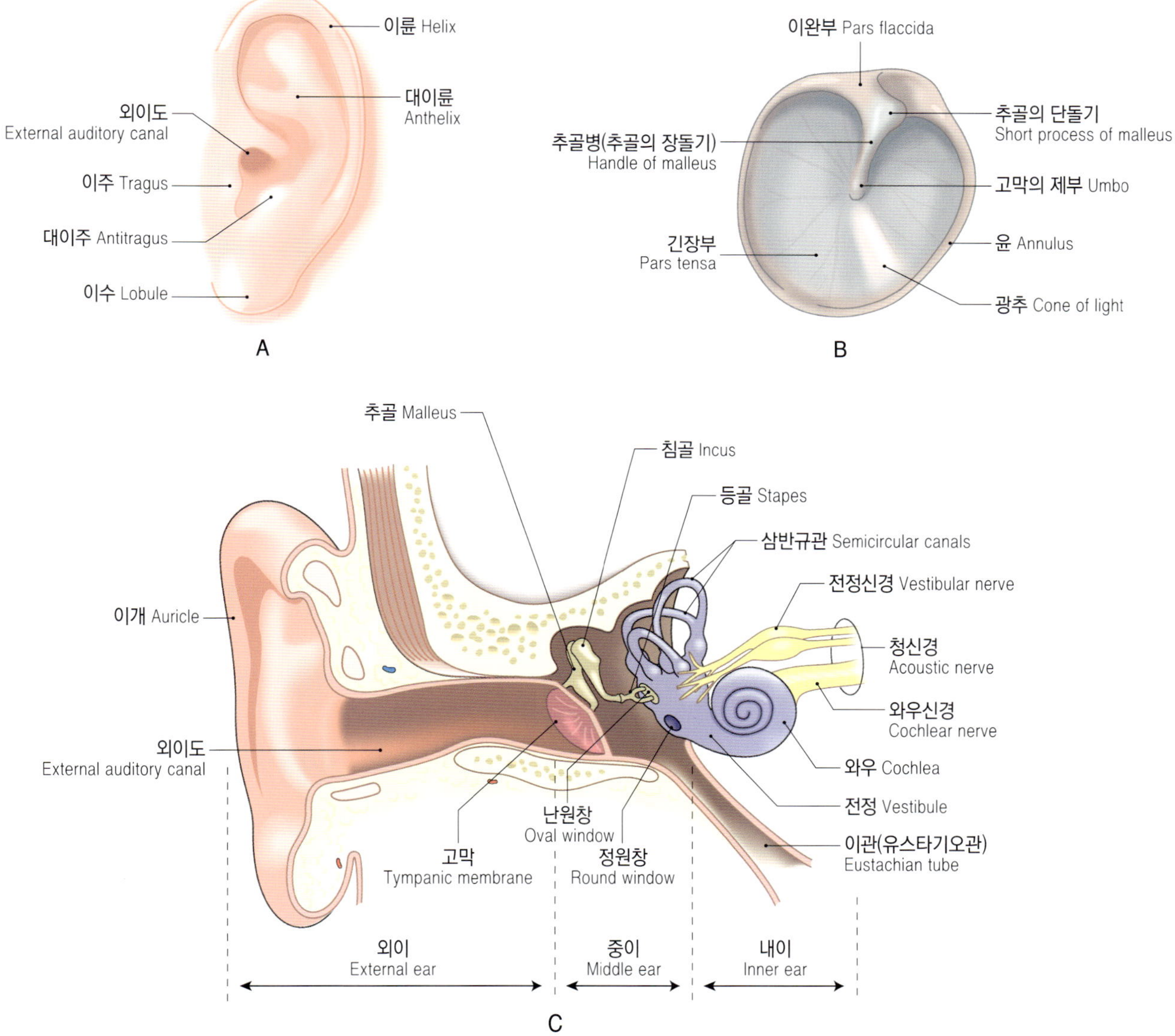

그림 9.1 귀의 구조. A: 이개, B: 고막의 구조, C: 귀의 횡단면

4. 기능

귀의 기능은 청각과 평형유지이다. 청각기능으로 사람의 가청 영역은 16~24,000Hz(cycle per second)이며 보통 회화음은 250~2,500Hz이다.

음파 전도로는 공기전도와 골전도로 나눈다. 공기전도로는 공기진동이 외이도를 통해 고막에 들어가 중이의 이소골에서 22배 정도 증폭되어 압이 증가하고, 난원창을 통해 내이의 와우(달팽이관)로 들어가 와우관의 청각수용기인 코티기관을 통해 전기적인 신호로 바꾸어 청신경을 통해 뇌의 청각중추로 전달된다. 골전도는 외이와 중이를 거치지 않고 두개골을 통해 진동이 내이의 와우(달팽이관)로 직접 전달된다. 정상적으로 공기전도가 골전도보다 좀 더 민감하기 때문에 더 길게 들리고 잘 들린다.

또한 내이는 위치와 운동을 감지하여 균형을 유지하는데 도움을 준다, 즉 신체의 위치와 직선 운동감각은 전정기관에서, 회전운동감각은 삼반규관에서 담당한다. 이들 기관에서 청신경의 전정 분지에 의해 감지된 자극은 소뇌, 연수, 대뇌 등에 전달되어 지각한다(그림 9.2).

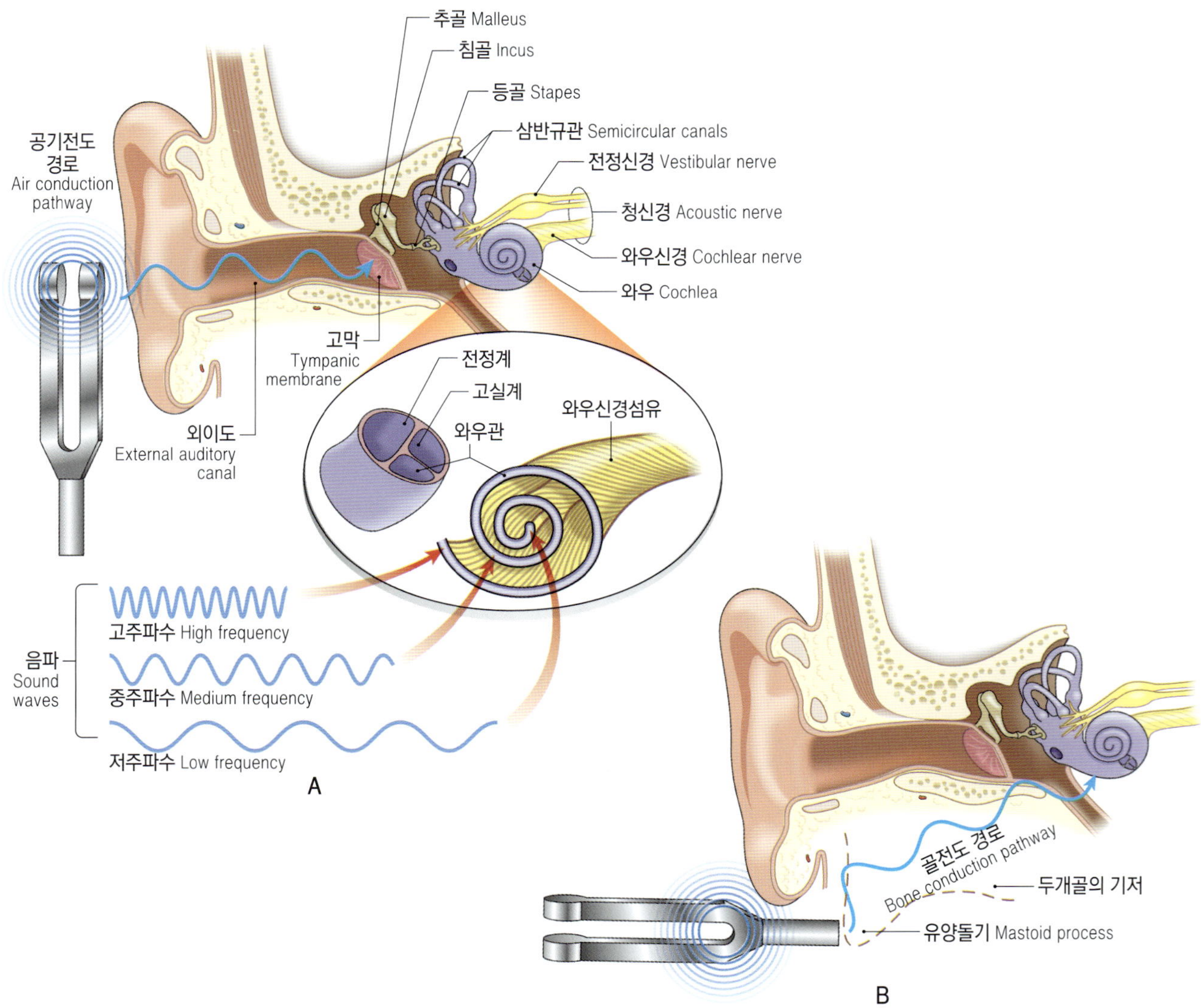

그림 9.2 소리의 전달. A: 공기전도, B: 골전도

귀는 청각과 평형 기능을 갖고 있으므로 구조뿐만 아니라 기능에 대한 평가가 필요하다. 건강력 수집은 병원을 방문하게 된 이유(주호소)를 묻고 현병력, 과거력, 가족력, 투약력 및 개인사회력에 대한 질문을 포함한다.

1. 주요증상

- 청력상실(hearing loss)
- 이명(귀울림, tinnitus)
- 어지럼증(dizziness)
- 이통(otalgia)
- 이루(귀 분비물, otorrhea, ear drainage)
- 현훈(vertigo)

2. 현병력

먼저 대상자의 주호소를 물어보고 아래의 각 증상에 대한 구체적인 질문을 하여 원인, 심각성, 유발요인이나 완화요인, 관련 증상 등의 자세한 정보를 수집한다.

1) 청력상실 또는 난청

청력에 어려움이 있다고 느낀지 얼마나 되었나요? 어떤 소리의 종류나 음조를 듣기 어려운가요? 청력상실(hearing loss)이 갑자기 시작됐나요, 아니면 점진적이었나요?

근거: 한쪽 귀의 청력이 갑자기 감소했다면 중이염이나 귀지가 막혀서 발생할 수 있다. 돌발성 난청(hearing impairment)은 응급상황일 수 있다. 또한 원인불명이나 감염, 외상, 독성물질 또는 신경계 또는 순환계 장애로 나타날 수 있다. 노인성 난청은 점진적으로 나타나며 특정한 음조, 즉 고주파 소리가 잘 들리지 않다가 후에 저주파 소리도 들리지 않게 된다.

2) 이통

귀에 통증이 있나요? 언제 시작되었고 얼마나 심한가요? 어디에서 통증이 느껴지고 관련요인이나 완화방법이 있나요?

근거: 이통(귀 통증, otalgia)은 외이도염, 중이염, 폐색, 외상과 관련하여 발생한다. 이통의 정도는 귀가 차 있는 느낌이나 막혀 있는 느낌에서부터 심한 통증까지 다양하다. 급성 외이도염과 급성 중이염 시 통증이 더 심하다. 수영하는 사람에게서 발생하는 외이도염은 압통으로, 귀를 누를 때 통증이 나타난다.

3) 이명

귀에서 나는 소리가 있나요? 즉, 울리는 소리, 윙윙하는 소리 등이 있다면 언제부터 시작되었나요? 항상 소리가 들리나요? 아니면 나타났다 사라졌다 하나요?

근거: 이명(귀울림, tinnitus)은 과다한 귀지, 고혈압, 귀 독성약물(streptomycin, gentamycin, kanamycin, neomycin, furosemide, indomethacin, aspirin 등), 큰 소음 등과 관련이 있다. 전체 인구의 약 10%는 이명이 있다. 강도는 경도에서 중증까지 다양하며 좌절, 불면증, 집중력 저하를 유발한다. 일부 사람들은 이명에 적응하나, 이명을 겪는 사람 중 최대 5%는 일상생활활동에 장애를 경험한다.

4) 이루

귀에 분비물(ear drainage)이 나오나요? 양이나 냄새는 어떤가요?

근거: 귀에서 나오는 분비물(이루, otorrhea)은 보통 감염의 징후이다. 외이도염(external otitis)일 때는 분비물에 고름과 피가 섞여 있을 수 있으며, 분비물에 고름이 있고 통증과 펑 터지는 느낌이 동반되면 중이염(otitis media)으로 고막에 천공이 발생한 것이다.

5) 어지럼증이나 현훈

자신 또는 주위가 빙글빙글 도는 느낌이 나나요? 어지럽거나 균형을 잡기가 힘든가요?

근거: 어지럼증(dizziness)은 머릿속이 움직이는 느낌을 수반하는 불안정한 감각으로 회전성 어지럼증과 비회전성 어지럼증이 있다. 회전성 어지럼증은 다른 말로 현훈(vertigo)이라고도 하는데, 주변이 빙글빙글 도는 듯한 심한 어지럼증으로 양성 발작성 체위성 현훈(이석증, benign paroxysmal vertigo)에서 가장 흔하다. 방이 대상자 주위를 회전하는 것처럼 느끼는 것으로 내이의 전정장애이며 안구진탕, 오심, 구토와 관련된다. 비회전성 어지럼증은 확실하게 빙빙 도는 느낌이 아니어도 쓰러질 것 같은 느낌, 눈앞이 캄캄해지는 느낌, 차멀미하는 느낌, 구역질나는 느낌 등 다양한 증상을 나타내는데, 회전성 어지럼증에 비하여 증상이 오래 지속된다. 이러한 비회전성 어지럼증은 전정신경을 포함한 평형기관의 이상보다는 심혈관계 질환이나 정신적인 원인 때문에 나타나는 경우가 많다.

3. 과거력

청력에 영향을 주는 과거 질환, 특히 중이염, 부비동염, 귀의 외상, 뇌막염, 홍역, 이하선염 등의 질환을 앓은 적이 있나요? 또한 귀와 관련된 치료나 수술을 받았나요? 과거에 소음에 노출된 경험이나 이독성 약물을 복용한 적이 있나요?

근거: 현재의 증상이나 청력의 변화는 과거 귀 질환이나 외상 및 수술과 관련되어 발생할 수 있다. 특히 소음 공해가 심한 곳에 자주 또는 장기간 노출된 경우나 이독성 약물을 복용한 경험이 있다면 감각신경성 난청이 발생할 수 있다.

4. 가족력

가족 중에 난청, 메니에르병(Meniere's disease) 혹은 자가면역질환을 갖고 있나요?

근거: 메니에르병이나 감각신경성 난청, 자가면역질환에 대한 가족력은 난청과 관련된다.

5. 투약력

이독성 약물(ototoxic medication)을 복용한 적이 있나요?

근거: 이독성 약물(aminoglycoside, NSAIDs, salicylate, furosemide, cisplatin, vancomycin 등)은 청력상실이나 이명, 현훈의 위험을 증가시킬 수 있다.

6. 개인사회력

집이나 직장에 큰 소음이 있나요? 오랫동안 이어폰을 낀 채 큰 소리로 음악을 듣나요?

근거: 직장이나 집에서 큰 소음에 노출되거나 귀마개 사용 여부, 이어폰으로 음악을 크게 듣는 습관은 감각신경성 난청을 유발시킬 수 있다.

1. 대상자 준비 및 준비물품

1) 대상자 준비

귀를 검진하는 동안 대상자가 편안히 앉아 있는 상태에서 대상자에게 검진 방법을 자세히 설명하고 대화를 통해 청력을 사정한다. 만일 청력저하가 의심되면 청력에 대한 추가 검사를 실시한다.

2) 준비물품

- 초시계
- 이경(otoscope)
- 음차(tuning fork) 등

2. 귀의 검진방법

1) 시진

(1) 이개(귓바퀴) 및 유양돌기

위치, 크기, 대칭성, 피부색, 기형 여부를 시진한다. 이개(귓바퀴, auricle)의 맨 윗부분은 외안각과 직선을 유지하며, 수직선에서 10°를 넘지 않아야 한다. 만약 이개의 위치가 외안각보다 낮게 나타나는 경우 다운증후군을 의심할 수 있다. 이륜에 작고 통증이 없는 다윈결절(Darwin's tubercle)은 정상이다(그림 9.3).

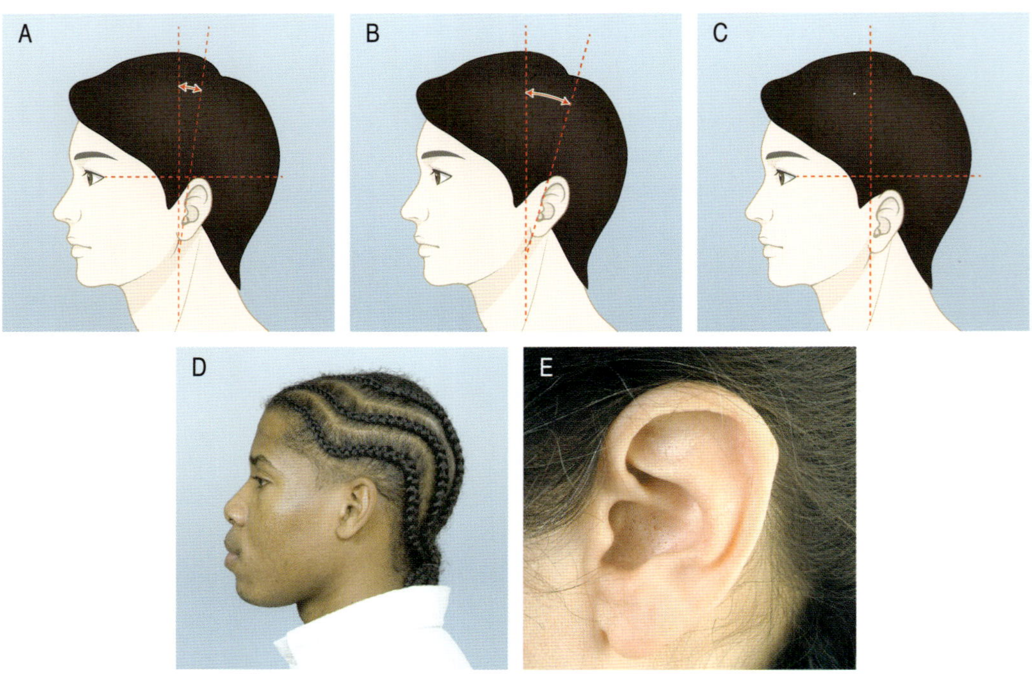

그림 9.3 귀 검진방법. A: 정상 위치의 귀, B: 뒤쪽으로 벗어난 배열, C: 낮은 위치의 귀, D: 정상 배열 각도, E: 다윈결절

2) 촉진

외이와 유양돌기를 촉진하여 압통이나 부종을 확인한다. 귀 윗부분은 단단하고 유연하며 귓불은 부드러워야 하며, 어떠한 부분도 압통이나 부종은 없어야 한다. 이륜을 당길 때 나타나는 통증은 외이도의 염증을 의미하고 유양돌기에서의 압통은 유양돌기염을 의미한다. 특히 이경 검진 전에 이주, 이륜, 유양돌기를 촉진하여 압통이 있다면 이경을 신중하게 삽입해야 한다(그림 9.4).

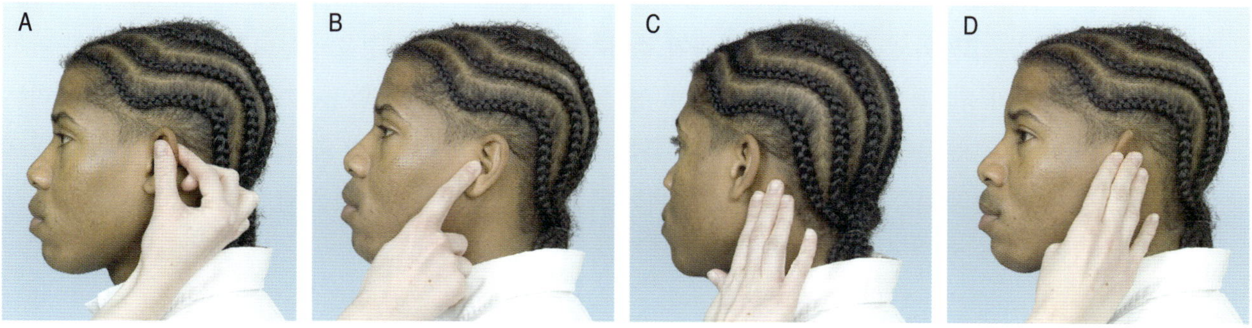

그림 9.4 귀 촉진. A: 이개 촉진, B: 이주 촉진, C: 유양돌기 촉진, D: 이륜을 앞으로 접음

3) 이경 검사

(1) 이경 사용 방법

적절한 크기의 이경을 사용하는데, 검진하기 전에 라이트를 켠다. 대상자의 오른쪽 귀를 검진 시 왼쪽 손으로 이개를 잡고 이륜을 상후방(3세 미만의 아동은 하후방)으로 부드럽게 끌어올리고 보통 오른손으로 이경을 잡아 이경 위가 아래로 가게 하여(또는 이경의 손잡이를 아래로 잡기도 함) 외이도 안으로 성인의 경우는 1.2cm, 아동은 0.6cm 정도 삽입한다(그림 9.5).

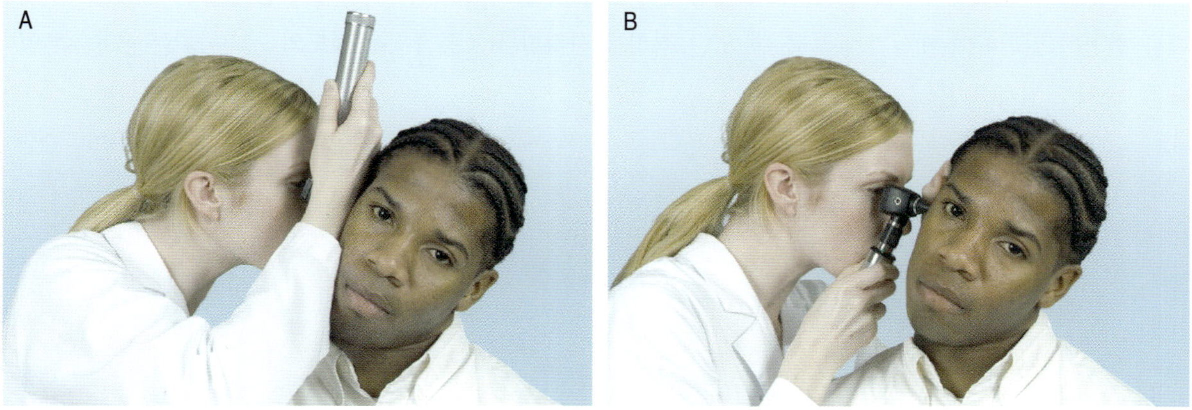

그림 9.5 이경 검사. A: 손잡이를 위로(거꾸로) 향한 이경 삽입, B: 손잡이를 아래로(바로) 향한 이경 삽입

(2) 외이도

외이도의 길이는 양쪽이 동일하게 2.5~3.5cm이며 귀지, 분비물의 형태와 냄새, 염증, 이물질, 통증 등을 검진

하여 이물질이나 발적, 분비물이 없어야 한다. 외이도의 홍반과 부종은 외이도염을 의미하고 화농성 분비물은 급성 중이염과 관련된 고막파열로 발생할 수 있다. 외이도에서 혈액성 분비물이나 맑은 액체는 두개 기저부 골절을 의심한다.

(3) 고막

이경을 통해 고막의 색깔, 윤곽, 반투명, 움직임을 관찰한다. 정상적으로 고막은 반투명한 진주빛 회색으로 손상이 없는 상태이며, 빛이 나는 광추가 오른쪽 귀에서 5시 방향, 왼쪽 귀에서 7시 방향에서 관찰되고 추골의 일부분도 보여야 한다. 고막의 운동성은 이경의 공기 주입기로 검사하는데, 이경을 충분히 삽입하여 이도를 막히게 한 다음, 주입기의 공기를 부드럽게 짜서 고막에 전달한다. 정상적으로 고막이 공기에 의해 약간 오르내리는 운동성이 있어야 하는데, 운동성이 없는 고막의 팽륜은 중이의 고름이나 액체의 축적을 의미한다. 또한 음압으로 운동성이 없는 고막의 퇴축은 이관의 폐색을 의미한다. 고막에 구멍이 있는 것은 급성 중이염을 치료하지 않거나 외상, 이물질에 의해 천공이 발생한 것이다.

4) 청력검사

청력검사는 고음 및 저음에 대한 청력검사와 전도성 난청 및 감각신경성 난청 검사가 포함된다(그림 9.6).

(1) 속삭임 검사(저주파 난청 검사)

속삭임 검사(whisper test)는 저음에 대한 청각을 평가하는 검사로, 대상자의 30~60cm 앞이나 옆에 서서 손으로 한쪽 귀를 막고 대상자가 입술을 보지 않도록 검사자의 입을 가린다. 그 다음 부드럽게 한 음절(공, 펜 등)이나 두 음절(야구, 공책 등) 단어를 반복하여 속삭인다. 다른 쪽도 반복한다. 대상자가 적어도 50%를 들을 수 있어야 정상이다.

(2) 시계초침 검사(고주파 난청 검사)

고음을 들을 수 있는지 평가하는 검사로, 대상자의 한쪽 귀를 막고 다른 쪽 귀에 초침이 있는 시계를 가까이 댄 다음 천천히 멀리하여 대상자가 들을 수 있는 거리를 사정한다(보통 13cm 정도의 거리까지는 들을 수 있다). 다른 쪽 귀도 검사한다.

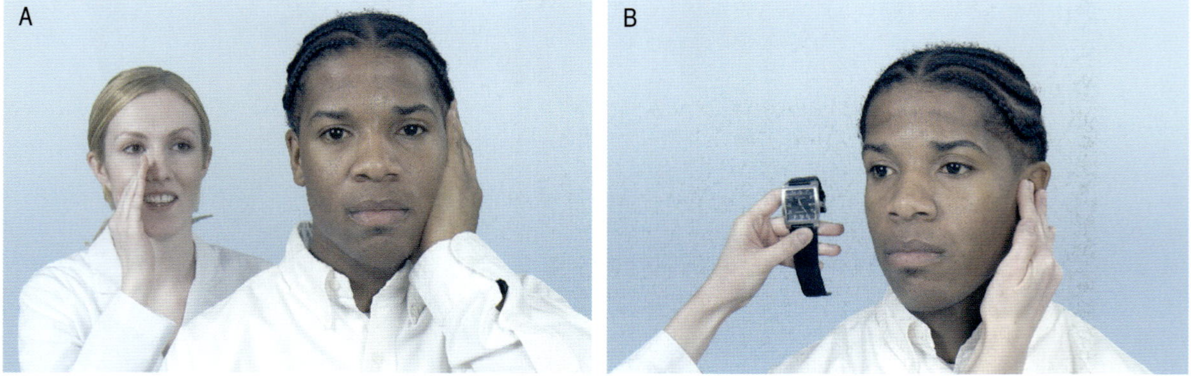

그림 9.6 청력검사. A: 속삭임 검사 수행, B: 시계초침 검사 수행

(3) 웨버검사

대상자가 한쪽 귀의 청력이 감소했거나 상실되었다고 말하면 웨버검사(Weber test)를 실시한다. 웨버검사는 음차를 사용하는데, 음차 손잡이 부분을 잡고 음차의 날개 부분을 진동시킨 후 대상자의 두개골 중앙에 음차 아랫부분을 댄다. 대상자에게 어느 쪽 귀가 더 크게 들리는지 묻는다(그림 9.7A).

정상은 진동음이 두개골을 따라 내이로 전달되기 때문에 대상자는 양쪽 귀에서 동일하게 들을 수 있어야 한다. 그러나 한쪽 귀에 전도성 난청이 있으면 청력이 약한 쪽 귀에서 소리가 잘 들린다. 청력이 좋은 쪽 귀는 주변의 소음과 공기전도의 영향을 받고, 청력이 약한 쪽 귀는 그렇지 않기 때문에 골전도를 통해 더 잘 들리는 것이다. 반면 감각신경성 난청에서는 청력이 좋은 쪽 귀에서 소리가 잘 들리는데, 이는 청력이 나쁜 쪽 귀는 신경이 손상되어 소리를 인지하는 능력이 저하되었기 때문이다.

(4) 린네검사

음차를 사용하여 공기전도와 골전도를 비교하는 청력검사로, 공기전도는 이도를 통해 더 잘 전달된다. 방법은 먼저 골전도 검사로 진동하는 음차를 대상자의 유양돌기에 놓고 초침 시계를 이용하여 시간을 재는데, 대상자

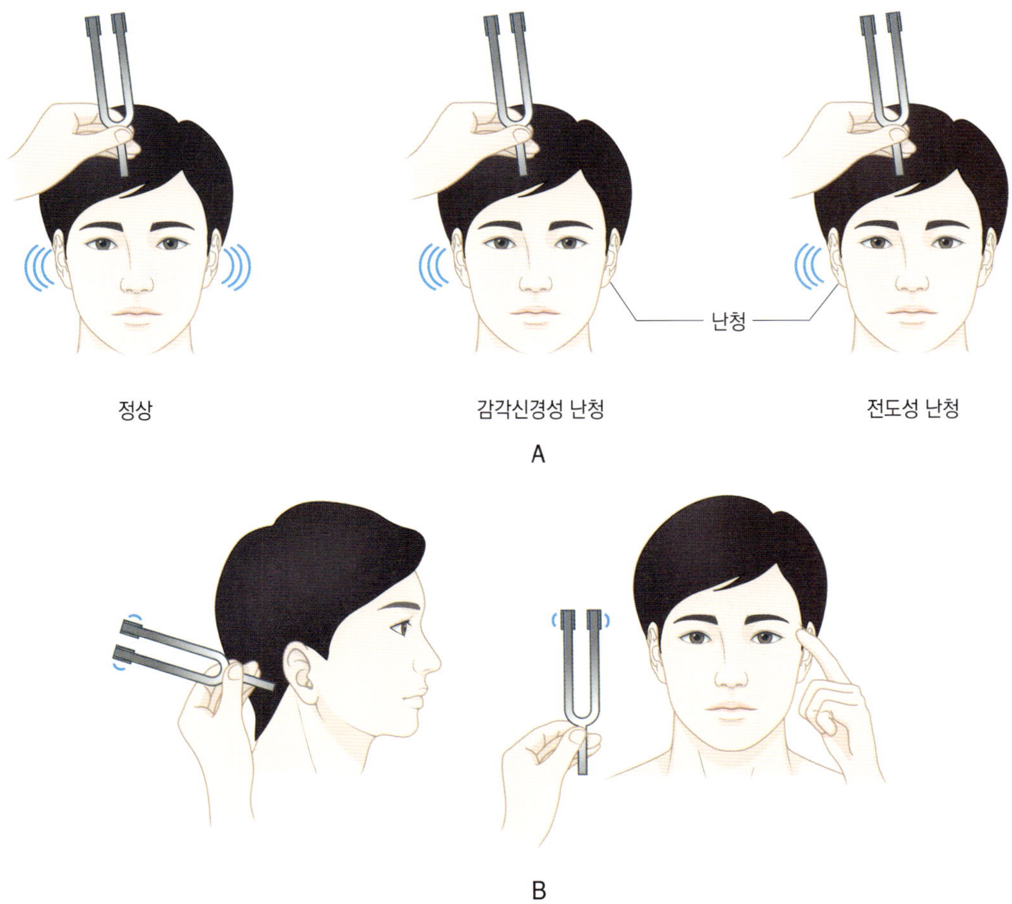

그림 9.7 웨버검사와 린네검사

A: 웨버검사: 청력손상의 편기를 평가하기 위함으로 정상인은 양쪽 귀에서 동일하게 들리나 감각신경성 난청에서는 손상된 귀에서 잘 안들리고 전도성 난청에서는 손상된 귀에서 더 잘 들림, B: 린네검사: 전도성 난청과 감각신경성 난청을 구별하기 위함인데, 골전도보다 공기전도를 더 오래 들으면 정상이거나 감각신경성 난청이고 공기전도보다 골전도를 더 오래 들으면 전도성 난청임

가 더 이상 들을 수 없을 때 말하도록 하여 몇 초 지났는지 측정한다. 곧바로 공기전도 검사를 하는데, 음차를 대상자의 귀에서 1~2cm 앞에 두어 진동음을 더 이상 들을 수 없을 때 말하도록 하여 시간을 잰다(그림 9.7B).

린네검사(Rinne test)가 양성인 경우는 공기전도가 골전도보다 더 오래 들리는 것(AC>BC)으로 정상 청력이나 감각신경성 장애를 의미한다. 정상 청력은 공기전도와 골전도 비율이 2:1이지만 감각신경성 난청에서는 난청이 있는 귀에서 공기전도와 골전도 비율이 2:1보다는 적게 나타난다.

린네검사가 음성인 경우는 골전도가 공기전도보다 더 오래 들리는 것(BC>AC)으로 전도성 난청을 의미한다.

5) 평형검사

(1) 롬버그 검사

롬버그 검사(Romberg test)는 대상자의 내이의 전정기능을 파악하기 위한 검사로, 두 발을 모으고 서서 양팔을 몸 옆에 두고 눈을 뜨게 한 상태에서 바른 자세가 유지되는지 보고 그다음 눈을 감은 상태에서 검사하여 평형이 유지되는지 본다. 검사 결과 음성은 정상으로, 대상자가 전혀 또는 거의 휘청거리지 않고 20초간 자세를 유지하는 것이다. 만약 비정상인 경우 양성으로 기록하며 대상자가 넘어지지 않기 위해 다리를 벌리거나 균형을 잃고 휘청거리면 전정장애의 징후일 수 있다.

3. 기록의 예

건강력과 신체검진에서의 정상 소견 시 아래와 같이 기록한다.

- 과거에 귀질환이나 외상, 난청은 없었다고 함
- 청력 문제나 난청에 대한 가족력은 없음
- 양쪽 귀의 위치는 대칭적이며 양쪽 외안각과 수평으로 위치하고 있으며 병변이나 혹, 결절은 없음
- 회화 시 정상적인 청력 상태 보이고 속삭임 검사 시 정확하게 반복하여 응답하였음
- 외이도 안에 귀지 있으나 심하지 않고 고막은 진주빛 회색이며 광추면 반사가 있음
- 린네검사에서 양측 모두 AC:BC = 2:1로 나타남
- 롬버그 평형검사 결과는 음성임

귀를 정확하게 사정하기 위해 검진기술을 반복 연습하고 정상소견과 비정상소견을 구분할 수 있어야 한다.

신체검진법	정상	비정상의 예	관련 질병
이개 (귓바퀴)	• 얼굴과 색깔이 같음	• 이수(귓불)가 청색이나 창백 • 붉은색	• 청색증이나 동상 • 발열
	• 좌우가 대칭적이며 이개와 외안각의 높이가 같음	• 좌우가 대칭적이지 않음 • 이개가 외안각의 위치보다 낮음	• 다운증후군
	• 매끄럽고 병변이 없음 • 다윈 결절(Darwin's tubercle)이 있음	• 이개앞이나 이개뒤 림프절 비대 • 이개에 단단한 미세결절 • 피부에 비늘이나 인설이 있음	• 감염 • 통풍 • 지루성 피부염
	• 촉진 시 압통이 없고 잘 움직이며 단단함 • 이수(귓불)가 잘 구부러짐	• 잡아 당기거나 눌렀을 때 압통 • 이수(귓불)가 단단함	• 감염
외이도	• 냄새가 없는 귀지가 약간 건조 또는 축축하며 회색 혹은 갈색	• 과도한 귀지로 외이도 폐쇄 • 발적이나 악취나는 끈끈한 노란색 분비물 • 피고름이 섞인 분비물 • 혈액이 섞이거나 묽은 액체	• 전도성 난청 • 외이도염 • 중이염으로 인한 고막파열 • 두개 기저부 골절
고막	• 진주빛 회색으로 반투명	• 발적이나 적색, 약간 혼탁 • 노란 호박색 • 흰색 • 청색 및 진한 적색	• 화농성 중이염 • 장액성 중이염 • 농양 • 두부외상으로 중이 내 혈액 고임
	• 연하 시 약간 움직임 • 빛반사가 있음	• 고정되어 움직이지 않음 • 빛반사가 약하거나 없음	• 중이의 고름이나 액체 축적
	• 고막 제부 부분이 오목하게 보이고 윤(annulus)이 회백색으로 보임	• 고막 제부 부분이 잘 안보임 • 윤이 잘 안보임	• 만성중이염으로 고막이 두꺼워짐

신체검진법	정상	비정상의 예	관련 질병
청력검사	• 속삭임(whisper) 검사: 검사자가 속삭이는 두 음절의 단어를 50% 이상 따라함	• 검사자가 속삭이는 두 음절의 단어를 50% 미만 따라함	• 저주파 난청 징후
	• 시계초침 검사: 대상자가 들을 수 있는 거리가 13cm 이상	• 대상자가 들을 수 있는 거리가 13cm 미만	• 고주파 난청 징후
	• 웨버(Weber)검사: 양쪽 귀에서 진동이 동일하게 잘 들림	• 전도성 난청이 있는 귀에서 더 잘 들림 • 감각신경성 난청이 있는 귀에서는 잘 듣지 못함	• 전도성 난청 • 감각신경성 난청
	• 린네(Rinne)검사: 공기전도가 골전도보다 듣는 시간이 2배 (AC > BC)	• 전도성 난청(AC ≤ BC) • 감각신경성 난청(AC > BC)	• 중이염, 이관 폐쇄 등과 관련된 전도성 장애 • 이독성 약물, 노화 등과 관련된 감각신경성 장애
평형검사	• 롬버그(Romberg)검사: '음성'으로 흔들림 없이 자세 유지	• 양성: 눈을 감았을 때 균형감각 잃음	• 전정기능장애 • 소뇌 장애

1. 환자의 청력기능을 사정한 결과 다음과 같이 나타났다. 비정상이라고 판단되는 것은?

① 속삭임 검사: 속삭이는 소리를 들을 수 있다.

② 시계초침 검사: 13cm에서 시계 초침소리를 듣는다.

③ 웨버검사: 한쪽 귀에서 다른 쪽 귀보다 골전도음을 더 잘 듣는다.

④ 린네검사: 공기전도에 의해 듣는 소리가 골전도에 비해 2배 정도 잘 들린다.

2. 이경으로 대상자의 외이도와 고막을 검진하였다. 다음 중 비정상 소견은?

① 귀지가 있음

② 광추면이 있음

③ 빛나는 반투막의 고막

④ 고막이 노랗거나 호박색

3. 여성 대상자가 자주 현기증이 난다고 하며 오심을 호소한다. 검사자가 증상을 더 평가하기 위해 수행하는 검사는?

① 웨버검사

② 린네검사

③ 속삭임 검사

④ 롬버그 검사

4. 성인을 대상으로 이경검사를 실시할 때 이경(otoscope)을 어느 정도 삽입해야 하는가?

① 0.6cm(1/4인치)

② 1.2cm(1/2인치)

③ 2.5cm(1.0인치)

④ 3.8cm(1 1/2인치)

정답

1. ③ 2. ④ 3. ④ 4. ②

참고문헌

박지원 외(2013). 간호건강사정 2판. 학지사메디컬.

임경춘 외(2020). 건강사정 8판. 학지사메디컬.

Bainbridge, K. E., & Wallhagen, M. I. (2014). Hearing loss in an aging American population. *Annu Rev Public Health, 35*, 139-152.

Cunningham, L. L., & Tucci, D. L. (2017). Hearing loss in adults. *N Engl J Med, 377*(25), 2465-2473.

Greenstein, B., & Greenstein, A. (2000). *Color Atlas of Neuroscience*. New York: Thieme.

Jarvis, C. (2000). *Physical Examination and Health assessment*, (edi. 3) Philadelphia: W. B. Saunders.

Juhn, S., Li, W., Kim, J., Javel, E., Levine, S., & Odland, R. (1999). Effects of stress-related hormones on inner ear fluid homeostasis and function. *Am J Otol, 20*, 800-806.

Kim, J., & Zee, D. S. (2014). Benign paroxysmal positional vertigo. *N Engl J Med, 370*(12), 1138-1147

Moore, K.L., & Persaud, T.V. (1998). *The Development Human: Clinically Oriented Embryology*; ed. 6. Philadephia: W. B. Saunders.

Rosa-Olivares, J., Porro, A., Rodriguez-Varela, M., Riefkohl, G., & Niroomand-Rad, I. (2015). Otitis media: to treat, to refer, to do nothing: a review for the practitioner. *Pediatr Rev, 36*(11), 480-488.

Tunkel, D. E., Bauer, C. A., Sun, G. H., Rosenfeld, R. M., Chandrasekhar, S. S., Cunningham Jr, E. R., ... & Whamond, E. J. (2014). Clinical practice guideline: tinnitus. *Otolaryngology–Head and Neck Surgery, 151*(2_suppl), S1-S40.

Yueh, B. Shapiro, N., MacLean, C., and Shelelle, P. (2003). Screening and management of adult hearing loss in primary care: Scientific Review. *J Am Med Assoc, 289*(15): 1976-1985.

CHAPTER

10

코, 구강, 인후 사정

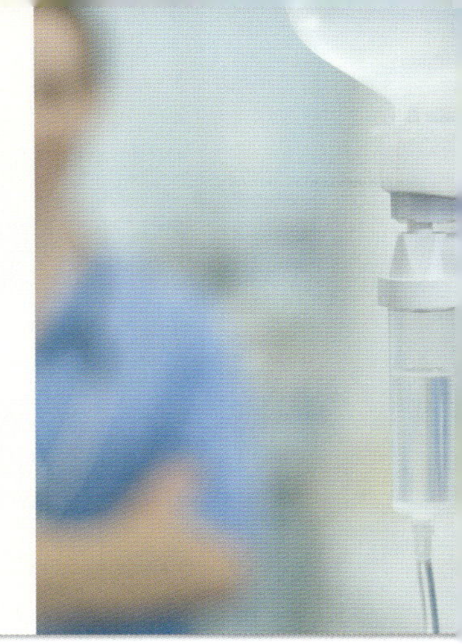

학습목표

1. 코, 구강, 인후의 구조와 기능을 설명할 수 있다.
2. 코, 구강, 인후와 관련된 건강력을 수집할 수 있다.
3. 코, 구강, 인후의 신체검진을 수행할 수 있다.
4. 코, 구강, 인후에 대한 검진결과의 정상과 비정상을 구별할 수 있다.
5. 코, 구강, 인후의 검진결과를 기록할 수 있다.

주요용어

- 구강 Oral cavity
- 부비동 Paranasal sinus
- 인후 Throat
- 코 Nose

구조와 기능

건강력 수집

신체검진

정상 · 비정상 결과

적용문제

코를 비롯한 구강과 인후는 눈, 귀 등과 함께 머리, 얼굴, 목에서 큰 부분을 차지하면서 복잡하게 구성되어 있다. 이러한 구성기관들은 인접성이나 통합성으로 인해 종합적인 사정이 요구되기도 한다. 이 장에서는 이들 기관 중 부비동을 포함한 코, 구강 및 인후에 대해서 구체적으로 살펴보고자 한다.

1. 코와 부비동

코(nose)와 부비동(paranasal sinus)은 호흡기계의 시작부위로 코에서는 흡기와 호기가 이루어지며 공기의 여과, 습윤, 가온의 역할을 비롯하여 후각 기능과 후두음을 울리게 하는 기능이 있다.

코는 피부로 덮인 외비(바깥코, external nose)와 뼈, 연골, 점막으로 이루어진 비강(코안, nasal cavity)으로 구분된다. 코 상부의 1/3 은 뼈에 의해 지지되고, 이 뼈는 코의 연골조직으로 이루어진 하부 2/3 부위까지 확장된다. 공기는 양측의 전비공(앞콧구멍, anterior nares)을 통하여 비강으로 들어와서 비전정(코안뜰, vestibule)이라고 부르는 넓은 부위를 통과한 후 좁은 비강로를 지나서 비인두(nasopharynx)로 전달된다.

비강의 내측벽에는 뼈와 연골로 이루어진 비중격(코사이막, nasal septum)이 형성되어 있으며, 코의 형태를 유지하면서 공기의 통로를 열어주고 비공을 분리시킨다. 비강 내부에는 비모(코털, nasal hair)가 있어 공기 중의 큰 입자들과 이물질을 걸러주는 역할을 한다. 또한 비강 내부는 혈액공급이 잘 되는 점액질의 피막으로 덮여 있어 공기를 데워주고 습기를 제공하는 기능을 하고 있다.

비갑개(코선반, turbinate)는 구부러진 골성구조로 비강 내로 뻗어 나와 있는 상, 중, 하 3개가 있으며, 혈관이 잘 발달되어 있는 점막으로 덮여있다. 각 비갑개의 아래로 홈이 만들어진 것을 비도(콧길, nasal meatus)라고 한다. 중비갑개와 하비갑개 사이에 위치한 중비도(중간코길, middle meatus)는 대부분의 부비동(코곁굴, paranasal sinus)으로부터 배수로 역할을 하며, 하비도(아래코길, inferior meatus)에는 비루관(코눈물뼈관, nasolacrimal duct)이 연결되어 있다. 제1번 뇌신경(후각신경)의 수용체들은 비강과 비중격의 윗부분에 위치해 있다(그림 10.1).

부비동(코곁굴, paranasal sinus)은 두개골 안에 공기가 차 있는 공간으로, 전두동(이마굴, frontal sinus), 상악동(위턱굴, maxillary sinus), 사골동(벌집굴, ethmoid sinus), 접형동(나비굴, sphenoidal sinus)이라고 불리는 4쌍이 있다. 부비동은 공기로 차 있어서 두개골의 무게를 줄이고 말을 할 때 공명을 일으키는 기능을 한다. 또한 부비동의 내벽의 점막에는 섬모가 있어 이물질을 걸러서 바깥으로 내보내는 역할을 한다. 일반적으로 전두동(눈 위)과 상악동(위턱)은 위치상 검진이 가능하지만, 사골동과 접형동은 크기가 작을 뿐 아니라 두개골 깊은 곳에 위치해 있어 검진하기가 어렵다(그림 10.2).

2. 구강과 인후

구강(oral cavity)과 인후(throat)는 소화기계의 첫 번째 부위로 음식물 섭취 및 소화 지원의 역할이 있으며 미각 기능과 말하는 것을 돕는 기능을 한다.

구강(입안, oral cavity)은 구순(입술, lip), 뺨(cheek), 경구개(단단입천장, hard palate), 연구개(물렁입천장, soft palate), 구개수(목젖, uvula), 혀(tongue)와 근육들로 이루어져 있다. 입은 소화계의 시작이기도 하지만 기도의 입구 역할을 하기도 한다. 입술은 구강으로 들어가는 입구를 둘러싸고 있는 근육 주름이다. 구강의 윗부분은 앞쪽으로는 경구개로, 뒤쪽으로는 연구개로 이루어져 있다. 구개수는 연구개의 연장선상에 있으며, 구강인두(oro-

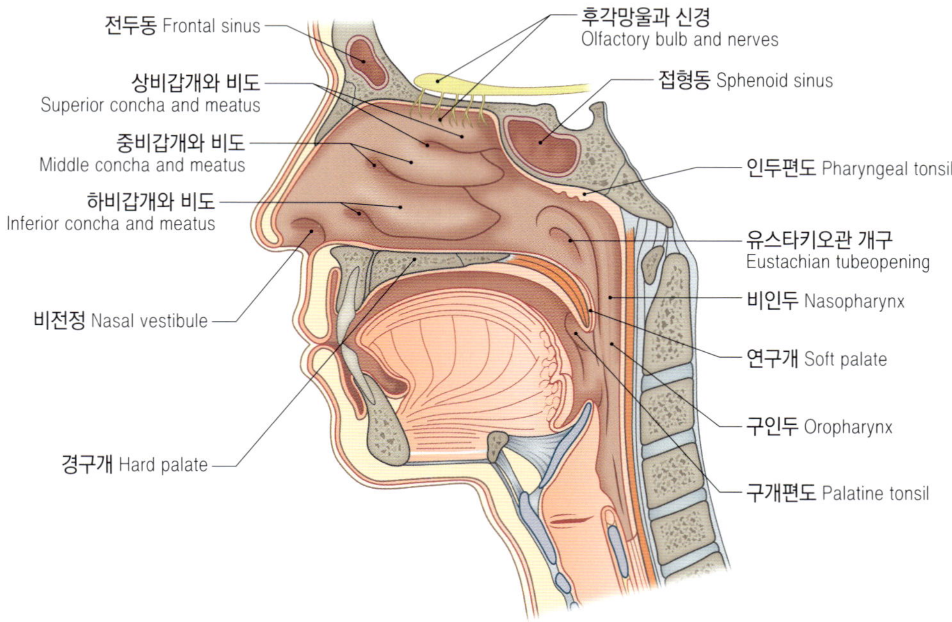

그림 10.1 코와 비강의 구조

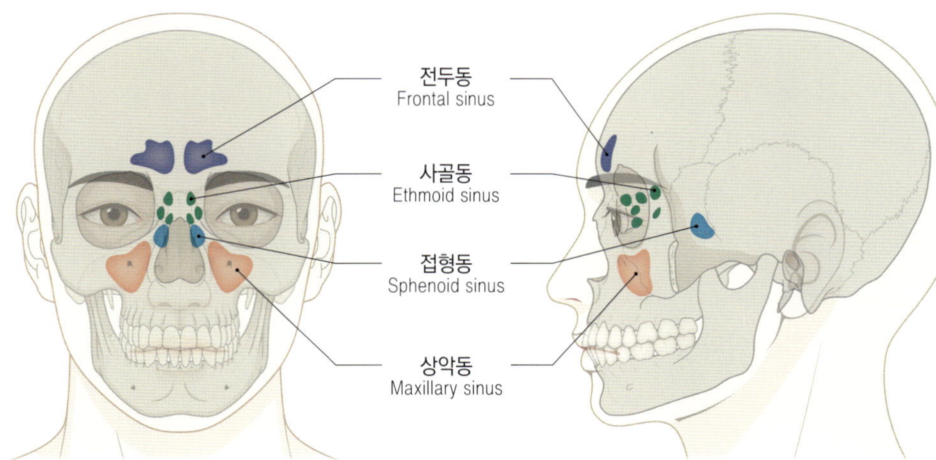

그림 10.2 부비동의 구조

pharynx) 뒤쪽 중앙에 매달려 있다. 뺨의 안쪽은 점막으로 덮여 있으며, 입의 벽을 이루고 있는 구조이다. 혀와 그 근육들이 바닥을 이루고 있으며, 하악골은 입의 바닥을 지탱하고 있는 구조이다.

구강에는 혀(tongue)를 포함하여 치아(이, teeth), 치은(잇몸, gingiva), 타액선(침샘, salivary gland) 등의 구조물이 있다. 혀는 근육덩어리 구조이며, 음식물의 이동, 삼키기, 말하기를 돕는 기능을 한다. 혀의 윗부분은 유두(papilla)로 덮여 있는 거친 표면으로, 수백 개의 미뢰(맛봉오리)가 있어 맛을 구별하는 기능을 한다. 유두 중의 일부는 붉은 점으로 보여 혀를 덮고 있는 얇고 하얀 막과 대비를 이룬다. 혀의 아래측 표면에는 유두가 없이 부드러우며 대신 많은 혈관이 분포되어 있다. 혀의 가운데에는 혀와 구강저를 연결하는 설소대(혀주름띠, lingual frenulum)가 있다. 치아는 흰 법랑질의 치관(치아머리, crown)과 치근(치아뿌리, root)으로 구분되며, 치근은 치은 속에 있는 부분을 말한다. 성인은 32개의 영구치가 치은에 고정되어 있다. 치은은 점막으로 덮여 있는 구조로, 치아, 상악골, 하악골에 단단히 붙어있다. 순소대(입술주름띠, labial frenulum)라고 하는 가운데 점막주름은 입술을 치은을 연결하고 있다.

인후(throat)는 근육으로 이루어져 있고 입과 코 사이에서 음식과 공기가 지나는 통로의 역할을 한다. 인후의 윗부분을 비인두(코인두, nasopharynx)라고 하며, 비인두 아래는 구인두(입인두, oropharynx)이며, 그 아래를 후두인두(laryngopharynx)로 구분한다. 구개수는 연구개의 중간선쯤에 위치하고 전구개궁을 형성하도록 양쪽으로 뻗어 나와 있다. 편도는 구인두의 후면벽 양측에 숨겨져 있는 림프절 덩어리로 감염으로부터 몸을 보호하는 역할을 한다. 성인의 편도는 퇴화하여 잘 보이지 않는 것이 일반적이다. 인두벽은 혀를 내밀게 하거나 설압자로 누른 후 관찰할 수 있다. 이 벽은 많은 혈관들로 이루어져 있으며 작은 혈관 및 림프절의 출현에 따라 붉은색이나 연분홍 등 다양한 색으로 보이게 된다(그림 10.3).

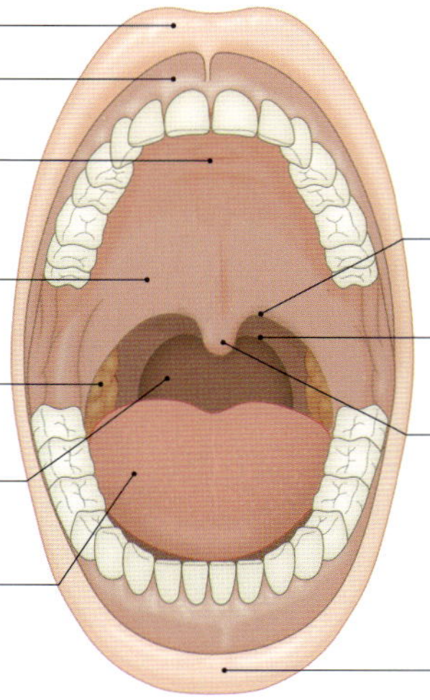

그림 10.3 구강의 구조

구강에 있는 3쌍의 타액선은 염분, 점액, 아밀라아제를 함유한 묽은 장액인 침을 구강내로 분비한다. 타액은 음식물의 분해를 돕고 윤활작용을 하며, 침속의 아밀라아제는 탄수화물 소화 기능이 있다. 가장 큰 샘인 이하선(귀밑샘, parotid gland)은 귀 앞쪽 아래에 위치해 있으며, 위쪽 두 번째 어금니에서 뺨 속을 가로지르는 이하선관(Stensen's duct)으로 이어진다. 악하선(턱밑샘, submandibular gland)은 아래턱과 앞쪽 하악각 사이의 중간 부위에 위치해 있으며, 혀 밑 설소대 양 옆의 악하선관(Whartons' duct)으로 이어진다. 설하선(혀밑샘, sublingual gland)은 혀 밑에 있으며, 입의 바닥부분에 있는 여러 관과 이어져 있다(그림 10.4).

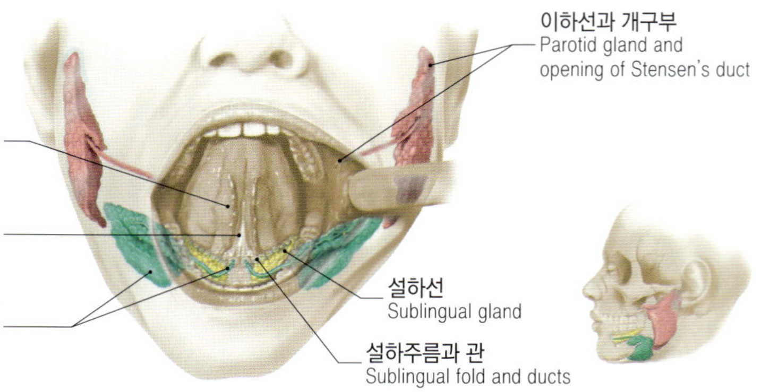

그림 10.4 타액선

코, 구강 및 인후와 관련된 주관적 자료들은 대상자의 일상생활활동에 영향을 주는 불편감과 질병을 찾아내는데 도움이 된다. 일부 질환은 대상자에게 기능 상실을 초래하여 심각한 전신 질환으로 이어지게 하기도 한다. 또한 간호사는 검진을 통해 파악한 대상자의 건강 관련 행동과 관련하여 대상자에게 적절한 건강교육을 해야 할 수도 있다.

1. 주요증상

- 콧물
- 비출혈
- 잇몸출혈
- 연하곤란
- 비충혈(호흡곤란)
- 후각변화
- 쉰 목소리
- 치통, 인후통 외 각 부위 통증

2. 현병력

아래의 각 부위에 대한 구체적인 질문을 하여 정보를 수집해야 한다.

1) 코와 부비동

코나 부비동 부위에 통증이 있나요?

근거: 눈주변, 뺨, 코, 이마 등이 아프거나 압통이 있으면 부비동의 감염 징후일 수 있다.

코피가 난 적이 있나요? 코피가 얼마나 자주 나는가요? 코피의 양은 어느 정도인가요? 코피의 색은 어떤가요?

근거: 코피의 원인은 외상, 점막자극, 염증성 질환, 종양과 같은 국소적 요인이나, 혈액질환, 동맥경화와 같은 전신적 요인에 의해 발생한다. 이 외에 특발성 원인에 의해 발생하기도 한다. 코피는 알러지성 비염, 만성 부비동염, 고혈압, 악성혈액질환, 혈액응고질환, 출혈성 말초혈관확장증이 있는 대상자와 추운 날씨에서 발생빈도가 높게 나타난다.

코에서 묽거나 끈끈한 분비물이 나오나요? 코의 분비물은 한쪽 혹은 양쪽에서 모두 나오나요?

근거: 화농성이나 탁한 녹황색의 악취가 나는 분비물은 대부분 세균 감염에 의한 것이다. 한쪽에서 냄새가 있는 분비물이 나온다면 만성 부비동염이나 이물질에 의한 것일 수 있다. 묽고 맑은 분비물이 지속된다면 대부분 만성 알러지성 질환에 의한 것이지만, 과거 뇌손상 이력이 있다면 뇌척수액이 새는 것일 수도 있다.

숨을 쉬는 것이 편안한가요? 두 콧구멍이 막혀 숨쉬기가 곤란하지는 않은가요?

근거: 두 콧구멍으로 숨을 쉬는 것이 불편한 것은 부비동 충혈이나 폐쇄 혹은 비중격만곡의 징후이다. 코막힘은 낮 시간대에는 일상활동을, 밤 시간대에는 수면을 방해하는 요인이 되기도 한다.

후각의 변화가 있나요?

근거: 후각의 감소는 뇌신경 손상이나, 두부외상, 기도 감염, 콧속 용종, 부비동염과 같이 콧길에 문제가 있는 경우와 파킨슨병, 알츠하이머병과 같은 신경학적 질환이 있는 대상자에게 나타날 수 있다. 정상적인 노화과정에서 후각의 감소가 있을 수도 있으므로 대상자의 연령을 고려한 변화를 잘 살펴보아야 한다.

2) 구강과 인후

혀나 입에 병변이나 궤양이 있나요? 병변이 있다면 크기와 감촉은 어떤가요? 병변은 언제 발생하였나요? 병변의 위치는 어디인가요? 병변이 이전에도 생겼다가 사라진 적이 있나요? 병변으로 인해 먹거나 말하거나 삼키는데 어려움이 있나요? 병변에 통증이나 출혈이 동반되나요?

근거: 구강 내 병변은 상해, 감염, 영양결핍, 면역저하, 종양 등의 다양한 원인에 의해 발생될 수 있다. 혀나 구강 내에 잘 낫지 않는 궤양, 사라지지 않는 붉은색이나 흰색 반점, 덩어리(lump), 두꺼워지거나 거칠어진 부분이 있으면 구강종양의 징후일 수 있으므로 추가 검사를 받도록 해야 한다. 통증이 동반된 궤양은 영양섭취를 방해하는 요인이 된다.

잇몸이나 입이 붉어지거나 붓거나 또는 피가 난 적이 있나요? 잇몸에 통증이 있나요? 잇몸의 불편감은 얼마나 오래되었나요? 치통이 있나요? 영구치 중 소실된 치아가 있나요?

근거: 잇몸이 붉어지고 붓고 피가 잘 나는 것은 치은염(잇몸염, gingivitis)의 조기 증상이다. 잇몸이 파괴되고 치아가 빠지는 증상은 치주염(치아주위조직염, periodontitis)이 많이 진행되었을 때 나타난다. 치통은 충치나 약한 치아로 인해 발생할 수 있다. 치주질환은 심혈관계 질환과도 관련성이 높다. 노화과정에서 잇몸 약화와 치아 마모가 발생하므로 노인은 치아주변 질환과 치아 손실에 취약한 편이다.

인후통이 있나요? 인후통으로 인해 음식물 삼키기가 어렵나요? 인후통은 언제 시작되었나요?

근거: 인후의 자극과 통증은 인플루엔자, 감기, 홍역, 수두 등의 바이러스 감염이나 세균 감염에 의해 발생할 수 있다. 그 이외에 각종 알레르기, 건조하고 더운 환경, 과도한 목소리의 사용에 의해서도 나타난다. 낫지 않고 지속되는 인후통은 인두암, 후두암 등의 징후일 가능성이 있다.

목소리가 쉬거나 변하였나요? 목소리가 변한지는 얼마나 되었나요? 쉰 목소리가 지속되나요? 아니면 간헐적으로 나타나는가요? 목소리를 더 쉬게 하는 요인이 있나요?

근거: 쉰 목소리는 상기도 감염, 목소리의 과다사용, 갑상선기능저하증, 흡연, 자극물질의 흡입, 종양 등과 관련이 있다. 쉰 목소리가 2주 이상 지속되면 추가 검사를 받도록 한다.

3. 과거력

과거에 비강이나 구강의 수술을 받은 적이 있나요? 있다면 언제 무엇 때문에 받았나요? 코에 어떤 원인으로 외상을 받은 적이 있나요?

근거: 현재의 증상이나 해부학적 구조의 변화는 과거 수술이나 외상과 관련이 있을 수 있다. 발치나 편도제거는 구강 구조물 변화의 일반적인 수술력이다. 코 수술은 주로 외상으로 인한 비도폐색을 감소시키기 위해 시행되며, 만성 알러지성 비염이나 낭포성섬유증을 초래하는 비점막 용종을 제거시키기 위해서도 시행된다.

부비동염을 앓은 적이 있나요? 증상은 어떠했나요? 코 스프레이를 사용한다면 얼마나 자주 사용해왔나요?

근거: 부비동염은 반복적으로 감염되는 경우가 흔하다. 코 스프레이를 과도하게 사용하면 코에 자극이 되어 코피나 충혈을 일으킬 수 있다.

계절성 알레르기를 진단받은 적이 있었나요? 알레르기가 발생하는 시기는 언제였나요? 관련 증상은 어떤 것이 있었나요?

근거: 꽃가루는 계절성 비염을 유발할 수 있다. 반면, 먼지에 의한 비염은 계절과는 무관하다.

비강이나 구강의 통증 조절을 위해 정기적으로 치료를 받았거나 복용하는 약물이 있나요? 이로 인한 효과는 어떠했나요?

근거: 비강이나 구강의 통증 조절을 위해 대상자에게 어떤 치료방법이나 약물이 효과적이었는지를 파악하는 것은 중요하다.

4. 가족력

비강이나 구강부위의 종양에 대한 가족력이 있나요?

근거: 코와 부비동, 구강과 인후부위의 암은 유전과 관련이 있다.

가족 중에 계절성 알레르기에 대한 병력이 있는 사람이 있나요?

근거: 알레르기 가족병력은 알레르기성 비염에 대한 위험요소가 된다.

5. 개인사회력

흡연이나 음주를 하나요? 흡연과 음주의 양은 어느 정도인가요?

근거: 담배는 일반 담배뿐 아니라 씹는 담배, 전자담배 등 모두가 구강 및 인후암의 발병의 주된 위험요소이다. 구강암의 74%는 과도한 흡연 및 과음이 주요 원인이다.

평소에 이갈기가 있나요?

근거: 이갈기(bruxism)는 스트레스 또는 가벼운 맞물림 장애의 징후일 수 있다. 이갈기는 턱관절의 문제와 통증을 유발하기도 한다.

틀니나 브릿지, 또는 다른 치아 보조기가 있나요? 틀니가 있다면 사용한 기간은 얼마나 되나요? 관리를 어떻게 하나요? 틀니가 평소에 잘 맞나요?

근거: 대상자가 틀니를 하고 있는 경우 적절하게 관리해주어야 충치와 잇몸질환을 예방할 수 있다. 틀니가 잘 맞지 않으면 식사습관 불량, 말할 때의 곤란, 구강 통증, 백색판증이 발생할 수 있다. 치아보조기가 있는 경우 음식물로 인한 치아와 보조기 손상을 피하기 위해서는 잘 세척하고 관리하는 것이 중요하다.

치과를 정기적으로 방문하나요?

근거: 정기적으로 치과 검진을 받으면 잇몸질환이나 구강암을 조기해 발견해 치료할 수 있다.

양치질을 얼마나 자주 하나요? 치실이나 치약은 적절하게 사용하고 있나요?

근거: 대상자가 적절한 치아관리를 하고 있는지를 파악하면 구강건강관리교육에 활용할 수 있다.

구강인후암 위험요인

- 연령(40세 이후 발생률 증가, 65세 발생률 최고)
- 흡연
- 과다한 햇빛 노출
- 면역억제제 사용력
- 성별(남 : 여 = 2 : 1)
- 음주
- 이전 암진단 과거력

1. 대상자 준비 및 준비물품

비강과 구강 검진은 병원 외 가정에서도 유용할 수 있다. 코, 부비동, 구강, 인후에 대한 건강 사정은 대개 머리와 목의 사정 이후에 이루어진다. 사정기술 자체는 단순할 수 있지만 검진결과에 대한 결과를 정확하게 분석하기 위해서는 지속적인 훈련이 동반된 전문성이 요구되기도 한다. 코와 부비동을 검진하면 비중격의 휘어짐이나 코와 코인두의 개방 상태, 부비동 감염을 파악하는데 도움이 된다. 간호사는 검진과정에서 코 폐쇄를 확인하면 대상자가 입으로 숨을 쉬는 원인을 알 수 있고, 비중격의 휘어짐을 발견하면 비위관 삽입이나 흡인을 어떻게 하는 것이 효과적인지를 파악할 수 있다. 또한 입과 인두 등의 검진을 통해 대상자의 영양 상태와 호흡 상태를 알 수 있고, 대상자의 구강 내 여러 구조물에서의 질환이나 종양을 조기에 발견할 수도 있다. 치아나 구강 점막 상태가 양호하지 않다면 영양 상태를 호전하기 위한 식단 변경이나 추가적인 구강관리가 필요할 수 있다.

1) 대상자 준비

- 대상자에게 고개를 바로 들고 앉은 자세를 유지하도록 요청한다(이때 대상자의 머리가 검진자의 눈높이에 오는 것이 가장 좋다).
- 검진하는 부위에 대해 대상자에게 정확하게 설명한다.
- 틀니, 보정기의 고무줄 등을 사용하고 있었다면 정확한 구강검진을 위해 제거하도록 요청한다(틀니를 낀 대상자는 틀니를 제거했을 때의 이미지와 구취를 걱정할 수 있다. 이때 검진자는 정중하면서도 자신감 있는 태도로 접근하면 대상자의 불안을 감소시킬 수 있다).

2) 준비물품

- 장갑(점막 검사 시에는 반드시 장갑을 착용)
- 펜라이트
- 설압자(tongue depressor)
- 비경(nasal speculum)
- 거즈 패드(가로세로 10cm 정도)

2. 코의 검진방법

1) 시진

코 외부의 모양, 크기, 대칭성을 확인한다. 코의 피부는 매끈하고 손상이 없으며 얼굴색과 같아야 한다. 코는 얼굴의 중앙에 위치하며 좌우대칭을 이룬다. 콧구멍 역시 대칭이어야 하며, 벌렁거림이나 분비물이 관찰되지 않아야 한다. 홍반이나 색의 변화는 전신질환의 징후일수 있다. 코 외형의 심한 비대칭은 현재 혹은 과거의 외상 결과일 수 있다. 코의 벌렁거림은 호흡곤란을 의미할 수 있다. 일반적으로 양측 맑은 분비물은 알러지성 비염에 의한 것이나 편측 맑은 분비물은 두부손상이나 골절이후의 뇌척수액일 수 있으므로 주의를 기울여야 한다. 피가 섞인 분비물은 고혈압이나 출혈성 장애가 있을 때 나타날 수 있다.

코 내부를 관찰한다. 비경과 펜라이트를 사용한다. 비경을 들지 않은 손으로 대상자의 머리를 부드럽게 뒤로 기울여 고정한다. 다른 한 손으로 비경을 손바닥에 쥐고 천천히 조심스럽게 콧구멍에 넣는다(그림 10.5). 비중격에 직접적인 압력이 가해지면 통증이 유발되므로 비경이 비중격에 닿지 않도록 하고 뒤쪽 위로 천천히 움직여가면서 코 내부 점막, 비중격, 비갑개, 비도 등을 관찰한다. 코 점막은 어두운 분홍색이고 습하며 삼출물이 없다. 비중격은 중심선에 위치하고 곧아야 하며 천공, 출혈, 딱지, 병변 등이 없어야 한다. 비갑개는 짙은 분홍색을 띠고 주변 조직의 색과 유사하다. 대칭적이고 발적, 분비물, 병변 등이 없어야 한다. 상비갑개는 잘 보이지 않는 것이 정상이다. 코 점막이 붓고 연한 분홍색 또는 청회색을 띠는 경우는 알러지성 비염일 경우가 많고, 밝은 붉은색을 띠는 경우는 비염이나 부비동염으로 인한 상기도 감염인 경우가 많다. 감염 시 삼출물을 흔히 관찰할 수 있는데 삼출물은 묽고 양이 많을 수도 있고 연두색이면서 끈끈할 수도 있다. 비중격의 만곡은 정상적인 변이일 수도 있고 손상에 의한 것일 수도 있다(그림 10.6). 공기흐름의 감소가 있는 경우는 비정상 소견으로 본다. 만성적으로 알러지가 있으면 점막에 작고 창백하며 둥글고 단단하게 과다 성장한 덩어리인 용종이 보이기도 한다. 알러지성 장애가 있는 경우 비갑개가 확대되고 부어있거나 비갑개를 둘러싼 점막이 창백하게 관찰된다.

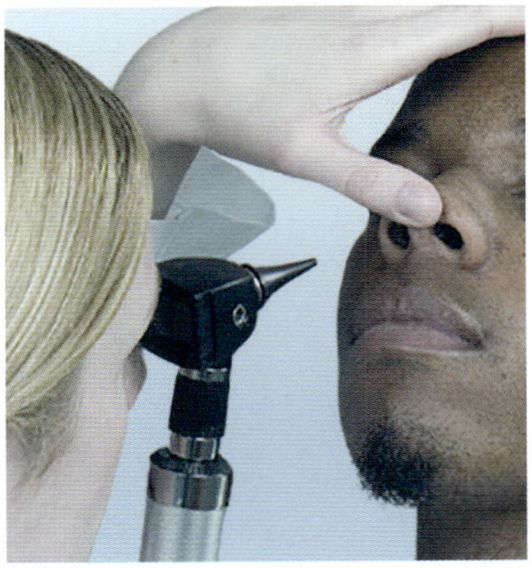

그림 10.5 코내부 시진

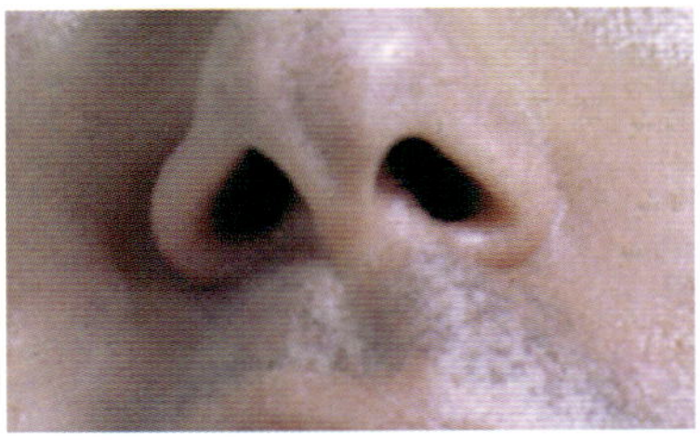

그림 10.6 비중격 만곡

2) 촉진

코 외부의 촉진은 통증이나 코막힘을 호소하거나 외상이 의심될 때 진행한다. 코 외부의 골성 구조와 연조직을 촉진한다. 연골조직으로 된 아래 2/3 부분은 통증 없이 움직이는 것이 가능하다. 코는 촉진 시 압통이 없어야 한다. 콧구멍을 폐색시키기 위해 대상자의 한쪽 콧구멍을 부드럽게 막고 입을 다물도록 한 다음, 반대쪽 콧구멍을 통해서 숨을 들이마시도록 한다. 다른 쪽도 반복하면서 개방성을 확인한다. 잡음이 없어야 하고 각 콧구멍에서 자유롭게 공기의 교환이 이루어져야 한다. 흡식 때 콧구멍이 좁아지는 것은 구강호흡을 필요로 하는 만성폐쇄성폐질환과 관련이 있다. 잡음이 섞이고 숨쉬기가 곤란한 것은 코막힘, 비도의 외상, 용종, 알러지에 의해 유발될 수 있다. 촉진 시의 압통은 상해나 염증으로 인한 것일 수 있다.

3. 부비동의 검진방법

1) 시진

눈 위쪽의 전두동과 눈 아래쪽의 상악동을 관찰한다. 눈 주변에 부종이나 색의 변화가 없는 것이 정상이며, 안와 주변의 부종과 눈 아래쪽이 어둡게 보이는 것은 부비동염을 의심해볼 수 있다(그림 10.7).

특수검진 - 광선투과법

대상자가 부비동 통증을 호소하거나 부비동 울혈의 증상이 있으면 주변을 어둡게 한 후 광선투과법으로 부비동을 검진해본다. 눈썹 아래에서 위쪽으로 광선을 향하게 하여 전두동을 비춰본다. 눈 아래로 광선을 비추어 상악동을 투과조명하면서 입천장에서 빛을 확인한다. 눈썹 위에서 붉은 빛을 확인할 수 있는 것과 입천장에서 붉은 빛을 확인할 수 있는 것은 각각 전두동과 상악동이 공기로 차 있다는 정상적인 소견을 나타낸다. 부비동염에 의해 점막이 두꺼워지거나 분비물이 가득 차 있는 경우에는 부비동에서 붉은 빛을 확인할 수 없다. 단, 투과조명이 보이지 않는 것은 경우, 다른 검진 소견과 함께 비정상 소견을 확인해보는 것이 필요하다.

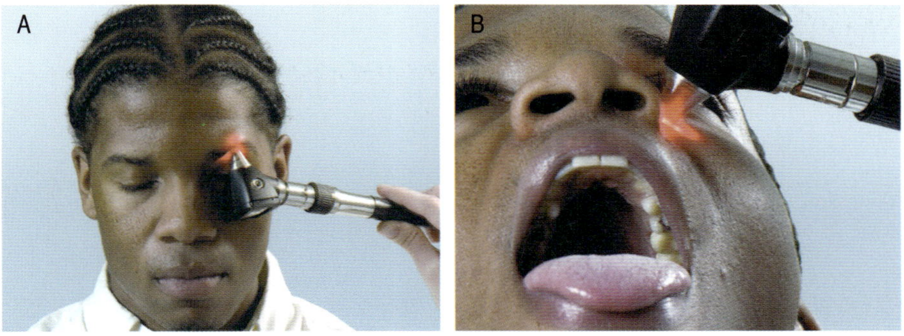

그림 10.7 전두동 및 상악동의 투과조명
A: 전두동의 투과조명, B: 상악동의 투과조명

2) 촉진

부비동 부위에 외상이 있거나 통증을 호소할 때 부비동 촉진을 진행해 볼 수 있다. 전두동을 촉진하기 위해서는 검진자의 엄지를 대상자의 눈썹 위 바로 밑에 있는 상안와 뼈 있는 부위를 누른다. 이때 안구를 직접적으로 누르지 않도록 주의한다. 상악동을 촉진하기 위해서는 관골 위 부비동이 있는 부위를 누른다. 부비동 부위에 압통이 없고 마찰음(crepitus)이 나지 않는 것이 정상 소견이다. 촉진 시 압통은 부비동의 울혈이나 감염을 의미한다. 다량의 삼출물이 있는 경우 상악동 촉진 시 마찰음이 나기도 한다(그림 10.8).

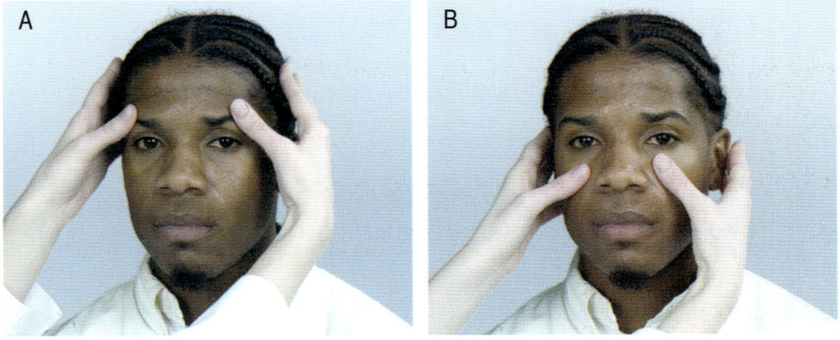

그림 10.8 전두동 및 상악동 촉진
A: 전두동 촉진, B: 상악동 촉진

3) 타진

부비동을 타진한다. 전두동은 눈썹 위 부위를, 상악동은 눈 아래 부위를 직접 혹은 간접 가볍게 두드리면서 사정한다. 타진 시 압통이 없는 것이 정상 소견이다. 압통은 부비동염을 의미하며, 탁음은 급성 또는 만성 부비동염으로 인해 부비동이 비후되었거나 울혈되어 있음을 의미한다(그림 10.9).

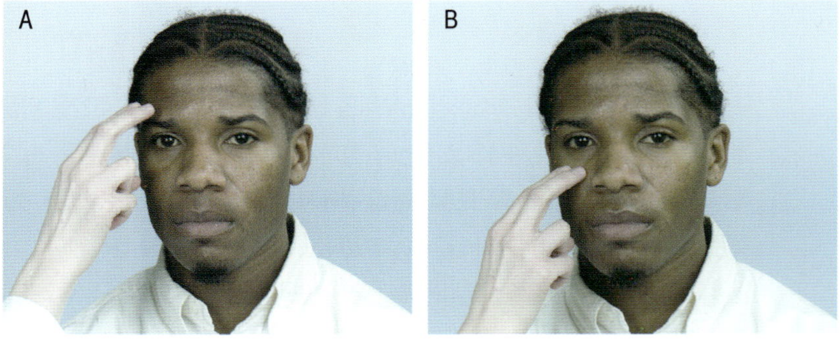

그림 10.9 전두동 및 상악동 타진
A: 전두동 타진, B: 상악동 타진

4. 구강과 인후의 검진방법

1) 시진

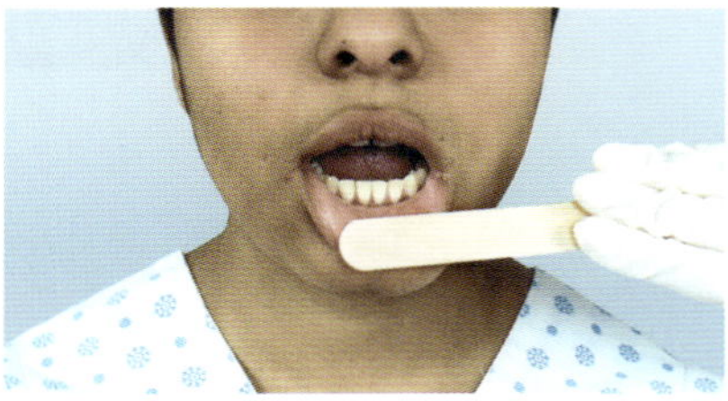

그림 10.10 입술검진

입술의 색, 대칭성, 병변 등을 확인한다. 입술은 대칭적인 양상으로 분홍빛을 띠며 매끈하고 촉촉해야 한다. 입술과 얼굴 피부의 경계는 구분되어야 하고 병변은 없어야 한다(그림 10.10). 입술의 비대칭은 선천성 기형이나, 외상, 마비, 수술적 변형에 의한 것일 수 있다. 창백한 입술은 빈혈이나 쇼크를 의미하고 붉게 달아오른 입술은 일산화탄소중독을 의미하기도 한다. 건조하고 갈라진 입술은 탈수로 인한 것일 수 있다. 입술 끝 갈라짐과 홍반은 비타민 B 결핍 시 나타날 수 있다, 주변 병변, 수포, 결절, 궤양 등은 감염, 지나친 자극 혹은 피부암의 징후일 수 있다. 구순부종은 감염이나 알러지 발생 시에 초래된다. 구취는 구강 내 감염이나 소화기계 질환 시 나타나기도 한다.

치아의 상태를 확인한다. 대상자에게 입을 벌렸다가 다물도록 하면서, 치아의 색, 수, 배열 등을 살펴본다. 치아는 매끈한 단면으로 정상적으로 하얗거나 누렇거나 회색을 띠기도 한다. 치아의 수는 성인의 경우 32개의 영구치를 가지고 있으나 대부분은 제3대구치의 발치 여부에 따라 28개인 경우도 빈번하다. 치아는 깨지거나 빠진 부분이 없어야 하고 충치도 없어야 한다. 치아를 악물은 상태로 미소 짓게 하여 배열상태를 살펴본다. 뒷쪽 윗니는 뒤쪽 아랫니와 직접적으로 맞닿아야 하며, 치아의 간격은 일정해야 한다. 치아의 착색이 심한 경우는 화학약품이나 약물에 의한 것이거나 혹은 잘못된 치아관리에 의한 것일 수 있다. 치아의 손실은 외상이나 발치가 원인이 된다. 치아의 균열이나 치아 사이의 갈색점은 충치를 의미한다. 치아 배열의 문제는 부정교합으로 인해 발생한다.

치은의 색, 상태, 병변 등을 확인한다. 장갑을 끼고 대상자의 입술과 뺨 부분을 뒤집어 잇몸의 색과 단단한 정도를 검진한다(그림 10.11). 치근 주위의 잇몸은 분홍빛이고 촉촉하며, 각각의 치아는 명확한 가장자리가 있는 모양이다. 잇몸에는 퇴축이나 비후가 없고 또한 상처나 출혈이 없어야 한다. 틀니를 가지고 있는 대상자는 압력을 받는 부위의 잇몸도 관찰한다. 잇몸이 붉어져 있거나 부었거나 출혈이 있는 경우 일반적으로 치은염이나 잘못된 구강관리를 의미하며, 간혹 전신질환이나 호르몬의 변화, 약물치료의 결과로 나타나기도 한다.

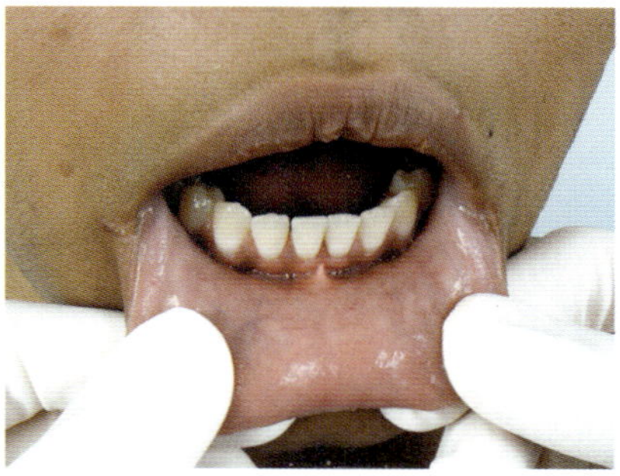

그림 10.11 치은검진

구강 점막의 색, 상태, 병변 등을 시진한다. 대상자에게 입을 크게 벌리도록 하고, 장갑을 낀 손으로 설압자와 펜라이트를 이용하여 시진한다. 구강 점막은 분홍빛이고 촉촉하며 병변이 없어야 한다. 착용한 의치가 잘 맞지 않은 경우 점막의 찰과상이나 짓무른 부분이 있을 수 있으므로 잘 관찰한다. 점막에 통증과 발적이 있으면서 흰 반점(patch)이 동반되는 경우는 칸디다증(candida albicans)을 의미한다. 흰색 또는 흐린 노란색의 바탕에 가장자리는 붉으면서 통증이 수반되는 작은 수포는 보통 아프타성 궤양(aphthous ulcer)으로 바이러스 감염이나 스트레스에 의한 것이다. 구강 내 쉽게 떼어지지 않는 흰색 반점(plaque)인 백반증(leukoplakia)은 암으로 진행될 수 있는 점막의 비후 및 흰색 변화 상태를 의미하며 주로 흡연이나 만성적인 자극이 그 원인이다. 한편 구강 점막 내 보이는 붉은 반점인 홍색반(erythroplakia) 역시 암으로 진행 가능한 점막의 발적성 변화를 의미한다.

구강 내 타액선의 상태를 시진한다. 장갑을 끼고 설압자와 펜라이트를 사용하여 관찰한다. 윗니의 제2대구치와 마주한 볼점막 부위에서 이하선관(Stensen's duct)을 확인한다. 대상자에게 혀를 올리도록 한 다음, 입 바닥의 설소대 옆에서 악하선관(Wharton's duct)을 확인한다. 두 개의 관 모두 촉촉한 분홍빛 점막으로 통증, 부종, 결절, 병변 등이 없는 것이 정상 소견이다. 분비선이 부어있거나 염증성 변화를 보이는 것은 감염이나 종양에 의한 폐색이 원인일 수 있다.

경구개와 연구개의 색과 상태를 시진한다. 대상자에게 입을 크게 벌리고 머리를 조금 뒤로 젖히도록 한 후 펜라이트를 이용하여 사정한다. 경구개는 매끄럽고 창백하며, 움직이지 않는 불규칙한 가로주름을 가지고 있다. 연구개는 분홍빛으로 부드러우며 중앙선에 위치해 있다. 구개에서 관찰되는 천공들은 선천적 질환, 외상, 약물에 의한 것일 수 있고, 구개의 결절 들은 종양의 징후가 되기도 한다.

구개수의 색, 질감 및 운동성 등을 시진한다. 대상자에게 입을 크게 벌리도록 요청하고 설압자로 혀를 누른 상태에서 펜라이트를 비춰보면서 살펴본다. 대상자에게 "아~" 소리를 내게 하면서 구개수의 대칭적 상승을 확인한다. 구개수는 중앙에 위치해 있으며 분홍빛으로 촉촉하고 병변이 없어야 한다. 뇌졸중 시에는 연구개와 구개수의 움직임이 없거나 비대칭적이다. 제10번 뇌신경(미주신경, vagus nerve)이 마비되면 연구개가 올라가지 않고 구개수가 정상적인 위치에서 벗어난다(gag reflex를 피하기 위해 혀의 중간지점에서 약간 벗어난 쪽으로 누른다).

편도의 색, 크기, 병변 등을 살펴본다. 편도는 보일 수도 있고 보이지 않을 수도 있다. 편도는 불규칙한 표면을 가지고 있고 분홍빛이며 대칭적이다. 부종이나 병변 등은 없어야 한다. 편도 부종은 보통 1+에서 4+로 등급을 매기는데 건강한 대상자도 1+까지는 커질 수 있다. 편도가 붉어지면서 비대해지고 분비물로 덮여 있으면 급성감염이나 편도염임을 의미한다(그림 10.12).

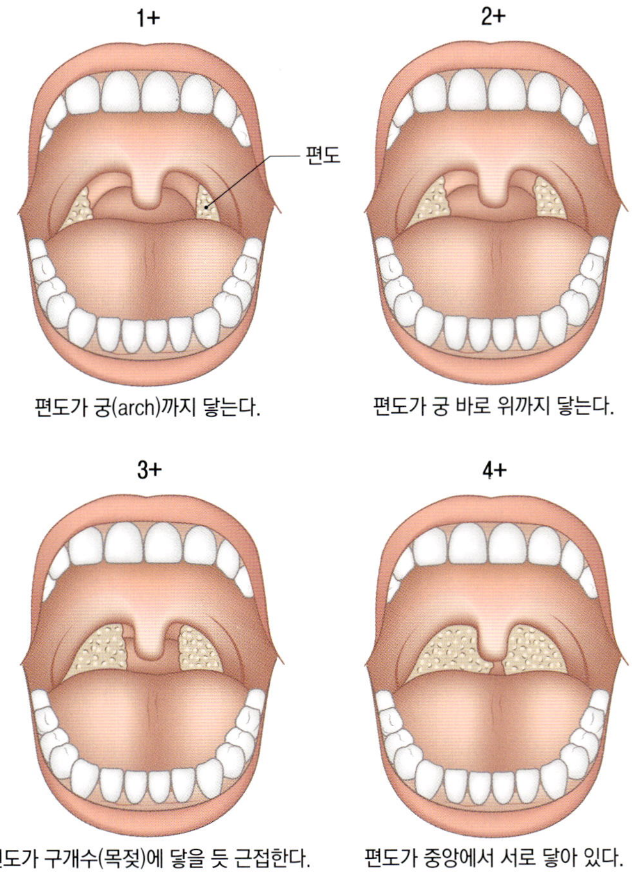

그림 10.12 편도 등급분류

구강 인두의 색, 병변과 분비물을 시진한다. 점막은 분홍빛이며 촉촉하여야 하며, 병변, 홍반, 부종, 분비물 등이 없는 것이 정상 소견이다. 림프조직이 풍부한 후벽은 표면이 약간 불규칙적일 수 있다. 홍반은 염증성 반응으로 전형적으로 감염성 인후염과 관련되며 흡연자에게서도 흔히 보여진다. 구강 인두의 홍반성 점막에 흰색이나 창백한 분비물 반점은 연쇄상구균에 의한 세균감염이나 바이러스 감염에 의한 단핵구증일 가능성이 높다.

혀의 대칭성, 색, 크기, 습도, 질감, 운동성 등을 시진한다. 대상자에게 혀를 내밀어 보도록 한 다음 혀의 표면을 확인한다. 혀를 입천장에 대보라고 한 다음 혀 아래표면과 설소대 등을 확인한다(그림 10.13). 거즈를 이용해서 대상자의 혀를 옆으로 움직이게 한 후 혀의 옆면의 상태를 확인한다. 혀의 앞쪽면은 매끈하고 대칭적이어야 하고, 혀 자체도 대칭적으로 보여야 한다. 혀는 분홍빛이고 아래쪽과 옆쪽의 표면은 반짝거림이 있는 것이 정상소견이다. 혀의 표면은 유두 때문에 다소 거칠

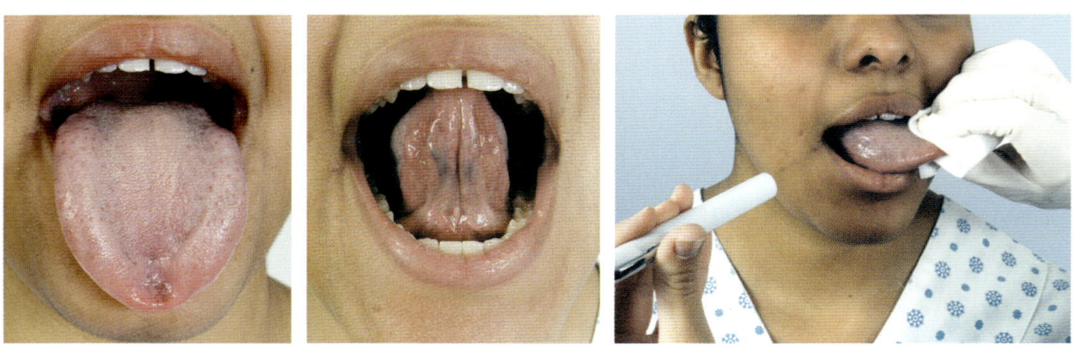
그림 10.13 혀의 검진

게 보일 수 있다. 혀의 위축이나 편위가 있다면 신경학적 질환을 의심해볼 수 있다. 혀에서 두꺼운 붉은색의 부종을 보이면 비타민 B의 결핍을 의미한다, 혀의 크기가 전체적으로 커진 경우는 다운증후군이나 갑상선기능저하증에서 관찰되기도 한다. 혀에서 백반증, 지속되는 궤양, 결절, 경화는 종양의 징후일 수 있으므로 추가 검사를 받도록 한다. 항암화학요법을 받는 대상자 중에 혀 옆면에 구강궤양이 발생하기도 한다.

2) 촉진

입술, 치아, 잇몸 등을 촉진한다. 이 검진은 외상이나 병소가 있거나 통증을 호소할 때 진행한다. 장갑을 끼고 입술의 안과 밖, 위아래 치아와 잇몸 등의 경도와 압통을 촉진한다. 입술은 부드러워야 하고 압통이나 종괴가 없어야 한다. 입술이 단단해져 있고 비후해져있으며 결절 혹은 종괴 등이 있으면 악성 종양을 의심해 볼 수 있고, 수포가 있는 압통성 경화는 단순포진을 의미하기도 한다. 치아의 흔들림이 크면 치주질환이나 외상에 의한 것일 수 있다. 촉진 시 잇몸이 비후해져있거나 압통이 있으면 의치가 잘 맞지 않거나 혹은 병변이 있음을 암시하기도 한다.

혀의 경도와 압통과 운동성을 확인한다. 이 검진은 외상이나 병소가 있거나 통증을 호소할 때 진행한다. 장갑을 끼고 거즈로 혀를 잡고 모든 부분을 촉진한다. 검진하는 동안 결절 혹은 종괴, 비후해진 부분이 있는지 확인한다. 혀는 비교적 매끄럽고 균질해야 하며, 혀의 유두는 약간 거칠게 느껴질 수 있다. 혀의 비후, 경화, 결절성 변화는 악성질환의 가능성을 의미한다. 대상자의 뺨 바깥쪽 표면에 손가락을 놓고 손가락에 힘을 주면서 대상자에게 혀끝으로 뺨 안쪽을 밀어내라고 요청해본다. 양쪽 모두 실행한다. 혀가 밀어내는 힘이 약해진 것은 12번 뇌신경의 문제 때문이거나 설소대가 짧아져서 혀의 움직임을 제한하여 발생 하기도 한다. 혀끝과 혀 옆면에 설압자로 설탕물과 소금물을 묻혀 혀의 미각능력을 확인한다. 대상자는 단맛과 짠맛들을 구분하여야 정상이다. 외상, 바이러스 감염, 부비동염, 용종, 노화와 신경학적 질환이 있는 대상자는 맛을 구별하는 능력이 감소한다.

구강 타액선을 양쪽 손가락을 이용하여 얼굴 외부에서 촉진한다. 이하선은 귀의 앞쪽에서, 악하선과 설하선은 하악 아래에서 촉진한다. 이하선은 촉진되지 않으며 압통이 없는 것이 정상 소견이다. 악하선과 설하선은 촉진될 수 있지만 압통이 없고 부드러워야 한다. 이하선이 커져 있고 압통이 있는 것은 이하선염이나 관의 폐색, 감염, 악성 질환을 의미하기도 한다.

5. 기록의 예

다음은 검진결과 기록의 예시이며, 이는 정상소견에 대한 기록이다.

1) 코와 부비동

- 코의 피부는 매끄럽고 병변이나 손상이 없음
- 비갑개는 분홍빛을 띠며 삼출물이 관찰되지 않으며, 비도는 모두 개방적임
- 비중격은 중앙에 위치해 있으며, 만곡이나 병변이 없음
- 전두동과 상악동 모두 압통 없으며 울혈 소견 없음

2) 구강과 인후

- 입술은 부드러우며 대칭적이며 병변이나 압통 소견 없음
- 치아는 32개로 매끄러우며 배열이 잘 되어 있음
- 치은은 분홍빛으로 출혈이나 병변 소견 없음
- 틀니나 교정기는 착용하고 있지 않음
- 구강 점막내 출혈이나 병변 소견은 없음
- 구강 내 타액선들의 개방성은 유지되며 울혈이나 압통 소견 없음
- 경구개는 매끄러우며 창백한 색을 띠고 연구개도 매끄러우며 분홍빛을 띠고 있음
- 구개수는 중앙에 위치하고 대칭적인 정상적 움직임을 보임
- 인두 후벽과 편도는 분홍빛을 띠고 있으며 분비물이 관찰되지 않음. 편도 크기는 +1 정도임
- 혀는 대칭적인 모양으로 매끄러우며 분홍빛으로 촉촉함. 운동성은 정상이며 병변이나 압통 없음
- 호흡 시 구취 없음

코, 구강, 인후를 정확하게 사정하기 위해 검진기술을 반복연습하고 정상소견과 비정상소견을 구분할 수 있도록 익혀야 한다.

신체검진법		정상	비정상의 예	관련 질병
시진	코	• 코의 외부 모양이 대칭적이고 매끈하고 손상이 없음 • 코 내부의 비중격은 중앙에 있고 만곡이 없음 • 코점막은 분홍빛이고 병변이 없음	• 코 외형의 비대칭 • 홍반이나 색의 변화 • 비중격이 편위 • 점막 부종 • 결절관찰	• 외상 • 전신질환 • 비중격만곡증 • 상기도 감염 • 비용종
	부비동	• 광선 투과 시 공기가 차있어 붉은빛이 확인됨	• 전두동이나 상악동에서 붉은빛이 확인되지 않음	• 만성 부비동염 • 다량의 삼출물
	입술	• 분홍빛이고 매끄럽고 촉촉함 • 입술은 대칭적임	• 창백하거나 청색 • 전체적 부종 • 국소적 부종 • 수포 • 균열, 가피, 인설 • 입술 움직임이 비대칭적	• 빈혈, 청색증 • 알러지 반응 • 외상 • 단순포진 • 수분 및 영양결핍 • 안면신경마비
	치아	• 매끈한 단면으로 정상적으로 하얗거나 누렇거나 회색임 • 치아는 깨지거나 빠진 부분이 없고, 치아의 간격은 일정함	• 치아의 착색이 심함 • 치아의 소실 • 치아배열이 일정하지 않음 • 치아사이의 갈색점	• 지나친 흡연이나 약물 • 외상이나 발치 • 부정교합 • 충치
	치은(잇몸)	• 분홍빛이고 촉촉하며, 퇴축이나 비후가 없음	• 잇몸의 증식, 발적, 칫솔질 시 출혈이 있음	• 급만성 치은염, 치주염
	구강점막 및 타액선	• 분홍빛이고 촉촉하며 병변이 없음 • 구강 내 관 모두 촉촉한 분홍빛 점막으로 부종, 결절, 병변 등이 없음	• 흰 반점 • 붉은 반점 • 궤양, 결절 • 지나친 건조 • 찰과상 혹은 짓무름 • 부종, 발적	• 칸디다증, 구강암, 흡연 • 암의 전구증상 가능 • 육종 가능성 • 탈수 • 의치 부적절, 감염 • 타액선의 감염, 종양

<table>
<tr><th colspan="2">신체검진법</th><th>정상</th><th>비정상의 예</th><th>관련 질병</th></tr>
<tr><td rowspan="3">시진</td><td>구개
및
구개수</td><td>• 경구개는 매끄럽고 창백하며 연구개는 분홍빛으로 부드러우며 중앙선에 위치해 있음
• 구개수(목젖)는 중앙에 위치해 있으며 분홍빛으로 촉촉하며, 대칭적 상승이 관찰됨</td><td>• 연구개가 창백하거나 변색됨
• 구개의 자극이 보임
• 구개수가 한쪽으로 치우치거나 상승 움직임이 없음</td><td>• 빈혈이나 황달
• 의치의 부적절
• 종양, 외상, 뇌신경손상(미주신경)</td></tr>
<tr><td>편도
및
인두</td><td>• 편도는 분홍빛으로 대칭적이며 부종이나 병변 등이 없음
• 인두 점막은 분홍빛으로 촉촉하며, 병변, 홍반, 부종이 없음</td><td>• 편도가 커져 있고 분비물로 덮여 있음
• 점막의 발적, 흰색이나 창백한 반점</td><td>• 편도염
• 인두염</td></tr>
<tr><td>혀</td><td>• 중앙에 위치하고 대칭적이며, 분홍빛이고 촉촉하며, 혀 표면은 다소 거칠게 보임(유두)
• 자유로운 움직임</td><td>• 혀의 위축이나 편위
• 두꺼운 붉은색의 부종
• 백반증, 지속되는 궤양, 결절, 경화</td><td>• 신경학적 질환
• 비타민 B의 결핍
• 종양 가능성</td></tr>
<tr><td rowspan="3">촉진</td><td>코</td><td>• 압통이 없고 콧구멍의 개방성이 유지됨</td><td>• 촉진 시의 압통
• 흡식 때 콧구멍이 좁아짐</td><td>• 외상이나 염증
• 만성폐쇄성폐질환, 코막힘, 비도의 외상, 용종, 알레르기 등</td></tr>
<tr><td>부비동</td><td>• 압통이 없고 마찰음(crepitus)이 나지 않음</td><td>• 촉진 시 압통
• 상악동 촉진 시 마찰음</td><td>• 부비동울혈, 급성 부비동염
• 다량의 삼출물</td></tr>
<tr><td>구강</td><td>• 입술, 치아. 치은 등에 압통이 없으며 종괴가 만져지지 않음
• 혀는 매끄럽고 균질함
• 혀의 밀어내는 힘이 유지됨</td><td>• 입술의 경화, 종괴, 압통
• 치아가 크게 흔들림
• 잇몸의 비후, 압통
• 혀의 경화, 결절성 변화
• 혀의 움직임이 제한됨</td><td>• 악성 종양 의심
• 치주질환이나 외상
• 의치 부적합, 치은염
• 혀의 악성질환
• 뇌신경(12번) 문제나 설소대 문제</td></tr>
</table>

1. 이 씨(남자/28)는 며칠 전부터 감기를 앓으면서 진한 화농성 콧물이 계속 나오고 코막힘으로 숨쉬기가 이전보다 불편하다고 호소하였다. 대상자의 부비동에 대한 시진과 촉진을 시행하기 위해 검진자는 상악동에 대한 광선투과법을 적용하려고 한다. 다음 중 광선 투과부위와 확인 부위로 적합한 것은?

① 눈썹 아래 → 이마

② 눈 아래 → 입천장

③ 입천장 → 눈 아래

④ 눈썹아래(눈위) → 눈 아래

2. 김 씨(남자/70)는 위암수술 후 3개월 전부터 항암요법을 받고 있다. 최근 구강건조가 심해지면서 입안에 통증이 있으면서 입맛도 없어졌다고 한다. 검진자는 구강점막을 검진하는 가운데 통증부위에 흰 반점들을 관찰하였다. 다음 중 가장 의심되는 질환은 무엇인가?

① 치은염(gingivitis)

② 백반증(leukoplakia)

③ 칸디다증(candida albicans)

④ 아프타성 궤양(aphthous ulcer)

3. 한 씨(여자/23)는 3일 전부터 침이나 음식을 삼킬 때마다 목이 많이 아프다고 하며, 이전에도 비슷한 증상이 간혹 있었다고 하였다. 검진자는 구강 검진과정에서 편도가 구인두를 전부 채우고 서로 닿을 정도로 커져 있고 노란색 반점들로 덮여 있는 것을 확인하였다. 다음 중 이에 대한 간호기록으로 적절한 것은?

① 1+ 정도로 편도 크기는 정상이나 감염이 의심됨

② 2+ 정도로 편도 크기는 정상이나 고름이 있음

③ 3+ 정도로 편도가 부어 있으나 노란색 반점은 정상 소견임

④ 4+ 정도로 편도가 부어 있고 노란색 삼출물이 관찰됨

정답

1. ② 2. ③ 3. ④

권소희 외(2019). 핵심건강사정, 수문사.

박지원 외(2013). 간호건강사정, 학지사메디컬.

은영 외(2021). 생애주기별 건강사정, 수문사.

이강이 외(2018). 건강사정 6판, 현문사.

American Academy of Allergy, Asthma & Immunology (AAAAI). (2016). Sinusitis. Available at http://www.aaaai.org/conditions-and-treatments/allergies/sinusitis.aspx American Cancer Society (ACS). (2015a). Can oral cavity arid pharyngeal cancers be found early? Available at http://www.cancer. org/cancer/oralcavityandoropharyngealcancer/detailedguide/oral-cavity-andoropharyngeal-cancer-detection

American Cancer Society (ACS). (2015b). What are the risk factors for oral cavity and oropharyngeal cancers? Available at http://www.cancer.org/cancer/oralcavityandoropharyngealcancer/detailed-guide/ oral-cavity-andoropharyngeal-cancer-risk-factors

American Dental Association (ADA). (2013). American Dental Association statement on regular Brushing and flossing to help prevent oral infections. Available at http://www.ada.org/en/press-room/news- releases/2013-archive/august/american-dental-association-statement- on-regular-brushing-andflossing-to-help-prevent-oral

American Society of Clinical Oncology (ASCO). (2015). Oral and oropharyngeal cancer: Overview. Available at http://www.cancer.net/cancer-types/oral-and-oropharyngeal-cancer/overview Black hairy tongue: Lingua villosa nigra. (2014). Available at http:// www.exodontia.info/Black_Hairy_Tongue.html at http://www.oralcancerfoundation.org/understanding/alcohol- connection.php The Taste and Smell Clinic. (2005). Zinc and apoptosis. Available at http:// www.tasteandsmell.com/feb05.htm

Carson-DeWitt, R. (2012). Screening for sinusitis. Available at http:// www.lifescript.com/health/a-z/conditions_a-z/conditionsindepth/s/sinusitis/screening.aspx Centers for Disease Control and Prevention (CDC). (2016). Betel quid with tobacco (gutka). Available at https://www.cdc.gov/tobacco/data_ statistics/fact_sheets/smokeless/betel_quid/

Dhadse, P., & Mishra, R. (2010). The link between periodontal disease and cardiovascular disease: How far we have come in last two decades? Journal of the Indian Society of Periodontology, 14(3),148-154. doi: 10.4103/0972-124X.75908

Dillon, M. P(2013). Nursing Health Assessment: A Critical Thinking. Case Studies Appoach(2nd ed.), Philadelphia, The F. A. Davis Company.

Harvard Medical School Patient Education Center. (2016). Chronic sinusitis (in adults). Available at http://www.patienteducationcenter. org/articles/chronicsinusitis-in-adults/ Healthy People 2020. (2015a). Oropharyngeal cancer. Available at http://www.healthypeople.gov/2020/topics-objectives/topic/oral-health Healthy People 2020. (2015b). Respiratory diseases. Available at http:// www.healthypeople.gov/2020/topics-objectives/topic/respiratory-diseases Hummel, T"

Hogan-Quigley, B., Palm, L. M., & Bickley, L. (2012). Bate's Nursing Guide to Physical Examination and History taking, Wolters Kluwer Health & Lippincott Williams & Wilkins.

Khalil, A. (2009). Lead poisoning. British Dental Journal, 206, 608. doi:10.1038/sj.bdj.2009.524 Available at http://www.nature.com/bdj/ joumal/v206/n 12/full/sj .bdj .2009.524.html Leung, A., Wong, A., & Barankin, B. (2014). An incidental palatine finding:Benign or 'double trouble'? Consultant for Pedid 竹 icims, 13(2),81—82.

Landis, B., & Hiittenbrink, K B. (2011). Smell and taste disorders. GMS Current Topics in Otorhinolaryngology Head and Neck Surgery, /公(Doc 4).doi: 10.3205/cto000077

Marya, C. (2011). Epidemiology of periodontal disease. In A testbook of public health dentistry. New Delhi, IN: Jaypee Brothers Medical Publishers.

Mayo Clinic. (2013). Chronic sinusitis. Available at http://www.mayoclinic.org/diseases-conditions/chronic-sinusitis/basics/ symptoms/con-20022039

National Cancer Institute (NCI). (2016). Oral cavity and oropharyngeal cancer screening (PDQ<R>) Health professional version. Available at https://www. cancer, go v/types/head-and-neck/hp/oral-screening-pdq Nguyen, Q. (2015). Epistaxis: Etiology. Available at http://emedicine. medscape. com/article/863220-overview#a5

Nimala, S., Challa, R., Velpula, L., et al. (2011). Unusual occurrence of accessory central cusp in the maxillary second primary molar. Contemporary Clinical Dentistry, 2(2),127-130. doi:0.4103/0976-237X.83078 Available at http://www.ncbi.nlm.nih.gov/pmc/articles/ PMC390834/

O'Neill, J. (2015). Tobacco and alcohol responsible for 74% of head and neck cancers. Available at http://www.ehospice.com/ireland/ArticleView/tabid/11070/ArticleId/l 6134/language/en-GB/View.aspx

Pinto, J" Wroblewski, K., Kern, D., et al. (2014). Olfactory dysfunction predicts 5-year mortality in older adults. Available at http://joumals. plos.org/plosone/article?id= 10.1371 /joumal.pone.0107541

Smitha, K., & Smitha, G. (2014). Alveolar exostosis – revisited; A narrative review of the literature. The Saudi Journal for Dental Research, 6(1),67-72. doi:http://dx.doi.org/l 0.1016/j.sjdr.2014.02.001

Stanford Medicine. (2015). The tongue in diagnosis. Available at http:// stanfordmedicine25. stanford.edu/the25/tongue.html

The Oral Cancer Foundation. (2016). The alcohol connection. Available at https://oralcancerfoundation.org/understanding/alcohol-connection/

U.S. Preventive Services Task Force (USPSTF). (2015). Oral cancer: Screening. Available at http://www.uspreventiveservicestaskforce.org/Page/DocumentJpdateSummaryFinal/oral-cancer-screening 1 Uy J, Forciea MA. In the clinic. Hearing loss. Ann InternMed. 2013;158:ITC4-ITC1.

Weber, R. J. & Kelly, H. J. (2018). Health Assessment in Nursing(6th ed.) Wolters Kluwer Health & Lippincott Williams & Wilkins.

Wilson F. S. & Gidden, F. J. (2017). Health Assessment for Nursing Practice(6th ed.). Elsevier Inc.

CHAPTER

11

흉부와 폐 사정

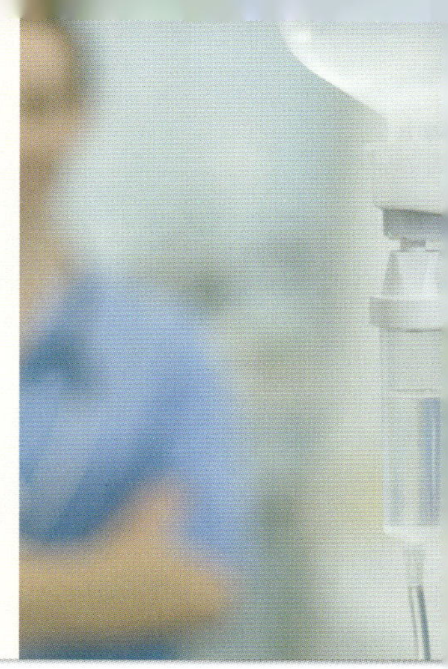

학습목표

1. 흉부와 폐의 구조와 기능을 설명할 수 있다.
2. 흉부 및 폐와 관련된 건강력을 수집할 수 있다.
3. 흉부와 폐의 신체검진을 수행할 수 있다.
4. 흉부와 폐 검진결과의 정상과 비정상을 구별할 수 있다.
5. 흉부와 폐의 검진결과를 기록할 수 있다.

주요용어

- 곤봉형 손가락 Clubbing fingers
- 기관지폐포음 Broncho-vesicular sound
- 둔탁음 Dullness
- 청색증 Cyanosis
- 폐포음 Vesicular sound
- 횡격막운동범위 Diaphragmatic excursion
- 흉막마찰음 Pleural friction rub
- 공명음 Resonance
- 기관지음 Bronchial sound
- 수포음 Crackles
- 촉각진탕음 Tactile fremitus
- 호흡양상 Respiratory pattern
- 흉곽확장 Thoracic expansion

폐암 발생은 지속적으로 증가하여 2017년 10만 명당 52.7명이다. 기침, 객담, 호흡곤란, 비가역적인 기도폐쇄 등의 증상이 있는 폐의 대표적인 만성질환인 만성폐쇄성폐질환의 유병률 또한 지속적인 증가 추세에 있어 국민건강영양조사자료에 따르면 40세 이상 인구에서 2019년은 10.8%로 확인되었다. 이러한 호흡기질환은 사망률 및 삶의 질에도 큰 영향을 미치므로 흉부와 폐의 사정을 통해 환자의 호흡 관련 문제를 조기에 발견하는 것이 필요하다.

구조와 기능

건강력 수집

신체검진

정상 · 비정상 결과

적용문제

1. 흉부

흉부는 목 밑에서 횡격막(가로막, diaphragm)까지를 말하며, 호흡기계는 기관(trachea), 기관지(bronchus), 세기관지(bronchiloe), 폐(허파, lung)로 구성된다(그림 11.1). 흉곽은 12개의 흉추와 12쌍의 늑골 및 흉골로 구성되어 호흡기계를 보호한다. 기관은 후두의 윤상연골(반지연골, cricoid cartilage) 하부에서 시작하며, 가슴 앞쪽에서는 흉골각(복장뼈각, sternal angle)에서, 뒤쪽에서는 제4~5흉추(등뼈, thoracic spine)에서 좌우 기관지로 나눠지는데, 이 지점을 기관분기부(용골, carina)라고 한다. 기관은 6~20개의 C 모양 연골로 구성되어 있다. 기관지는 좌우 폐로 들어가 세기관지로 나뉜다. 우측 기관지는 좌측 기관지보다 짧고 굵으며 수직에 가깝다. 기관과 기관지는 공기의 통로이며, 기관지의 내벽에는 섬모가 있는 점막이 있어, 하부기도에서 이물질, 세균 등을 상부기도로 보내 제거한다.

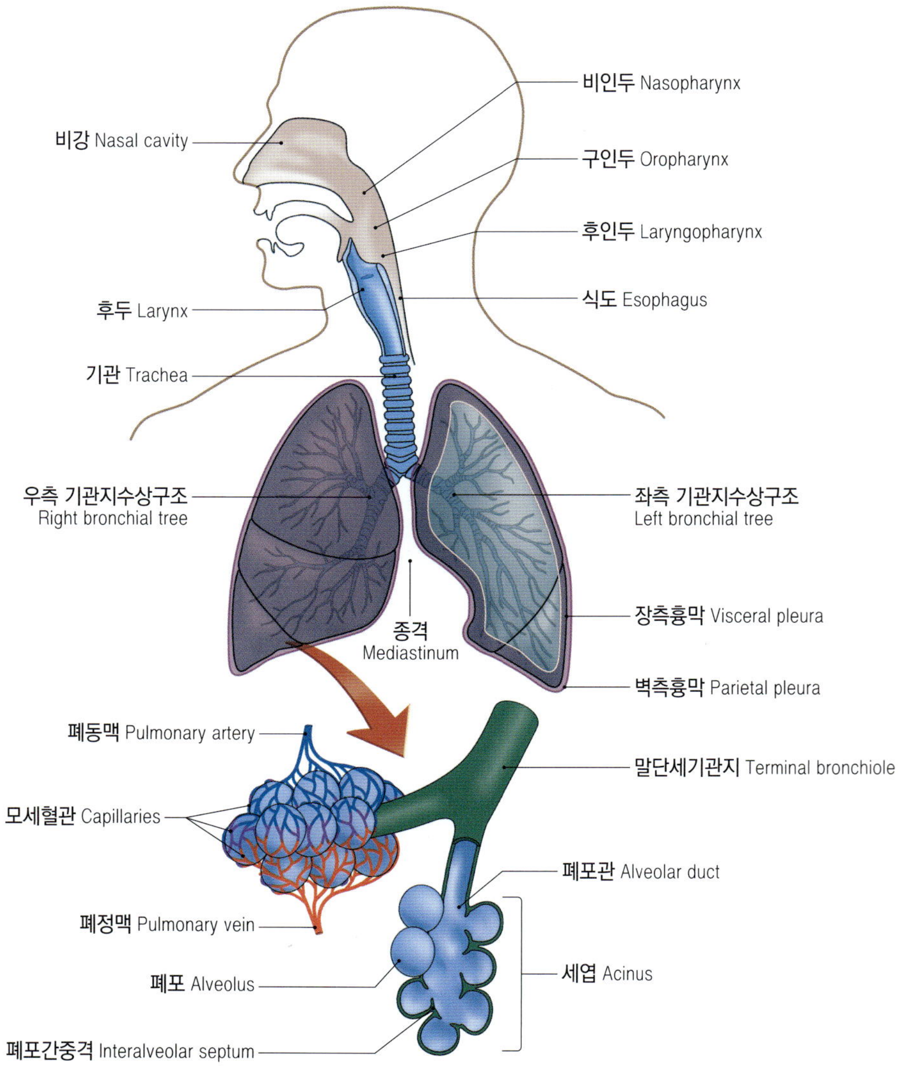

그림 11.1 호흡기계 구조

2. 폐

폐(허파, lung)는 두 개의 탄력성 있는 원통형 기관으로 가슴 안에 있다. 폐의 맨 위는 쇄골(빗장뼈, clavicle)보다 조금 위에 있고, 바닥은 횡격막(가로막, diaphragm) 높이에 있다. 폐는 왼쪽, 오른쪽 한쌍으로 되어 있으며, 오른쪽 폐는 세 개의 엽, 왼쪽 폐는 두 개의 엽으로 나뉜다. 폐 아래에 있는 횡격막(가로막, diaphragm)은 늑간근(갈비사이근, intercostal muscele)과 함께 중요한 호흡근 역할을 한다. 호흡보조근에는 흉쇄유돌근(목빗근, sternocleidomastoid muscle), 사각근(목갈비근육, scalene muscle), 승모근(등세모근, trapezius)과 흉근(목빗근, pectoralis), 전거근(앞톱니근, anterior serrati)이 있다(그림 11.2).

흉막(가슴막, pleura)은 폐와 흉곽을 싸고 있는 두 겹의 장막이다. 벽측 흉막(벽측 가슴막, parietal pleura)은 흉막 내면을 싸고 있으며, 장측 흉막(장측 가슴막, visceral pleura)은 폐 표면을 싸고 있다. 장액성 액체가 흉막 사이에 있어 호흡 시 윤활제 역할을 한다.

폐포관(허파꽈리관, alveolar duct)은 세기관지에서 나오는 포도송이 모양의 관이고, 폐포(허파꽈리, alveoli)는 풍선 모양의 편평세포조직인 얇은 막이다. 폐포는 바깥쪽으로 많은 모세혈관으로 둘러싸여 있어 가스교환이 이루어진다. 건강한 성인에게는 약 3억 개의 폐포가 있다. 폐포의 제2형 세포에서는 표면활성제(surfactant)를 생산하여 폐포의 표면장력을 감소시킨다.

1) 호흡의 기전

호흡은 산소를 공급하고 이산화탄소를 배출하여 세포가 생존할 수 있도록 하는 것이다. 이는 환기와 확산을 통해 이루어진다. 환기란 가스를 폐 안과 밖으로 이동시키는 것이며, 확산은 산소와 이산화탄소의 농도가 높은 곳에서 낮은 곳으로 이동하는 것이다. 환기 시에는 흡기 동안 횡격막근육(가로막근육, diaphragm muscle)과 늑간근(갈비사이근육, intercostal muscles)의 수축으로 횡격막이 내려가고 흉곽이 확장한다. 이로 인해 흉곽 용적

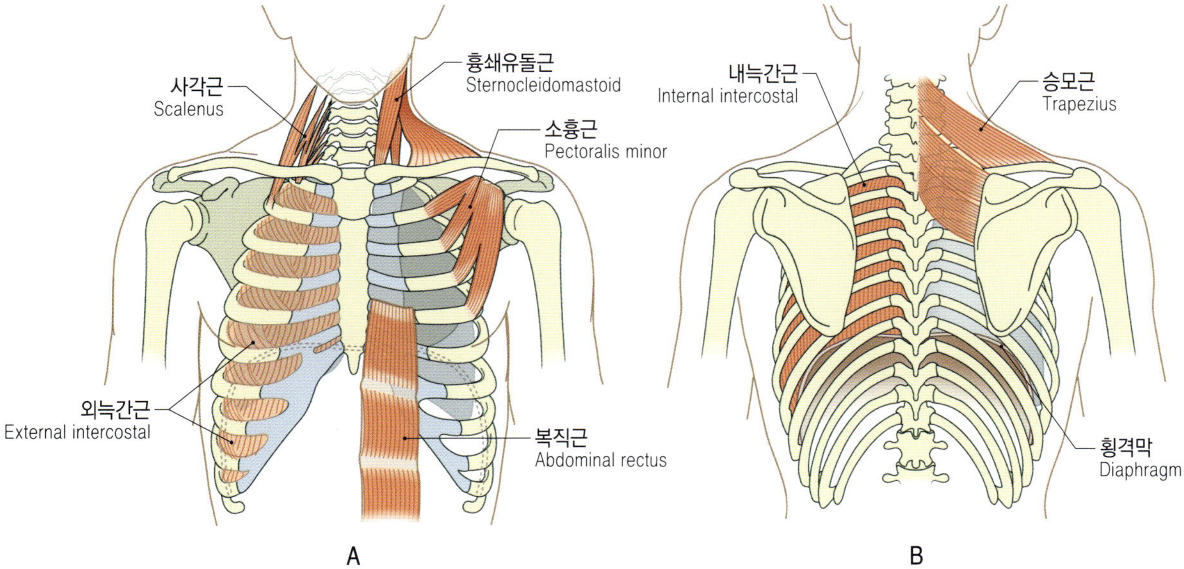

그림 11.2 호흡근. A: 전면, B: 후면

이 커져 흉막강 내압의 음압이 커지고, 폐조직은 팽창하여 폐포압이 낮아져 흡기가 이루어진다. 호기는 폐포압이 흡기말에 양압이 되어 공기를 대기로 밀려 나가게 하여 이루어진다. 확산(diffusion)은 폐포 내 공기와 폐포벽의 모세혈관 사이에서 산소와 이산화탄소의 농도차에 의해 가스교환이 이루어지는 것을 말한다.

호흡의 불수의적 조절은 중추신경계의 연수(숨뇌, medulla oblongata)와 뇌교(다리뇌, pons)에 의해 이루어진다. 연수의 호흡조절중추는 흡기중추(inspiratory center)와 호기중추(expiratory center)로 나뉘고, 이들 중추는 횡격막신경(phrenic nerve)에 있는 운동뉴런을 조절한다. 횡격막신경은 횡격막과 내늑간근(intercostal muscle)에 이르며, 흡기중추가 호흡근 수축을 자극하고 동시에 호기중추를 억제해서 흡기(inhalation)가 일어난다. 흡기중추가 억제되고 호기중추가 자극되면 호흡근이 이완되어서 호기(exhalation)가 일어난다. 뇌교에는 지속흡식중추(apneustic center)와 호식조절중추(pneumotaxic center)가 있으며, 지속흡식중추는 흡기를 연장시키고, 호식조절중추는 호기에 관여함으로써 호흡의 리듬을 조절한다. 연수에 있는 중추화학수용체는 이산화탄소 분압 변화에 민감하여, 혈중 이산화탄소분압이 상승하면 호흡을 증가시킨다. 대동맥궁(aortic arch)과 경동맥(carotid artery)의 분기점(bifurcation)에 있는 말초화학수용체는 동맥혈 내 산소분압(PaO_2)이 60mmHg보다 낮은 경우 호흡을 증가시킨다.

환기는 신경성 반사(neural reflex)에 의해 조절되는데 기침반사 등의 물리적 자극과 CO_2, pH, O_2 등의 화학적 자극물질에 따라 작용한다. 일반적으로 호흡의 가장 큰 자극 물질은 혈중 이산화탄소분압의 증가이다.

건강력 수집은 병원을 방문하게 된 이유(주호소)를 묻는 것에서 시작하면서, 주요증상, 과거력, 가족력, 투약력 및 개인사회력에 대해 질문한다. 폐에 문제가 있는 대상자는 호흡곤란, 기침, 객담, 흉통, 객혈 등을 호소하므로, 면담을 통해 현재의 건강 문제를 파악한다.

1. 주요증상

- 호흡곤란
- 기침
- 객담
- 가슴통증
- 객혈

2. 현병력

아래의 증상이 언제 시작되었는지, 양상은 어떠한지 등에 대해 구체적인 질문을 통하여 정보를 수집해야 한다.

1) 호흡곤란

숨을 쉬기 어렵거나 숨이 막힌 적이 있나요? 언제 시작되었나요? 얼마나 지속되었나요? 호흡곤란으로 인해서 일상생활을 하는데 어려움이 있었나요? 어느 경우에 호흡곤란(dyspnea)이 심해지거나 완화되나요?

근거: 호흡곤란은 호흡하기 힘들고 불편함을 느끼는 자각증상으로 폐(천식, 만성폐쇄성폐질환, 폐렴 등)와 심장(울혈성 심부전, 심근경색 등)에 문제가 있는 경우 호흡곤란은 흔히 나타나는 증상이다.

2) 기침

기침을 하나요? 언제, 얼마나 자주 하나요? 어느 경우에 기침이 심해지거나 완화되나요?

근거: 기침을 일으키는 원인은 감염과 연기, 매연, 가스와 같은 자극물질 등이다. 기침은 기관과 기관지 내의 분비물이나 이물질을 배출하는 기능을 하지만, 폐질환 시 흔히 나타난다. 지속적인 기침은 급성 감염, 이른 아침에만 발생하는 기침은 만성기관지염증, 늦은 저녁의 기침은 낮에 자극물질에 노출된 경우, 한밤중에 나는 기침은 부비동염(코곁굴염, paranasal sinusitis)과 관련이 있는 경우가 많다.

3) 객담

기침을 할 때 가래가 나오나요? 어떤 색인가요? 얼마나 많나요? 양이 많아지거나 적어졌나요? 가래에서 냄새가 나나요?

근거: 기관과 기관지는 100mL/일 정도의 객담을 정상적으로 생산하며, 섬모운동으로 이를 배출시킨다. 객담은 호흡기 자극에 의해 증가하며, 객담의 색깔, 냄새, 양, 점도, 혈액 유무 등이 중요한 정보를 제공한다. 냄새가 나는 경우 혐기성 세균 감염을 의심할 수 있고, 혈액이 섞여 나오면 출혈을 의미한다. 흰색이나 점액성의 객담은 감기, 바이러스 감염, 기관지염의 경우에 발생한다. 노란색 또는 녹색 가래는 세균 감염과 관련이 있는 경우가 많다. 녹색을 띤 객담은 결핵(tuberculosis)이나 폐렴구균성 폐렴(pneumococcal pneumonia)

과 관련이 있다. 분홍색이고 거품이 있는 객담은 폐부종(pulmonary edema)의 징후일 수 있다. 객담 양의 증가는 자극물질에 대한 노출이 증가하거나, 만성 기관지염(chronic bronchitis), 폐농양(pulmonary abscess)의 경우에 발생한다.

4) 가슴통증

가슴통증(chest pain)이 있나요? 통증의 양상은 어떤가요? 가슴통증이 심호흡을 했을 때 발생하나요?

근거: 가슴통증은 심맥관계, 소화기계, 간 · 담도계 문제가 있는 경우에도 나타날 수 있으므로 통증의 원인을 확인해야 한다. 폐로 인한 흉통은 흉벽, 벽측흉막, 폐실질에서 시작되고, 기침, 심호흡, 연하 시에 심해진다.

5) 객혈

가래에 피가 묻어 나오나요? 피 묻은 가래 양이 얼마나 많나요?

근거: 혈흔이 있는 객담이 나오거나 기침을 할 때 혈액이 나오는 것이 객혈(hemoptysis)이다. 갈색이나 검은색 객담은 객혈을 나타내고, 객혈의 원인은 다양하지만 가장 흔한 원인은 폐결핵, 기관지확장증, 기관지염, 폐렴, 폐암, 폐농양 등이다.

3. 과거력

과거력은 현재 건강문제를 찾는 데 도움이 되므로, 과거병력을 통해 호흡기의 문제를 파악한다.

이전에 호흡기 질환(천식, 기관지염, 폐기종, 폐렴, 결핵, 기흉 등)을 앓은 적이 있었나요? 있었다면 언제, 얼마 동안 아팠나요? 어떤 치료를 받았나요? 후유증은 없었나요?

근거: 호흡기 질환 병력이 있으면 재발 위험이 있으며, 어떤 호흡기 질환들은 심장 질환 등 다른 질환과 비슷한 증상을 나타날 수 있다. 폐렴, 천식악화 등의 호흡기계 문제로 입원을 한 적이 있다면 대상자의 상태나 질병경과가 심각하게 변화할 수 있다.

흉부수술을 받은 적이 있었나요? 있었다면 어떤 목적으로 언제 수술을 받았나요? 후유증은 없었나요?

근거: 과거에 수술을 받은 경우 가슴의 외형과 호흡음이 변할 수 있다.

늑골(갈비뼈, rib)골절 등의 외상이 있었나요?

근거: 흉부에 외상을 입은 경우 폐조직이 변할 수 있다.

호흡이나 호흡기계에 영향을 주는 알레르기가 있나요? 있다면 어떤 물질에 대한 알레르기인가요? 증상은 무엇이고 치료는 어떻게 하나요?

근거: 알레르기 반응은 호흡곤란, 기침, 쉰 목소리 등의 증상으로 나타난다. 음식, 먼지, 곰팡이, 꽃가루, 풀, 동물의 비듬과 타액, 약물 같은 물질에 의한 알레르기가 있는지 확인한다. 알레르기는 천식의 원인이 될 수 있다.

결핵피부반응검사(tuberculin skin test), 흉부 X선 촬영, 폐기능 검사를 한 적이 있나요? 언제 했나요? 결과는 어땠나요?

근거: 과거의 흉부 X선검사, 결핵 검사 등에 대한 정보가 있으면 현재의 결과와 비교할 수 있다. 폐기능검사로 폐질환의 범위와 특성을

알 수 있고, 흉부 X선검사로 늑골골절, 기흉, 흉막과 폐의 문제를 알 수 있다.

인플루엔자(65세인 경우 폐렴구균) 예방접종을 했나요? 언제 했나요?

근거: 독감 위험 대상자인 노인, 천식, 만성폐쇄성폐질환 대상자는 매년 독감 예방접종을 해야 하고, 감염에 취약한 대상자 또한 폐렴구균성폐렴 예방접종을 해야 한다.

4. 가족력

대상자와 가족의 호흡기 병력에 대해 질문한다. 낭성섬유증(cystic fibrosis), 폐암, 폐기종 등의 가족력과 관련이 있는 호흡기장애를 고려하여 정보를 수집한다. 천식 대상자도 알레르기 증상의 가족력이 있는 경우가 흔하다.

가족 중 최근 호흡기감염이나 결핵을 앓은 사람이 있나요?

근거: 가정에서 바이러스 또는 세균에 노출되면 호흡기 감염의 위험이 높아진다.

가족 중 폐암, 천식, 낭성섬유증을 앓는 사람이 있나요?

근거: 폐암, 천식, 낭성섬유증은 유전적 소인이나 가족력과 관련이 있다.

함께 사는 가족 중에 흡연하는 사람이 있었나요?

근거: 간접흡연은 만성폐쇄성폐질환이나 폐암의 위험을 높인다.

5. 투약력

호흡 문제로 인한 약물복용력과 중단한 경우 그 이유를 물어본다.

호흡기계 약물[기관지확장제, 항콜린제, 스테로이드, 기침약(진해제), 가래약(거담제), 항히스타민제 등]을 복용한 적이 있나요? 있다면, 무엇을 언제, 얼마 동안 복용했나요?

안지오텐신 전환효소 억제제를 복용한 적이 있나요?

근거: 안지오텐신 전환효소 억제제(angiotensin converting enzyme inhibitor, ACEI)는 부작용으로 기침을 유발할 수 있다.

6. 개인사회력

1) 흡연력

현재 흡연을 하나요? 과거에 흡연한 적이 있나요? 몇 살부터 흡연을 하기 시작했나요? 현재와 과거의 흡연량은 얼마인가요?

근거: 흡연은 폐암, 만성폐쇄성폐질환의 중요한 위험요인이며, 기도의 섬모나 점막을 손상시킨다.

2) 음주력

현재 음주를 하나요? 몇 살부터 음주를 했나요? 음주는 일주일에 몇 회, 어떤 종류의 술을 한 번에 얼마 만큼 드시나요?

근거: 지나친 음주는 결핵, 폐렴을 유발시킨다.

3) 직업과 환경

호흡에 영향을 미치는 환경에 노출되어 있나요? 어떤 곳에서 일하나요? 주변에 흡연자가 있나요? 호흡기질환을 유발할 수 있는 직업과 관련된 화학물질이나 자극물이 있는지 조사한다.

근거: 먼지, 미세먼지, 유독가스, 화학약품, 공기오염 등의 자극물질에 노출되면 호흡기계 문제가 발생할 수 있다. 간접흡연도 호흡기계 건강에 영향을 미친다.

4) 여행력

최근에 해외에 다녀온 적이 있나요?

근거: 호흡기계 감염성질환이 풍토병인지 확인하기 위함이다.

폐암의 위험요인

- 흡연
- 대기오염
- 방사선 치료
- 유전 요인
- 석면
- 미세먼지
- 염증성 폐질환
- 인간면역결핍바이러스(HIV) 감염
- 라돈
- 디젤 연료
- 결핵, 폐쇄성폐질환, 폐섬유증

1. 대상자 준비 및 준비물품

흉부검진은 대상자의 가슴 앞뒤의 시진, 촉진, 타진, 청진을 통해서 폐 기능을 평가하는 것이다. 검진자는 가슴의 앞뒤를 시진, 촉진, 타진 및 청진할 수 있어야 한다. 검진자는 대상자의 호흡 능력을 알아보기 위해 폐음을 청진한다. 타진으로 횡격막 운동을 확인한다.

1) 대상자 준비

신체검진을 할 때는 대상자의 프라이버시를 보호하고, 대상자를 편안하게 해주기 위해 손을 따뜻하게 한다.

2) 준비물품

- 검사용 가운
- 장갑
- 청진기
- 스크린
- 검사용 펜
- cm 단위의 자

2. 흉부와 폐의 검진방법

1) 시진

대상자의 일반적인 외모, 자세, 호흡수와 호흡양상, 흉곽 확장, 손톱 및 피부와 입술의 색깔, 흉곽의 모양, 대칭성과 근육을 살펴본다.

- 대상자는 편안해 보이고 똑바로 앉아 있어야 하며, 호흡은 적절한 횟수로 조용하고 편안하게 하여야 한다. 숨쉬기 힘들어 입술을 오므리거나 코를 벌렁이며 숨을 쉬는지 등을 관찰한다.
- 호흡은 빈호흡(분당 20회 초과), 느린호흡(분당 12회 미만)인지, 얕거나 깊은 호흡인지를 관찰한다. 흉곽은 호흡에 따라 정상적으로 확장되고 대칭적으로 움직이는지 확인한다. 압통이 있는 경우 흉부확장에 제한이 있고 숨을 얕게 쉬어서 무기폐가 생기고 저산소증이 될 수 있다.
- 손톱은 청색증이 있는지, 만성저산소증 시 나타나는 곤봉형 손톱은 아닌지를 확인한다. 피부와 입술의 색은 저산소증이나 빈혈인 경우 변색이 될 수 있다. 피부청색증은 손전등을 밝게 비추어 확인하고, 푸르스름한 피부색은 헤모글로빈결합산소 수치가 낮을 경우 관찰될 수 있다.
- 흉곽은 구조적 이상이 있는지를 확인하고, 술통형, 함몰형이나 돌출형 흉곽 등이 관찰되는지 확인한다(그림 11.3). 흉곽의 전후직경은 손 사이의 거리로 측정하며, 대상자 앞에 서서 전 흉곽의 양쪽에 손을 갖다 댄 다음, 대상자의 측면으로 이동하여 앞뒤의 거리를 비교한다. 흉곽의 전후직경은 좌우직경의 약 1/2이거나 전후직경과 좌우직경이 약 1:2 비율이어야 한다(그림 11.4B).
- 호흡기 질환이 있는 경우 흡기와 호기의 어려움으로 사각근, 흉쇄유돌근, 승모근과 흉근 등의 호흡보조근육을 사용하므로, 호흡 시 이러한 보조근육을 사용하는지 확인한다.

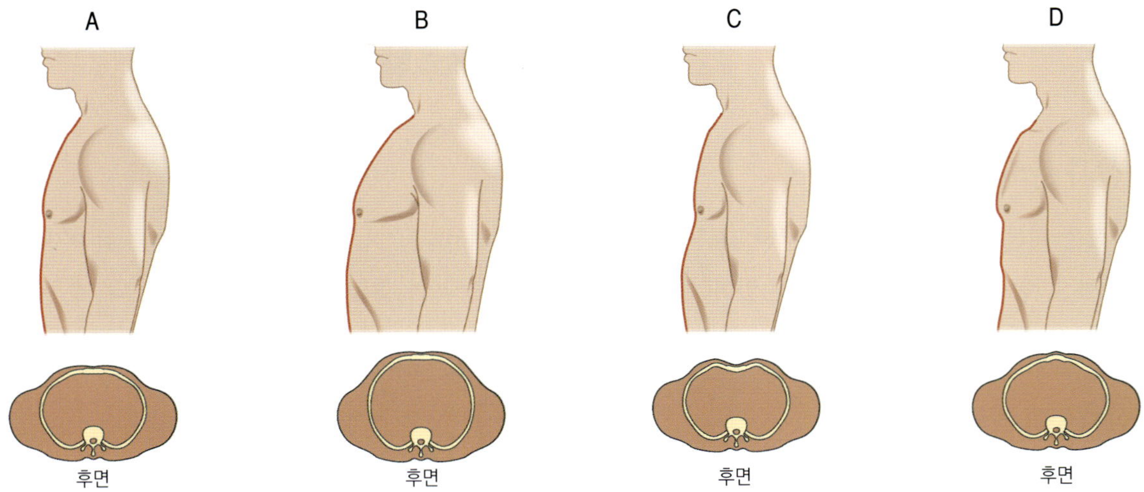

그림 11.3 흉곽의 형태

A: 정상 흉곽, B: 술통형(barrel chest), C: 함몰형(funnel chest), D: 돌출형(piegeon chest)

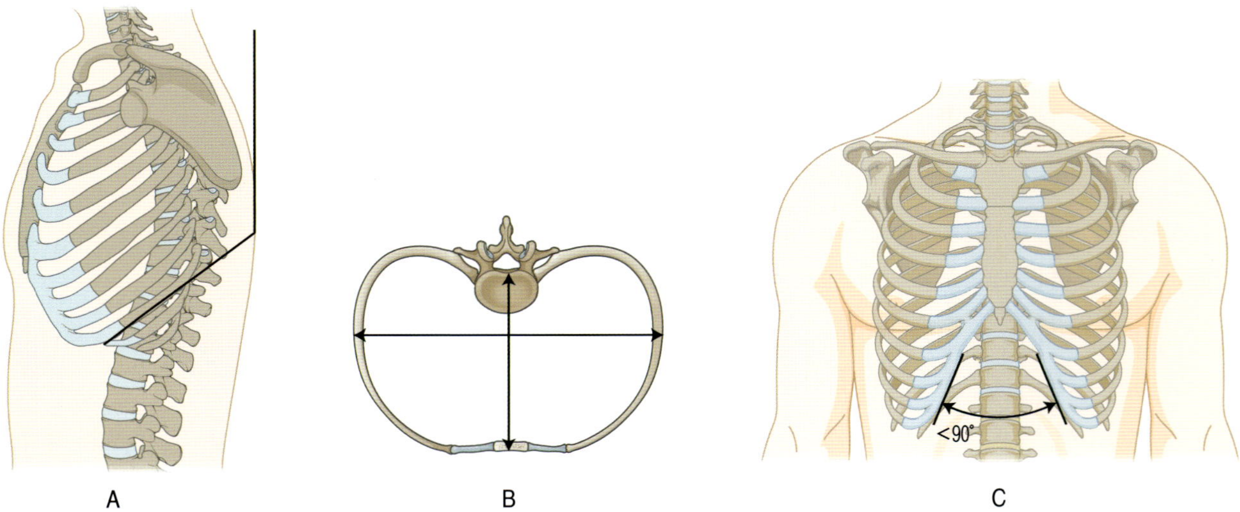

그림 11.4 정상흉곽

A: 늑골 각도, B: 전후직경과 좌우직경 = 1 : 2, C: 90° 미만의 늑골각

2) 청진

청진은 비정상적인 호흡음을 확인하기 위해 시행한다. 대상자에게 똑바로 앉아서 입으로 깊게 천천히 호흡을 하도록 한다. 흉곽 후면과 측면의 호흡음을 청진하기 위해 청진기의 판형을 흉곽에 대어 대상자의 등의 쇄골 위에서 12번째 늑골까지 순차적으로 청진한다. 흉곽 전면의 호흡음 청진 또한 후면의 청진과 동일한 과정으로 한다. 각 지점에서 흡기와 호기 시의 호흡음을 확인하면서 좌우 대칭적으로 비교한다(그림 11.5).

호흡음은 깨끗해야 하며, 기관지음(bronchial sound) 또는 기관음(tracheal sound), 기관지 폐포음(bronchovesicular sound), 폐포음(vesicular sound) 등이 들려야 한다(그림 11.6). 비정상 호흡음(우발음)에는 미세한 수포음(거품소리, fine rales, fine crackles), 거친 수포음(거품소리, coarse rales, coarse crackles), 건성 수

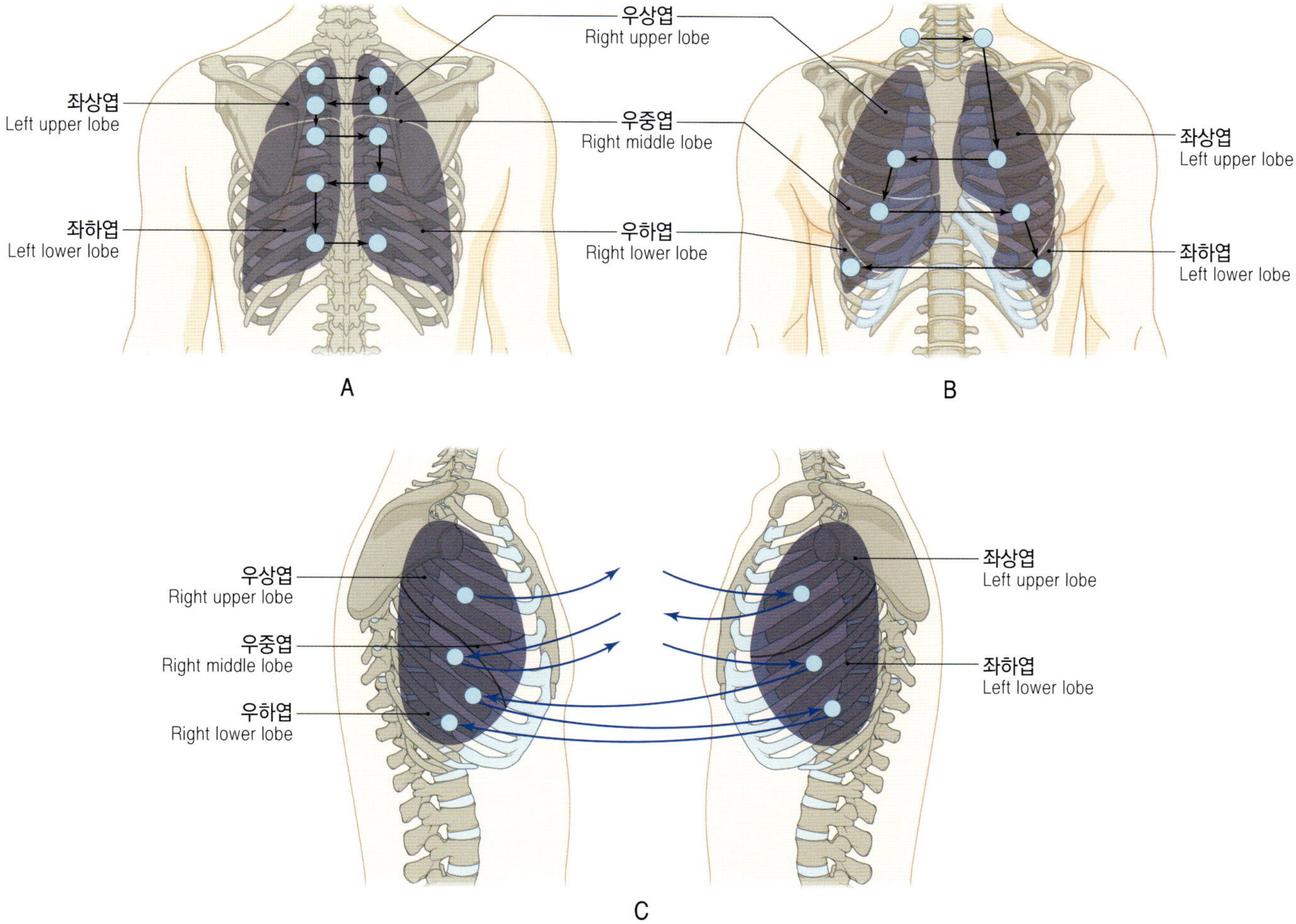

그림 11.5 흉곽의 청진과 타진부위

A: 후면, B: 전면, C: 측면

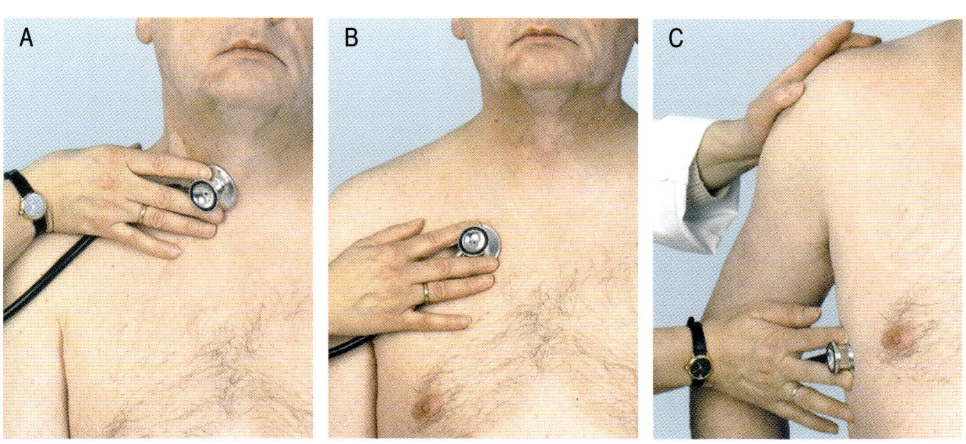

그림 11.6 호흡음 청진

A: 기관 위에서 기관지음, B: 기관지 폐포음, C: 폐포음

표 11.1 정상 및 비정상 호흡음

정상 호흡음

흡기 : 호기	음조	강도	위치
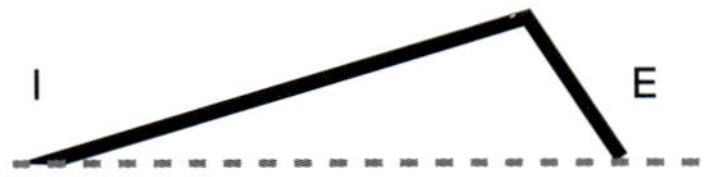 폐포음	낮음	부드러움	폐의 대부분
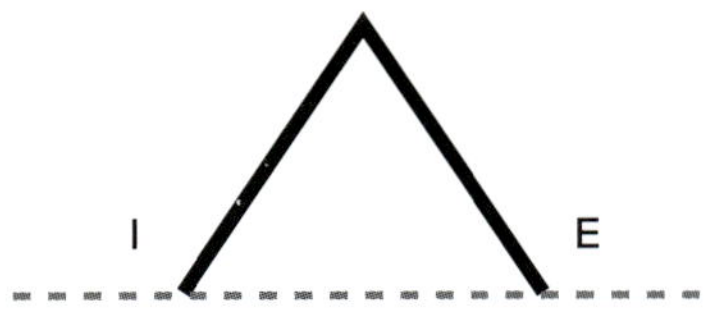 기관지 폐포음	중간	중간	기관지 중심
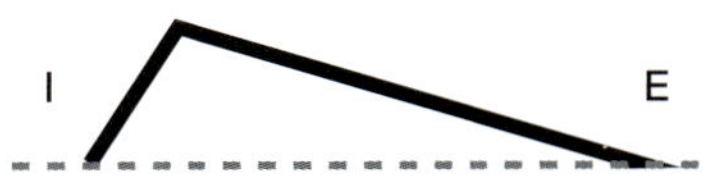 기관지음	높음	큼	기관

비정상 호흡음

소리/설명	흡기 : 호기	질환	위치
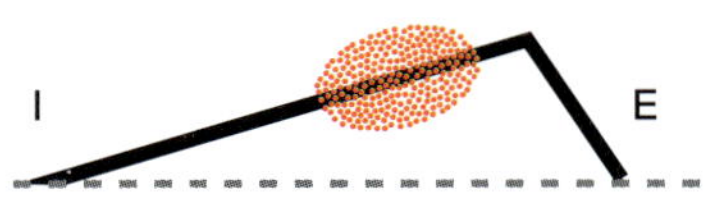 수포음 펑소리, 불연속적, 기침에 의해 영향받을 수 있음	흡기에서 현저함	울혈성 심부전, 무기폐, 폐렴, 간질성 섬유증	폐 주변
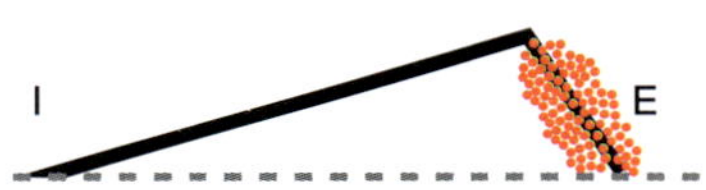 건성수포음 코골이 소리, 쏴~하는 소리	호기에서 현저함	폐렴	확장된 기도
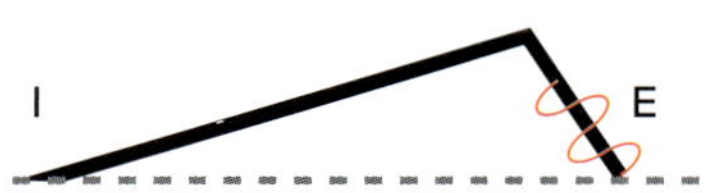 약한 천명음 음악 소리, 고음, 연속적, 기침에 의해 영향받을 수 있음	호기에서 현저함, 하지만 흡기와 호기 사이에 격렬한 증가와 확장	천식, 심장성 천식	협소한 기도
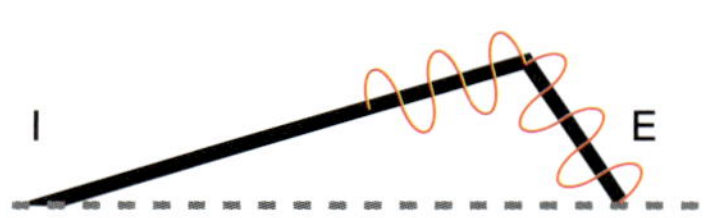 중간 천명음			
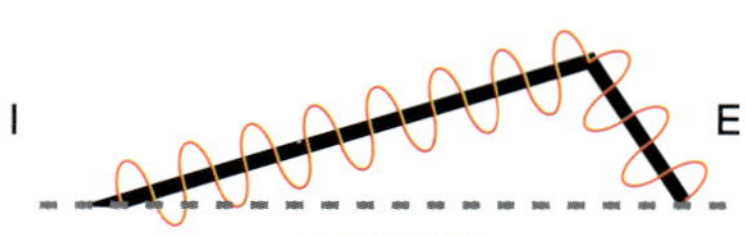 심한 천명음			
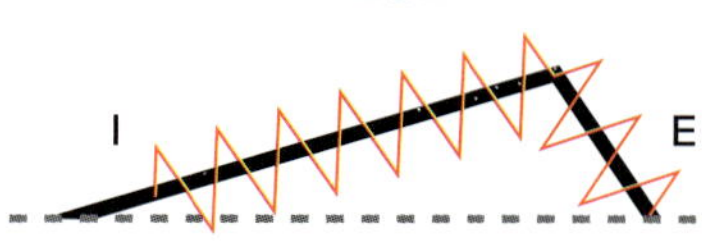 마찰음 고음, 긁는 소리, 찍하는 소리, 연속적, 기침에 의해 영향받지 않음	흡기와 호기	늑막염	침범된 부위

포음(rhonchi), 천명음(쌕쌕거림, wheezing), 협착음(그렁거림, strider), 마찰음(friction rub) 등이 포함된다. 거품소리는 큰 기도에 폐쇄성 덩어리나 분비물이 있을 때, 쌕쌕거림은 기관지협착이나 점액 증가로 기도가 좁아져 기도저항이 높아진 경우에 들리며 흔히 천식과 만성폐쇄성폐질환(chronic obstructive pulmonary disease, COPD)에서 들을 수 있다. 마찰음은 폐렴, 폐암, 흉막염 혹은 결핵이 있는 대상자에서 들을 수 있다. 정상 및 비정상적인 호흡음은 표 11.1과 같다.

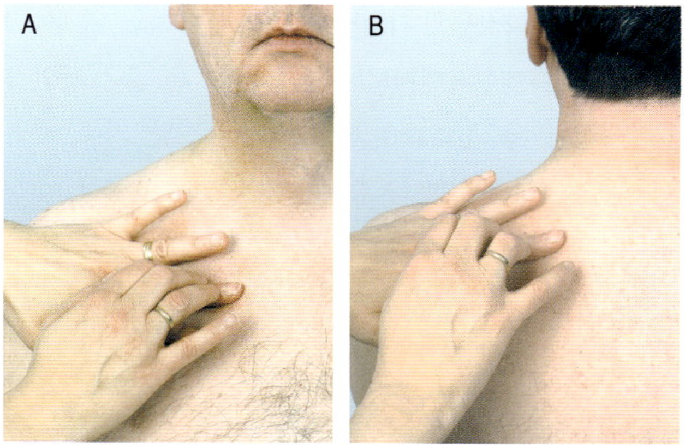

그림 11.7 흉부 타진
A: 흉부 전면, B: 흉부 후면

3) 타진

흉곽 타진은 흉벽과 흉벽밑 조직이 공기에 의한 폐의 과도한 팽창(폐기종 등)인지, 액체나 고체에 의한 팽창이 있는지 사정하는 데 도움이 된다. 청진 시와 같은 방법으로 흉곽 후면과 측면을 타진한다(그림 11.7). 대상자를 앉게 하고 양팔을 가슴 쪽으로 접도록 한다. 타진하면서 좌우 흉곽을 비교한다. 정상 폐는 99%가 공기로 차 있으므로 타진 시 공명음(resonance)이 난다. 공명음은 음조가 낮고 맑은 소리로 들린다. 과다공명음(hyper-resonance)은 기흉이나 폐기종처럼 공기가 폐에 갇혀 있을 때, 둔탁음(dullness)은 흉막삼출(가슴막삼출, pleural effusion), 혈흉 등이 있을 때, 편평음(flatness)은 폐포에 액체나 삼출액이 고여 경화된 부위에서 들을 수 있는 비정상음이다.

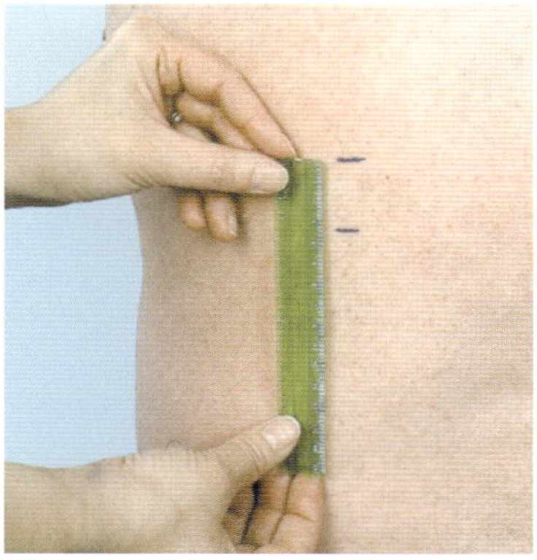

그림 11.8 횡격막의 운동범위 측정

흡기와 호기 시 횡격막의 위치를 파악하기 위해서도 타진을 한다. 검진은 대상자의 뒤에서 시행한다. 대상자를 똑바로 앉게 한 다음 깊게 숨을 내 쉰 후 숨을 참으라고 한 뒤 견갑골 중심부를 따라 흉벽을 타진하여 내려가면서 타진음이 공명음에서 둔탁음으로 바뀌는 지점을 표시한다. 잠시 후 대상자에게 가능한 숨을 깊게 들이쉰 후 참으라고 한 뒤 처음 표시한 부위에서 아래로 타진하여 내려가면서 타진음이 공명음에서 둔탁음으로 바뀌는 지점을 표시한다. 표시된 두 지점의 간격이 횡격막 운동 범위이며, 두 지점의 거리는 3~5cm 이상이 정상이다(그림 11.8).

4) 촉진

촉진을 통해 흉곽의 움직임과 대칭성, 기관의 위치, 촉각진탕음과 마찰음 등을 확인한다. 대상자가 압통을 호소하거나 흉벽의 비대칭이 있는지를 확인한다.

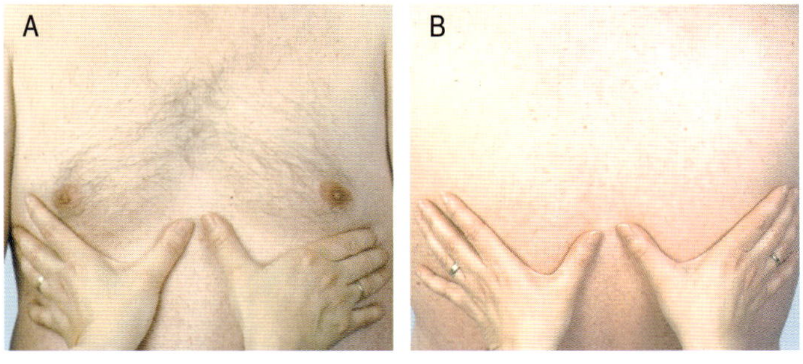

그림 11.9 흉곽 확장범위 사정
A: 전면 폐기저부의 흉부 확장, B: 후면 폐기저부의 흉부 확장

흉부 확장범위 사정방법은 열 번째 늑골 위치에 엄지손가락을 놓고 나머지 손가락들을 흉부 옆쪽을 평행하게 감싼 후 대상자에게 깊이 숨쉬게 한 후, 흡기 동안 양쪽 엄지손가락 사이의 벌어지는 간격과 대칭성을 관찰하여 확인한다(그림 11.9). 만성폐쇄성폐질환, 기흉, 폐렴 등이 있는 경우 흉부 확장범위가 감소되거나 비대칭이다.

기관의 위치는 목 중앙에 위치하며, 흉골상절흔(목아래 패임, suprasternal notch)에 위치해야 한다. 긴장성 기흉, 무기폐 등에서 기관의 위치가 이동할 수 있다. 촉각진탕음 사정은 촉진부위의 폐조직과 흉곽의 밀도 정도를 알려주는 것으로, 손바닥이나 손의 척골면을 이용하여 진동을 느낄 수 있다(그림 11.10). 대상자가 '하나, 둘, 셋'이라고 말할 때 흉곽을 촉진하여 피부에 전달되는 것이 촉각진탕음이다. 촉진은 쇄골 위나 견갑골 위에서 시작하여 대칭적으로 아래로 내려간다. 한쪽의 기도폐쇄, 기흉, 흉막삼출이 있을 경우 촉각진탕음이 감소되고 종양, 폐렴, 결핵 등이 있으면 증가된다. 근육긴장이나 늑골골절이 있을 때 압통은 나타난다. 과도한 기침이 있는 경우에도 늑간(갈비사이)이나 흉부근육이 긴장되어 통증을 느낄 수 있다.

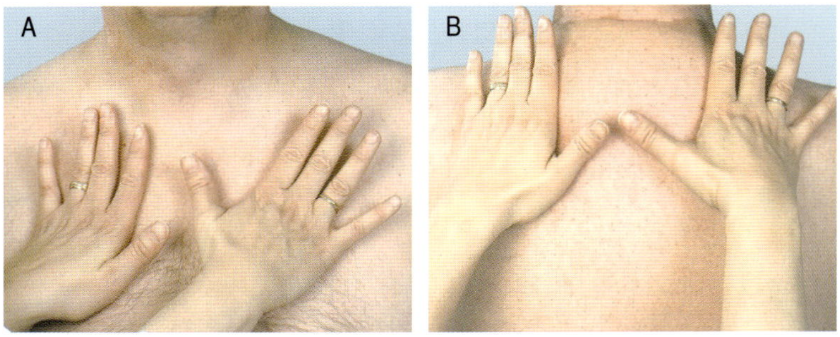

그림 11.10 촉각진탕음 촉진
A: 전면, B: 후면

3. 기록의 예

다음은 검진결과의 기록의 예시이며, 이는 정상소견에 대한 기록이다.

- 흉곽의 전후직경과 좌우직경이 1:2로 정상임
- 호흡 시 부속 근육을 사용하지 않고 편안한 자세임
- 진동감은 좌우 동일하며, 흉벽은 좌우 대칭적으로 확장됨
- 타진 시 과다공명음이 없음
- 횡격막 운동범위는 왼쪽이 3cm, 오른쪽이 3.3cm임
- 호흡 시 폐첨부를 포함한 흉곽전면에서 폐포음이 청진됨
- 입술과 손톱에 청색증이 없고 곤봉형 손가락이 관찰되지 않음
- 호흡은 규칙적이고 안정적이며 호흡수는 1분에 16회임

폐검진을 정확하게 하기 위해 검진기술을 반복연습하고 정상소견과 비정상소견을 구분할 수 있도록 익혀야 한다.

신체검진법			정상	비정상의 예	관련 질병
시진	전반적	• 호흡	• 조용하고 편안한 호흡	• 코를 벌렁이는 호흡 • 입술오므림 호흡	• 호흡곤란, 저산소증 징후 • 천식, 폐기종, 울혈성심부전
		• 얼굴, 입술 색깔	• 변색이 관찰되지 않음	• 청색증(cyanosis)	• 만성폐쇄성폐질환이나 울혈성 심부전, 적혈구증가증(polycythemia)
		• 손가락과 손톱	• 분홍색 손톱바닥, 곤봉형 손가락 관찰되지 않음	• 창백하거나 푸른 손톱 • 곤봉형 손가락	• 저산소증
	흉곽 후면	• 구조	• 견갑골 좌우 대칭, 돌출되지 않음 • 똑같은 수평 위치에 있는 어깨와 견갑골 • 가슴의 앞뒤 너비와 가로 너비 비율 1 : 2임 • 곧은 극돌기, 좌우대칭인 가슴 늑골과 척주 각도: 약 45°	• 척주의 극돌기(가시돌기, spinous process)가 가슴 부위에서 가쪽으로 벗어나는 경우 • 늑골과 척주가 이루는 각도가 45° 이상인 경우(술통형가슴)	• 척추측만증(척추옆굽음증, scoliosis) • 폐기종
		• 보조근육의 사용	• 사용하지 않음	• 들숨 시 어깨의 승모근(등세모근, trapezius muscle) 사용	• 만성 기도 폐쇄 • 무기폐(atelectasis)
		• 대상자의 자세	• 편안하게 똑바로 앉아서 팔을 양쪽으로 늘어뜨리거나 무릎 위에 올려놓고 쉽게 호흡	• 삼각형 자세(tripodposition, 앞으로 몸을 기울여 팔로 체중을 지탱하고, 가슴을 들어 올려 호흡 용량을 늘리는 자세)	• 만성폐쇄성폐질환
촉진		• 압통과 감각	• 압통, 통증, 비정상적 감각 없음	• 압통/통증 • 늑간의 통증 • 늑골통증	• 섬유결합조직 염증 • 흉막 염증 • 늑골 골절
		• 마찰음(비빔소리, crepitus)	• 마찰음 없음	• 울혈이나 경화 시 발생	
		• 촉각진탕음 유무	• 좌우 대칭을 이루며 폐 위쪽에서 발견	• 진탕음(비대칭 진동, fremitus) • 말을 크게 해도 약한 진동인 경우	• 경화(진탕음이 증가), 기관지 폐쇄, 폐기종, 흉막삼출, 기흉(pneumothorax) • 기관기관지분지(tracheobronchial tree) 폐쇄
		• 가슴 확장	• 심호흡 시 검사자의 엄지손가락이 좌우 대칭을 이루며 5~10cm 벌어짐	• 가슴의 비대칭적 확장 • 폐바닥 부위에서 가슴 운동 감소	• 폐확장 기능상실(무기폐, atelectasis), 폐렴, 흉곽 외상, 기흉 • 만성폐쇄성폐질환

신체검진법			정상	비정상의 예	관련 질병
타진	흉곽 후면	• 음조 듣기	• 공명음(resonance)	• 과도공명음 • 둔탁음	• 폐기종, 기흉 • 폐렴, 흉막삼출, 종양
타진	흉곽 후면	• 횡격막의 운동	• 양쪽의 대칭 운동, 성인의 경우 3~5cm	• 횡격막의 하강 제한	• 무기폐, 폐기종, 통증, 배의 변화
청진	흉곽 후면	• 호흡음	• 정상적인 호흡음: 기관지, 기관지폐포음(기관지허파꽈리, bronchoalveolar), 폐포음(허파꽈리음, vesicular)	• 호흡음 감소	• 분비물, 점액, 이물질로 인한 폐쇄, 흉막 두꺼워짐. 삼출, 기흉, 폐기종
시진	흉곽 전면	• 형태와 구조	• 가슴의 앞뒤 너비와 가로 너비 비율 1 : 2임 • 흉골 중심선에 있음	• 술통형가슴 • 함몰흉(오목가슴, pectus excavatum) • 돌출흉(새가슴, pectus carinatum, pigeon chest)	• 폐기종 • 선천성 기형 • 흉골이 앞으로 튀어나와 주변 늑골들이 뒤로 기우는 것
시진	흉곽 전면	• 보조근육의 사용	• 사용하지 않음	• 흡기를 촉진 위해 목근육(흉쇄유돌근과 승모근)이용 • 호흡을 촉진하기 위해 복근(배근육, abdominal muscle)과 내늑간근(속갈비사이근, internal intercostal muscle)을 이용	• 급성 또는 만성 기도 폐쇄, 무기폐 • 만성폐쇄성폐질환
촉진	흉곽 전면	• 압통과 감각, 표면의 덩어리	• 압통, 통증, 비정상적 감각 없음	• 표면의 덩어리나 병변	• 낭종(cyst), 종양
촉진	흉곽 전면	• 마찰음	• 마찰음 없음	• 울혈, 경화 시 발생	
촉진	흉곽 전면	• 촉각진탕음 유무	• 좌우 대칭을 이루며 폐 위쪽에서 쉽게 발견	• 좌우 진탕음(비대칭 진동, fremitus) • 말을 크게 해도 진동이 약한 경우	• 경화(진탕음이 증가), 기관지 폐쇄, 폐기종, 흉막삼출, 기흉 • 기관기관지분지(tracheobronchial tree) 폐쇄
촉진	흉곽 전면	• 가슴 확장	• 엄지손가락이 중심선에서 바깥쪽을 향해 좌우 대칭을 이루며 움직임	• 좌우 비대칭 가슴 확장 • 폐바닥 부위(폐저부)의 가슴 확장 감소	• 심한 폐확장 기능상실, 폐렴, 흉곽 외상, 흉막삼출, 기흉 • 만성폐쇄성폐질환
타진	흉곽 전면	• 음조 듣기	• 공명음(resonance)	• 과다공명 • 둔탁음	• 폐기종, 기흉 • 경화, 흉막삼출, 종양
타진	흉곽 전면	• 횡격막의 운동	• 양쪽의 운동이 같으며, 성인의 경우 3~5cm	• 횡격막의 하강 제한	• 무기폐, 기흉, 통증, 배의 변화
청진	흉곽 전면	• 호흡음	• 정상적인 호흡음: 기관지, 기관지폐포음(기관지허파꽈리), 폐포음(허파꽈리음)	• 호흡음 감소	• 분비물, 점액, 이물질로 인한 폐쇄, 흉막 두꺼워짐. 삼출, 기흉, 폐기종

적용문제

1. 다음 중 호흡기계를 시진한 결과 정상 소견은?

① 분당 24회 호흡수

② 푸르스름한 입술 색깔

③ 전후직경과 좌우직경의 1:2 비율

④ 팔로 무릎을 감싸면서 앞으로 기대는 자세

2. 대상자의 폐를 청진할 때 저음의 거칠고 크며 코고는 소리 같은 것을 들었다. 이에 해당하는 비정상 호흡음은?

① 수포음

② 천명음

③ 늑막마찰음

④ 기관지폐포음

3. 다음 중 흉통을 호소하는 대상자에게 자료수집을 위해 해야 할 질문은?

① 가래와 기침이 동반되나요?

② 올해 독감 예방접종은 하셨나요?

③ 흉통이 어떻게 나타나는지 설명해 주시겠어요?

④ 집에서 숨을 쉴 때 영향을 주는 환경적 요인이 있나요?

정답

1. ③ 2. ① 3. ③

참고문헌

권소희, 권수혜, 김묘경, 박경희, 박용경, 장희경 외(2019). 핵심건강사정. 수문사.

박선철, 김동욱, 박지은, 김정주, 이선민(2016). 한국인에서 흡연과 폐암의 상관관계 및 폐암의 위험인자 분석. 국민건강보험 일산병원 연구소.

조경숙(2021). 우리나라 만성폐쇄성폐질환의 유병 및 관리 현황. 주간 건강과 질병, 14(16), 943−951

e-나라지표. 암 발생 및 사망 현황. http://www.index.go.kr/potal/main/EachDtlPageDetail.do?idx_cd=2770

An, T. J., Yoon, H. K. (2018). Prevalence and socioeconomic burden of chronic obstructive pulmonary disease. Journal of the Korean Medical Association, 61(9), 533-538. https://doi.org/10.5124/jkma.2018.61.9.533

Cortopassi, F., Gurung, P., & Pinto-Plata, V. (2017). Chronic obstructive pulmonary disease in elderly patients. Clinics in geriatric medicine, 33(4), 539-552. doi: 10.1016/j.cger.2017.06.006.

Dillon, P. M. (2007). Nursing health assessment: a critical thinking, case studies approach. Atlanta, GA: Davis Company.

Eraso, L. H., Fukaya, E., Mohler, E. R., Xie, D., Sha, D., & Berger, J. S. (2014). Peripheral arterial disease, prevalence and cumulative risk factor profile analysis. European Journal of Preventive Cardiology, 21(6), 711.

Estes, M. E. Z. (2014). Health assessment & physical examination. Clifton Park, NY: Cengage Learning.

Luscher, T. F., Creager, M. A., Beckman, J. A., & Cosentino, F. (2003). Diabetes and vascular disease: pathophysiology, clinical consequences, and medical therapy: Part II. Circulation, 108(13), 1655-1661.

Weber, J. R., & Kelley, J. H. (2017). Health assessment in nursing. Philadelphia, PA: Wolters Kluwer.

Wilson, S. F., & Giddens, J. F. (2016). Health assessment for nursing practice. Cambridge, MA: Elsevier.

CHAPTER

12 심장과 목혈관 사정

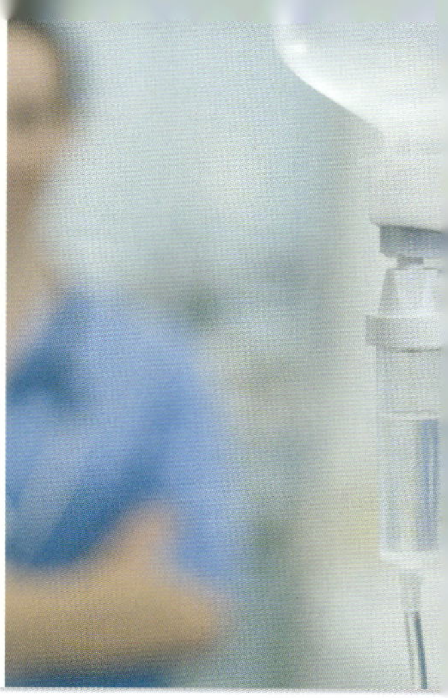

학습목표

1. 심장과 목혈관의 구조와 기능을 설명할 수 있다.
2. 심장과 목혈관의 건강력을 수집할 수 있다.
3. 심장과 목혈관 신체검진을 수행할 수 있다.
4. 심장과 목혈관 검진결과의 정상과 비정상을 구별할 수 있다.
5. 심장과 목혈관의 검진결과를 기록할 수 있다.

주요용어

- 경정맥압 Jugular vein pressure, JVP
- 부종 Edema
- 심계항진 Palpitation
- 심음 Heart sound
- 심잡음 Murmur
- 심첨박동 Apical impulse
- 최대박동점 Point of maximal impulse, PMI
- 호흡곤란 Dyspnea
- 흉통 Chest pain

심혈관계 질환은 사망원인의 높은 순위를 차지하는 질환으로 우리 사회의 노령화와 생활 습관의 변화로 인해 더욱 증가하고 있으며, 의학적으로나 사회경제학적으로 큰 비중을 차지하고 있다. 심혈관계는 다른 신체계통의 상태에 의해 영향받고 또 다른 신체계통에 영향을 미치기도 한다. 적절한 심장과 목혈관의 사정은 대상자의 심혈관계 이상을 밝혀내고 간호중재를 할 수 있는 기초가 되므로 적절한 심장과 목혈관 사정에 대한 학습이 필요하다.

1. 심장

심혈관계(cardiovascular system)는 심장(heart)과 혈관(blood vessels)으로 구성되어 있다. 심장 근육의 수축과 이완을 통해 혈액을 체순환(systemic circulation)과 폐순환(pulmonary circulation)시키며, 신체 각 조직에 필요한 산소와 영양분을 공급하고 노폐물을 제거하는 역할을 한다. 정확한 정보를 수집하고 그 정보를 올바르게 해석하기 위해서는 심장, 큰 혈관들, 심장의 전기 전도계, 심장주기, 심장음의 생성, 심박출량, 목 혈관들의 구조 및 기능을 이해해야 한다. 심장은 혈액순환 시 펌프와 같은 역할을 하며, 혈관은 심장에 혈액을 채우고 혈압을 유지하는 기능을 한다.

심장은 속이 비었으며 안쪽에 좌심방, 우심방, 좌심실, 우심실의 4개의 방이 있는 근육으로 이루어진 기관이다. 심장은 흉강 가운데 양쪽 폐 사이의 종격(mediastinum)이라는 공간에 위치한다. 크기는 주먹과 비슷하며 길이 12.5cm, 직경 9cm 정도이며, 무게는 여성이 약 255g, 남성이 310g 정도이다. 심장은 2번째 늑간에서 5번째 늑간에 위치하며, 심장의 오른쪽 경계는 흉골의 우측 경계와 나란히, 좌측 경계는 좌측 쇄골중앙선과 나란히 위치한다. 왼쪽 2번째 늑간 가까이에 있는 윗부분이 심기저부(base of the heart)이고, 왼쪽 5번째 늑간 가까이에 있는 아랫부분이 심첨(apex of the heart)이다. 심장과 큰 혈관들 위에 있는 가슴 앞부분은 전흉부(명치부위, precordium)라고 한다(그림 12.1).

심장의 오른쪽과 왼쪽은 중격(septum)으로 분리되어 있다. 심방은 벽이 얇으며 심장으로 돌아오는 혈액을 수용해 심실로 박출한다. 심실은 벽이 두꺼우며 혈액을 심장에서 내보낸다. 심장 왼쪽의 부하가 더 크기 때문에 좌심실의 벽이 우심실보다 두껍다. 심장의 안과 밖으로 통하는 큰 혈관에는 대동맥, 폐동맥, 상대정맥, 하대정맥 등이 있다. 심장의 오른쪽은 폐로 혈액을 박출해서 가스 교환이 이루어지도록 한다(폐순환). 심장의 왼쪽은 몸의 나머지 부분 전체로 혈액을 박출한다(체순환). 심장과 바로 연결된 큰 동맥, 정맥들을 대혈관이라고 한다. 상대정맥(위대정맥, superior vena cava)은 몸통 윗부분, 하대정맥(아래대정맥, inferior vena cava)은 몸통 아랫부분에서 돌아오는 혈액을 우심방으로 보낸다. 폐동맥은 우심실을 나가 두 갈래로 갈라져서 폐로 혈액을 운반한다. 폐정맥은 산소화된 혈액을 좌심방으로 귀환시킨다. 대동맥(aorta)은 산소화한 혈액을 좌심실에서 온몸으로 운반한다(그림 12.2).

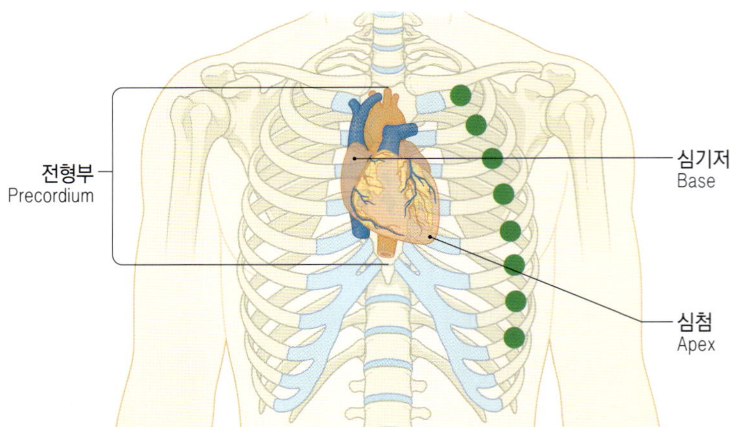

그림 12.1 심장의 위치

심벽은 3개의 층으로 이루어져 있다. 가장 바깥층인 심장막(pericardium)은 심장을 싸고 보호하는 역할을 하는 질긴 섬유성의 막으로, 2개의 막(장측 심막, 벽측 심막)으로 구성되어 있으며, 두 층 사이의 10~30mL 수분은 윤활제 역할을 하여 두 층의 마찰을 방지한다. 심근(myocardium)은 심장의 근육성 벽으로, 수축하여 혈액을 내보내는 기능을 한다. 심내막(endocardium)은 심방과 판막의 안쪽 표면을 덮는 얇고 부드러운 내피조직층이다.

심장의 판막은 혈액이 한쪽 방향으로 흐르도록 하여 혈액이 압력으로 인해 거꾸로 흐르는 것을 방지하는 역할을 한다. 심장 판막에는 심방과 심실 사이의 방실판막과 심실과 대혈관 사이에 있는 반월판막이 있다. 방실판막은 심방과 심실 사이의 판막이다. 우심방과 우심실을 구분하는 삼첨판(tricuspid valve)과 좌심방과 좌심실을 구분하는 승모판(mitral valve)이 방실판막에 해당된다. 반월판막은 심실과 대혈관 사이에 있는 판막으로 우심실과 폐동맥 사이에 있는 폐동맥판막(pulmonary valve)과 좌심실과 대동맥 사이에 있는 대동맥판막(aortic valve)이 있다(그림 12.2).

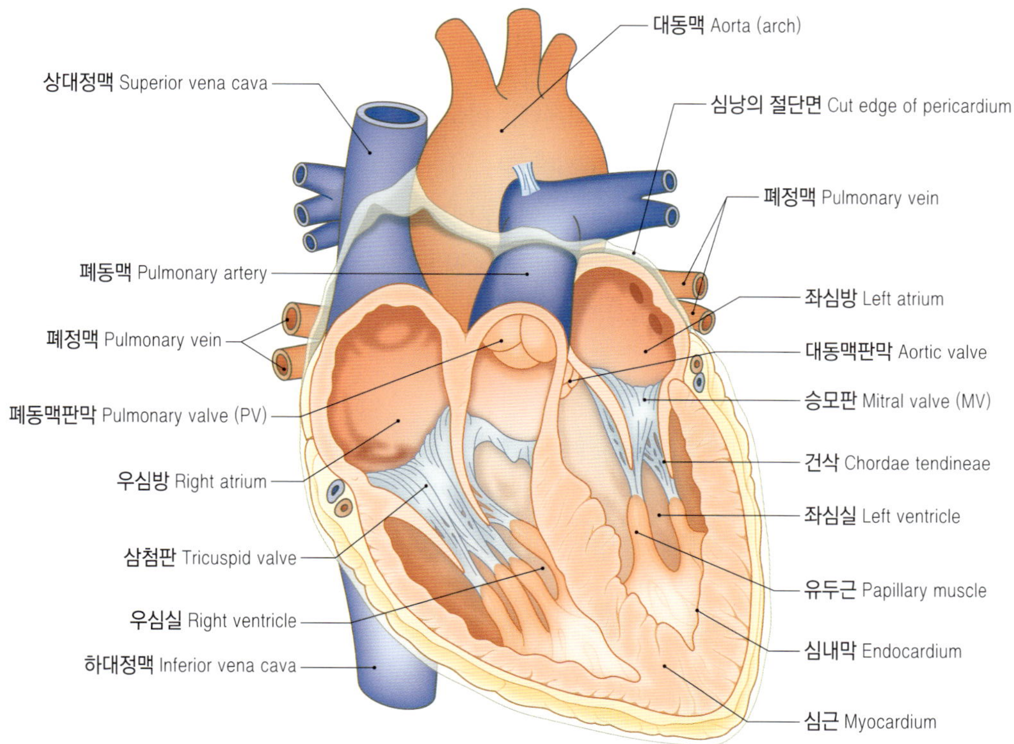

그림 12.2 심장의 내부 구조

2. 심장 주기

심장 주기(cardiac cycle)는 심방과 심실에 혈액이 유입되고 유출되는 기간을 말하며, 심실이 이완하고 혈액이 유입되는 이완기(diastole)와 심실이 수축하고 혈액이 유출되는 수축기(systole)로 이루어진다. 이완기는 심장 주기의 약 2/3를 차지하고 수축기는 나머지 1/3을 차지한다. 이완기에 관상동맥으로 심근 활동에 필요한 혈액이 공급된다(그림 12.3).

수축기에는 심실 내 혈액 충만으로 압력이 증가하여 승모판과 삼첨판이 닫히며, 이때 나는 소리가 제1심음(S1)이다. 심실 내 압력이 대동맥압과 폐동맥압 이상으로 상승되면 대동맥판막과 폐동맥판막이 열린다. 폐동맥판막이 열리면서 폐동맥으로 혈액이 흘러 폐로 들어가고, 대동맥판막이 열리면 대동맥으로 혈액이 들어가 전신으로 혈액이 흐르게 된다. 심실수축기 말에 심실내 압력보다 대동맥 내와 폐동맥 내의 압력이 높아지게 된다. 이러한 압력의 차이로 대동맥판막과 폐동맥판막이 닫히게 되는데, 이때 나는 소리가 제2심음(S2)이며, 판막이 닫힐 때 심방에서 혈액이 채워지면서 심실의 혈액도 채워지기 시작하는 이완기가 된다. 이완기는 전반부의 심실충만기와 후반부의 심방수축기의 두 부분으로 이루어진다. 이완기 전반부에는 심방에 있는 혈액의 70%가 중력에 의해 빠르게 심실로 유입된다. 이완기의 능동적인 기간인 심방수축기에는 심방이 수축해 혈액을 심실로 밀어냄으로써 나머지 30%의 혈액이 심실로 들어간다.

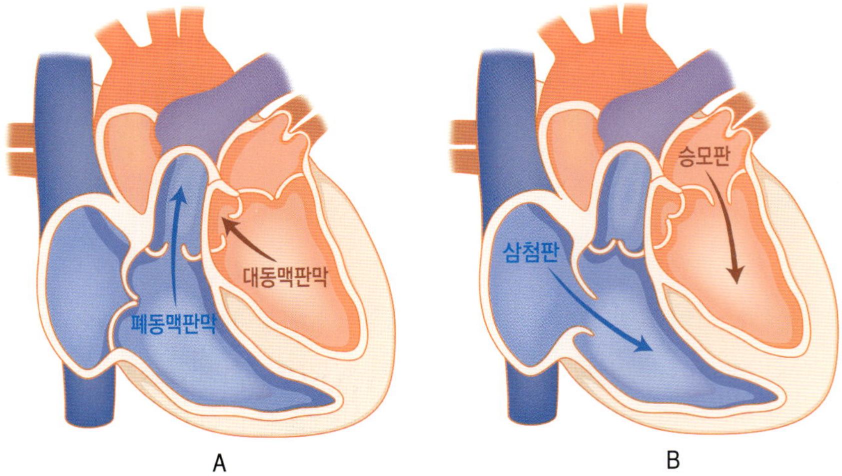

그림 12.3 심장의 주기. A: 수축기, B: 이완기

3. 심장의 전기 전도

심장 전도계는 심장의 전기적 자극과 관련되어 심근의 수축을 자극하고 조절하는 기능을 한다. 심장의 전기적인 자극은 심박조율기인 동방결절(SA node)에서 시작되어 방실결절(AV node), 방실다발(His bundle), 다발분지(bundle branch), 푸르킨예 섬유(Purkinje fiber)의 순서로 심장 전체로 전도된다(그림 12.4). 자율신경계는 동방결절을 자극하고 신체 요구에 따라 심박동수를 조절한다. 교감신경계 자극이 증가하면 심박동수가 증가하고 심방 수축력과 전도 속도도 증가한다. 부교감신경계 자극이 증가하면 심박동수가 감소하는 등 교감신경계 자극 증가 시와 반대되는 반응이 나타난다.

심전도(electrocardiography)는 심근의 전도를 그래프로 제시한 것으로 심전도 기록지의 수평축은 시간, 수직축은 심장전도계의 탈분극에 따른 전압의 값을 나타낸다. P파는 심방의 탈분극(depolarization)을 의미하며, PR 간격(PR interval)은 심방의 탈분극이 시작되고 나서 심실의 탈분극이 시작되기까지의 시간이다. 심전도 상에서는 P파가 시작되고 나서 QRS가 시작되기까지의 지점이다. 심방의 탈분극과 방실전도에 걸리는 시간을 의미하며 이를 방실지연이라고 한다. QRS군은 심실의 탈분극, T파는 심실의 재분극(repolarization)을 의미한다. ST분절(ST segment)은 심실이 탈분극하고 나서 재분극하기까지의 기간이다. 협심증이나 심근경색증이 있는 경우 정상적인 파형에서 ST분절의 그래프가 하향하거나 상승하는 불규칙한 파형이 나타나게 된다. QT간격은 심실이 탈분극하고

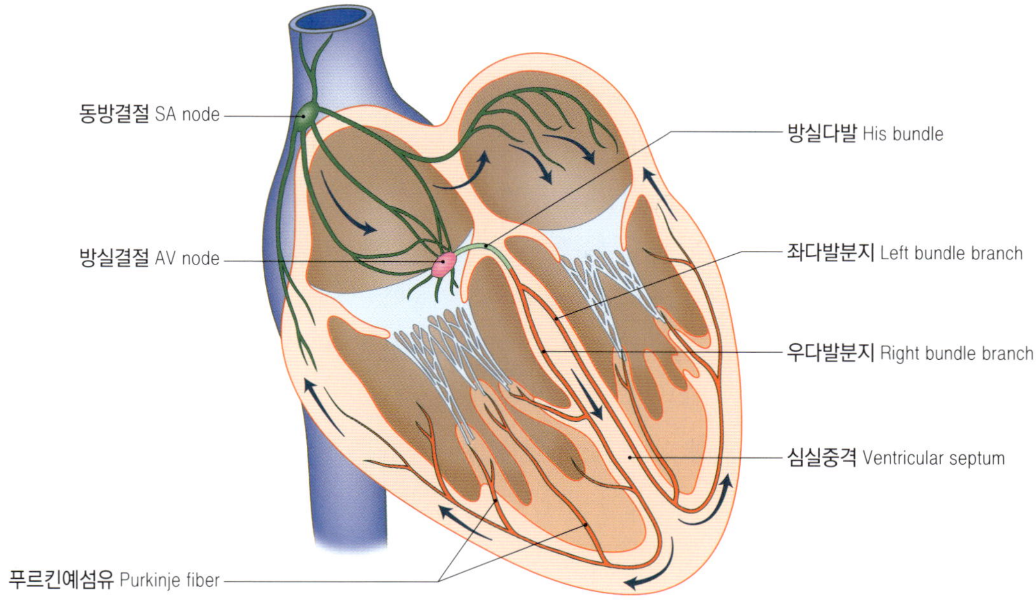

그림 12.4 심장의 전기 전도계

재분극하는 총 시간으로, 심전도 상에서는 Q파가 시작되고 나서 T파가 끝나기까지의 부분이다. 이 간격은 심박동수에 따라 다르다. U파는 존재할 수도 있고 존재하지 않을 수도 있다. 존재할 경우에는 T파 다음에 나타나며 심실 탈분극의 마지막 단계가 된다. RR 간격은 R파장에서 R파장 간의 간격으로 심실의 탈분극 간격이다. P파(P wave)는 최대 0.08초, PR간격은 0.12~0.20초, QRS군은 최대 0.10초이다(그림 12.5).

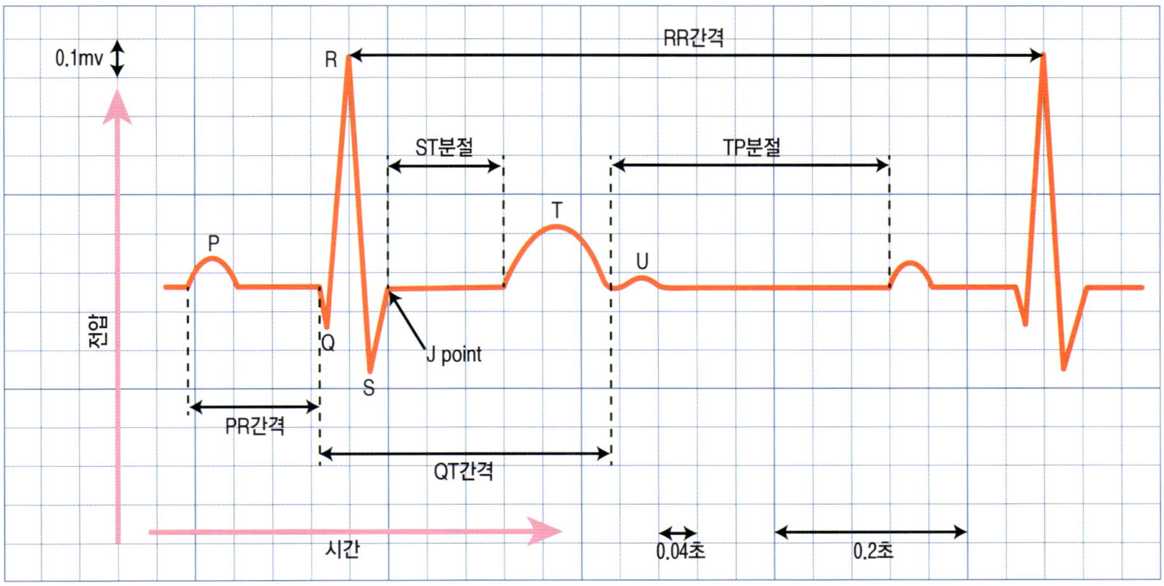

그림 12.5 정상 심전도: P-QRS-T그래프

4. 목 혈관

심장혈관계통을 사정할 때는 목의 혈관인 경동맥(carotid artery)과 경정맥(jugular vein)도 사정한다(그림 12.6). 이 혈관들의 박동을 사정하면 심장근육의 상태를 알 수 있다.

우측 총경동맥(common carotid artery)과 좌측 총경동맥은 상완두동맥(brachiocephalic trunk)과 대동맥궁(aortic arch)에서 뻗어 나오며 기관과 좌우 흉쇄유돌근 사이의 고랑에 있다. 우측 총경동맥과 좌측 총경동맥은 하악골의 조금 아래에서 내경동맥(internal carotid artery)과 외경동맥(external carotid artery)으로 갈라진다. 이 동맥들은 목과 머리에 산소화된 혈액을 공급한다. 경동맥 맥박은 중심부 동맥 맥박이다. 위치가 심장에 가깝기 때문에 이 맥박은 심실수축기와 매우 비슷하다. 경동맥 맥박은 맥박 파동의 진폭과 파형을 사정할 때 유용하다.

경정맥(jugular vein)에는 내경정맥과 외경정맥이 있다. 내경정맥 흉쇄유돌근보다 안쪽의 깊은 곳에 있고, 외경정맥은 흉쇄유돌근의 가쪽, 쇄골 위의 얕은 곳에 있다. 경정맥은 머리와 목에서 온 혈액을 상대정맥을 통해 심장으로 귀환시킨다. 경정맥 박동의 사정은 우심장의 혈류 역학을 파악할 때 중요하다. 우측 경정맥은 상대정맥으로 직접적으로 연결되어 있기 때문에 우측 경정맥 박동을 관찰하는 것은 우측 정맥의 혈류 역학을 평가할 때에 선행되어야 한다. 경정맥압(jugular venous pressure, JVP)은 우심방의 압력 또는 중심정맥압, 우심실의 확장기 충만압을 반영한다. 우심부전이 발생하면 압력과 부피가 증가해 경정맥압이 상승한다. 좌심실의 박출량이나 혈액량이 감소하면 경정맥압이 감소한다. 우측 내경정맥은 우심방에 가장 직접적으로 연결되어 있기 때문에 압력 변화를 사정하기에 가장 좋다. 경정맥압은 일반적으로 간호사가 평가하지 않으나 정확한 사정 기술을 습득한 간호사에 의한 평가가 효과적일 수 있다. 일반적으로 필요에 따라 폐동맥 카테터를 사용하여 경정맥압을 측정한다.

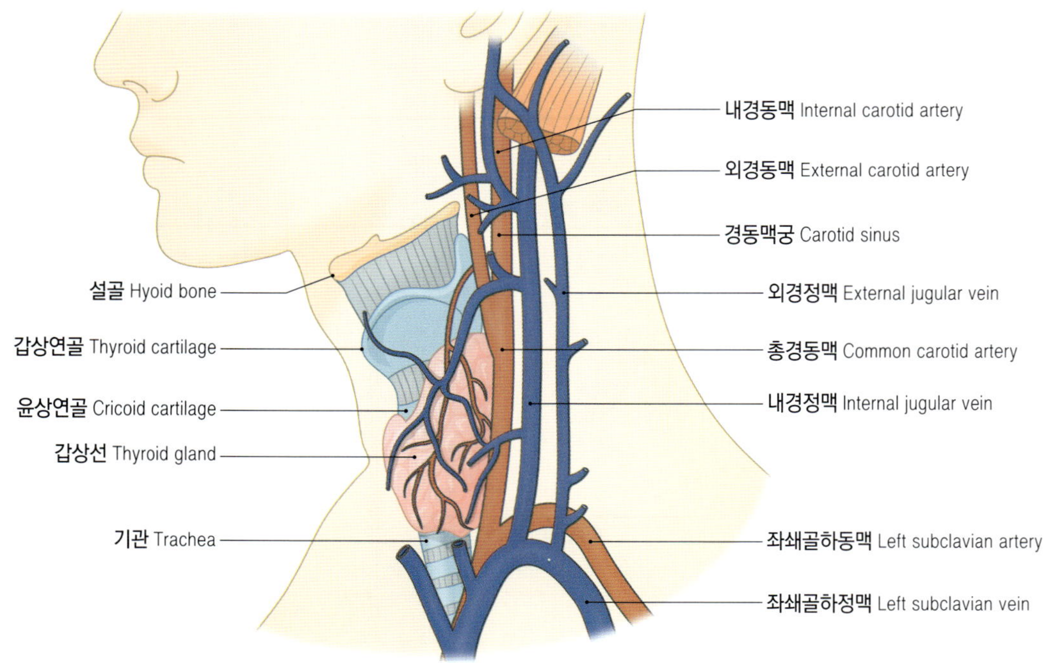

그림 12.6 목의 구조(목 혈관)

건강력 수집은 병원을 방문하게 된 이유(주호소)를 묻기 시작하면서, 현병력, 과거력, 가족력, 투약력 및 개인사회력에 대해 질문한다.

1. 주요증상

- 흉통(chest pain)
- 불규칙한 심박동(irregular heartbeat)
- 부종(edema)
- 어지럼(dizziness)
- 청색증(cyanosis)
- 심계항진(palpitation)
- 호흡곤란(dyspnea)
- 피로(fatigue)
- 실신(syncope)

2. 현병력

아래의 각 증상이 언제 어떻게 시작되었는지, 주기와 경과는 어떠한지 구체적인 질문을 하여 정보를 수집해야 한다.

1) 흉통

가슴에 통증을 느낀 적이 있나요? 얼마나 지속되었나요? 과거에도 이런 통증을 경험하였나요? 얼마나 자주 경험하였나요? 통증은 어디에서 시작되었나요? 턱이나 목, 어깨, 팔 등으로 방사되었나요? 흉통과 같이 나타나는 다른 증상이 있나요? 통증을 유발하거나 더욱 심하게 하는 것은 무엇인가요? 신체적 활동과 관계가 있나요?

근거: 심장 문제가 있는 대부분의 환자들은 흉통과 같은 통증을 호소한다. 만약 대상자가 흉통이 있다고 하면 흉통의 정도가 어느 정도인지 0~10점 척도로 응답하게 한다. 통증을 사정하면서 위치, 특성, 기간, 강도, 악화요인, 완화요인, 관련요인, 동반증상, 방사 여부 등을 사정한다. 협심증에서 나타나는 흉부, 어깨, 등, 목, 팔의 불편감이나 활동 시 통증은 급성 심근경색증 환자의 약 50%에서도 볼 수 있다. 쥐어짜거나 뒤틀리거나 쑤시는 듯한 흉부 통증을 보이는데, 간혹 치아나 턱의 통증이 나타나기도 한다. 심근경색증 여성은 남성과 달리 흉부 통증이 아닌 팔, 등, 목, 턱, 복부 등 상체 통증을 호소하기도 한다. 호흡곤란, 식은땀, 구역, 소화불량 혹은 어지럼 등의 증상을 동반할 수 있다. 급성 대동맥박리(aortic dissection)에서는 찢어지는 듯한 흉통이 종종 등이나 목으로 방사되기도 한다.

2) 심계항진

본인의 심박동을 느껴본 적이 있나요? 얼마나 어떻게 지속되었나요? 갑자기 시작하고 멈추었나요? 아니면 서서히 진행되었나요?

근거: 심계항진은 스스로의 심박동을 불쾌하게 느끼는 상태로, 불규칙한 심박동, 심박동의 빠른 가속이나 감속 또는 심수축력의 증가로 인해 발생한다. 심계항진에 대한 인지는 대상자가 자신의 신체 감각에 어떻게 반응하는가에 따라 다르다. 심계항진이 반드시 심질환을 의미하지는 않으며, 또한 매우 심한 부정맥에서도 심계항진이 나타나지 않는 경우가 종종 있다.

3) 호흡곤란

숨 쉬기 어렵거나 숨이 차는 경험을 한 적이 있었나요? 숨찬 증상이 언제 발생하였나요? 어떤 상황에서 발생하였나요? 수면 시 베개를 몇 개 사용하나요? 자다가 호흡곤란으로 깬 적이 있나요?

근거: 숨참(shortness of breath)은 대상자가 흔히 호소하는 증상이며, 호흡곤란(dyspnea), 기좌호흡(orthopnea), 발작성호흡곤란(paroxysmal nocturnal dyspnea) 등을 포함한다. 호흡곤란은 숨 쉬는 것이 주어진 활동수준에 비해 부적절하여 불편함을 느끼는 것이다.

4) 부종

이전에 부은 곳이 있었나요? 어디가 부었나요? 언제 발생했나요? 아침 혹은 저녁 중 언제 더 심한가요? 신발이 조이거나 손가락의 반지가 조이지는 않나요? 아침에 일어나면 눈꺼풀이 푸석푸석하거나 부어오르나요? 벨트를 늘린 적이 있나요?

근거: 부종은 혈관 외 간질 공간에 수분이 과도하게 축적되는 현상이다. 부종의 부위, 시간, 부종상황 및 관련증상에 대한 질문에 초점을 맞추어야 한다. 의존성 부종은 신체 중 가장 낮은 부위에서 주로 나타난다. 앉은 자세에서는 발과 하지, 누운 자세에서는 천골에서 나타난다. 심장질환(심부전), 말초혈관질환, 영양문제(저알부민혈증) 등이 원인이다.

5) 피로

이전보다 더 많이 지쳤다고 느끼나요? 휴식 없이 일상적인 활동을 수행할 수 있나요?

근거: 피로(fatigue)는 에너지가 소진된 느낌이 지속되는 것이다. 피로는 심장이 신체에 산소와 영양공급을 충분히 하고 있지 못한 것에 대한 신호이다.

6) 청색증과 창백

얼굴, 입술, 손가락이 푸르거나 하얗게 변한 경험이 있나요? 이런 증상이 얼마나 오래 지속되었나요?

근거: 청색증(cyanosis)이나 창백(pallor)은 심장이 충분한 혈액을 순환시키지 못하여 신체의 산소화가 부족함을 나타낸다.

7) 어지럼

어지럼을 겪은 적이 있나요?

근거: 어지럼(dizziness)은 심장근육 손상으로 인해 뇌로 가는 혈류가 감소되어 발생한다. 심하면 실신까지 할 수 있다. 그러나 내이증후군, 뇌 순환 감소, 저혈압, 저혈당 등 다른 원인도 있다.

3. 과거력

1) 심장 문제나 심질환력

이전에 심장 문제나 심장질환을 앓은 적이 있었나요? 심잡음, 선천성 심질환, 류마티스열, 고혈압, 콜레스테롤 상승이나 고지혈증, 말초 동맥질환, 뇌동맥질환, 당뇨병 등의 과거력이 있나요?

근거: 심장의 선천적 또는 후천적 결함은 심장 박출능력에 영향을 미쳐 조직에 산소 공급을 감소시킬 수 있다. 류마티스 심장염은 A군 베타 용혈성 연쇄구균에 노출되었을 때 발생하며 심장 조직의 모든 층에 염증을 유발해 수축과 판막 기능을 저해한다. 고혈압, 콜레스테롤 상승이나 고지혈증, 말초동맥질환, 뇌동맥질환, 당뇨병 등의 과거력은 심혈관질환의 위험요인이다.

2) 수술력

심장수술 또는 심혈관중재시술을 받은 적이 있나요?

근거: 심장수술을 받은 적이 있다면 청진 시 들리는 심음이 변할 수 있다. 과거의 심장수술이나 시술은 예전에 심장에 문제가 있었다는 의미이다.

3) 심장검사

심전도, 콜레스테롤 수치 검사를 시행한 적이 있나요? 있다면 언제였으며, 결과는 어떠했나요?

근거: 예전에 심전도를 받았다면 심전도의 변화나 예전의 심근경색에 대해 사정할 수 있다. 이상지질혈증(dyslipidemia)은 심장동맥질환의 발생 위험 중 가장 큰 비중을 차지하며, 콜레스테롤 수치의 상승은 죽상경화증(atherosclerosis)의 발병과 관련이 있다.

4) 투약력

심장질환 때문에 약물을 복용하거나 치료를 받고 있나요? 복용한다면 얼마나 자주 복용하거나 치료를 하며, 그 이유는 무엇인가요?

근거: 대상자가 심장질환 때문에 약물을 처방받았으면서도 약물을 꾸준히 복용하지 않을 수 있다. 이뇨제를 처방받은 대상자는 소변을 자주 보는 불편함 때문에, 베타차단제는 성생활에 부작용을 주기 때문에 대상자가 복용하지 않을 수 있다. 약물에 대한 교육이 필요할 수 있다.

4. 가족력

가족 중에 관상동맥질환, 고혈압, 60세 이전에 갑작스럽게 사망한 사람, 뇌졸중, 당뇨병, 비만한 사람이 있나요?

근거: 심혈관계 질환 위험인자를 파악하기 위해서 질문한다.

5. 개인사회력

영양, 흡연, 음주, 운동, 약물 등 평소에 어떤 스트레스를 받고, 어떻게 대처하나요? 흡연을 하나요? 하루에 담배를 얼마나 피우며, 흡연을 얼마나 오래 했나요? 평소에 (24시간 기준으로) 어떤 음식들을 섭취하나요? 매일/매주 술을 마시나요? 운동을 하나요? 어떤 운동을 얼마나 자주 하나요? 어떤 일을 하며 앉아있는 시간은 얼마나 되나요? 하루 동안 활동량은 얼마나 되나요? 하루 활동량이 이전과 어떻게 다른가요? 체중의 변화가 있나요?

근거: 스트레스, 흡연, 음주, 지방성 식이, 고염식이, 운동부족, 좌식생활, 비만은 심장질환의 위험을 크게 높인다. 콜레스테롤 수치가 상승하면 심장혈관에 지방 플라크가 생성될 가능성이 높아진다. 과도한 음주는 고혈압과 관련이 있다. 남성의 경우 하루 2잔, 여성의 경우 하루 1잔보다 많은 술을 마시면 고혈압을 포함한 질환들이 발생할 수 있다. 앉아서 생활하는 것(좌식생활, sedentary lifestyle)은 심장질환을 유발하는, 수정 가능한 위험인자이다. 주 3회, 1회 30분씩 유산소 운동을 하면 무산소 운동을 할 때나 간헐적으로 운동을 할 때보다 심장질환이 더 잘 예방된다.

심혈관계 위험요인

- 관상동맥질환, 고혈압, 당뇨병 과거력 및 가족력
- 식이
- 운동 부족
- 당뇨병
- 비만: BMI, 허리둘레
- 흡연
- 음주
- 고혈압
- 고콜레스테롤혈증

1. 대상자 준비 및 준비물품

1) 대상자 준비

심장과 목혈관 검진은 시진, 촉진, 타진, 청진의 순서이지만 대상자의 상태를 살펴가며 시진, 촉진 등을 병합한다. 건강력 사정 결과와 시진, 촉진, 타진, 청진을 통한 신체검진 결과를 종합적으로 해석하여야만 대상자의 문제를 정확하게 파악할 수 있다. 심혈관계 신체검진 동안 정확한 소견을 얻기 위해서는 적절한 대상자 준비가 필수적이다. 대상자가 불안감을 느끼면 심박수나 리듬에 변화가 나타날 수 있으므로 편안하고 차분하게 있도록 유도한다. 검사 전에 검사절차에 대해 설명한다. 대상자의 자세는 머리를 약 30~45° 세운 자세가 가장 일반적인 자세이며, 그 외에 다른 자세는 왼쪽으로 비스듬히 누운 자세, 앞으로 기울인 자세 등이 있다. 심장의 움직임을 나타내는 흉곽표면을 보기 위해서 조명을 비추고, 검진자는 오른손잡이면 대상자의 오른쪽에 왼손잡이면 대상자의 왼쪽에서 검진해야 청진하기가 용이하다.

2) 준비물품

- 종형과 원판형이 있는 청진기
- 초침이 있는 시계
- 30cm 자 2개
- 전등

2. 심장 검진방법

1) 시진

흉부 전면을 주의 깊게 시진하면서 심혈관계의 주요 지표를 확인한다. 심혈관계 시진 시에는 맥박, 흉부 움직임의 대칭, 퇴축 또는 융기(heave) 등을 관찰한다. 융기는 수축기 동안 흉벽이 강하게 외측으로 돌출되는 것을 의미한다.

심첨박동(apical impulse)은 좌심실이 수축하는 동안 전방으로 움직일 때 흉벽에 닿는 짧은 초기 좌심실 박동을 의미하며, 정상 성인의 약 50%에서 볼 수 있다. 왼쪽 쇄골중앙선과 제5늑간이 만나는 지점이 최대박동점(point of maximal impulse, PMI)으로, 이 지점에서 심첨박동을 볼 수 있다. 좌심실 비대일 경우 심첨부의 외측에서 박동을 관찰할 수 있다.

2) 촉진

전흉부는 손바닥을 사용하고, 심첨박동을 촉진하기 위해서는 명치 부위에 엄지손가락을 놓고 나머지 손가락 끝으로 왼쪽 흉부에서 쇄골중앙선과 액와중앙선 사이를 촉진한다. 우심실 부위는 왼쪽 4번째에서 5번째 늑골 옆 흉골 경계선 부위, 대동맥 부위는 오른쪽 2번째 늑간 옆 흉골 경계선 부위, 폐동맥 부위는 왼쪽 2번째 늑간 옆 흉골 경계선 부위에서 촉진한다(그림 12.7).

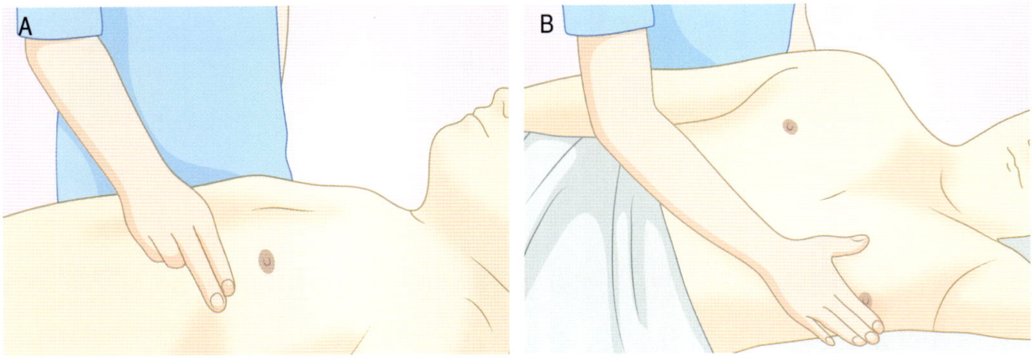

그림 12.7 심첨박동 촉진
A: 손가락으로 심첨박동 촉진, B: 손바닥으로 촉진

대상자를 앙와위로 눕히고 검진자는 대상자의 오른쪽에 서서 손가락이나 손바닥을 심장 위에 놓는다. 심첨부위부터 시작하여 왼쪽 흉골 경계선을 따라 움직인 후 심장 기저부, 왼쪽 액와부위, 오른쪽 흉골경계선을 촉진한다. 심첨박동을 촉진하면서 좌우 경동맥도 동시에 촉진한다. 심첨박동과 경동맥박동은 거의 동시에 촉진된다. 박동수, 리듬, 부위, 강도, 호흡과 박동과의 관계, 판막폐쇄로 인한 떨림이 있는지 촉진한다.

대상자가 비만이거나 임산부, 흉벽이 두터울 경우 심첨박동을 촉진하기 어려울 수 있다. 대상자가 똑바로 누워있는 상태에서 심첨박동을 촉진할 수 없다면 약간 왼쪽으로 돌아눕게 한다. 이때도 심첨박동이 촉진되지 않으면 호흡을 끝까지 내쉰 후 잠깐 참으라고 한다. 유방이 큰 여성을 검진하는 경우 왼쪽 유방을 위로 올리거나 옆으로 밀면 검사가 용이해지므로 환자 스스로 시행하도록 한다. 심첨박동을 발견하면 손가락 끝으로 더 정밀히 사정한 후, 한 손가락만 사용하여 박동을 평가한다.

3) 타진

타진을 통해 심장 크기를 추정할 수 있다. 앞쪽 액와선에서 타진을 시작하여 제5늑간을 따라 흉골을 향해 타진한다. 공명음에서 둔탁음으로 변화되는 곳이 심장의 좌측 경계로 정상적으로 쇄골중앙선에서 나타나며, 심장의 우측 경계는 보통 흉골과 일직선상에 있다. 심장의 하부 경계는 왼쪽 제5늑간의 쇄골중앙선이며, 심장의 상부 경계는 이 부위에서 흉골을 향해 경사지게 올라가 제2늑간의 왼쪽 흉골경계와 일치한다. 만성 심부전 환자에서는 심장비대로 둔탁음이 들리는 경계선이 변화될 수 있다. 그러나 심장 경계를 타진하는 것은 정확하지 않기 때문에 흉부 X선 촬영으로 심장 크기를 확인해야 한다.

4) 청진

심음 청진은 심장에 관한 많은 정보를 얻을 수 있으므로 정확하게 사정하도록 한다. 심음을 청진할 때에는 최대한 조용한 환경을 조성한다. 손으로 청진기를 따뜻하게 한 후, 4개의 심장판막 위와 에르브점(Erb's point) 등 청진할 부위를 파악한다(그림 12.8).

청진기의 원판형(diaphragm)은 제1심음, 제2심음 등 비교적 고음을 청진하는 데 유용하다. 청진기의 원판형을 흉부에 대고 압력을 가하면서 흉부 전체에서 고루 청진한다. 청진기의 종형(bell)은 제3심음과 제4심음 등 저음을 청

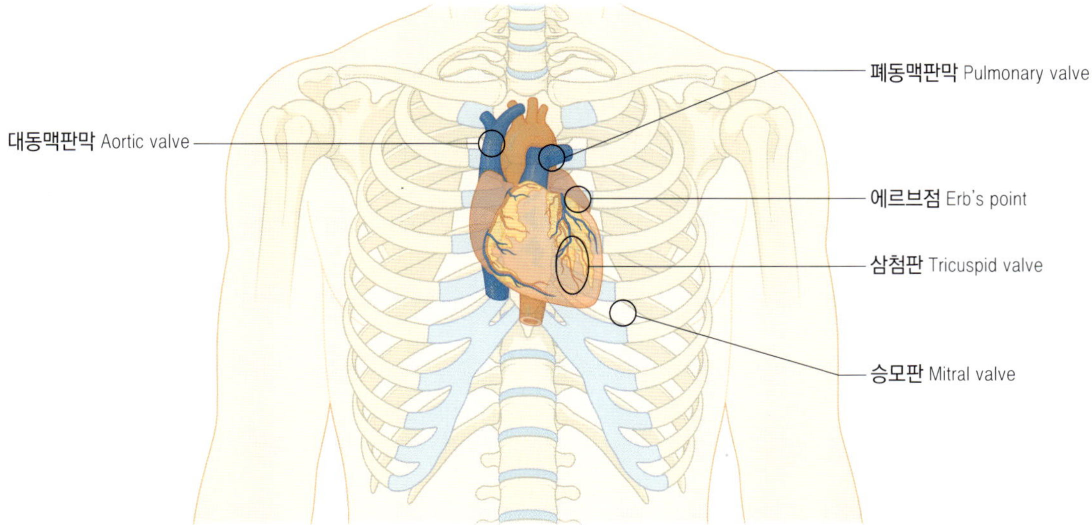

그림 12.8 심음 청진 부위

진하는 데 유용하다. 종형의 둘레가 공기를 밀폐시킬 만큼 압력을 가하면서 갖다 댄다. 처음에는 심첨부에서 청진하고 점차 흉골 하연을 따라 이동한다(그림 12.9).

대상자를 똑바로 눕힌 앙와위에서 흉부 전체를 청진한다. 승모판협착증이나 대동맥판막부전증 등이 의심되는 경우 처음에는 원판형 청진기로 한 곳에서 한 음씩 집중하여 듣고 각 부위의 심음을 비교한다(그림 12.9). 심잡음이나 제3심음과 같은 저음은 종형 청진기를 사용하는데, 좌측 횡와위에서 잘 들린다(그림 12.10).

심음은 크기, 강도, 질, 기간을 비교하여 기록한다. 심음 청진 부위로 승모판 부위는 제5늑간과 왼쪽 쇄골중앙선이 만나는 부위, 삼첨판 부위는 좌측 제4늑간과 중앙 흉골선이 만나는 부위, 대동맥판막 부위는 우측 제2늑간과 흉골중앙선이 만나는 부위, 폐동맥판막 부위는 좌측 제2늑간과 흉골중앙선이 만나는 부위, 에르브점은 좌측 제3늑간과 흉골옆 두손가락 떨어진 부위이다(그림 12.8).

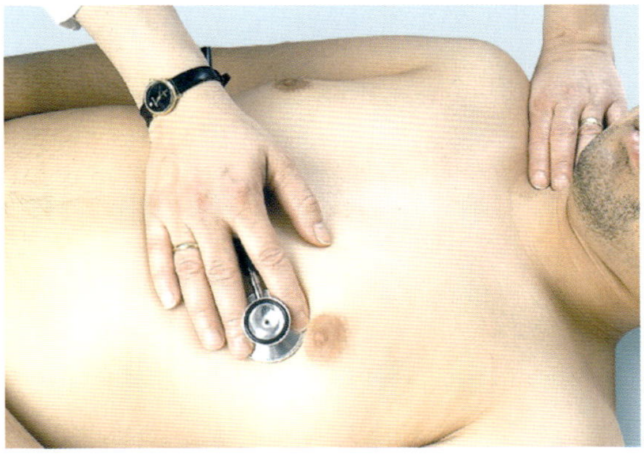

그림 12.9 청진기의 원판형을 이용한 심음 청진

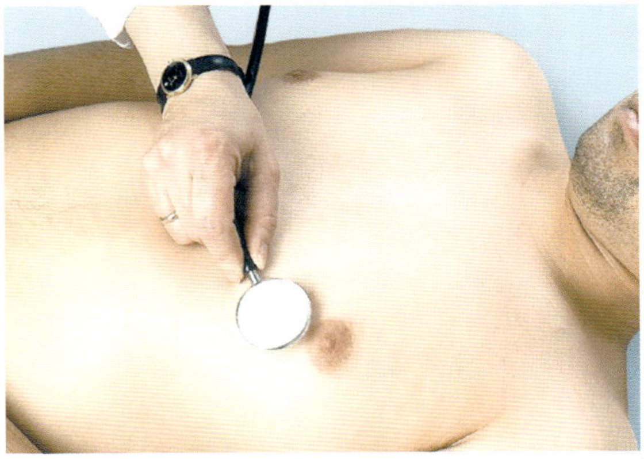

그림 12.10 청진기의 종형을 이용한 심음 청진

(1) 정상 심음

정상 심음에는 제1심음(S1)과 제2심음(S2)이 있다. 심실 수축기는 제1심음에서 제2심음 사이의 기간을 의미하고, 이완기는 제2심음에서 제1심음까지의 기간이다.

제1심음(S1)은 방실판막(승모판과 삼첨판)이 닫히는 수축기가 시작될 때 발생한다. 승모판이 보통 삼첨판보다 먼저 닫히나 소리는 거의 동시에 들린다. 제1심음[럽(lub)]은 왼쪽 쇄골중간선과 다섯 번째 늑간이 만나는 심첨부위에서 가장 잘 들린다.

제2심음(S2)은 반월판막(대동맥판막과 폐동맥판막)이 닫히는 이완기가 시작될 때 발생한다. 제2심음[덥(dub)]도 대개 한 가지 소리로 들리나, 두 가지 소리로도 들릴 수 있다. 이러한 현상은 정상적으로 흡기 시에 우측 심실이 좌측 심실보다 먼저 채워져 폐동맥판막 폐쇄가 지연되기 때문이며 이를 제2심음의 생리적 분열이라고 한다. 이러한 제2심음의 분열(split S2)은 흡기 시 나타나고 호기 시 사라질 수 있으며 폐동맥판막 부위에서만 들린다. 제2심음은 대개 심기저부에서 가장 잘 들린다.

제1심음과 제2심음은 고음이므로 판형 청진기를 이용하여 들을 수 있다. 심박동이 느릴 때는 두 음을 구분하기 쉽지만 심박동이 빠를 때는 구분하기가 어렵다. 이때 S1과 S2를 구분하려면 심음을 들으면서 경동맥을 촉진한다(그림 12.9). 이는 S1과 경동맥의 박동은 거의 동시에 일어나기 때문이다. 보통 심첨부에서 S1이 S2보다 크게 들리고 심장 기저부에서는 S2가 S1보다 크게 들린다(그림 12.11).

그림 12.11 제1심음, 제2심음
A: 심첨부의 심음, B: 기저부의 심음

(2) 제3심음과 제4심음

제3심음(S3)은 이완기 초기에 심실로 혈액이 빠르게 채워질 때 심실이 진동하면서 발생하는 심실성 말발굽음(ventricular gallop)이다. 정상 성인에서는 들리지 않으나, 울혈성 심부전, 폐부종, 심방중격결손, 급성 심근경색증 등의 질환이 있는 경우 이완기 초기, 제2심음 후에 제3심음이 들리게 된다. 소아나 청소년기에는 제3심음이 정상적으로 들릴 수 있다.

제4심음(S4)도 이완기 후기에 심실로 혈액을 내보내기 위해 심방이 수축할 때 심실의 저항이 있는 경우 발생하는 심방성 말발굽음(atrial gallop)이다. 정상적으로 들리지 않으나, 좌심실 경직, 고혈압, 관상동맥질환 등이 있는 경우에 이완기 후기, 제1심음 직전에 승모판 부위에서 제4심음이 들리게 된다. 제4심음은 제3심음만큼 심각한 것은 아니며 노인에서 제4심음이 들릴 수도 있어 반드시 심장질환을 의미하는 것은 아니다.

(3) 심잡음

심잡음(heart murmur)은 수축기와 이완기 동안에 심장이나 대혈관벽의 진동에 의하여 생기는 소리이다. 심잡음은 대개 혈액의 난류 때문에 발생하며, 명치부위에서 휙휙 소리가 나는 것이 특징이다. 심잡음의 원인은 크게 세 가지로, 1)판막을 통과하는 혈류의 속도가 증가할 때, 2)불규칙한 판막의 수축이나 이완 또는 혈류를 통하여 앞으로 전진하는 혈류, 3)기능부전이 있는 판막, 동 · 정맥류, 중격결손을 통한 혈액의 역류 등에서 발생한다.

이완기 잡음은 심실 이완기에 승모판이나 삼첨판 협착으로 심방의 혈액이 심실로 흐르는 것을 방해하거나, 대동맥판막과 폐동맥판막의 부전으로 혈액이 대동맥 또는 폐동맥에서 심실로 역류되어 발생한다. 수축기 잡음은 심실 수축기에 대동맥판막이나 폐동맥판막 협착으로 혈액이 심실에서 강하게 분출되어 대동맥 또는 폐동맥을 통하여 앞으로 나가는 것을 방해하거나, 승모판과 삼첨판 기능부전으로 혈액이 심실에서 심방으로 역류되어 발생한다.

심잡음은 위치, 시기, 높이, 음색, 양상 또는 강도를 기준으로 사정한다. 시기가 수축기인지 이완기인지, 높이가 높은지, 중간인지, 낮은지, 음색은 휘파람소리(blowing), 쫘르르소리(rushing), 으르릉거림(roaring), 웅웅거림(rumbling), 거친소리(harsh), 또는 음악소리(music)인지 사정한다. 양상은 점점 커지는지, 점점 작아지는지, 커졌다 작아지는지, 일정한지 평가한다. 강도는 1~6등급까지로 분류하는데, 1등급은 매우 약함, 2등급은 조용하나 가슴에 청진기를 대면 바로 들림, 3등급은 소리가 중간 크기 정도임, 4등급은 소리가 크고 진전(thrill)을 느낄 수 있음, 5등급은 진전과 함께 소리가 매우 커서 청진기를 부분적으로 떼어도 들을 수 있음, 6등급은 진전과 함께 소리가 매우 커서 청진기를 가슴에서 완전히 떼어도 들을 수 있다.

3. 목혈관 검진방법

대상자의 경동맥과 경정맥을 검진하여 정상과 비정상 소견을 파악한다.

1) 시진

(1) 경동맥

경동맥(carotid artery)은 대동맥판막 협착이나 부전 등 심장 기능에 대한 의미 있는 정보를 제공한다. 경동맥을 시진하기 위해서는 대상자의 침상머리를 30~45° 정도 올려 고개를 검사자의 반대편으로 조금 돌리도록 한다. 경동맥 박동은 흉쇄유돌근 중간부위에서 볼 수 있다. 경동맥은 강하게 파동하는 박동이 국소적으로 나타난다. 경동맥 박동은 환자가 호흡하거나, 머리를 돌리고 선 자세에서 앉아도 맥박의 질은 동일하다. 경동맥의 박동이 약한지, 너무 과도한지 관찰한다(그림 12.12).

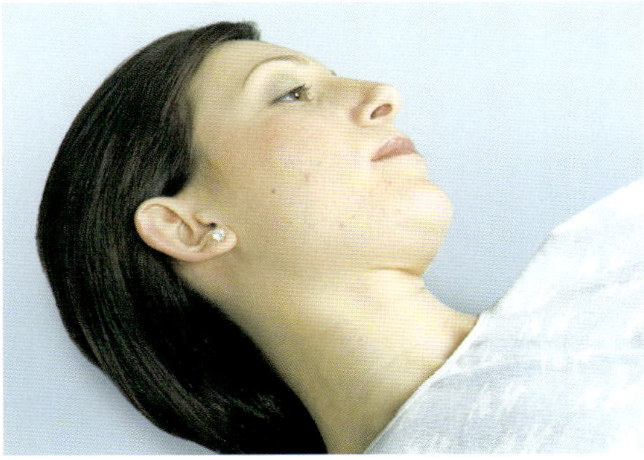

그림 12.12 경동맥 시진

(2) 경정맥

경정맥(carotid vein)을 시진하기 위해서는 대상자의 침상머리를 올리고 고개를 검사자의 반대편으로 조금 돌리도록 한다. 매 박동마다 2회 상승, 2회 하강의 물결파동이 보인다. 내경정맥 박동은 체위나 호흡 등에 따라 보일 수도 있고 보이지 않을 수도 있다. 앙와위에서는 경정맥 확장이 보이나 좌위에서는 보이지 않는다. 박동이 높다면 중심정맥압의 상승, 경정맥 팽창 또는 확장을 의심할 수 있다.

(3) 경정맥압 측정

경정맥압은 정맥귀환을 측정하는 것으로 대상자의 혈액량과 심기능에 대한 의미 있는 정보를 제공한다. 경정맥압은 우심방의 압력 또는 중심정맥압을 반영하며 오른쪽 내경정맥의 진동으로 가장 잘 사정할 수 있다. 대상자의 혈액량 상태에 따라 침상머리 상승 정도를 정한다. 대개 침상머리를 30° 상승한 자세에서 경정맥압을 측정한다(그림 12.13). 저혈량 상태에서는 경정맥압이 저하되므로 편평한 앙와위, 고혈량 상태에서는 경정맥압이 상승하므로 45~90°로 상체를 더 상승한 자세를 취한다.

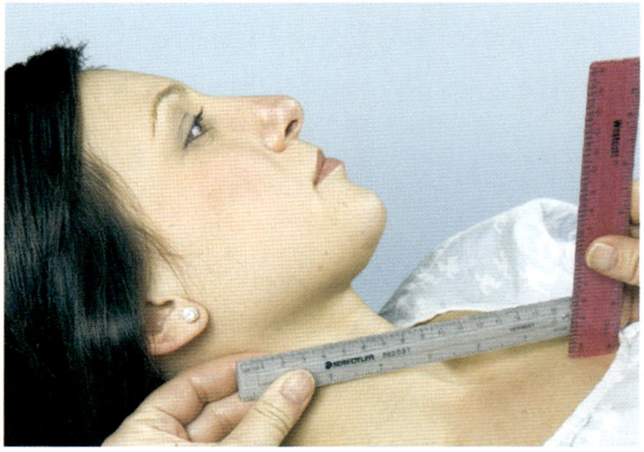

그림 12.13 경정맥압 측정

경정맥압 측정은 양쪽 외경정맥을 확인하고 목 깊은 곳에서 피부로 전달되는 내경정맥 진동을 찾는다. 정상 혈액량이 유지되는 경우 경정맥압의 최고 진동점은 쉽게 관찰된다. 측정 후 기록을 할 때에는 침상머리 상승 높이도 포함하여 기록한다. 경정맥압은 정상적으로 4cm 이상 되지 않으며 만약 박동이 더 높다면 중심정맥압의 상승과 경정맥 확장을 의미한다.

2) 촉진

경동맥은 두 번째, 세 번째 손가락으로 목의 아래쪽 1/3 지점에 놓고 후방으로 부드럽게 누르며 박동을 느낀다(그림 12.14). 완전히 이완된 흉쇄유돌근의 중간부위 안쪽, 윤상연골과 같은 높이 부분을 누른다. 갑상연골의 윗부분에 있는 경동맥동을 누르지 않도록 한다. 경동맥동의 압력은 맥박이나 혈압의 반사성 감소를 야기할 수 있기 때문이다. 좌측 경동맥은 오른쪽 손가락을 사용한다. 뇌로 가는 혈류를 감소시켜 실신을 야기할 수 있기 때문에 동시에 양쪽의 경동맥을 눌러서는 안 된다. 최대박동을 느낄 때까지 압력을 서서히 증가시킨 후 동맥압과 윤곽을 가장 잘 감지할 때까지 압력을 서서히 감소시킨다. 경동맥은 정상적으로 탄력적이며, 동맥에 탄력이 없다면 동맥경화증의 징후이다. 경동맥 떨림이 있다면 동맥내경의 협착을 의심할 수 있다. 내

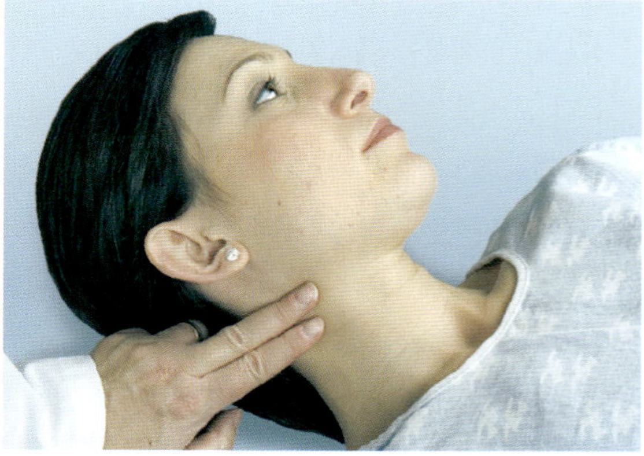

그림 12.14 경동맥 촉진

경정맥의 박동은 거의 촉진되지 않는다.

맥박의 양상과 강도를 확인한다. 경동맥 맥박은 정상적으로 빠른 상승과 느린 하강 속도로 부드럽게 촉진되고 정상적인 강도는 2+로 표기한다. 맥박의 강도는 0: 없음, 1+: 약하고 실낱같으며 압박에 의해 없어짐, 2+: 정상, 3+: 증가, 4+: 강하고 울림으로 표시한다.

3) 청진

촉진으로 인해 심장박동수가 변해서 경동맥의 맥박음도 변할 수 있기 때문에 경동맥의 청진은 촉진보다 먼저 시행할 수 있다(그림 12.15). 경동맥을 촉진하는 동안 고양이가 그르렁거릴 때 목에서 느낄 수 있는 것과 비슷한 진동(thrill)을 발견할 수 있다. 진동이 있는 경우 양쪽 경동맥을 청진기의 원판형을 이용하여 청진함으로써 잡음(bruit)의 유무를 확인하여야 한다. 이 경우 잡음은 심장에서 발생되는 것이 아닌 혈관에서 발생되는 잡음이다. 대상자가 중년 이상이거나 뇌졸중이 의심될 때도 잡음이 있는지 청진한다. 호흡음인지, 혈관음인지 확실하지 않을 때에는 청진기의 종형 부분을 사용하여 환자에게 숨을 참게 한 뒤 경동맥 부위를 청진한다. 심음 자체만으로 잡음이 형성되지 않는다. 윙윙거리는 소리나 바람 부는 소리 같은 혈관잡음(bruit)은 동맥경화성 프라그가 형성되었음을 나타낸다.

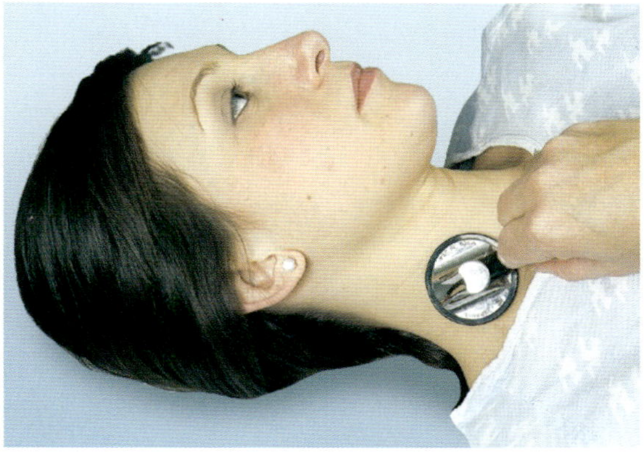

그림 12.15 경동맥 청진

4. 기록의 예

다음은 검진결과 기록의 예시이며, 이는 정상소견에 대한 기록이다.

- 제5늑간과 왼쪽 쇄골중앙선이 만나는 부위에서 2.5cm 이하의 심첨박동이 보이며 박동 촉지됨
- 제1, 제2심음은 정상이고 심잡음은 관찰되지 않음
- 경동맥 최대박동은 활발하고 탄력이 있고 떨림이 없으며 맥박은 규칙적이고 강도는 2+이며 혈관잡음은 없음
- 침상머리 30°에서 흉골각으로부터 3cm 부근에서 경정맥압 확인함
- 좌위에서 경정맥 확장은 없음

심장과 목혈관 검진을 정확하게 하기 위해 검진기술을 반복연습하고 정상소견과 비정상소견을 구분할 수 있도록 익혀야 한다.

신체검진법			정상	비정상의 예	관련 질병
시진	심장	심첨박동	• 제5늑간과 왼쪽 쇄골중앙선이 만나는 부위에서 심첨박동(≤2.5cm): 정상 성인의 50%에서 보임	• 측면에서 쇄골중앙선으로의 심첨박동, 융기(heave), 최대박동점(PMI)의 돌출맥박(>3cm)	• 우심실비대(흉골경계) • 좌심실비대(심첨부 측면) • 우심실확장 • 폐동맥확장 • 대동맥류
촉진	심장	전흉부	• 대동맥판막, 폐동맥판막, 삼첨판 부위에서 진동감이나 박동 없음	• 진동감(thrill) 혹은 승모판을 제외한 대동맥판막, 폐동맥판막, 삼첨판의 박동	• 판막폐쇄 • 심실비대
촉진	심장	심첨박동	• 최대박동점(PMI)에서 박동 촉지됨 • 비만 · 임산부 · 흉벽이 두터운 경우 촉지가 어려울 수 있음	• 박동 촉지 안 됨	• 심장비대
타진	심장	심장 크기	• 심장하부: 왼쪽 제5늑간의 쇄골중앙선에서 둔탁음 • 심장상부: 흉골을 향해 타진 시 제2늑간의 왼쪽 흉골경계에서 둔탁음	• 둔탁음 경계 확대	• 심장비대
청진	심장	제1심음	• 모든 부위에서 들리나 심첨부에서 가장 크게 들림	• 리듬, 강도의 증가 또는 감소	• 심장 완전차단 (heart block)
청진	심장	제2심음	• 모든 부위에서 들리나 심장 기저부에서 가장 크게 들림	• 대동맥판막 부위 강도 증가 • 폐동맥판막 부위 강도 증가	• 동맥의 고혈압 • 폐동맥의 고혈압
청진	심장	제3심음	• 정상적으로 들리지 않으나 어린이와 청소년에는 들릴 수 있음	• 성인에서 심실성 말달림음	• 울혈성 심부전 • 폐부종 • 심장중격결손 • 급성심근경색증
청진	심장	제4심음	• 정상적으로 들리지 않으나 노인에서 들릴 수 있음	• 성인에서 심방성 말달림음	• 고혈압 • 관상동맥질환
청진	심장	심박동수	• 횟수: 분당 60~100회 • 리듬: 규칙적	• 분당 60회 미만 • 분당 100회 초과 • 불규칙 리듬	• 서맥 • 빈맥 • 부정맥

신체검진법			정상	비정상의 예	관련 질병
시진	목혈관	경동맥	• 경동맥의 강한 파동이 국소적으로 보임	• 약한 박동	• 동맥폐쇄
		경정맥	• 매 박동마다 2회 상승, 2회 하강 물결파동 • 앙와위에서 경정맥 확장 보이나 좌위에서는 보이지 않음 • 경정맥압이 흉골각 위에서 4cm 미만임	• 경정맥 확장 • 경정맥압 4cm 이상	• 우심부전 • 울혈성심부전
촉진		경동맥 탄력성	• 탄력이 있고 떨림은 없음	• 동맥벽이 두꺼워지고 단단해지고 굳어 있으며 탄력성이 없는 떨림이 있음	• 동맥경화 • 동맥협착
		경동맥 맥박	• 맥박이 규칙적이고 강도는 2+임	• 맥박이 일정하지 않음 • 맥박이 약함 • 맥박이 과도하게 강함	• 경동맥수축, 폐쇄 • 혈량저하증 • 쇼크 • 혈량과다증
청진		경동맥	• 청진 시 아무 소리가 들리지 않음	• 혈관잡음이 들림	• 폐쇄성동맥질환

적용문제

1. 박 씨(남자/55)는 최근 가끔씩 흉통과 두통이 발생하여 병원을 방문하였다. 검진자는 이 대상자에게 심혈관계 질환 발생 위험요인을 확인하려고 한다. 다음 중 심혈관계 질환의 발생 위험을 높이는 요인으로 맞는 것은?

① 고혈압, 당뇨병

② 카페인 남용, 저혈당

③ 저콜레스테롤혈증, 직업

④ 체중 감소, 스테로이드 사용

2. 왼쪽 쇄골중앙선과 5번째 늑간이 만나는 부위로 심첨맥박이 가장 강하게 촉진되는 곳을 의미하는 용어는?

① 에르브점

② 최대박동점

③ 삼첨판 부위

④ 대동맥판막 부위

3. 다음 중 정상적인 목 혈관 상태는?

① 경동맥 맥박이 일정하지 않다.

② 경동맥에서 혈관잡음이 들린다.

③ 경동맥이 파동이 약하고 부드럽게 촉지된다.

④ 앙와위에서 경정맥 확장이 보이나 좌위에서는 보이지 않는다.

정답

1. ① 2. ② 3. ④

참고문헌

권소희 외(2019). 핵심 건강사정(수정판). 수문사.

김금순, 임나영, 서순림, 김종임, 한혜숙, 권소희(2012). ACE 건강사정 3판.

김지연 외(2019). 간호사를 위한 건강사정. 군자출판사.

박지원 외 공역(2013). 간호건강사정-비판적 사고와 사례연구 접근 2판. 학지사메디컬.

은영 외(2019). 생애주기별 건강사정, 수문사.

Dillon, P. M. (2007). Nursing health assessment: A critical thinking case studies approach. 2th Ed. Davis company.

Donita D'Amico, Colleen Barbarito. (2015). Health physical assessment in nursing. Pearson.

Janet R. Weber (2013). Nurses' handbook of health assessment. 8th Ed. Wolters Kluwer/Lippincott Williams & Wilins.

Jarvis C. (2011). Physical examination & health assessment (6th ed.) Saunders.

Judith A. Schilling McCann (2009). Signs & symptoms. Wolters Kluwer/ Lippincott Williams & Wilins.

Stephen N. Adler, Debra Adler-Klein, Dianne B. Gasbarra (2007). A pocket manual of differntial diagnosis. Wolters Kluwer/Lippincott Williams & Wilins.

Sravanthi et al. (2015). Acquiring Ecg Signals And Analysing For Different Heart Ailments. International Journal of Engineering Research and Application, 5(3), 1-6.

CHAPTER

13

말초혈관계와 림프계 사정

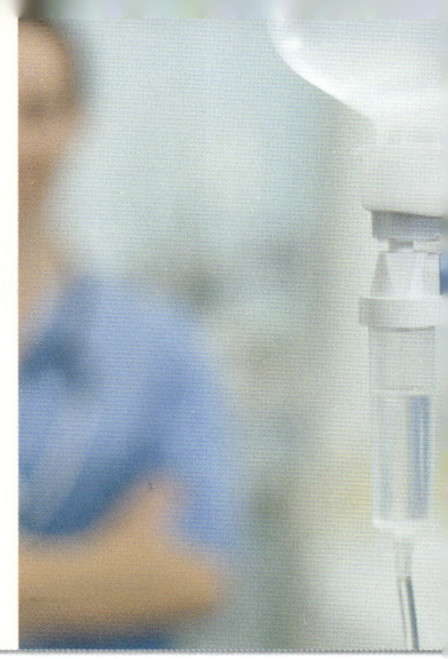

학습목표

1. 혈관계와 림프계의 구조와 기능을 설명할 수 있다.
2. 혈관계 및 림프계와 관련된 건강력을 수집할 수 있다.
3. 혈관계와 림프계 신체검진을 수행할 수 있다.
4. 혈관계와 림프계 검진결과의 정상과 비정상을 구별할 수 있다.
5. 혈관계와 림프계의 검진결과를 기록할 수 있다.

주요용어

- 간헐적 파행증 Intermittent claudication
- 모세혈관 충만시간 Capillary refill time
- 부종 Pitting edema
- 알렌 검사 Allen test
- 역류충전 검사 Trendelenburg test
- 호만 징후 Homans sign

구조와 기능

건강력 수집

신체검진

정상 · 비정상 결과

적용문제

말초혈관질환은 죽상경화증으로 인한 상지나 하지의 혈액순환장애로 생기는 것으로, 최근 서구화된 생활습관과 노인 인구의 증가로 점차 증가하고 있다. 2019년에 보고된 국내 말초혈관질환 유병률은 미국의 유병률 4.6%와 유사한 4.5%였다. 말초혈관질환으로 인해 생기는 간헐적파행이나 통증 등으로 인한 증상은 환자의 독립성과 삶의 질을 감소시키므로 조기발견을 통한 적극적인 진단과 치료가 필요하다.

말초혈관계는 동맥, 정맥, 모세혈관, 림프관으로 되어 있다. 동맥과 정맥은 혈액이 흐르는 통로 역할을 하고 모세혈관은 조직에 영양소를 공급하고 노폐물을 제거하는 역할을 한다. 림프계는 순환계의 기능을 보완한다. 말초혈관계의 구조는 그림 13.1, 13.2, 13.3과 같다.

동맥(artery)은 산소와 영양소가 풍부한 혈액을 심장에서 조직으로 운반하는 혈관이다. 혈액은 좌심실(왼심실, left ventricle)에서 나오는 압력으로 흐르며, 동맥벽은 두껍고 풍부한 평활근세포와 탄성조직으로 이루어져서 동맥벽의 탄성을 유지시켜 좌심실에서 나오는 혈액을 받아 낸다. 동맥은 평활근의 수축과 이완을 통해 혈압을 유지하며, 이는 중추신경계, 신경전달물질, 호르몬 등으로 조절된다. 교감신경이 자극을 받으면 노르에피네프린(norepinephrine)이 분비되어 혈관 수축이 일어나고, 교감신경 자극이 감소하면 혈관이 확장된다. 에피네프린(epinephrine), 안지오텐신(angiotensin)은 동맥을 수축시키고, 히스타민(histamine), 브래드키닌(bradykinin), 프로스타글란딘(prostaglandin)은 혈관을 이완시킨다.

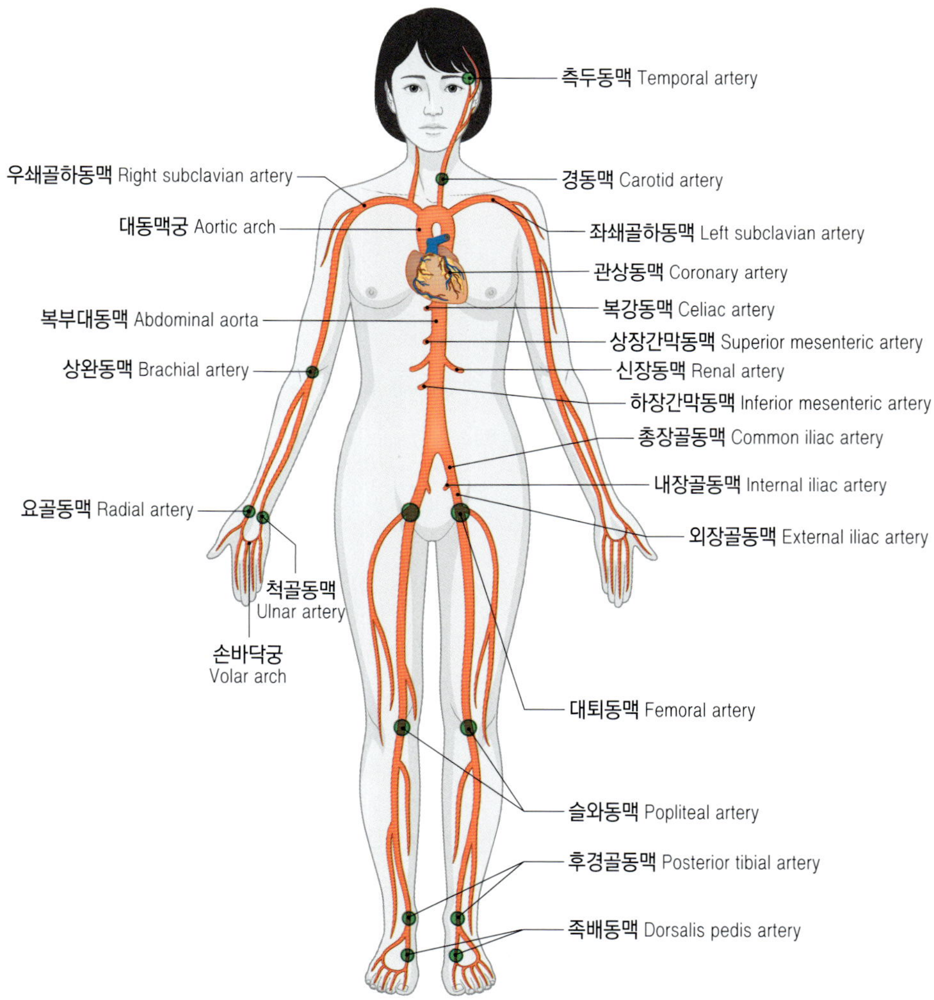

그림 13.1 말초동맥계: 맥박측정지점(초록색)

산소와 영양소가 적은 정맥(vein)은 노폐물을 조직에서 심장으로 보내는 혈관이다. 동맥계와 유사한 구조를 가지며, 부위별 정맥혈관의 지름도 유사하다. 탄력성은 덜하지만 확장성은 좋아 여분의 혈액을 보유할 수 있다. 정맥은 동맥보다 압력이 낮고 정맥벽도 동맥벽보다 매우 얇다. 심장으로 혈액을 보내야 하는 정맥은 혈액의 역류를 방지하기 위해 판막(valve)이 있다.

모세혈관계(capillary)는 동맥과 정맥을 이어주고 혈관과 간질강(사이질공간, interstitial space)의 평형 유지를 돕는 작은 혈관들이다. 모세혈관은 평활근과 외막 없이 얇은 내피세포층으로 구성되어 있어 물질이동이 가능하다. 동맥의 산소, 영양소 등은 모세혈관을 통해 간질강으로 운반되고, 간질강의 세포대사 노폐물(이산화탄소 등)은 모세혈관을 통해 정맥으로 이동한다. 모세혈관막에서는 확산, 정수압, 삼투압에 의해 물질교환이 일어난다. 물질이동은 모세혈관과 간질강 사이의 물질의 농도 차이에 따라 농도가 높은 곳에서 낮은 곳으로 확산에 의해 이루어진다. 정수압(hydrostatic pressure)은 수분이동을 야기하는 것으로, 모세혈관 벽을 통해 수분을 혈관 밖으로 내보내는 압력이다. 모세혈관압은 동맥 말단부위가 정맥 말단부위보다 더 커, 동맥 말단부위 모세혈관의 정수압이 모세혈관 쪽으로 수분을 당기는 삼투압(osmotic pressure)보다 커서 조직으로 체액을 내보낸다. 정맥 말단부위 모세혈관에서는

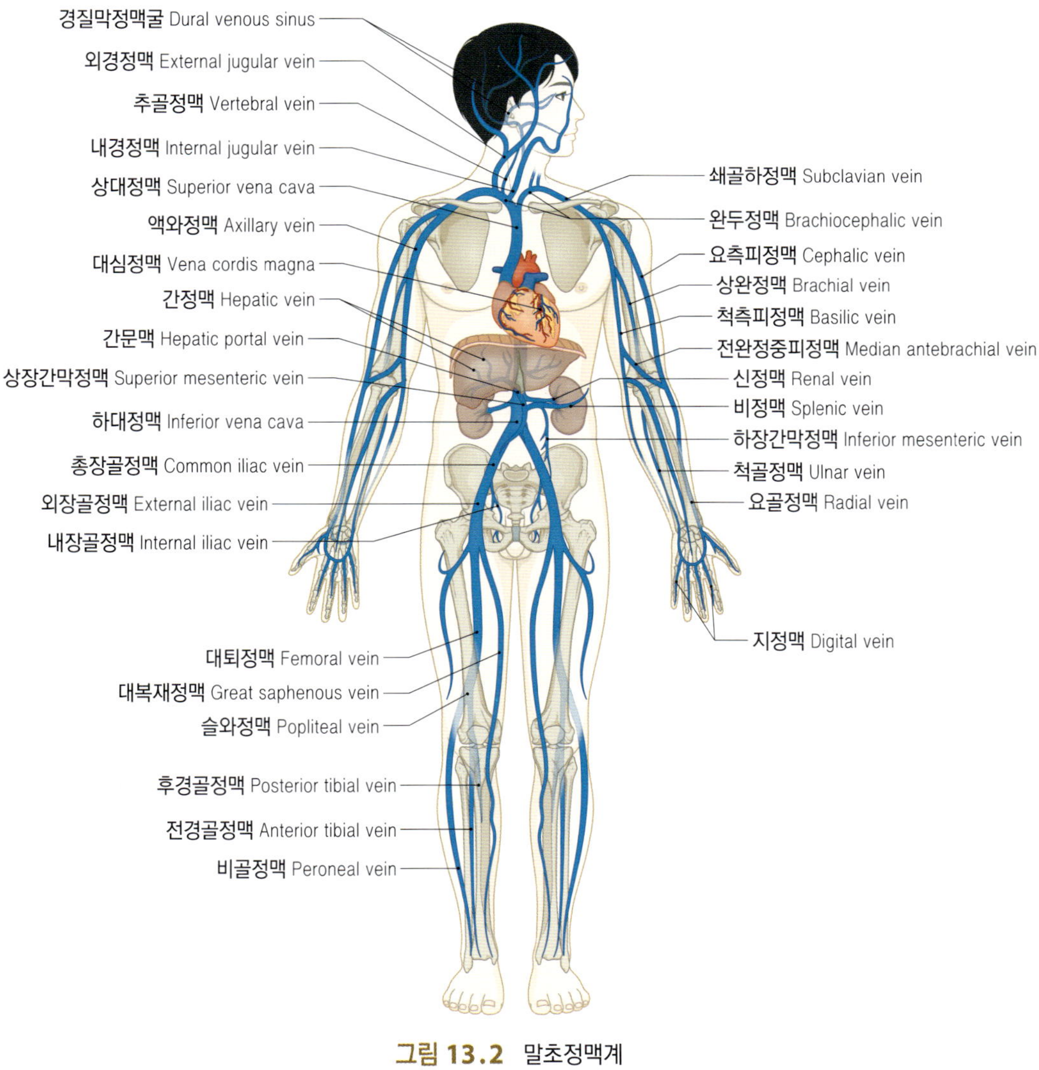

그림 13.2 말초정맥계

삼투압이 정수압보다 커 수분을 혈류로 재흡수한다.

모세혈관이나 정맥과 유사한 구조를 가지는 림프관(lymphatic vessel)은 혈관과 비슷하게 온몸 전체에 퍼져 있다. 림프계는 말초혈관계와 더불어 간질강에서 체액을 제거하는 역할을 한다. 간질강에 남은 체액은 림프계로 흡수되어 정맥으로 이동한다. 림프액은 물과 단백질, 세포, 괴사세포 등이 포함된 맑은 액체이다. 림프관은 정맥벽보다 얇고 중막에 평활근이 거의 없으나, 판막이 있어 림프 역류를 방지한다. 림프계는 필요에 따라 림프액의 배액을 약 20배까지 증가시킬 수 있어, 부종 예방에 중요한 기능을 한다.

혈액은 좌심실에서 나와 동맥계와 정맥계를 거쳐 우심방(오른심방, left atrium)으로 돌아온다. 혈액은 압력이 높은 동맥에서 압력이 낮은 정맥으로 흐른다. 혈류는 동맥압과 혈관저항에 따라 변화한다. 즉, 혈관 내 압력차에 의해 혈액 흐름이 형성되고, 혈관 내 저항에 의해 혈류는 역방향으로 움직이게 된다. 혈관의 저항에 가장 중요한 요소는 혈관의 반경으로, 혈관 반경이 감소하면 혈관 저항은 커지게 된다. 혈류는 혈관 저항에 변화가 없다면 동맥압에 비례하고, 관류압이 상승하면 혈관 저항이 증가하며, 압력이 떨어지면 혈관 저항이 감소되어 조직으로 가는 혈류가 일정하게 유지된다. 조직의 대사요구가 증가하는 경우(신체활동 증가, 발열, 염증 등) 혈관이 확장해 혈류가 증가하게 되고, 대사요구가 감소하는 경우(신체활동 감소, 휴식 등) 혈관이 수축하여 혈류는 감소하게 된다.

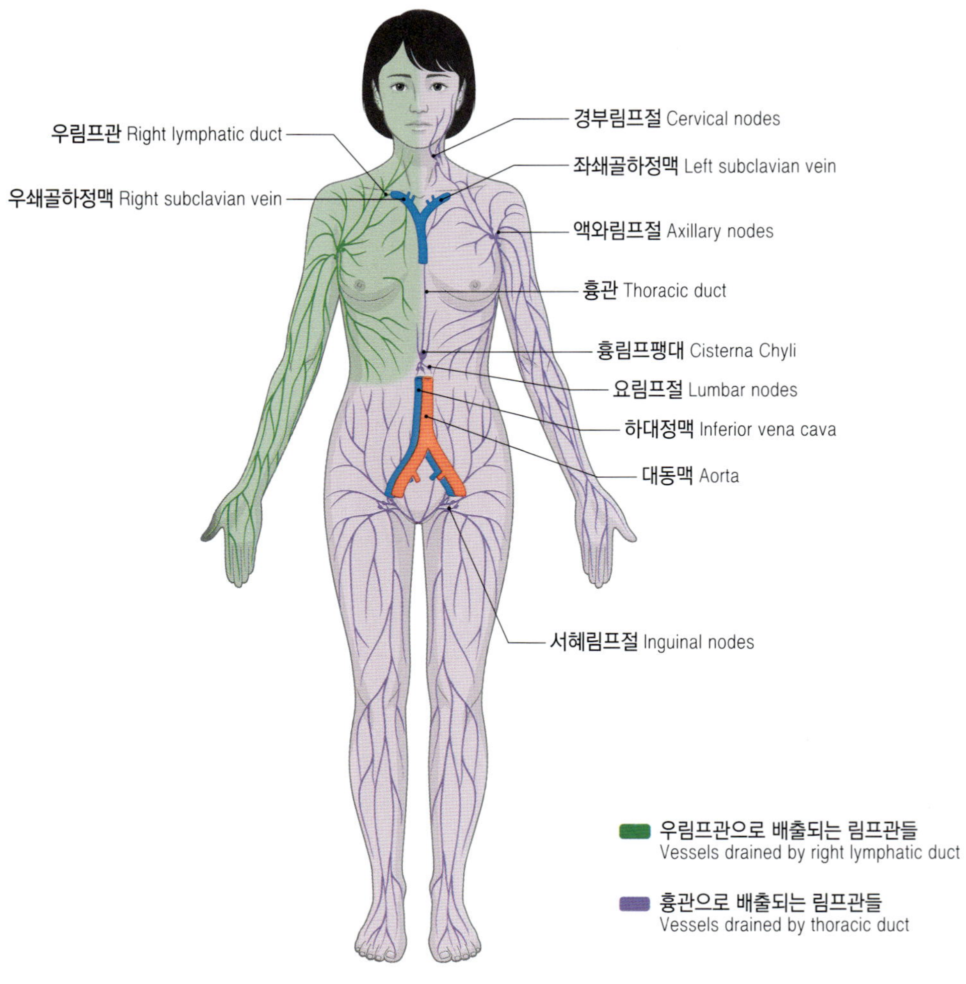

그림 13.3 림프계

건강력 수집은 병원을 방문하게 된 이유(주호소)를 묻기 시작하면서, 현병력, 과거력, 가족력, 투약력 및 개인사회력에 대해 질문한다.

1. 주요증상

- 간헐적 파행증
- 안정 시 통증
- 다리 부종

2. 현병력

1) 간헐적 파행증

다리에 통증이나 경련을 느낀 적이 있나요? 통증의 양상은 어떤가요? 얼마나 자주 발생하나요? 활동을 하면 발생하나요? 걷거나 운동할 때 다리에 통증이 있거나 저린가요? 걸을 때 통증이 있다면, 얼마나 걸으면 통증이 시작되나요? 쉬면 통증이 사라지나요?

근거: 간헐적 파행증(intermittent claudication)은 신체 활동 시 다리에 경련, 쑤심, 통증이 발생하는 것으로, 다리의 동맥에 혈류 공급이 잘 되지 않는 경우 발생한다. 이 증상들은 휴식을 하면 신속히 사라진다. 이는 말초동맥질환(peripheral arterial disease)의 증상일 수 있다.

2) 부종

발이나 다리가 붓나요?

근거: 말초부종은 정맥울혈의 증상으로, 정맥기능상실, 심부정맥혈전증(깊은정맥혈전증; deep vein thrombosis, DVT), 림프의 흐름이 막히는 경우 발생한다.

3) 궤양

다리에 궤양이 있나요? 어느 부위인가요? 통증이 있나요? 다리나 발에 상처가 있는 경우 잘 낫고 있지 않나요?

근거: 궤양은 정맥이나 동맥에 문제가 있는 경우 생길 수 있다. 동맥질환과 관련된 궤양은 통증이 있으며 발가락, 발, 발목 바깥쪽에 주로 생긴다. 정맥 궤양은 주로 통증이 없으며 하지나 발목 안쪽에 생긴다.

4) 변색

추운 날씨에 손가락 끝이나 발가락 끝의 색깔이 변하나요?

근거: 레이노병(Raynaud's disease)은 추운 날씨에 소동맥 경련으로 인해 손이나 발끝 색깔이 변한다.

5) 피부

피부의 색, 온도, 질감에 변화가 있나요?

근거: 팔다리의 피부가 차갑고 창백하며 축축한 것은 동맥기능상실과 관련이 있다. 발목 주변의 피부가 따뜻하고 갈색으로 변하는 것은 정맥기능상실과 관련이 있다.

6) 림프절 증대

림프절이 만져지거나 커진 곳이 있나요?

근거: 림프절 증대는 국소적 또는 전신 감염이나 종양이 있는 경우 발현된다.

3. 과거력

과거에 말초혈관질환, 고혈압, 당뇨, 정맥염, 부종, 정맥류, 다리궤양, 활동 중 하지통증, 사지냉감, 청색증 등이 있었는지 확인한다.

과거에 팔과 다리의 혈액 순환과 관련된 문제(궤양, 냉감, 통증, 무감각, 부종, 상처가 생기면 잘 낫지 않음 등)가 있나요?

근거: 말초정맥질환은 재발 위험이 있다. 맥박이 촉진되지 않거나, 다리가 차갑고 창백하거나, 다리에 통증이나 궤양이 있거나, 상처 치유 지연 등은 말초동맥폐쇄 질환의 증상이다.

관상동맥우회술(심장동맥우회술)이나 혈관 수술을 받은 적이 있나요?

근거: 수술을 받은 적이 있으면 혈관 주위의 피부 및 조직의 외양이 변할 수 있다. 관상동맥우회술 시 다리의 정맥을 사용하였는지를 확인한다.

4. 가족력

가족의 말초혈관계 병력에 대해 질문한다. 가족력으로 당뇨, 고혈압, 관상동맥질환, 말초혈관질환, 정맥류, 복부동맥류가 있는지 확인한다.

가족 중 당뇨, 고혈압, 관상동맥질환, 간헐적 파행증(intermittent claudication)을 앓는 분이 있나요? 가족 중 콜레스테롤 수치나 중성지방 수치가 높은 분이 있나요?

근거: 이와 같은 질환은 유전되는 경향이 있으며 혈관 손상을 유발한다.

5. 투약력

말초혈관질환이 있는 대상자에게 투여가 금기된 혈관수축제(예: ergotamine)나 혈전성 정맥염, 폐색전증, 협심증을 일으킬 수 있는 경구피임약을 복용했는지 파악한다.

1) 여성 대상자의 경우

피임약을 복용하나요?

근거: 피임약은 혈전정맥염, 레이노병, 고혈압, 부종의 위험을 높인다.

2) 혈액순환

혈액순환을 개선시키는 약을 복용하고 있나요?

근거: 혈류를 증가시키기 위해 혈소판응집억제제[예: 실로스타졸(cilostazol), 클로피도그렐(clopidogrel), 아스피린(aspirin) 등]를 복용할 수 있다. 펜톡시필린(pentoxifylline; Trental)은 혈액의 점성을 낮추어 조직으로 가는 혈류를 개선함으로써, 조직의 저산소증을 줄이고 증상을 개선하기 위해 처방될 수 있다.

6. 개인사회력

직업, 흡연, 활동과 휴식, 스트레스 정도, 현재 증상으로 방해받는 일상활동의 종류와 정도를 조사한다. 생활습관으로 오랫동안 서 있거나 앉아서 생활하는 양식을 확인한다.

1) 흡연력

현재 흡연 중이거나 과거에 흡연을 했나요? 얼마나 많이, 얼마나 오랫동안 흡연을 했나요?

근거: 흡연은 동맥질환의 위험을 높이며, 흡연 기간 및 흡연량에 비례하게 위험도가 높아진다.

2) 운동

규칙적으로 운동을 하나요?

근거: 규칙적으로 운동을 하면 말초혈관 순환이 개선되고, 스트레스, 맥박수, 혈압이 감소하여 말초정맥질환의 발병 위험이 낮아진다.

3) 스트레스 정도

일상생활에서 스트레스를 느끼나요?

근거: 스트레스는 혈압을 높여 혈관 질환에 영향을 줄 수 있다.

4) 일상생활 방해 정도

말초혈관계 문제가 일상생활을 수행하는데 영향을 미치나요?

근거: 동맥질환으로 인한 불편감이나 통증, 정맥질환으로 인한 부종과 무거운 느낌은 오랫동안 서 있거나 걷는 능력을 제한할 수 있다. 그로 인해 일상생활 능력에 영향을 미칠 수 있다.

말초혈관질환의 위험요인

- 연령
- 심혈관질환
- 당뇨
- 흡연
- 고혈압
- 만성폐쇄성폐질환
- 고지혈증
- 만성신부전

1. 대상자 준비 및 준비물품

1) 대상자 준비

- 대상자에게 검진용 가운을 입고 검진용 테이블에 똑바로 앉도록 한다.
- 혈관의 수축과 확장을 방지하기 위해 검사실이 너무 춥거나 덥지 않도록 한다.
- 팔의 검진은 앉아서 하고 다리의 검진은 누워야 함을 설명한다.

2) 준비물품

신체검진을 할 때는 대상자의 프라이버시를 보호하고, 대상자를 편안하게 해 주기 위해 손을 따뜻하게 한다.

- 검사용 가운
- 장갑
- 청진기
- 검사용 펜
- cm단위의 자
- 지혈대(tourniquet)

2. 검진방법

1) 시진

팔, 다리, 손, 발에 궤양, 발진, 부종 등의 피부 손상이 있는지 조사한다. 양쪽 상 · 하지의 대칭성, 피부 긴장도를 관찰하고 상지의 피부 통합성, 색, 온도, 손톱의 색깔과 각도를 시진한다. 곤봉형 손가락(clubbing finger)은 말초조직에 장기간 산소공급이 부족하여 나타나는 것으로, 손톱저부의 각도가 180° 이상으로 증가하는 것이다(그림 13.4).

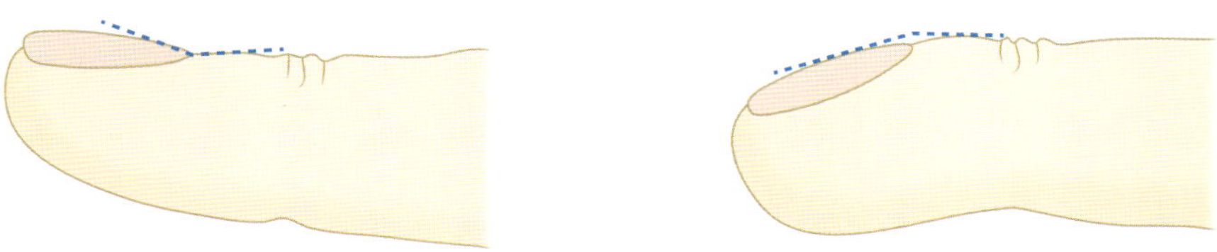

A B

그림 13.4 곤봉형 손가락. A: 정상, B: 곤봉형

팔과 다리의 둘레와 정맥 양상을 관찰하고 부종을 확인한다. 손과 팔, 발과 다리의 피부색을 관찰한다. 피부가 반짝거리고 팽팽하면 부종(edema)을 의미한다. 부종이 있는 부위의 둘레를 측정하여 다른 사지와 비교한다. 부종의 정도는 그림 13.5와 같이 평가한다.

의존성 발적(dependent rubor)이 있는지를 확인한다. 이는 동맥부전으로 인한 조직 허혈이 있을 때 나타난다. 다리를 60초 동안 상승시킨 후 아래로 내리면 정상에서는 10초 이내에 정상 색깔로 돌아오는데, 동맥부전이 있으면 30~60초가 걸리며 피부색도 적청색(reddish blue)을 띤다.

부종을 사정하기 위해 경골(tibia)이나 내과(medial malleolus)의 돌출된 부위를 집게손가락으로 눌러본다.
이때 요흔성 부종(pitting edema)은 원래의 윤곽대로 재빨리 회복되지 않고 지속해 눌려 있는 상태를 보인다.
이는 덮여 있는 피부가 두껍거나 색소침착이 있기 때문에 나타나는 현상이 아니다. 부종의 정도는 +1에서 +4까지 나타낼 수 있다.

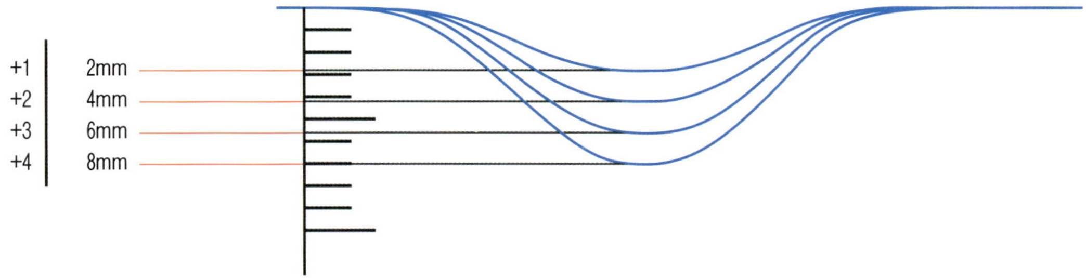

- +1: 약 2mm 정도의 함요가 있고 재빨리 회복된다. 육안상 사지의 형체는 정상이다.
- +2: 약 4mm 정도의 함요가 있고 10초 내지 15초만에 회복된다. 육안상 사지의 형체는 정상이다.
- +3: 약 6mm 정도의 함요가 있고 1분 이상 지속된다. 함요가 있는 사지가 부어 보인다.
- +4: 약 8mm 정도의 깊은 함요가 있고 2분 내지 3분 동안 지속된다. 함요가 있는 사지가 많이 부어 보인다.

그림 13.5 부종의 사정

혈관 충만시간을 확인한다. 말초동맥질환이 있는 대상자의 경우, 다리를 45° 상승시키면 발가락 · 발바닥 · 발꿈치가 창백해지는데, 이는 동맥부전으로 순환계가 중력에 저항하여 모세혈관으로 충분한 혈액을 보낼 수 없기 때문이다. 창백한 상태는 60초 이상 지속된다. 정맥의 충만상태도 사정한다. 정상상태에서 다리를 아래로 내리면 15~20초 후 족배정맥(발등정맥, dorsalis pedis vein)에 혈액이 채워지지만, 허혈이 있으면 40~60초로 지연된다. 정맥류(varicose vein, 그림 13.6)가 있는 경우 판막이 불완전하여 정맥이 빠르게 채워진다.

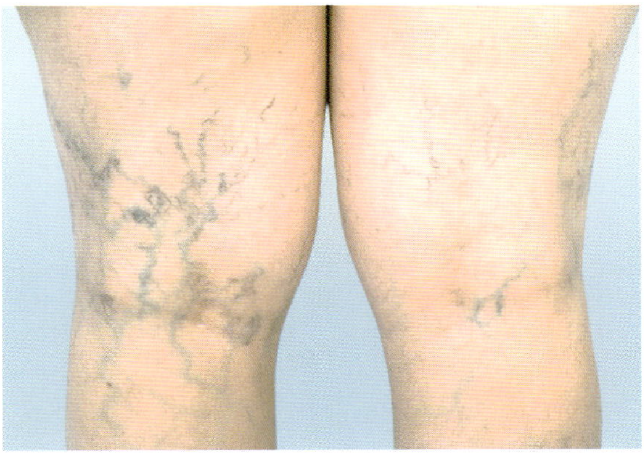

그림 13.6 표재성 정맥류

역류충전 검사(Trendelenburg test)를 통해 복재정맥(두렁정맥, saphenous vein)의 판막부전을 확인한다. 환자를 눕게 한 후 정맥이 비워질 때까지 다리를 90° 들어 올리게 한다. 그 후 대퇴부 중간쯤을 표피정맥이 막힐 정도로 지혈대로 묶는다. 그 상태로 일어서게 하여 정맥이 밑에서부터 채워지는 시간을 확인한다. 정상이면 35초 정도 소요된다. 지혈대는 60초에 풀어야 한다. 지혈대를 푼 후 위에서부터 혈액이 빨리 채워지면 혈액의 역류가 일어난 것으로 판막에 문제가 있음을 의미한다. 정상상태에서 정맥은 밑에서부터 채워지지만 정맥류의 경우 불완전한 판막 때문에 위에서부터 채워질 수 있다.

2) 촉진

상 · 하지의 온도를 손등으로 촉진했을 때 피부온도나 혈관장력은 양쪽이 같아야 한다. 혈관이 수축하면 피부는 차고 창백하며 축축한 상태가 된다. 말초혈관질환이 있는 경우 국소적으로 혹은 한쪽만 온도 변화가 있다.

말초혈관질환이 의심되는 부위의 맥박을 촉진하여 맥박수, 리듬, 진폭을 확인한다. 상지에서 맥박이 촉지되는 곳은 요골동맥(노동맥, radial artery), 척골동맥(자동맥, ulnar artery), 상완동맥(위팔동맥, brachial artery)이며, 하지에서는 족배동맥(발등동맥, dorsalis pedis artery), 후경골동맥(뒤정강동맥, posterior tibial artery), 슬와동맥(오금동맥, popliteal artery), 대퇴동맥(넙다리동맥, femoral artery)이다(그림 13.7). 맥박은 심장 먼 곳에서 시작하여 가까운 쪽으로 촉지한다. 맥박강도는 표 13.1과 같다.

표 13.1 맥박강도의 측정

0~3점 척도	0~4점 척도
0 = 없음, 촉진되지 않음	0 = 없음, 촉진되지 않음
1 = 감소되어 있음	1 = 감소되어 있음, 간신히 촉진됨
2 = 정상적임	2 = 정상적임
3 = 도약되어 있음(bounding)	3 = 증가되어 있음
	4 = 도약되어 있음

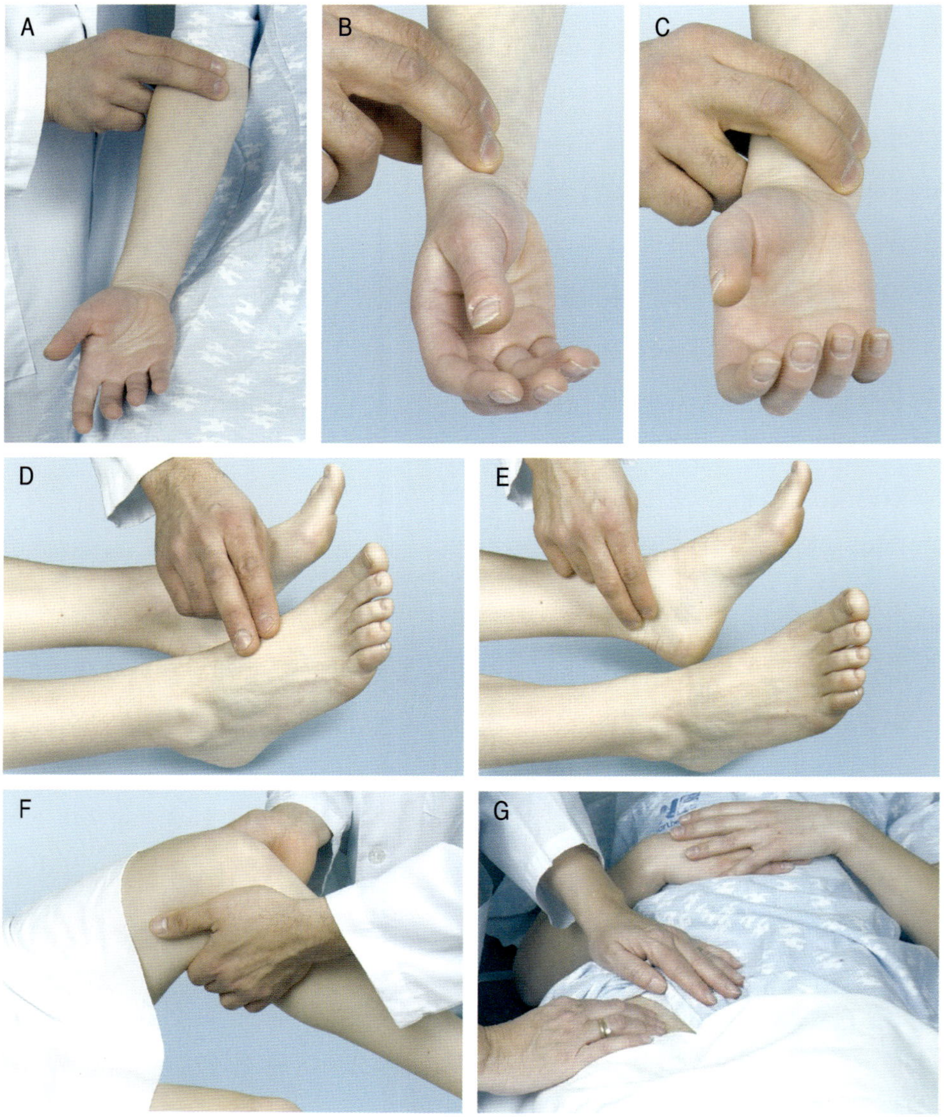

그림 13.7 맥박 촉진

A: 상완맥박, B: 요골맥박, C: 척골맥박, D: 족배맥박, E: 후경골맥박, F: 슬와맥박, G: 대퇴맥박

모세혈관 재충만시간(capillary refill time)을 통해 손과 발의 혈액순환을 확인한다. 정상인은 검진자의 손가락으로 대상자의 손발톱이나 손가락끝과 발가락끝을 창백해질 때까지 부드럽게 눌렀다가 압력을 제거하면 창백해졌다가 곧 정상 색깔로 돌아온다(그림 13.8). 원래의 색깔로 돌아오는데 회복되는 시간을 측정한다. 말초혈관의 허혈성 문제가 있는 대상자는 정상화로 돌아오는 시간이 지연된다.

요골동맥과 척골동맥의 혈액순환을 확인하기 위해 알렌 검사(Allen test)를 시행한다. 대상자의 요골동맥과 척골동맥을 압박하고 주먹을 꼭 쥐게 한 후 손을 펴면 창백해진다. 요골동맥에서 손을 뗀 후 요골동맥이 막히지 않았는지 사정하는데, 이때 손의 색깔은 5~15초 이내에 원상태로 돌아와야 한다. 다음에는 척골동맥의 순환을 확인한다. 과정은 요골동맥과 동일하다. 손의 색이 원상태로 돌아오지 않고 창백하면 그쪽 혈관이 막힌 것을 의미한다(그림 13.9).

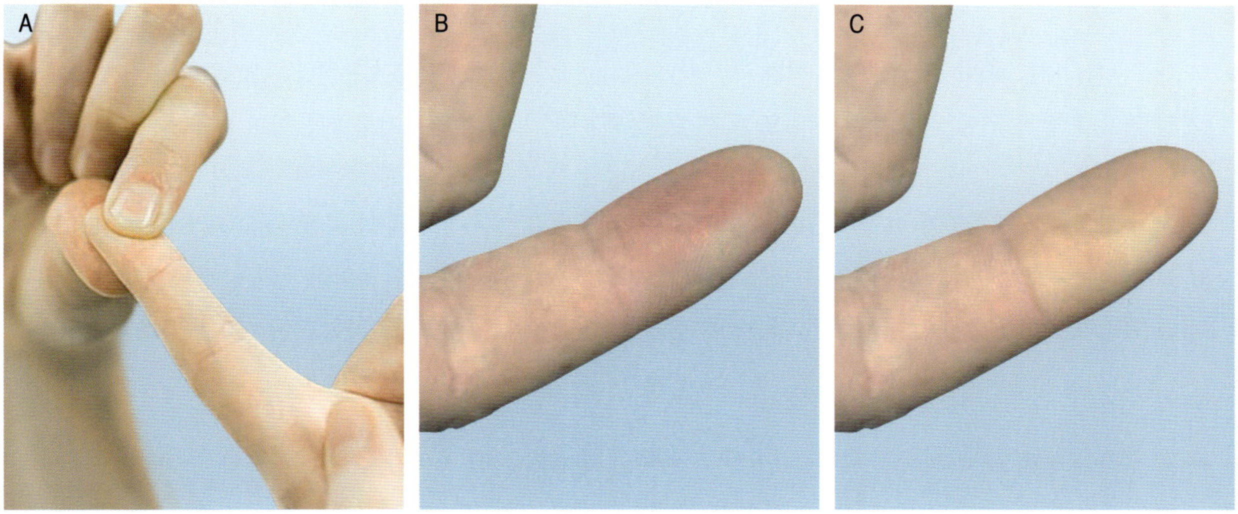

그림 13.8 모세혈관 충만시간 검사
A: 모세혈관 재충만 검사, B: 모세혈관 재충만 검사 음성, C: 모세혈관 재충만 검사 양성

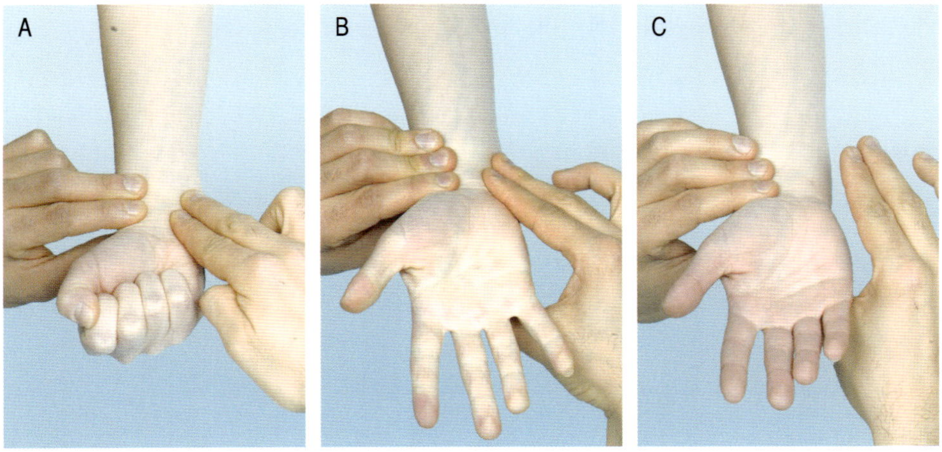

그림 13.9 알렌 검사
A: 요골동맥과 척골동맥 압박, B: 창백함 관찰, C: 척골동맥에 가한 압력 제거 후 정상 색깔로 돌아오는지 관찰

혈전성 정맥염의 징후를 사정하기 위해 호만 징후(Homans sign)를 확인한다. 발을 발등 쪽으로 젖히게 하여 족배굴곡(발등굽힘, dorsiflexion) 시 장딴지근육에 통증이 있는지 본다. 심부정맥혈전증이 있는 대상자의 경우 통증을 호소한다(그림 13.10).

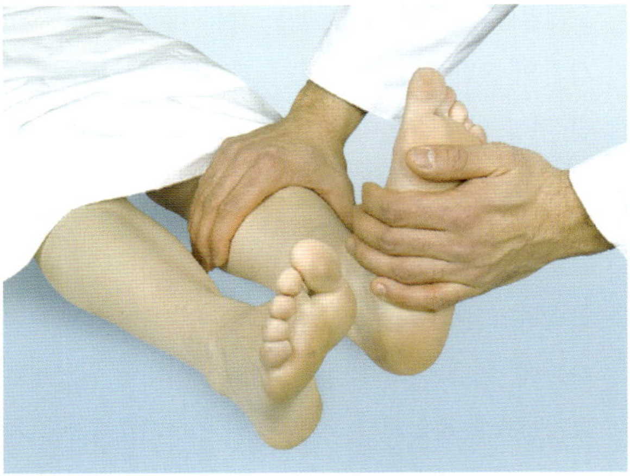

그림 13.10 호만 징후 사정

대상자가 서혜부에 통증을 호소하거나 염증이 의심되면 서혜부림프절을 촉진하여 크기, 경도, 움직임, 압통, 열감을 확인한다. 대상자를 앙와위로 눕게 한 후 손가락으로 서혜부 인대의 바로 아래, 대퇴부 내측 윗부분을 촉진한다. 정상적으로 서혜부림프절은 촉진되지 않는다.

사지의 순환상태를 확인하기 위해 발목 상완 지수(ankle-brachial index, ABI)를 확인한다. ABI를 측정하기 위해 혈압기의 커프를 발목 위에 감고 족배동맥(또는 후경골동맥)에서 도플러 청진기를 이용하여 발목 수축기 혈압을 측정한다. 다음으로 상완동맥에서 팔 수축기 혈압을 측정한 후 발목 수축기 혈압을 팔 수축기 혈압으로 나눈다(발목 수축기 혈압/팔 수축기 혈압). ABI가 1.0 이상이면 정상, 0.7~0.9 경증의 파행, 0.4~0.7은 중정도의 파행, 0.3~0.4는 중증의 파행, 0.3 미만은 말초혈관의 허혈이나 조직의 손상을 의미한다. 단, 당뇨병성 족부질환자처럼 혈관이 경화된 경우에는 정상적으로 발목 상완 지수가 높게 나타날 수 있다.

3) 청진

동맥 청진을 통해 동맥 폐색을 확인할 수 있다. 동맥을 청진했을 때 소리가 안들리는 것이 정상이다. 느리고 희미한 소리가 나면, 동맥이 부분적으로 폐색된 것이다.

3. 기록의 예

다음 기록의 예시 첫 번째는 정상소견의 기록이며, 두번째 기록은 비정상 소견의 기록이다.

기록의 예(1)

- 사지는 분홍색이며, 따뜻하고 부종과 통증 없음
- 정맥류나 정맥울혈은 관찰되지 않음
- 상완동맥, 요골동맥, 대퇴동맥, 슬와동맥, 족배동맥, 후경골동맥의 맥박은 정상이고 대칭적임

기록의 예(2)

- 양측 발목이 차고 창백하며 1+ 부종이 관찰됨
- 왼쪽 내측복사뼈 위쪽에 1×2cm 크기의 궤양이 있음
- 가장자리는 불규칙하고 약간의 삼출액이 분비되고 있음

말초혈관계 및 림프계 검진을 정확하게 하기 위해 검진기술을 반복연습하고 정상소견과 비정상소견을 구분할 수 있도록 익혀야 한다.

신체검진법			정상	비정상의 예	관련 질병
시진	팔	• 팔의 둘레, 정맥 양상, 부종	• 양팔이 대칭을 이루며 둘레와 형태의 차이가 작고, 부종이나 정맥의 돌출이 없음	• 림프부종(lymphedema) • 비요흔성부종(비오목 부종, nonpitting edema)	• 림프 순환 차단 • 유방수술 정맥폐색, 부종, 정맥의 돌출
		• 손과 팔의 피부색	• 변색이 관찰되지 않음	• 변색[창백, 청색증(cyanosis), 붉어짐], 부종, 통증, 무감각, 저림, 화끈거림, 박동, 차가움	• 레이노병(Raynaud's disorder)
촉진		• 손가락, 손, 팔의 온도 사정	• 양쪽 모두 손가락 끝에서 위팔까지 따뜻함	• 차가운 팔다리	• 동맥기능부전, 레이노병
		• 모세혈관 재충만 시간(capillary refill time) 측정	• 재충만 시간 2초 이하	• 2초 초과	• 혈관 수축, 심장박출량 감소, 쇼크, 동맥폐색, 저체온증
		• 요골맥박(노동맥 맥박, radial pulse) 촉진	• 좌우 요골동맥 맥박이 강하고(2+) 동맥벽에 탄성이 있음	• 요골맥박 강도 증가 • 요골맥박 강도 감소	• 과다 운동 • 동맥이 부분적으로 또는 완전히 폐쇄, 버거씨병(Buerger's disease), 피부경화증(scleroderma)
		• 활차상박 림프절(도르래위 림프절, epitrochlear lymph nodes) 촉진	• 림프절 촉진되지 않음	• 림프절 확대	• 손 또는 전완(아래팔, forearm)의 감염, 전반적인 림프절병증(lymphadenopathy)
		• 알렌 검사 실시	• 요골동맥 및 척골동맥 개방: 5~15초 내에 손바닥이 분홍색이 됨	• 창백함 지속	• 동맥기능상실, 요골동맥 또는 척골동맥 폐색
시진	다리	• 병변 또는 궤양이 있는지 관찰	• 병변이나 궤양이 없음	• 발가락, 발목 가쪽 궤양 • 발목 안쪽 궤양	• 동맥기능상실 • 정맥기능상실
		• 부종 관찰	• 양쪽의 둘레와 형태가 동일하며, 부종 또는 위축이 없음	• 양쪽 다리의 부종	• 울혈성심부전, 림프부종, 기립성 부종, 정맥울혈, 근육위축

신체검진법			정상	비정상의 예	관련 질병
촉진	다리	• 부종 촉진	• 다리에 부종(오목해짐 여부와 관계없이) 없음	• 요흔성(오목) 부종	• 울혈성심부전, 간경화, 기립성 부종, 정맥울혈
		• 양쪽 발과 다리의 온도 촉진	• 양쪽의 발가락, 발, 다리 모두 따뜻함	• 한쪽 다리가 차갑거나, 다리를 내렸을 때 차가워지는 경우 • 열감이 있는 경우	• 동맥기능상실 • 혈전정맥염
		• 서혜부림프절(얕은샅고랑림프절, inguinal lymph node) 촉진	• 압통이 없고 움직이며 크기가 1~2cm인 림프절 촉진	• 림프절이 2cm보다 큰 경우 • 림프절이 움직이지 않는 경우	• 국소적 감염 또는 전신 림프절 질환 • 악성 종양
		• 대퇴맥박(넙다리맥박, femoral pulse) 촉진	• 양쪽 맥박이 똑같이 강함	• 맥박이 약하거나 없는 경우	• 동맥이 부분적으로 또는 완전히 폐쇄
		• 족배맥박(발등맥박, dorsalis pedis pulse) 촉진	• 발등 맥박이 양쪽 모두 강함	• 맥박이 약하거나 없는 경우	• 동맥순환 저하
		• 정맥류나 혈전성 정맥염이 있는지 관찰	• 정맥이 튀어나오지 않았고, 피부 아래에서 간신히 보임	• 정맥이 팽창되거나 불룩하거나 비틀려 보이는 경우	• 정맥류
		• 발목 상완 지수(ankle-brachial index, ABI) 측정	• ABI: 약 1.0 이상	• 비정상적 ABI	• 말초동맥질환의 징후
		• 트렌델렌버그 검사(Trendelenburg test)	• 정상 판막 기능: 맥박 촉진되지 않음 • 복재정맥 30초 내에 충혈	• 맥박 촉지 • 지혈대를 제거하지 않고 대상자가 일어선 상태에서 위에서부터 충만이 이루어지는 경우, 지혈대를 제거한 후 얕은 정맥류가 위에서부터 빠르게 충혈되는 경우	• 심부정맥판막 무력증 • 복재정맥판막 무력증
청진		• 대퇴맥박(넙다리맥박, femoral pulse) 청진	• 대퇴동맥에서 소리가 청진되지 않음	• 한쪽 또는 양쪽 대퇴동맥에서 잡음이 있는 경우	• 혈관이 부분적으로 폐쇄

1. 다음 중 정맥의 검진 소견으로 바른 것은?

① 족저굴곡 시 장딴지근육에 통증이 있다.

② 부종의 정도 2+는 함몰이 깊고 1분 이상 부종이 지속되는 것이다.

③ 역류충전 검사에서 정맥이 밑에서부터 채워지는데 30초 소요되었다.

④ 혈전증은 정맥 내 혈액이 흐름이 감소하고 압력이 증가하여 정맥이 확장하고 부풀어 오른 것이다.

2. 다음 중 말초동맥을 촉진하기에 적절한 위치가 아닌 것은?

① 경동맥

② 상완동맥

③ 요골동맥

④ 대퇴동맥

3. 다음 중 동맥의 검진 소견으로 바른 것은?

① 박동의 강도 3은 정상박동을 의미한다.

② 동맥박동은 심장에서 거리가 가까워질수록 강도가 감소한다.

③ 말초동맥 폐색 시의 통증은 휴식 시에 나타나는 것이 특징이다.

④ 다리를 60초 동안 상승시킨 후 아래로 내리면 10초 이내에 정상 색깔로 돌아온다.

정답

1. ③ 2. ① 3. ④

참고문헌

권소희, 권수혜, 김묘경, 박경희, 박용경, 장희경 외(2019). 핵심건강사정. 수문사.

Choi, D. H. (2011). The diagnosis and treatment of peripheral arterial disease and varicose vein. *Annual meeting of the Korean Academy of Clinical Geriatrics*: Vol. 12. (pp. 54-56).

Cho, S., Lee, S. H., Joh, J. H. (2019). Risk factors for asymptomatic peripheral arterial disease in Korean population: lessons from a community-based screening. *Annals of Surgical Treatment and Research*, 97(4), 210-216.

Dillon, P. M. (2007). *Nursing Health Assessment: A CRITICAL THINKING, CASE STUDIES APPROACH*, Atlanta, GA: Davis Company.

Eraso, L. H., Fukaya, E., Mohler, E. R., Xie, D., Sha, D., & Berger, J. S. (2014). Peripheral arterial disease, prevalence and cumulative risk factor profile analysis. *European Journal of Preventive Cardiology*, 21(6), 704-711.

Estes, M. E. Z. (2014). *Health assessment & physical examination*. Clifton Park, NY: Cengage Learning.

Lüscher T. F., Creager M. A., Beckman J. A., & Cosentino F. (2003). Diabetes and vascular disease: pathophysiology, clinical consequences, and medical therapy: part II. *Circulation*. 108:1655-61

Weber, J. R., & Kelley, J. H. (2017). *Health assessment in nursing*. Philadelphia, PA: Wolters Kluwer.

Wilson, S. F., & Giddens, J. F. (2016). *Health assessment for nursing practice*. Cambridge, MA: Elsevier.

World Health Organization (2010). Modified Allen test. WHO guidelines on drawing blood: best practices in phlebotomy. 2010 [cited 2021 Dec 07]. available from: https://www.ncbi.nlm.nih.gov/books/NBK138652/

CHAPTER

14 유방과 액와 사정

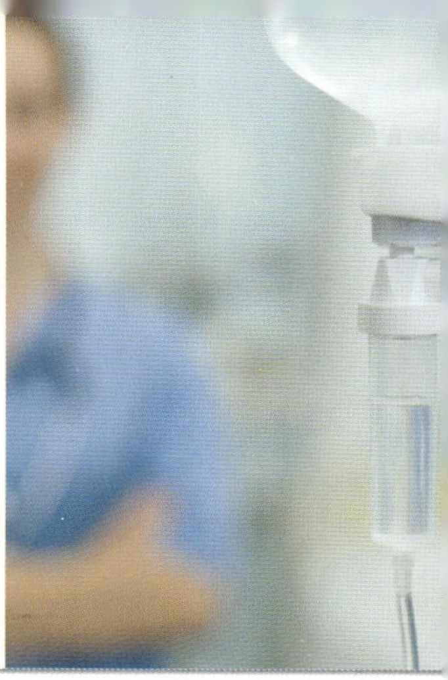

학습목표

1. 유방과 액와의 구조와 기능을 설명할 수 있다.
2. 유방과 액와와 관련된 건강력을 수집할 수 있다.
3. 유방과 액와의 신체검진을 수행할 수 있다.
4. 유방과 액와에 대한 검진결과의 정상과 비정상을 구별할 수 있다.
5. 유방과 액와의 검진결과를 기록할 수 있다.

주요용어

- 림프절종대 Lymph node enlargement
- 몽고메리선 Montgomery's glands
- 섬유선종 Fibroadenoma
- 스펜스 꼬리 Tail of Spence
- 유두 Nipple
- 유륜 Areola
- 유방촬영술 Mammography
- 유선염 Mastitis
- 초음파 Ultrasound
- 퇴축과 편위 Retraction and deviation
- 함몰 Dimpling

유방은 여성의 신체상과 정서적인 면에 영향을 미친다. 특히 간호사는 유방 관련 문진이나 검진 중에 대상자가 수치심이나 불안 등 정서적 반응을 보일 수 있음을 명심하고, 대상자의 정서적인 면을 고려하여 세심하고 전문적인 검진을 실시해야 한다.

1. 유방의 구조

유방은 대흉근(큰가슴근, pectoralis major muscle)과 전방거근(앞톱니근, serratus anterior muscle) 위에 있으며, 2번째 늑골에서 6번째 늑골까지, 옆으로는 흉골(복장뼈, sternum) 가장자리에서 중앙액와선(중앙 겨드랑이선, midaxillary line) 사이에 위치한다(그림 14.1). 유방 조직의 상외측 끝부분은 액와 쪽까지 확장되어 있는데, 이는 스펜스 꼬리(tail of Spence)라고 한다. 유방의 중앙에는 유두(젖꼭지, nipple)가 있으며, 유두의 표면에는 유관의 개구부들이 있고, 유두 주변을 둘러싸고 있는 반경이 1~2cm 정도의 유륜(젖꽃판, areola)이 있다. 유륜의 표면에는 피지선들이 작은 돌기를 형성하여 융기되어 있는데, 이를 몽고메리선(Montgomery's glands)이라고 한다. 이 피지

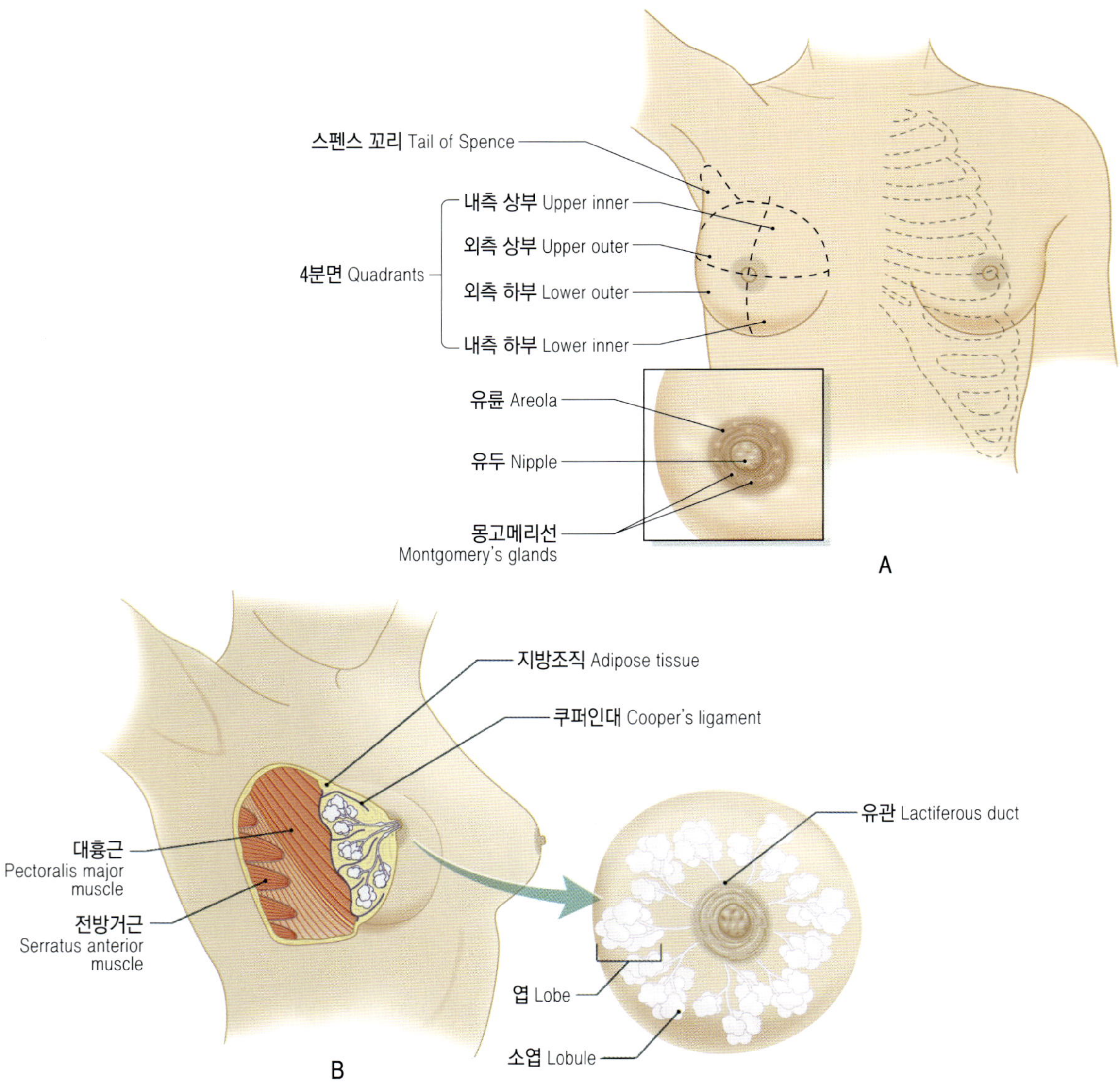

그림 14.1 유방의 구조. A: 외부 구조, B: 횡단 구조

선에서 보호성 지방 물질이 분비되어 수유 중 유두의 손상을 방지한다. 유두와 유륜의 색은 피부색이나 출산경력에 따라 분홍색에서 갈색까지 다양하다.

유방은 선조직, 섬유조직, 지방조직으로 이루어져 있다. 선조직은 유두를 중심으로 방사상으로 뻗어 있는 15~20개의 엽(lobe)으로 구성되고, 엽은 작은 소엽으로 이루어져 있다. 소엽에서 만들어진 유즙은 유관의 팽대부인 유관동(젖샘관 팽대, lactiferous sinus)에 저장된 다음, 각 엽에 연결된 유관을 통해 유두로 나오게 된다. 섬유조직은 유방조직을 지지하고 유방의 형태를 유지하며 피부와 유방조직 근막을 연결하는 쿠퍼인대(Cooper's ligament)라고 부르는 현수인대로 이루어져 있다(그림 14.1). 암이 발생하면 섬유 조직이 수축하여 피부 표면이 움푹 들어간 자국을 남기게 된다. 그리고 지방조직은 유방 부피의 대부분을 차지한다. 선조직, 섬유조직, 지방조직의 구성비는 연령, 영양상태, 월경, 임신, 수유 등에 따라 변화된다.

유방은 유두를 중심으로 가상의 수평선과 수직선을 그려 4개로 나누어 외측 상부(upper outer quadrant), 외측 하부(lower outer quadrant), 내측 상부(upper inner quadrant), 내측 하부(lower inner quadrant) 그리고 스펜스 꼬리(tail of Spence) 부분으로 나누고, 유두로부터의 거리와 시계방향을 표시한 후 유방사정 소견을 기록한다. 유방 종양은 대부분 외측 상부에서 생긴다(그림 14.1).

2. 림프절

유방에는 많은 림프 배액통로가 있고 액와로 빠져나가기 때문에 유방검진 시 액와도 함께 검진한다. 액와 림프절은 크게 중앙액와 림프절(중앙 겨드랑이 림프절, central axillary node), 전액와 림프절(pectoral/anterior axillary node), 견갑하 림프절(어깨밑 림프절, subscapular node), 외측액와 림프절(가측 림프절, lateral node) 4개 그룹으로 나눈다. 앞쪽 흉벽과 유방의 림프액은 대부분 전흉근 림프절을 통해 배액되고, 팔의 일부와 흉벽 뒤쪽의 림프액은 견갑하 림프절을 통해 배액된다. 유방 암세포는 림프계를 통해 전이된다. 또한 광범위 유방절제술로 인해 림프절이 제거되면 상지에 림프부종이 발생하게 된다(그림 14.2).

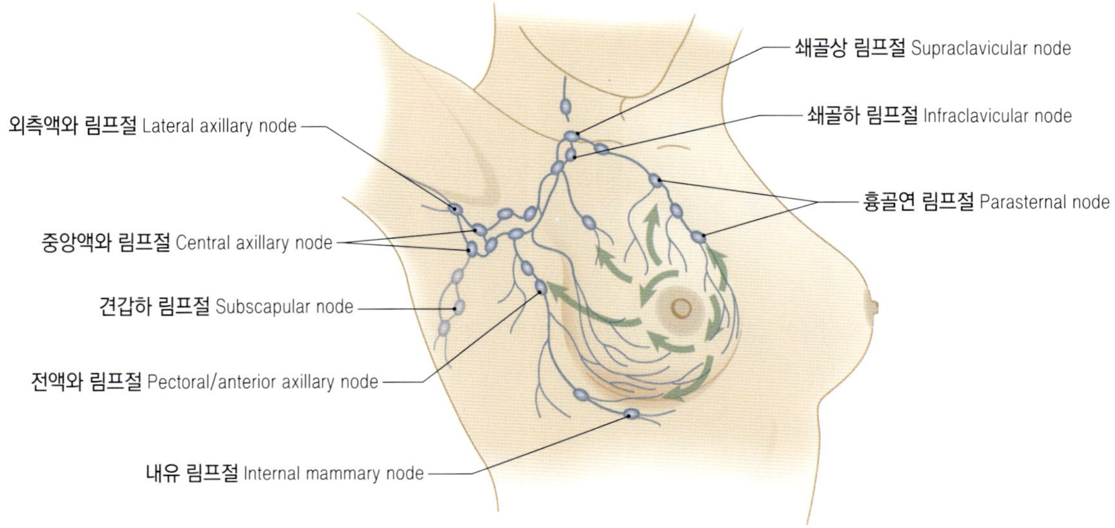

그림 14.2 유방과 액와 림프절

건강력 수집은 병원을 방문하게 된 이유(주호소, 주요증상)를 묻기 시작하면서, 현병력, 과거력, 가족력, 투약력 및 개인사회력에 대해 질문한다.

1. 주요증상

- 통증
- 분비물
- 부종
- 덩어리
- 발진
- 여성형 유방

2. 현병력

"유방의 어떤 변화를 발견하였나요?"라는 질문을 하면서 위의 주요증상 유무에 따른 정보를 수집한다. 주요증상이 있다면, OLDCART를 이용하여 발병시기(O), 부위(L), 기간(D), 특성(C), 동반증상과 징후(A), 완화요인(R) 및 치료(T)에 대해 질문한다.

1) 통증

유방에 통증이나 압통이 있나요? 언제 처음 통증을 느꼈나요? 그 위치는 어디인가요? 국소적 또는 전체적으로 느끼나요? 통증(화끈거리는지, 쑤시는지 등)인가요? 통증이 주기적인지요? 통증의 악화요인이 무엇인가요(와이어가 있는 속옷, 한쪽 팔의 과도한 운동 등)?

근거: 유방의 통증은 외상, 염증, 감염, 양성유방질환으로 발생한다. 주기적인 유방의 통증은 정상적으로 나타날 수도 있고, 경구피임약 혹은 섬유낭포성 질환에서 흔하게 나타난다.

2) 덩어리

유방에 덩어리나 두꺼워진(thickening) 피부 부위가 있나요? 있다면, 어느 부위에서, 언제 처음 발견하였나요? 발견 이후 변화가 있었나요? 덩어리는 월경주기와 관련이 있나요? 덩어리 부위나 주위에 발적, 온감, 움푹 들어간 곳이 있나요?

근거: 덩어리는 섬유선종과 같은 양성유방질환 또는 악성종양을 나타낸다. 덩어리의 변화 상태를 세밀하게 조사해야 한다.

3) 분비물

유두에서 분비물이 나오나요? 언제 처음 발견했나요? 색깔, 농도, 양, 냄새는 어떤가요?

근거: 유방에서 분비물이 나오는 유루증(galactorrhea)은 경구피임제, 강심제, 스테로이드, 메틸도파, 칼슘통로차단제 등의 약물 부작용으로 나타날 수도 있지만, 혈액성 분비물은 비정상 소견으로 중요하게 다루어야 한다.

4) 발진

유방에 발진이 있나요? 있다면, 어느 부위인가요? 일부 또는 전체적으로 있나요?

근거: 파제트병(Paget's disease)은 유두 및 유륜에서 발생하는 악성 상피내암의 일종으로 초기에는 유두 피부의 홍반, 가벼운 습진성 비늘화와 박피 등의 증상을 나타내다가, 치료하지 않으면 장액성 분비물을 동반한 가피, 미란, 궤양 등으로 서서히 진행된다. 일반적인 습진은 모유수유를 하는 경우를 제외하고는 대개 유륜에서 시작해서 유두로 퍼진다.

5) 부종

유방에 부종이 있나요? 부종이 있다면, 월경주기, 임신, 모유수유와 관련이 있나요? 브래지어 크기가 변화했나요?

근거: 유방 부종은 다양한 원인으로 발생할 수 있는데, 임신말기에 유방이 붓고 충혈되기도 한다. 유방보존수술이나 방사선 요법을 병행하면 림프계 손상으로 부종을 유발할 수 있다.

6) 액와의 압통, 덩어리, 부종, 발진

액와에 압통이나 덩어리, 부종이 있나요? 있다면, 언제, 어느 부위에서 처음 발견하였나요? 액와에 발진이 있나요?

근거: 유방조직은 액와 속까지 뻗어 있으며 액와에 많은 림프절이 들어 있다. 땀탈취제로 인해 발진이 생길 수도 있다.

3. 과거력

유방질환의 과거력이 있나요? 있었다면, 언제, 어떤 종류의 유방질환이었나요? 진단과 치료는 어떻게 했나요?

근거: 유방암의 과거력은 암의 재발 위험을 증가시킨다.

유방성형이나 유방수술을 한 적이 있나요? 조직검사를 받은 적이 있나요?

근거: 과거의 유방수술은 유방의 외형을 변화시킬 수도 있고, 실리콘 유방이식은 유방문제를 발생시킬 수 있다.

외상을 받은 적이 있나요? 외상으로 인해 유방 관련 피부변화(부종, 혈종, 덩어리 등)가 있었나요?

근거: 손상으로 인한 덩어리는 국소적 혈종이나 부종의 원인이 된다.

흉부에 방사선 치료를 받은 적이 있나요? 있다면 몇 살에 얼마 동안 받았나요?

근거: 10~30세에 흉부가 방사선에 자주 노출될 경우, 나이가 들면 유방암이 발생할 가능성이 높다.

매월 유방자가검진을 실시하나요? 유방검진, 유방촬영술 검사를 받은 적이 있나요? 있다면, 마지막 촬영은 언제인가요?

근거: 매월 유방자가검진, 유방검진과 유방촬영술은 종양의 선별검사들이다.

4. 가족력

가족 중 유방암을 진단받은 사람이 있나요? 본인과 어떤 관계(어머니, 할머니, 자매인지)인가요? 그 가족원은 몇 살에 유방암이 발병되었나요?

근거: 유방암의 가족력은 유방암에 대한 개인의 위험을 증가시킨다.

유전자 검사를 받은 적이 있나요? 있다면 BRCA1, BRCA2 유전인자 변이가 있나요?

근거: BRCA1, BRCA2 유전인자 변이가 있는 사람은 유방암 이환가능성이 85~95%이다.

5. 투약력

경구피임약이나 호르몬 대체요법을 받은 적이 있나요? 있다면, 무엇을 언제 얼마동안 사용했나요?

근거: 폐경 후 복합호르몬 요법을 받은 경우 유방암의 위험이 증가할 수 있다.

6. 개인사회력

흡연기간은 몇 년이나 되었나요? 하루에 흡연하는 담배의 양은 얼마나 되나요? 음주량은 어느 정도이고 얼마나 자주 마시는가요?

근거: 음주는 유방암의 위험요인이며, 흡연과 유방암과의 인과성은 아직 명확하지가 않다.

출산력은 어떻게 되나요? 초경 연령은 몇 살이었나요? 폐경은 언제 되었나요?

근거: 빠른 초경 연령, 최초 분만 연령이 늦어짐, 마지막 출산 연령이 앞당겨짐, 수유율 감소 등은 유방암 발생과 관련이 있다.

체중감소나 비만이 있나요?

근거: 비만은 유방암의 위험인자일 뿐 아니라 재발률도 증가시킨다.

유방자가검진을 하고 있나요? 유방자가검진을 하고 있다면, 옳은 방법으로 시행하고 있나요?

근거: 규칙적인 유방 자가검진은 유방암의 조기 발견 가능성을 높인다.

유방암의 위험요인

- 50세 이상의 여성
- 유방암의 유전적 돌연변이(BRCA1, BRCA2)
- 어머니나 자매 중에 유방암 가족력이 있는 사람
- 한쪽 유방암 과거력
- 지속적 유방문제(덩어리 병소가 있는 유방)
- 자궁내막, 난소, 대장에 악성종양이 있었던 사람
- 흉부에 고농도의 방사선 노출
- 30세 이상 늦은 나이에 첫 임신, 출산 경험 없음
- 12세 미만의 이른 초경, 55세 이상의 늦은 폐경
- 수유한 적 없음
- 비만(특히 폐경 후), 동물성 지방의 과잉 섭취
- 최근 장기간 호르몬 대체요법, 최근 경구피임약 복용
- 음주

국가 유방암검진 프로그램 권고안

유방암		
검진대상	검진주기	검진방법 권장
만 30세 이상 여성	매월	유방자가검진
만 35세 이상 여성	2년	유방임상진찰
만 40세 이상 여성	2년	유방촬영술+유방임상진찰

우리나라의 경우 40대의 유방암 발생률이 높기 때문에 40세 이상에서는 2년에 한 번 유방촬영술(mammogram)과 훈련된 의료진이 실시하는 유방임상진찰을 실시하고, 35~40세 미만의 여성은 2년에 한 번 유방임상진찰을 하도록 권고하고 있다.

출처: 보건복지부, 국립암센터(2017). 유방암검진 지침.
http://health.cdc.go.kr/health/HealthInfoArea/HealthInfo/View.do?idx=3720

1. 대상자 준비 및 준비물품

유방검진은 유방 덩어리나 비정상을 확인하며, 이를 통해 증상을 확인할 수 있을 뿐 아니라 유방자가검진법을 교육할 수 있는 기회가 된다. 유방검진을 받는 대상자는 긴장할 수 있으므로, 대상자의 긴장을 완화하기 위해 필요한 부위만 노출하고 시트로 덮어 주어 프라이버시를 유지해준다.

유방은 생리주기에 따라 변화되기 때문에 검진은 유방이 가장 작고 충혈이 적은 월경 시작 후 5~10일이나 월경이 끝난 후 3~5일 후에 시행하는 것이 좋다. 월경기간이 없는 임신이나 폐경 여성 또는 남성은 매월 특정 날짜를 정해놓고 한다. 검진을 하면서 시진과 촉진 방법에 대한 자가검진 방법을 동시에 교육하는 것이 좋지만, 경우에 따라 검진을 마친 후 대상자에게 유방자가검진법을 별도로 교육할 수도 있다. 유방검진은 시진과 촉진을 이용한다.

1) 대상자 준비

- 검진자는 대상자와 마주 보고 앉는다.
- 검진 전에 검진 내용과 절차를 대상자에게 알려준다.
- 대상자에게 허리까지 옷을 벗도록 한다.
- 누워서 검진을 할 때는 검진하는 쪽으로 작은 베개를 밀어 넣어주고 반대쪽 유방은 덮어준다.

2) 준비물품

- 작은 베개
- cm가 표시된 줄자
- 유방자가검진용 소책자나 보조교재

2. 유방의 검진방법

1) 시진

유방을 노출시킨 후 양팔을 옆으로 내리고 앉은 자세, 양팔을 머리 위로 올린 자세, 양손을 골반에 올려서 미는 자세, 팔을 앞으로 뻗고 몸을 숙인 자세, 양손을 맞잡고 서로 미는 자세에서 유방의 윤곽과 대칭성, 피부변화, 함몰 등을 세밀하게 관찰한다. 특히, 양손을 골반에 올려서 미는 자세, 양 손을 맞잡고 서로 미는 자세로 바꾸면 함몰, 퇴축이나 비대칭이 더 잘 관찰될 수도 있다(그림 14.3).

유방 시진 시 관찰해야 할 사항은 다음과 같다.

유방의 크기, 대칭성, 형태를 확인한다. 양쪽 유방의 크기와 윤곽이 약간 비대칭인 것은 정상이지만, 최근 새롭게 나타난 비대칭적 윤곽이나 크기가 관찰된다면 염증이나 비정상적인 성장을 의심할 수 있으므로 특별한 주의가 요구된다. 정상 유방은 종 모양이나 한쪽 면이 다른 면에 비해 평평해져 있다면 암을 의심할 수 있다.

피부상태를 관찰한다. 피부표면에 발적, 부종, 비후나 오렌지 껍질 같은 피부, 함몰이 없어야 한다. 발적은 국소감

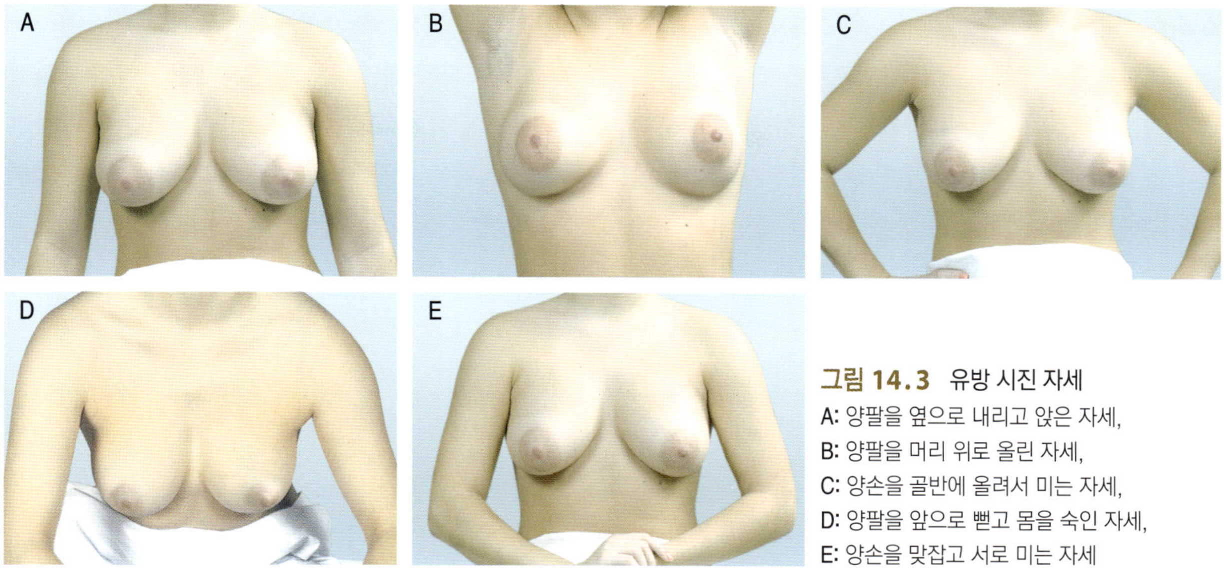

그림 14.3 유방 시진 자세
A: 양팔을 옆으로 내리고 앉은 자세,
B: 양팔을 머리 위로 올린 자세,
C: 양손을 골반에 올려서 미는 자세,
D: 양팔을 앞으로 뻗고 몸을 숙인 자세,
E: 양손을 맞잡고 서로 미는 자세

염이나 염증성 질환, 피부의 비후나 비정상적으로 두드러진 모공은 암으로 인한 림프관 폐쇄를 의심해야 한다. 함몰은 암이나 암과 동반된 섬유성 가닥이 피부의 흉근 근막에 붙으면 흉근이 수축하면서 피부를 안쪽으로 당길 때 나타난다.

유두의 크기, 형태, 방향, 발진, 궤양, 분비물 등을 확인한다. 유두는 정상적으로 돌출되어 있지만 원래부터 함몰유두가 있을 수 있고 이는 모유수유 시 어려움이 있지만 정상이다. 하지만 돌출된 유두가 점차 함몰(retraction)되거나 유두 방향의 편위(deviation), 고정화(fixation)가 관찰된다면 암을 의심해야 한다(그림 14.4).

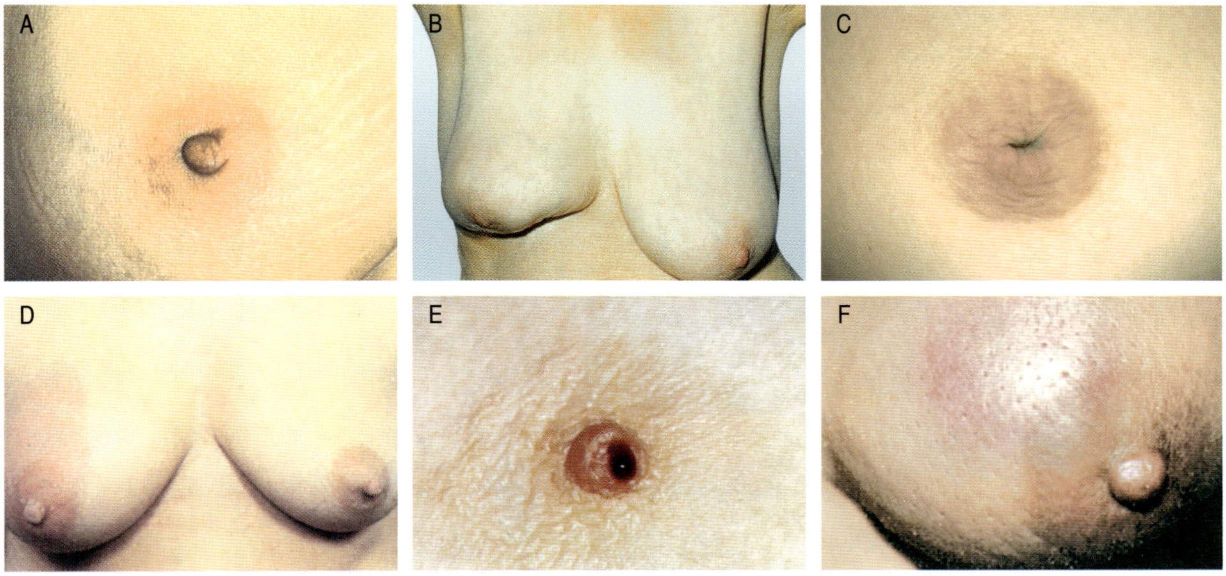

그림 14.4 유방 시진 시 비정상 징후
A: 편위, B: 고정화, C: 함몰, D: 유선염, E: 유두분비물(유두악성종양), F: 오렌지껍질 피부

2) 촉진

시진을 마친 후 유방, 액와, 림프절을 촉진한다. 유방 촉진을 용이하게 하기 위해서는 유방조직이 평평하게 펴져 있을 때 잘 되므로 대상자를 반듯하게 눕힌 후 검진할 쪽 아래에 작은 베개를 받치고 팔을 머리 위로 올려 액와를 노출시킨다. 눕기 어렵거나, 대상자의 유방이 너무 작거나 혹은 너무 커서 누운 자세에서 촉진이 어려운 경우에는 앉은 자세에서 몸을 앞으로 숙인 다음 양손으로 촉진한다. 유방의 모든 부분을 검사하기 위해서는 체계적 촉진 패턴을 사용한다(그림 14.5).

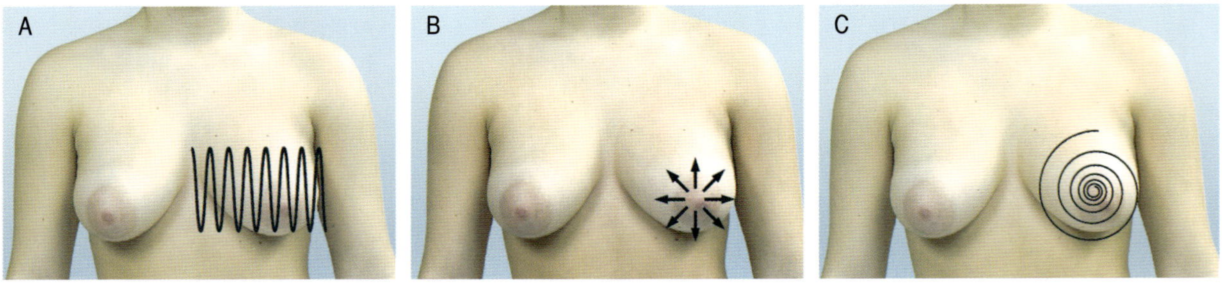

그림 14.5 유방 촉진 패턴
A: 수직촉진, B: 쐐기모양 촉진, C: 동심원 촉진

한손으로 쇄골부터 유방아래 주름까지, 흉골 가장자리에서부터 중앙액와선 뒤쪽까지 그리고 액와 꼬리부분과 액와 림프절을 촉진한다. 2, 3, 4번째 손가락의 첫 마디 부드러운 면을 사용하여 유방 위를 처음에는 가볍게, 두 번째는 중간 정도의 강도로, 세 번째는 좀 깊게 누르며 작은 동심원을 그리면서 촉진한다. 수직 촉진(그림 14.5A)은 유방 덩어리를 발견하기에 가장 좋은 방법이며, 유두에서 시작해서 바깥으로 쐐기모양으로 촉진하는 법(그림 14.5B)과 유두에서 시작하여 점차 좀 더 큰 동심원을 그리면서 바깥 쪽으로 촉진하는 법(그림 14.5C)을 사용한다. 체계적으로 모든 영역을 촉진하는 것이 중요하므로 한 지점에서 다른 지점으로 이동할 때에는 손가락을 피부에서 떼지 않고 가볍게 들어 끌듯이 이동한다.

위의 방법으로 전체 4분원을 촉진하고 액와 안쪽 림프절과 스펜스 꼬리 부위에 손을 깊숙이 넣어 촉진한다. 한쪽 유방 검진이 모두 끝나면 자세를 변경하여 다른 쪽 유방을 촉진한 후 유두를 촉진한다. 엄지와 검지를 이용하여 유두 조직을 부드럽게 눌러보고, 유두를 잡고 살짝 눌러 짠다. 방향을 바꾸면서 몇 차례 반복하고 분비물을 확인한다(그림 14.6).

촉진 시 사정해야 할 사항은 다음과 같다.

조직의 경도(consistency)와 압통(tenderness)을 확인한다. 유선 조직과 지방의 비율에 따라 경도는 다양하다. 대개 아이를 낳지 않은 여성의 정상 유방조직은 단단하면서 부드럽고 탄력성이 있다. 월경 전에는 프로게스테론의 증가로 생리적 울혈(premenstrual engorgement)이 생겨 팽만감, 촉진 시 압통과 생리적 결절이 느껴질 수 있다. 대상자가 덩어리를 발견했다고 한다면, 덩어리가 있는 반대쪽 유방부터 촉진하여 대상자의 유방 경도를 파악한다.

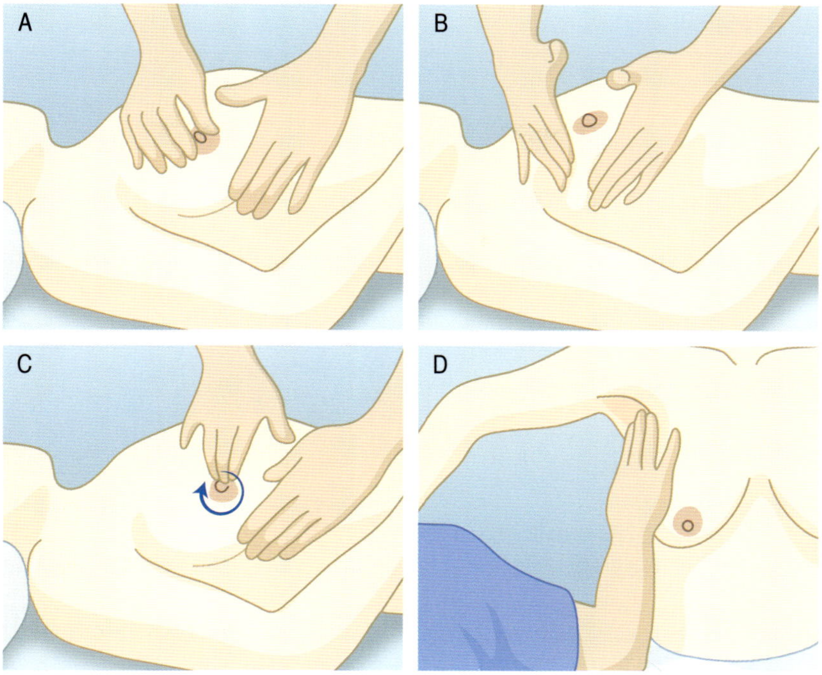

그림 14.6 촉진 시 손동작

A: 유두를 두 손가락으로 눌러 짜는 동작, B: 유방의 양손 촉진: 한 손으로 받치고 다른 손으로 쓸어내리면서 촉진, C: 세 손가락으로 동심원을 그리며 촉진, D: 손을 깊이 넣어 액와 안쪽 림프절과 스펜스 꼬리를 촉진

덩어리(lump)를 촉진한다. 정상 유방조직과는 다른 덩어리 혹은 결절이 있다면 유방촬영이나 생검이 필요하므로 다음 사항에 대해 주의 깊게 검진한다. 결절부위를 엄지와 검지로 잡아 크기를 재고, 흉벽 위에서 덩어리를 밀어보았을 때 흉벽에 밀착되어 있는지 자유롭게 움직이는지 확인하고 기록한다. 유방 덩어리의 특성은 질환에 따라 다르다(표 14.1).

- 위치: 유방을 시계방향으로 유두로부터의 거리(cm)를 기록한다(예: 유두에서 2시 방향, 2cm).
- 크기: cm로 표시하고 가능하다면 3차원으로 폭×길이×두께로 기록한다.
- 수와 경계: 덩어리가 하나 또는 여럿인지, 경계가 뚜렷이 구분되는지를 기록한다.
- 모양: 계란형, 원형, 불규칙한 모양인지를 기록한다.
- 경도: 덩어리가 부드러운지, 지우개처럼 단단한지(firm), 딱딱한지(hard)를 기록한다.
- 이동성: 흉벽 위에서 밀어보았을 때 덩어리가 고정되어 있는지, 움직임이 자유로운지 기록한다.
- 압통: 촉진 시 덩어리에 압통이 있는지를 기록한다.
- 덩어리 위 피부 관찰: 홍반성인지, 움푹 들어갔는지, 함몰되었는지를 기록한다.

유두 분비물을 확인한다. 임신후기와 출산 직후의 노란색 분비물은 초유일 수 있다. 내분비계나 신경계 약물로 인해 희고 우유 같은 분비물은 정상적일 수 있지만, 황록색의 화농성 분비물, 혈액성 분비물, 혈장성 분비물은 섬유낭종성 유방질환이나 외상, 암, 관내유두종일 수 있다.

표 14.1 질환에 따른 유방 덩어리 특성

	섬유선종	낭종	악성종양
	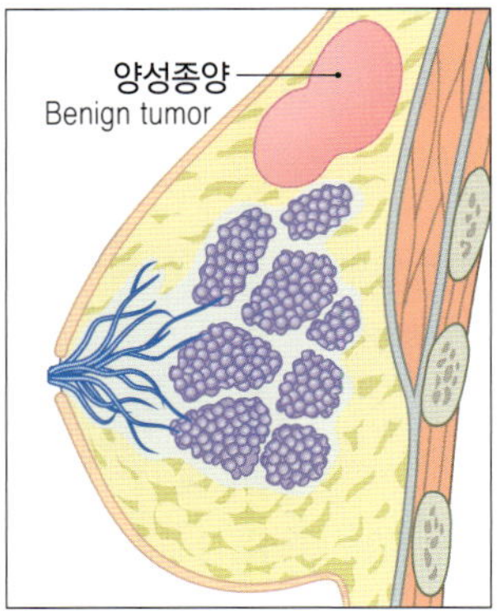	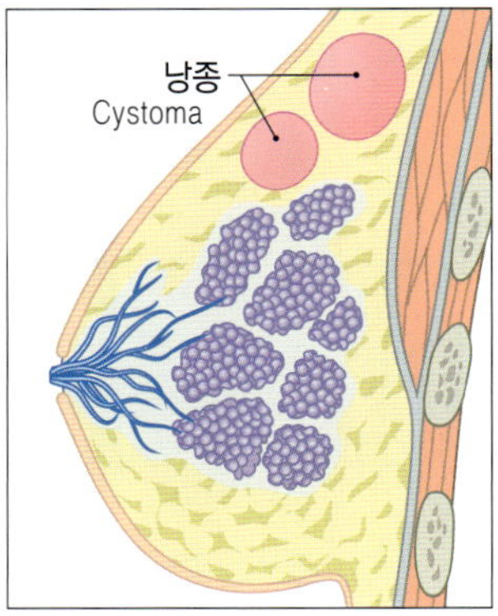	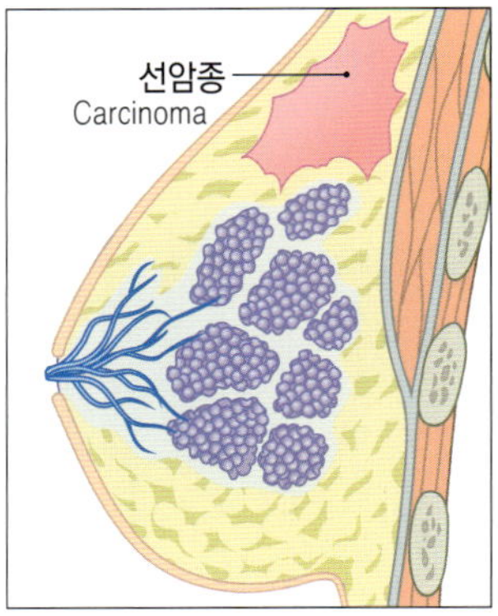
호발연령	15~35세, 사춘기에서 초기 성인(55세 까지 발생)	30~55세 폐경 후 감소	30~80세, 50세 이후에는 위험 증가
모양	원형, 소엽상	원형, 소엽상	불규칙한 모양, 성상
경도	보통은 단단하고 고무 같음	단단한 것에서부터 부드러운 것 까지 있음	단단하거나 돌같이 굳은 상태
경계	뚜렷함	뚜렷함	주변조직과 경계가 불분명함
수	보통 1개	보통 여러 개, 1개 일수도 있음	보통 1개, 여러 개일 수 있음
이동성	잘 움직이고 미끄러움	움직임	고정되어 있음
압통	없음	압통이 있고 특히 월경 직전 증가	초기에는 압통 없음
피부함몰(dimpling)	없음	없음	보통 있음
퇴축(retraction)	없음	없음	나타날 수 있음
건강 위험	양성-초음파와 생검으로 진단, 20세 이하의 여성은 자연소실되나 35세 이상 여성은 암위험이 있을 수 있으므로 절제해야 함	양성-덩어리져 있기 때문에 다른 악성 종양을 발견하기 어렵게 함	심각하고 조기치료가 필요함

3. 액와 검진방법

액와 사정 시 우선 양쪽 액와에 발진이나 비정상 색소침착, 감염의 징후가 있는지 시진한다. 액와촉진 시 대상자가 불편감이 있을 수 있음을 미리 설명한다. 대상자를 앉히고 근육을 이완할 수 있도록 검진자의 손으로 대상자의 팔을 들어 올려 받쳐주고, 다른 손으로 액와 깊숙이 손을 세워 넣어서 액와를 촉진한다(그림 14.6D). 손가락을 몸에 단단히 붙인 후 4방향으로 1) 액와 중앙에서 흉벽을 따라 똑바로 아래로, 2) 전액와선을 따라 아래로, 3) 후액와선을 따라 아래로, 4) 팔의 안쪽 면을 따라 훑어 내리면서 작은 원을 그리듯 손가락을 돌려가며 아래로 촉진한다(그림 14.7). 림프절 촉진 시 일반적으로 좁은 부위는 두 손가락을, 액와와 같이 넓은 부위는 세 손가락을 사용한다. 정상적으로 부드럽고 작은(1cm 미만) 무통성 림프절이 하나 이상 촉진될 수 있다. 그러나 림프절의 크기가 1cm 이상이고 단단하거나 딱딱하며 서로 엉켜붙어있거나 움직였을 때 하부 조직에 고정되어 있으면 암을 의심할 수 있다.

중앙액와 림프절(central axillary node)에서 나온 림프액은 쇄골하(infraclavicular) 림프절과 쇄골상(supraclavicular) 림프절로 흐르기 때문에 유방검진 시 액와 림프절 촉진과 함께 쇄골상 림프절과 쇄골하 림프절을 촉진한다(그림 14.2).

유방과 액와 검진 중 혹은 검진 후에 대상자에게 유방자가검진(Breast Self Examination, BSE) 방법을 교육한다(그림 14.8). 검진은 유방이 가장 작고 충혈이 적은 시기에 매달 규칙적으로 실시하도록 하며, 유방자가검진 결과 발적, 염증, 부종, 덩어리, 함몰, 퇴축, 패임, 분비물이 나오거나 발진, 유두의 변화가 발견되면 반드시 의료인에게 알리도록 교육한다.

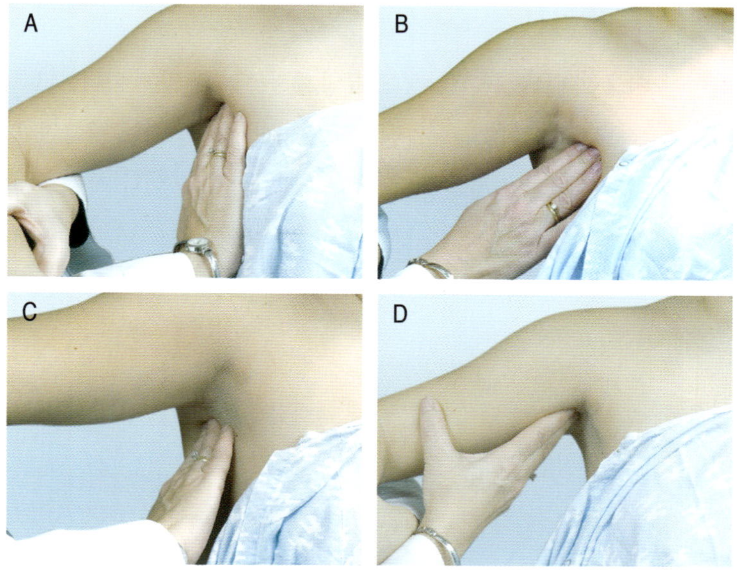

그림 14.7 림프절 촉진

A: 중앙액와 림프절, B: 전액와 림프절, C: 후액와 림프절, D: 측면 림프절

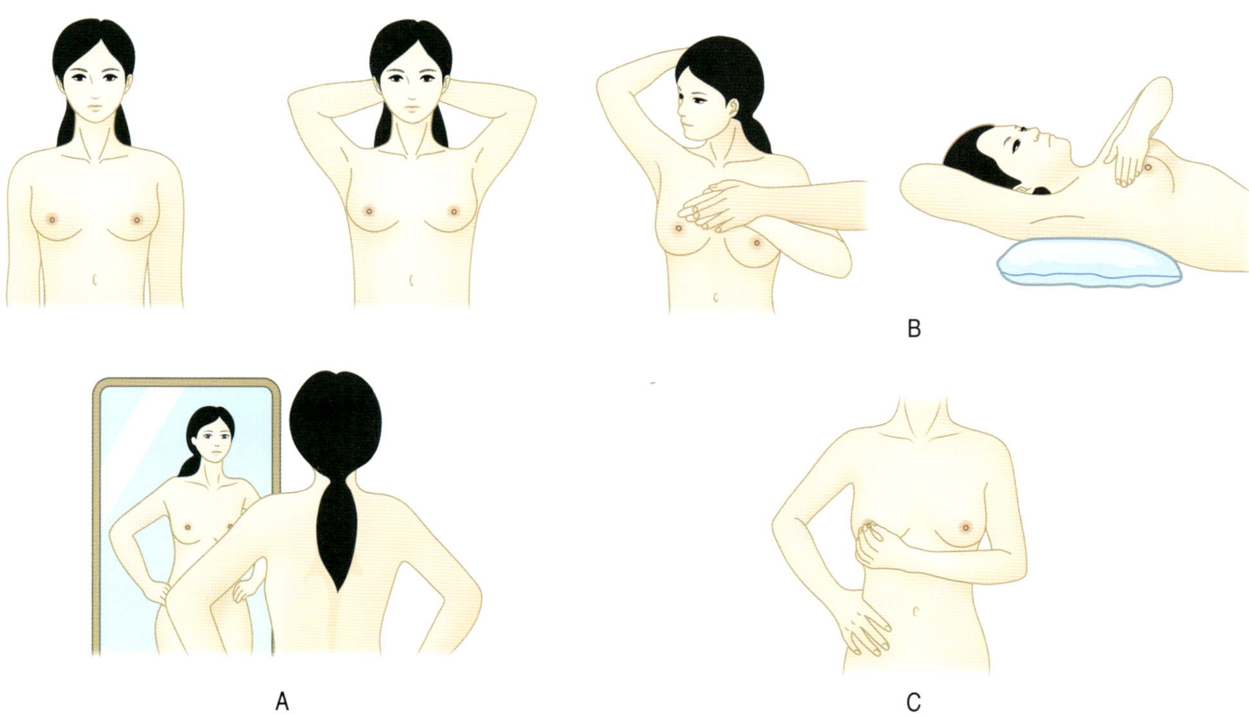

그림 14.8 유방 촉진 패턴

A: 시진-거울 앞에 서서 양팔을 옆으로 내리고 양쪽 유방의 크기, 모양, 윤곽, 함몰이나 퇴축, 발적 등 비정상 소견 유무를 관찰하도록 교육함, 또 양팔을 들어올리거나 양손을 골반에 올려놓거나 몸을 앞으로 구부리면서 양쪽 유방을 관찰함, B: 촉진-검진자의 손을 대상자의 손에 포개어 가운데 3개의 손가락을 이용하여 위아래로 움직이며 유방을 촉진하는 법을 시범보임, 대상자가 샤워 중 또는 거울 앞에 서서 검진할 때, 유방의 전체 부분, 유륜, 유두, 스펜서 꼬리, 액와를 모두 촉진하도록 함, 베개나 수건을 어깨 밑에 넣고 비스듬히 기울인 상태에서 같은 방법으로 유방을 촉진할 수도 있음, C: 유두 분비물 확인-양쪽 유두의 분비물을 확인하기 위해 엄지와 검지 사이에 유두를 놓고 부드럽게 잡아당겨 짜보도록 함

4. 남성유방 검진

앞에서 언급한 바와 같이 남성도 유방검진을 시행해야 한다. 피부상태와 덩어리, 부종의 유무를 시진하고 촉진한다. 정상적으로 남성유방은 유방조직이 미발달한 상태로 매끄럽고 단단하며 편평하다. 그러나 유방이 커지면 비만으로 인한 지방조직인지 스테로이드 등의 약물복용이나 특정질환에서 나타나는 여성형 유방(gynecomastia)인지 구별해야 한다.

5. 기록의 예

다음 기록 예시의 첫 번째는 유방과 액와 사정시 모두 정상소견을 보인 사례의 기록이며, 두 번째는 부분적으로 비정상소견이 관찰된 사례의 기록이다.

기록의 예(1)

- 양쪽 유방이 대칭적이고 색소 침착이 없는 종 모양임
- 피부 결이 부드러우며 윤곽은 매끄러움
- 유방의 퇴축이나 함몰, 부종 없음
- 발진, 궤양 또는 오렌지 껍질과 같은 피부병변이 없고, 돌출된 정맥은 없음
- 유륜의 크기, 모양, 색은 양쪽이 대칭적이고 타원형임
- 유두는 양쪽이 외번되어 있으며 전방을 향해 돌출되어 있음
- 유륜의 압통, 화농 없음
- 유두의 삼출물, 함몰, 색깔변화, 피부상태 변화와 편위 없음
- 림프절은 모두 촉진되지 않음

기록의 예(2)

- 유방조직은 전체적으로 치밀하고 단단하며 탄력적임
- 덩어리 촉진됨: 우측 외상방에 직경 0.5cm, 완두콩 모양의 경계가 분명하고 잘 움직여지는 단단한 덩어리이며 압통은 없음, 주변에 함몰 관찰됨, 완두콩 모양의 가장자리가 분명하고 잘 움직여지는 단단한 덩어리가 1개 촉진됨
- 쇄골상 림프절, 쇄골하 림프절, 액와림프절 촉진되지 않음

유방검진을 정확하게 하기 위해 검진기술을 반복연습하고 정상소견과 비정상소견을 구분할 수 있도록 익혀야 한다.

신체검진법		정상	비정상의 예	관련 질병
시진	• 윤곽과 모양	• 대칭적인 종모양	• 윤곽의 변화, 뚜렷한 비대칭	• 염증
	• 피부상태	• 부드럽고 완전함	• 부종, 발적, 함몰	• 염증, 암, 농양
	• 유두	• 유두에 분비물이나 상해가 없음	• 유두함몰, 궤양, 분비물 딱지, 종창, 압통	• 암, 염증, 파제트병
촉진	• 액와 림프절	• 림프절 종창이 없음	• 종창과 압통	• 염증, 암
	• 유방촉진	• 결절, 덩어리, 압통 없음	• 압통, 덩어리, 결절	• 낭종, 섬유선종, 암

1. 박 씨(여자/42)는 왼쪽 유방에 덩어리를 발견하여 병원을 방문하였다. 검진자는 이 대상자에게 유방암 발생 위험요인을 확인하려고 한다. 다음 중 유방암의 발생위험을 높이는 요인은?

① 연령

② 다산 과거력

③ 모유수유 경험

④ 유방의 섬유낭종 과거력

2. 유방을 시진할 때 유방의 함몰 부위를 확인하기 위한 가장 좋은 자세는?

① 양팔을 옆에 두고 앉은 자세

② 팔을 앞으로 뻗고 몸을 숙인 자세

③ 양팔을 머리 위로 올리고 앉은 자세

④ 앉아서 양손을 골반에 올려서 미는 자세

3. 유방암이 호발하는 부위는?

① 유륜

② 유방 상부 내측 부분

③ 유방 하부 외측 부분

④ 유방 상부 외측 부분(스펜스 꼬리)

4. 유방자가검진을 시행하기에 적합한 시기는?

① 배란기

② 월경시작 직전

③ 월경시작 시기

④ 월경이 끝난 후 3~5일

정답

1. ④ 2. ④ 3. ④ 4. ④

참고문헌

강지연 외(2019). 간호사를 위한 건강사정. 군자출판사.

권소희 외(2019). 핵심 건강사정(수정판). 수문사.

김연숙 외(2019). 건강사정. JMK.

서지선 외(2014). 한국인 유방암 생존자의 비만도와 비만관련 생활습관. Available at http://dx.doi.org/10.15384/kjhp.2014.14.3.93

송경애 외(2018). 건강사정. 현문사.

신명희, 양정현, 최국진, 안윤옥(2000). 월경, 출산 및 수유 요인이 유방암 발생에 미치는 영향: 지역주민대상 환자-대조군 연구. 한국역학회, 22(1). 68-81.

은영 외(2019). 생애주기별 건강사정. 수문사.

임경춘 외(2018). 건강사정. 학지사메디컬.

Dillon, M. P. (2013). Nursing Health Assessment: A Critical Thinking Case Studies Approach (2nd ed.). Philadelphia. The F. A. Davis Company.

Jarvis, C. (2016). Physical Examination & Health Assessment. (7th ed.). St. Louis: Elsevier.

Jensen, S. (2019). Nursing Health Assessment: A Best Practice Approach. (3rd ed.). Philadelphia: Wolters Kluwer.

Thompson, J. M. (2018). Essential Health Assessment. Philadelphia: F.A. Davis Company.

http://health.cdc.go.kr/health/HealthInfoArea/HealthInfo/View.do?idx=3720

Verbelen, H., Tjalma, W., Dombrecht, D., et al. (2021). Breast edema, from diagnosis to treatment: state of the art . Available at https://doi.org/10.1186/s40945-021-00103-4

CHAPTER

15 복부 사정

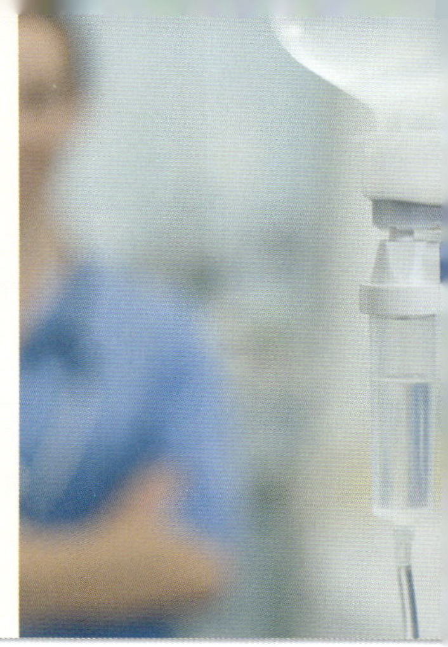

학습목표

1. 복부의 구조와 기능을 설명한다.
2. 복부와 관련된 건강력을 수집한다.
3. 복부의 신체검진을 수행한다.
4. 복부에 대한 검진결과의 정상과 비정상을 구별한다.
5. 복부의 검진결과를 기록한다.

주요용어

- 간비대 Hepatomegaly
- 구역 Nausea
- 구토 Vomiting
- 담낭염 Cholecystitis
- 동맥류 Aneurysm
- 마비성 장폐색 Paralytic ileus
- 변비 Constipation
- 복막염 Peritonitis
- 복부통증 Abdominal pain
- 복부팽만 Abdominal distension
- 복수 Ascites
- 붉은 혈변 Hematochezia
- 비장비대 Splenomegaly
- 상복부통증 Epigastric pain
- 선 Striae
- 설사 Diarrhea
- 소화불량 Indigestion
- 속쓰림, 가슴쓰림 Pyrosis(heartburn)
- 식욕부진 Anorexia
- 연하곤란 Dysphagia
- 유문협착 Pyloric stenosis
- 이급후중(항문뒤무직) Tenesmus
- 잡음 Bruit
- 탈장 Hernia
- 토혈 Hematemesis
- 황달 Jaundice
- 흑색변 Melena

복부에는 인체가 음식을 섭취하면 소화시키고 흡수, 배설하는 위장관계와 일부 혈관계, 신경근육계 및 비뇨생식기계가 포함되어 있다. 이 장에서는 복부 검진을 통해 복강 내 가장 큰 면적을 차지하는 위장관계를 중심으로 살펴본다.

구조와 기능
건강력 수집
신체검진
정상 · 비정상 결과
적용문제

복부 사정은 주로 위장관계 검진에 초점을 두고 진행한다. 위장관계는 구강에서 시작하여 항문에 이르는 속이 비어있는 관으로, 음식의 섭취, 소화, 영양분 흡수, 노폐물 배출의 역할을 담당한다. 위장관계는 구강, 인두, 식도, 위, 소장, 대장, 직장, 항문이 포함되며 부속기관으로는 간, 담낭, 췌장 등이 있다(그림 15.1). 다음은 주요 기관을 중심으로 살펴본다.

1. 인두

인두(pharynx)는 입에서 음식물을 삼켜 식도로 이동시키는 통로이다. 인두는 연하를 돕고 소화에 필요한 점액을 분비하며, 연하 시 후두개는 기도로 음식물이 들어가는 것을 방지하기 위해 후두 위로 닫히게 된다.

2. 식도

식도(esophagus)는 근육으로 이루어진 약 25cm 길이의 관으로 기도 뒤에 위치하고 있고, 음식물을 삼키면 식도 상부 괄약근이 이완되어 식도로 음식물이 들어가고 연동운동을 통해 위로 전달된다. 식도하부의 괄약근은 위 내용물이 역류되는 것을 방지하며 음식물을 삼키거나 트림이나 구토가 있어날 때 열리게 된다.

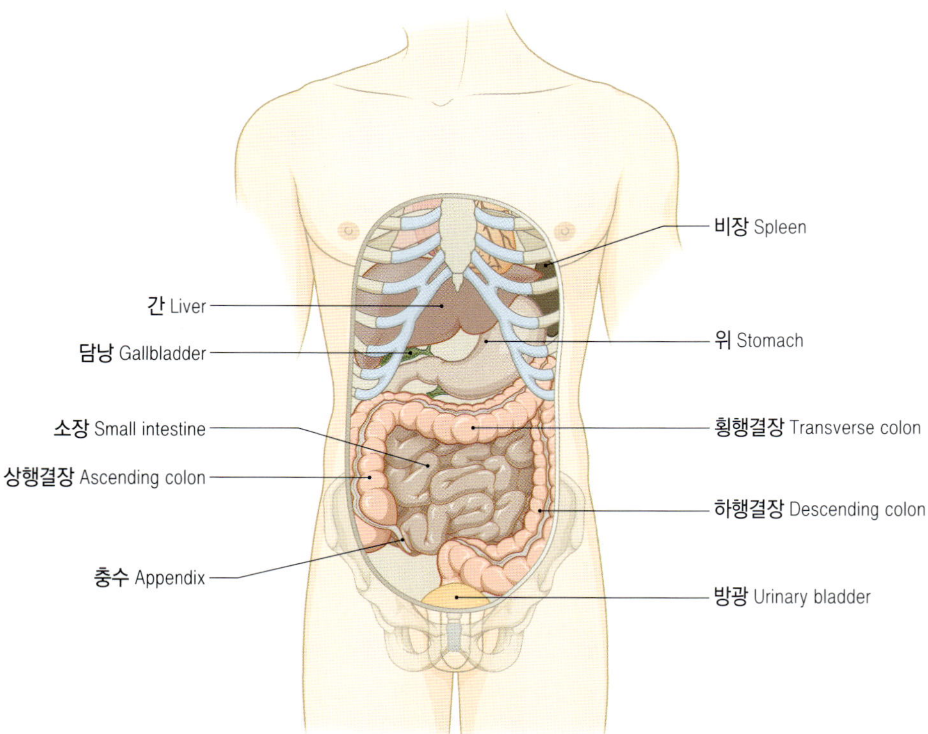

그림 15.1 복강의 구조

3. 위

위(stomach)는 횡격막 바로 아래에 위치하며 주머니처럼 길게 확장되는 근육성 주머니이다. 위는 위기저부, 위체부, 유문부로 이루어져 있으며 분문괄약근(cardiac sphincter)은 식도가 열리는 것을 방지하고 유문괄약근(pyloric sphincter)은 음식물이 십이지장으로 내려가는 것을 조절해준다. 위는 음식물을 일시적으로 저장하거나 위액과 음식물이 섞여진 유미즙(소장에서 소화와 흡수를 용이하게 하는 부분적으로 소화된 음식물과 소화액의 묽은 혼합물)을 십이지장으로 보낸다. 위벽에는 주름이 있기 때문에 성인의 위 용적은 일반적으로 1~1.5L까지 확장된다.

4. 소장

소장(small intestine)의 지름은 약 2.5cm이고 길이는 약 6m이다. 위와 대장 사이에 위치한 소화기관으로 십이지장(duodenum), 공장(jejunum), 회장(ileum)으로 나뉜다. 소장은 탄수화물, 지방, 단백질 등을 화학적으로 분해하여 흡수하는 기능을 한다.

5. 대장

대장(large intestine)의 평균 지름은 약 6cm이고 길이는 약 1.5~1.8m로 맹장, 상행결장, 횡행결장, 하행결장, S상결장, 직장, 항문으로 구성되어 있다. 충수는 맹장에 붙어 있다. 대장은 물과 전해질을 흡수하고 대변의 형태로 부산물을 배출하는 기능을 한다.

6. 간

간(liver)은 체내의 기관 중 크고 무거운 장기로 약 1.5kg이고 횡격막 바로 아래 우상부에 위치하고 있다. 간은 지방을 유화시키기 위해 매일 약 1.5L의 담즙을 생산하고 분비하며 탄수화물, 단백질, 지방 대사에 관여한다. 또한 혈장단백질을 생산하고 철분과 비타민을 저장하고 혈액응고물질을 만들며, 혈액의 다양한 물질들을 해독한다.

7. 담낭

담낭(쓸개, gallbladder)은 간의 아래에 붙어 있는 얇은 주머니로, 간에서 만들어진 담즙을 저장하고 5~10배 농축시켰다가 위와 장관에서 소화작용이 일어날 때 담낭이 수축하여 농축된 담즙을 소장으로 배출한다.

8. 췌장

췌장(이자, pancreas)은 위의 후부 복부에 수평으로 위치하며 길이는 약 12~15cm이고 무게는 약 60g이다. 췌장의 머리 부분은 십이지장에 맞닿아 있고 췌장의 몸체와 꼬리 부분은 위장의 좌측에 이어져 있으며, 췌장의 꼬리는 비장(지라, spleen)과 닿아 있다. 췌장은 선(샘, gland)으로 인슐린이나 글루카곤과 같은 호르몬을 만들어내는 내분비선과 소화작용을 돕는 다양한 종류의 소화효소액을 분비하는 외분비선의 기능을 한다.

복부는 상부위장관계와 하부위장관계로 나눈다. 복통, 속쓰림, 구역, 구토 혹은 토혈(혈액구토), 식욕부진, 황달과 같은 상부위장관계 문제와 설사, 변비, 장습관의 변화, 혈변(검은색 또는 선홍색)과 같은 하부위장관계 문제가 흔하다. 그러므로 대상자의 검진 결과들을 종합하고 관련 증상을 통해 세심한 평가가 이루어져야 한다.

1. 주요증상

- 복부통증(abdominal pain)
- 구역/구토(nausea/vomiting)
- 식욕부진(anorexia)
- 속쓰림/소화불량(pyrosis/indigestion)
- 배변습관의 변화(change of bowel habit)
- 복부팽만(abdominal distension)
- 설사(diarrhea)
- 변비(constipation)
- 체중변화(weight change)
- 황달(jaundice)

2. 현병력

아래의 각 증상에 대한 구체적인 질문을 하여 정보를 수집해야 한다.

1) 식욕

식욕에 변화가 있나요? 식욕이 감소하였나요? 체중변화가 있나요? 체중이 얼마나 증가 또는 감소하였나요? 체중 변화가 일어난 기간은 얼마나 되었나요? 식이조절로 인한 체중감소인가요?

근거: 식욕부진이란 위장관계 질환, 일부 약물 부작용, 임신, 정신적 문제로 인해 발생하는 음식에 대한 욕구저하이다.

2) 복통

복통이 있나요? 있다면 발병시기(통증이 어떻게 시작했나요? 얼마나 되었나요?)와 시간, 특성(지속적인가요? 간헐적인가요? 식사 전에 심한가요? 식사 후에 심한가요? 언제 최고조로 아픈가요?), 위치(특정 통증이 한 부위에 있는가요? 여러 부위에 나타나는가요? 어느 부위인지 짚어보게 한다.)와 방사부위(그림 15.2), 관련 증상과 관련 요인은 어떠한가요? 배변의 변화 양상은 어떠한가요? 복용하는 약물이 있나요? 통증의 양상(쥐어짜듯하나요? 작열감이 있나요? 둔하게 아픈가요? 찌르는 것 같나요? 쿡쿡 쑤시나요?)은 음식을 먹으면 완화되나요? 더 심해지나요? 월경주기 혹은 생리불순, 스트레스, 불규칙한 식사, 피로, 오심과 구토, 가스, 발열, 직장출혈, 빈뇨, 질이나 음경의 분비물과 관련이 있나요? 통증이 어느 때(음식, 자세, 스트레스, 약물, 활동 등) 심해지나요? 통증을 완화시키는 것(휴식, 온열패드, 자세변경, 약물 등)은 무엇인가요?

근거: 복부 통증은 내부 장기에 문제(둔하고, 전신적인 통증)가 생긴 내장형(visceral)일 수도 있고, 복막의 염증(날카롭고 매우 국소적이며 움직이면 심해지는)으로 인한 복벽형(parietal)일 수도 있으며 또는 다른 부위의 장애와 관련되어 나타날 수도 있다. 응급진단이

필요한 급성 통증은 충수염, 담낭염, 장폐색 또는 장기천공 시 발생한다. 다양한 원인으로 위점막의 이상으로 인해 생기는 위궤양은 주로 공복 시 만성 통증이 발생하고, 위산과다나 헬리코박터균이 관여하는 십이지장궤양은 식후 2~3시간 후에 발생하며 식사를 하면 증상이 호전된다.

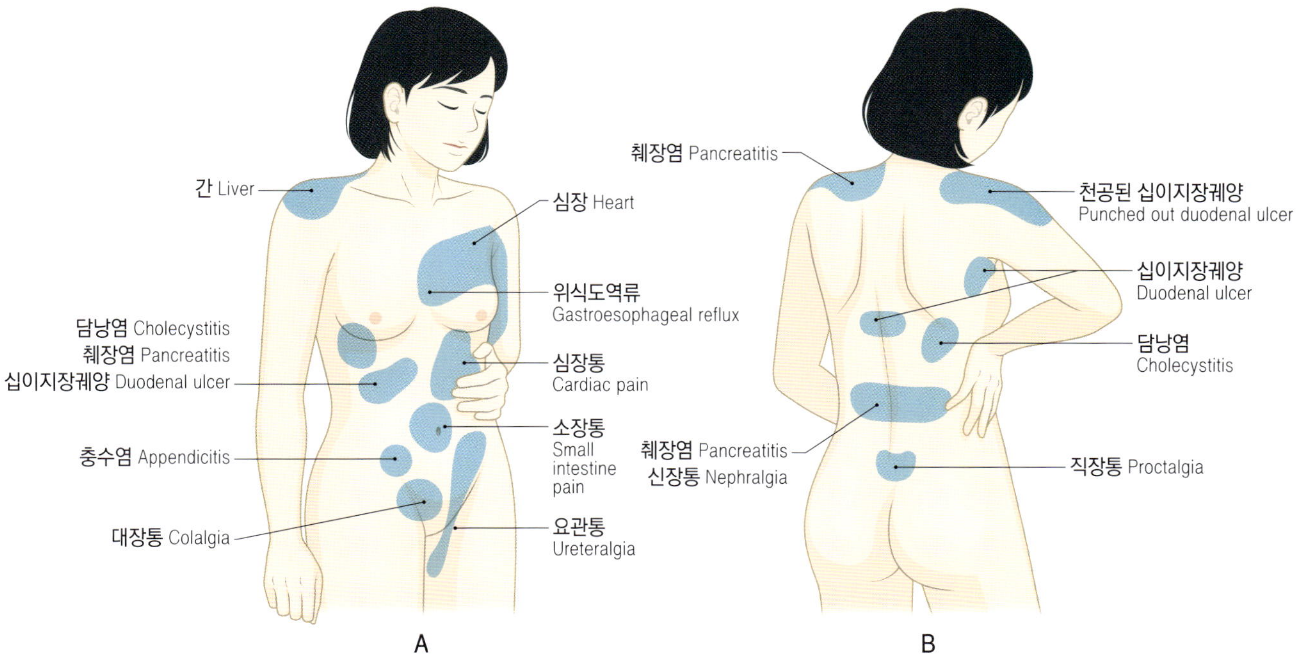

그림 15.2 특정 통증과 연관된 방사 통증. A: 전면, B: 후면

3) 소화불량

소화불량의 양상은 어떠한가요? 관련 요인은 무엇인가요? 증상은 언제 시작되었나요? 어떤 약물을 복용하고 있나요?

근거: 더부룩함은 염증성 장질환, 유당불내성 또는 난소암에서 생길 수 있고, 트림은 공기삼킴증(aerophagia) 때문일 수 있다. 위배출 지연(20~40%), 헬리코박터 위염(20~60%), 소화성 위궤양(만약 헬리코박터균이 있다면 15%까지), 과민성대장증후군(irritable bowel syndrome) 그리고 심리사회적 요소들을 포함한 여러 원인이 있다. 더부룩함과 트림이나 내시경검사상 점막 손상은 위식도역류질환(gastroesophageal reflux disease)의 진단기준이다. 위험요인은 위산 청소가 지연되는 것, 타액의 흐름 감소로 인해 위배출 지연, 일부 약물, 비만, 열공탈장(틈새탈장, hiatal hernia) 등을 포함한다. 횡격막을 따라 심장 하벽의 관상동맥 허혈로 인한 협심증은 속쓰림 증상으로 표현될 수 있으므로 구별해야 한다.

4) 오심과 구토

오심이 있나요? 있다면 어느 정도이며 유발요인은 무엇인가요? 구토가 있나요? 있다면 양상, 양, 기간, 횟수, 색깔, 악취, 혈액 유무, 관련 요인, 약물 복용 등은 어떠한가요? 산통(colic), 설사, 발열, 오한이 동반되어 나타나는가요? 지난 24시간 동안 먹은 음식물은 무엇인가요? 어디에서 먹었나요? 집, 학교, 아니면 식당인가요?

가족 중 지난 24시간 동안 동일한 증상을 보이는 사람이 있나요? 최근에 여행을 한 적이 있나요? 어디에 다녀왔나요? 여행지역의 물이나 음식을 섭취했나요?

근거: 오심과 구토는 임신이나 위장관계 질병 시에 나타나고 약물 부작용으로도 나타난다. 토혈(hematemesis)은 위나 십이지장궤양, 식도정맥류에서 발생한다. 식중독, 세균성 혹은 바이러스성 위장관염을 고려한다. 오염된 수질에 노출되었을 때도 나타나는 오심, 구토, 설사와 같은 위장계 증상은 영양소의 섭취와 흡수를 방해할 수 있다.

5) 설사

설사를 했나요? 했다면 양상(색, 혈액, 점액, 냄새, 기간 등), 양상의 변화, 관련 증상, 관련 요인, 약물 복용 등은 어떠한가요? 점액, 고름 혹은 혈액이 있나요? 계속 변을 보고 싶은 느낌인 이급후중(항문뒤무직, tenesmus) 증상이 있나요? 통증, 경련, 불수의적 긴장이 동반되나요? 밤에 설사를 하나요? 대변에 기름이 섞여있나요? 거품이 나는가요? 악취가 나는가요? 과도한 가스 때문에 팽만감이 있나요?

근거: 잦은 다량의 물과 같은 변은 일반적으로 소장에서 생긴다. 뒤무직(tenesmus)을 동반한 소량의 변, 점액, 고름 혹은 혈액이 섞인 설사는 직장의 염증 상태에서 발생한다. 야간설사는 보통 병리학적 이상을 암시한다. 기름진 또는 거품이 나거나 부유하는 찌꺼기는 지방변 또는 지방 설사일 경우 발생하며, 장에서 발생하는 유전성 알레르기 질환인 셀리악병(celiac disease)으로 인한 흡수장애, 췌장효소 부족, 낭성섬유증 또는 소장의 세균 과다증식으로 인한 것이다. 설사는 페니실린, 마크로라이드(macrolides)계열의 항생제, 마그네슘 함유 제산제, 메트포르민(metformin), 약초나 대체의학 약품을 복용하는 대상자에게서 흔하다. 또한 최근 병원에 입원한 적이 있다면 클로스트리디움 디피실(*Clostridium difficile*)에 의한 감염을 고려한다.

6) 변비

변비가 있나요? 있다면 양상(선혈, 흑변, 타르변, 설사와 변비의 교대, 복통 동반 여부 등), 배변 굵기, 식이, 약물 복용 등은 어떠한가요? 얼마나 자주 배변하나요? 색깔은 어떠한가요? 단단한 정도는 어떤가요? 설사를 동반한 변비가 있나요? 얼마나 오래 되었나요? 최근 배변습관에 변화가 있나요? 하제(laxatives)를 사용하나요? 무슨 약을 사용하나요? 얼마나 자주 사용하나요?

근거: 흑색변(melena)은 상부위장관계의 출혈로 인한 잠혈로 발생하는 타르색 변(dark tarry stool)일 수도 있으며, 철분제제 주사로 인한 비타르성 변일 수도 있다. 회색변은 간염 시에 나타난다. 대변에 혈액이 섞인 붉은 혈변(hematochezia)은 하부장관계 출혈이나 항문 부위의 국소적인 출혈(예: 치질)로 나타난다.

7) 변실금

변실금이 있나요? 있다면 양상(변의 특징, 식사시간과의 연관, 일일 발생 횟수, 변의 유무), 약물(하제)사용을 하고 있나요?

근거: 상부 운동신경 손상, 피질척수로 손상(예: 척수 손상, 뇌졸중, 다발성 경화증, 뇌종양, 뇌외상 등), 하제(연하제 또는 완화제)의 과잉사용, 분변매복이 있는 경우에는 변실금이 발생할 수 있다.

8) 황달

황달이 있나요? 있다면 발병 시간, 기간, 대변 또는 소변의 색, 복통, 오한, 발열, 간염에 노출, 약물 복용 등은 어떠한가요?

근거: 헤모글로빈이 파괴되어 생긴 담즙 색소인 혈중 빌리루빈 수치가 상승되면 피부와 공막이 노랗게 변하는 황달이 나타난다. 정상인의 경우, 간세포는 비결합빌리루빈을 다른 물질과 결합시켜 수용성 담즙의 형태로 배설한다. 그러나 간염, 간경변, 일차성 담도성 간경변, 경구피임약이나 메틸테스토스테론, 클로르프로마진과 같은 약물로 인해 담즙이 정체되면 결합빌리루빈의 배설에 문제가 발생할 수 있어 황달이 나타난다. 담즙이 장내로 배설되지 않으면 대변의 색이 회색이나 밝은 색을 띠게 되거나 또는 담즙이 없는 무담즙성 대변이 나온다. 또한 담즙 배설 감소로 인한 결합빌리루빈의 혈중 재흡수가 증가하여 소변으로 빌리루빈이 배출되어 소변이 짙은 노랑색을 띤 갈색 또는 진한 갈색으로 변하므로 황달이 있을 때 소변의 색깔도 파악해야 한다.

3. 과거력

소화기계 질환을 진단받은 적이 있나요(궤양, 담낭질환, 과민성/염증성장질환 등)? 소화기계 문제로 입원한 적이 있나요? 소화기계 질환 진단검사를 받은 적이 있나요(대변잠혈검사, 결장경검사, 위장관조영술, 바륨검사, 컴퓨터단층촬영, 자기공명영상 등)?

근거: 대상자에게 암 등의 위험인자를 줄이는 교육 및 검사관련 교육이 필요한지 결정하는데 도움이 된다.

복부수술이나 처치가 있었다면 언제 어떤 수술 또는 처치였나요(충수절제술, 수혈, 위장관 튜브 삽입 등)? 최근 상해를 입은 적이 있나요(자동차 사고, 작업장 사고, 스포츠 부상 등의 외상)? 기타 만성질환이 있나요(암, 염증성 장질환, 고혈압, 심장질환 등)?

근거: 복부 수술 중 대장암이나 방광암 대상자는 수술 후 특별한 용품(예: 대장루 및 회장루, 요루 물품)을 관리해야 하고, 위절제술을 받은 대상자는 음식의 종류, 양, 빈도 등도 조절해야 한다. 그러므로 이와 같은 수술을 받는 경우 수술 후 생활과 신체의 변화 적응 정도를 파악해야 한다.

유당불내증이나 음식에 알레르기가 있나요?

근거: 유당에 대한 내성이 없는 경우 설사, 가스에 의한 장 팽만으로 복통을 유발하며 음식 알레르기가 있는 경우도 영양분 흡수장애를 일으켜 설사를 야기할 수 있다.

최근 복용한 약물의 종류(예: 항염증제, 아스피린, 아편계 약물, 철분보충제, 하제 등)와 용량, 횟수는 어느 정도 인가요?

근거: 소화성 궤양은 비스테로이드성 항염증제(nonsteroidal antiinflammatory drugs, NSAIDs)의 잦은 사용, 알코올, 흡연, 헬리코박터 감염 시 나타난다. 관장액, 제산제, 진통제, 항경련제, 항생제, 이뇨제, 완화제, 항암제, 경구피임약 등은 영양소와 상호작용하여 영양소의 소화, 흡수, 대사, 이용을 방해하여 위장관계 증상을 나타낼 수 있다.

4. 가족력

가족 중 소화기암, 결장직장암, 흡수장애, 대사장애, 크론씨병이나 궤양성대장염, 당뇨, 비만, 동맥류(aneurysm), 알코올 중독 등의 질병을 앓은 사람이 있나요?

근거: 가족력은 위장계 질환의 위험인자이다.

5. 투약력

복용하고 있는 약물이 있나요? 어떤 종류의 약을 얼마나 복용하고 있나요? 약물을 복용하기 시작한 시기는 언제인가요? 현재 복용하고 있는 약은 무엇인가요?

근거: 소화성 궤양은 비스테로이드성 항염증제(NSAIDs)의 잦은 사용, 알코올, 흡연, 헬리코박터 감염 시 나타난다.

6. 개인사회력

일일 섭취량과 에너지 소비량, 최근 일상생활의 변화 여부 등은 어떤가요? 식이양상, 기호식품, 영양지식, 체중변화, 식욕감퇴 등 영양상태는 어떠한가요?

근거: 기본적인 음식 및 음료 섭취를 조사하면 영양과 수분이 충분한지 여부를 파악할 수 있고 영양 변화, 변비, 설사 질환의 위험인자도 알 수 있다.

음주, 흡연, 화장실 사용 후 손씻기 습관, 구강간호 등 개인습관은 어떠한가요?

근거: 음주는 위궤양, 식도암, 위암, 결장암, 췌장암, 간경화증의 위험인자이고, 흡연도 위, 결장, 췌장, 간, 신장, 방광 등에 암을 일으키는 위험인자이다. 개인위생을 통해 설사 등 감염성 질환을 파악할 수 있다.

직업, 거주지(농촌, 도시), 공공용수 사용이나 물의 오염 여부, 반려동물이나 가축에 노출되었나요? 곤충이나 기생충 노출 위험 활동, 활동량, 운동의 종류와 빈도 수면과 휴식양상(평소 수면 양상, 통증 또는 복부 관련 증상으로 잠을 깬 경험)은 어떠한가요? 최근 해외여행을 했나요(설사)? 약물사용, 스트레스 대처는 어떻게 하나요?

근거: 직업과 주거환경에서 노출되는 화학약품이나 감염요인, 생활습관과 관련된 스트레스와 정신적 요인은 위장관계의 분비, 긴장, 운동성에 영향을 미친다.

1. 대상자 준비 및 준비물품

복부 검진은 다른 기관의 신체사정과는 다르게 시진, 청진, 타진, 촉진의 순서로 한다. 타진과 촉진은 연동운동에 영향을 미쳐 장음의 빈도가 변화할 수 있기 때문에 청진을 먼저 수행하는 것이다. 건강력과 함께 이 4가지 검진방법을 통한 신체검진 소견을 종합적으로 해석하여야만 대상자의 문제를 정확하게 파악할 수 있다. 복부 검진은 사생활이 보호되는 밝고 따뜻한 환경에서 수행한다.

1) 대상자 준비

밝은 검사등과 보조적인 스탠드형 등을 모두 준비한다. 대상자는 팔을 몸통 옆에 붙이고 편안하게 앙와위로 눕혀 시진이 가능하도록 복부를 충분히 노출시키되 생식기와 여성의 가슴 부위는 천으로 덮어 노출을 최소화한다. 머리에 베개를 베고, 무릎을 구부리거나 베개를 다리 밑에 받쳐주고, 머리 위로 팔을 올리면 복근이 긴장되므로 팔은 양옆에 두거나 가슴 위에 포개어 복부가 긴장되지 않도록 한다. 방의 온도를 따뜻하게 유지하고 청진기와 검사자의 손을 따뜻하게 유지하여 오한이나 근육의 긴장이 없도록 한다.

간과 우측 신장이 복부의 우측에 위치하기 때문에 검진은 대상자의 우측에 서서 수행하는 것이 좋다. 검진 전 대상자에게 사정과정과 사용기술이 불편할 수도 있음을 설명한다. 대상자가 복부 통증이 있다면, 그 부위는 가장 마지막에 검진하고 검진은 대상자의 좌상복부(left upper quadrant)부터 시작하여 시계방향으로 진행한다. 검진 전 방광을 비우도록 하여 팽창된 방광을 덩어리로 오진하지 않도록 하고, 필요한 경우 소변 검체를 미리 받아둔다. 검진자의 손톱은 짧게 깎고 낮고 안정적인 목소리로 대화하며, 검진하는 동안 대상자가 심호흡을 하고 평화로운 생각을 갖도록 유도하고 검진자가 촉진하는 동안 대상자가 복부와 관련된 병력 등을 말하도록 하여 근육 이완을 도모한다. 검진하는 동안 대상자의 얼굴표정, 다리의 굴곡 정도, 손으로 복부를 지지하는 등 질환과 관련된 비언어적인 단서들이 나타나는지 살펴야 한다.

2) 준비물품

- cm가 표시된 자
- 청진기(종형과 원판형이 모두 있는 것)
- 가리개 천

2. 복부의 검진방법

전체 검진

1) 시진

복부를 시진할 때 해부학적 지표를 확인함으로써 검진 중인 위치의 내부구조를 이해할 수 있다. 복부의 지표는 검상돌기, 늑골연, 제대, 장골능선, 치골을 포함하며 복부를 4분원이나 9분원으로 나누어 그 안에 위치한 장기들을 생각해볼 수 있다. 4분면은 복부를 4개 영역으로 구분하기 위해 중앙선과 제대가 교차하는 가상선을 긋는 것으로 대동맥, 척추, 자궁, 방광은 중앙선에서 촉진된다.

복부 9분면은 좌우측 쇄골중앙선과 좌우 늑골연 하부, 전상장골극을 평행하게 수평으로 가상선을 그어 구분한다(그림 15.3). 복부 4분면에 위치하는 해당 장기들은 아래와 같다.

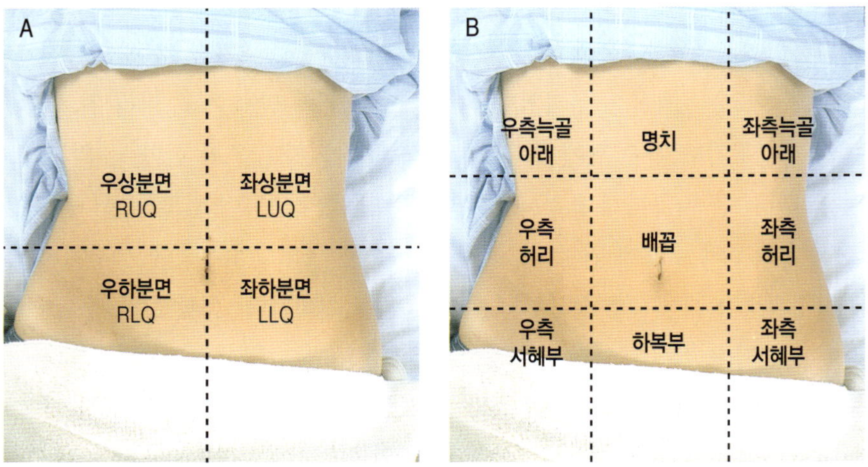

그림 15.3 복부의 구분. A: 4분면법, B: 9분면법

복부 4분면에 위치하는 해당 장기

우상분면

- 간
- 담낭
- 유문
- 십이지장
- 췌장 머리
- 우측 부신
- 우측 신장 일부
- 간결장곡
- 상행 및 횡행 결장 일부
- 우측 신동맥

좌상분면

- 간의 좌측엽
- 비장
- 위
- 췌장 몸통
- 좌측 부신
- 좌측 신장 일부
- 비결장곡
- 횡행 결장 일부 및 하행 결장
- 좌측 신동맥

우하분면

- 우측 신장 하부
- 맹장과 충수
- 상행결장 일부
- 방광(팽창 시)
- 난소와 자궁관
- 자궁(비대 시)
- 우측 정삭
- 우측 요관
- 우측 장골동맥
- 우측 대퇴동맥

좌하분면

- 좌측 신장 하부
- S상결장
- 하행 결장
- 방광(팽창 시)
- 난소와 자궁관
- 자궁(비대 시)
- 좌측 정삭
- 좌측 요관
- 좌측 장골동맥
- 좌측 대퇴동맥

(1) 윤곽과 대칭성

복부는 편평하고 둥글며 아주 마른 사람일 경우 오목한 형태를 보인다. 비정상적인 복부팽만의 유형은 그림 15.4C와 같다. 복부는 매끄러우며 국소적인 팽윤이나 덩어리가 없이 대칭적이다. 복부의 대칭성은 다양한 각도에서 검진하며 불빛을 이용하여 그림자가 나타나는지 사정한다.

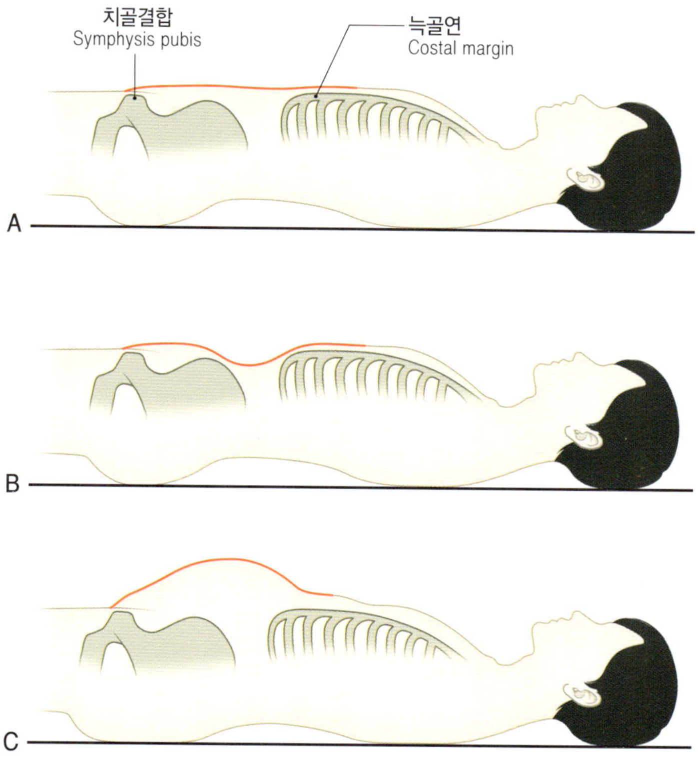

그림 15.4 복부의 윤곽. A: 편평(flat), B: 오목(scaphoid), C: 팽만(distended)

(2) 제대의 위치와 양상

제대는 복부 중앙에 위치하며 함몰되어 있고 색깔의 변화, 탈장, 염증의 징후가 없이 깨끗하다. 대상자에게 팔을 지지하지 않고 침상에서 머리와 어깨를 들도록 하여 제대탈장이 있는지 시진한다.

(3) 피부색

피부색은 신체 다른 부위와 동일하게 매끄럽고 균일하며 촉촉하고 병소가 없다. 복부 선(striae)은 은백색의 선으로 임신이나 과도한 체중증가 시 갑작스럽게 피부가 당겨지면서 피부 망상층의 탄력섬유가 파괴되며 생긴다. 최근에 형성된 복부선은 핑크색이나 푸른색이며 시간이 지나면서 은백색이 된다. 흉터가 있다면 위치와 크기를 기록지에 기록한다.

(4) 복벽의 움직임

복벽의 움직임은 대동맥의 박동이나 연동운동으로 나타날 수 있으며 마른 사람은 더 잘 보인다. 연동운동은 복부를 가로지르며 사선으로 천천히 약한 물결 모양의 파동을 일으킨다.

(5) 태도나 행동

대상자는 검사대 위에 이완되고 조용히 누워 편안한 표정으로 천천히 규칙적으로 호흡한다.

2) 청진

복부의 청진은 청진기를 사용하여 장음과 혈관음을 듣는다. 복부는 일반적인 검진 순서와는 다르게 타진과 촉진 전에 청진을 실시한다. 이는 타진과 촉진으로 인해 연동운동이 증가되어 장음을 변화시킬 수 있기 때문이다.

(1) 장음

정상 장음은 고창음(가스팽만음, tympany)이며 꾸르륵거리는 장음은 연동운동 과정 중 수분이 공기와 혼합되면서 생기는 것으로 성인의 경우 분당 5~30회 정도로 불규칙하게 발생한다. 제대 부위를 중심으로 4분원을 돌아가면서 청진기의 판막형을 사용하여 장음을 청진한다. 우하복부의 회맹판 영역에서 청진을 시작하는데, 이는 이 영역이 소장과 대장의 연결지점으로서 장운동이 매우 활발하기 때문이다. 장음의 부재를 확인하기 위해 최소한 5분 동안 청진한다. 장음의 횟수와 특징을 기록하며 장음이 정상인지, 과다활동이나 과소활동인지를 판단한다(표 15.1).

표 15.1 비정상 장음과 원인

비정상 장음	원인
분당 30회 이상의 장음(장음항진)	과민성 장질환, 장감염, 초기 장폐색, 설사, 하제 사용 시
분당 5회 미만의 장음(장음감소)	복막염, 아편계 약물사용, 장폐색, 수술 후
장음 소실	후기 장폐색, 복막염, 수술 후 마비성 장폐색

(2) 혈관음

혈관음(동맥잡음, 정맥잡음, 마찰음)은 청진기의 종형을 사용하여 청진한다(그림 15.5). 대동맥음을 청진하기 위해 검상돌기 바로 아래 중간선에서 잡음을 청진하며 청진기를 옆으로 옮기면서 신동맥, 장골동맥, 대퇴동맥 부위를 청진한다. 일반적으로 잡음이나 마찰음은 잘 들리지 않는 것이 정상이다(표 15.2). 종양, 감염, 경색에 의한 복막 내 염증이 있다면, 마찰음이 주로 간과 비장 부위에서 들린다.

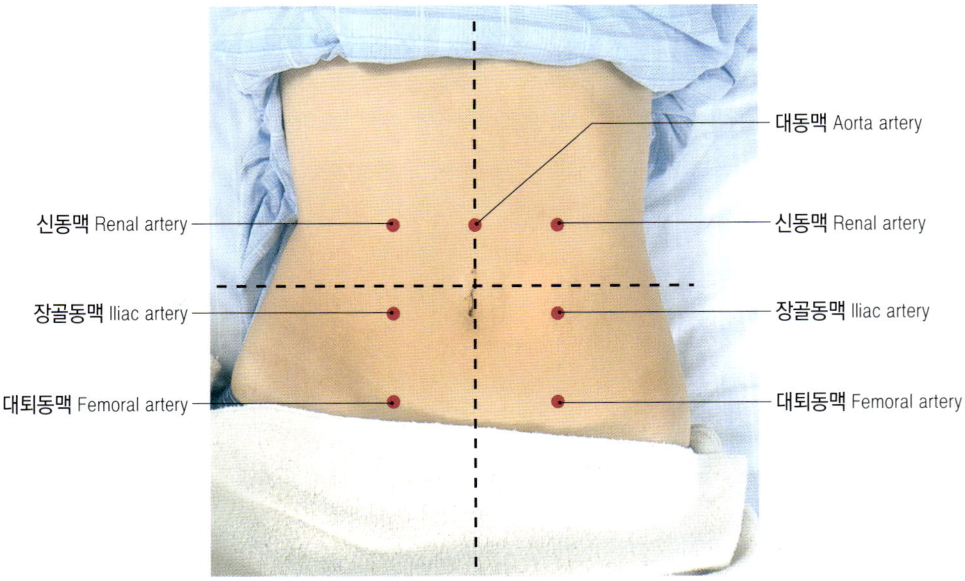

그림 15.5 혈관음 청진 부위

표 15.2 비정상 혈관음과 원인

비정상 혈관음		원인
동맥 잡음	• 대동맥 잡음 • 명치 잡음 • 대동맥, 장골, 대퇴동맥 잡음	• 대동맥류 • 신동맥 협착증 • 동맥 부전
정맥 잡음		• 문맥 고혈압, 간질환
마찰음	• 비장 마찰음 • 간 마찰음	• 간염, 종창, 경색, 종양 시 유발됨. 좌측 전액와선의 흉곽 하부에서 가장 잘 들림 • 간암, 농양 시 유발 됨. 우측하부 흉골연에서 가장 잘 들림

3) 타진

타진은 복부 장기의 크기와 위치를 사정하고 복강 내 체액, 공기, 장기나 덩어리 유무를 파악할 수 있는데, 직접타진과 간접타진 방법이 있다. 직접타진은 검진자의 손이나 손가락으로 대상자의 복부를 직접 두드리는 방법이며, 간접타진은 대상자의 복부에 한 손을 올려놓고 검진자의 다른 손의 중지를 해머처럼 두드리는 방법을 사용하여 우하복부에서 시작하여 4분면을 모두 타진하여 고창음과 둔탁음을 확인한다(그림 15.6). 타진 전에는 통증이 있는지 반드시 확인하고 통증이 있는 부위는 가장 마지막에 타진을 한다. 우하복부에서 시작하여 4분원을 모두 타진하여 가스팽만음과 둔탁음을 확인한다. 가스팽만음은 위나 장과 같이 비어있는 기관을 타진할 때나 가스팽만 시 들리며, 둔탁음은 신장, 대변이 차있는 장과 같이 단단한 기관, 장기나 덩어리, 체액을 타진할 때 들린다(표 15.3).

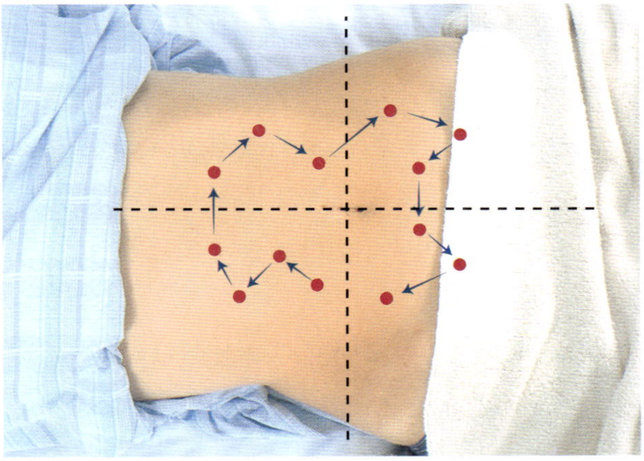

그림 15.6 타진 순서

표 15.3 복부 타진음의 종류

종류	양상	위치
가스팽만음(tympany)	공명음보다 고음의 소리	가스가 찬 내장
과다공명음(hyperresonance)	가스팽만음과 공명음의 중간 소리	좌측 폐의 기저부
공명음(resonance)	중간 음조의 일정한 음색	폐조직, 복부 위
둔탁음(dullness)	공명이 거의 없는 짧고 둔탁한 소리	공기가 찬 조직에 인접한 고형의 장기 위

4) 촉진

(1) 가벼운 촉진

복부의 압통, 근육 저항, 표면의 장기나 종괴(덩어리, 혹) 등을 찾는 데 도움이 되도록 복부를 부드럽게 촉진한다. 가벼운 촉진은 대상자를 안심시키고 편안하게 한다. 손과 아래팔을 수평으로 유지한 채로 손가락을 모아 복부 표면에 편평하게 대고 복부를 1cm 정도 깊이로 가볍고 부드럽게, 누르듯이 촉진을 한다. 촉진 위치를 변경할 때는 복부 표면에서 살짝 손을 떼고 다른 부위로 부드럽게 이동하며 복부의 모든 4분면을 확인하도록 한다(그림 15.7). 표면의 장기나 종괴 그리고 압통이나 손에 대한 저항감이 증가하는 부분이 있는지 찾는다. 만일 저항감이 있다면, 수의적인 근육의 수축인지, 장기 불수의적인 근육연축(muscle twitch)인지(예: 복막염)를 구별하기 위해 다음의 방법을 사용한다.

- 대상자에게 숨을 내쉬도록 하고 복부 근육의 이완 시 촉진한다.
- 대상자가 입을 크게 벌리고 구강 호흡을 하도록 요청한다.

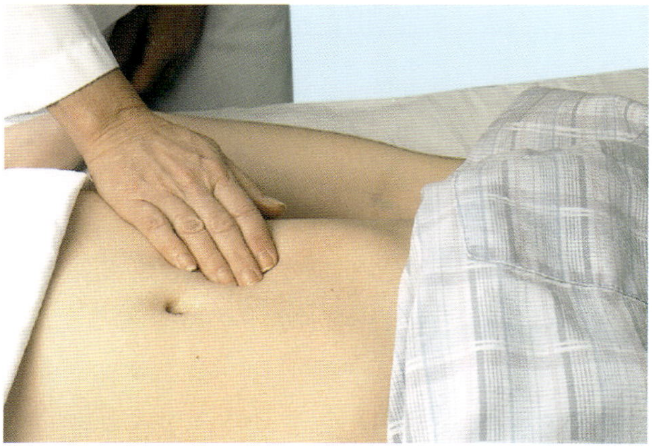

그림 15.7 가벼운 촉진

(2) 깊은 촉진

보통 간과 신장의 경계, 복부 종괴를 찾아내기 위해 깊은 촉진을 실시한다. 손가락의 바닥 쪽의 표면을 이용하여 5~8cm 깊이로 누르면서 모든 4분원을 확인한다(그림 15.8). 종괴가 확인되면 위치, 크기, 모양, 경도, 압통, 박동, 호흡이나 진찰하는 손에 의한 운동성 등을 평가한다. 촉진한 소견과 타진한 내용을 서로 통합하여 해석해야 한다.

전반적으로 가스팽만음이 들리고, 돌출된 복부는 장폐쇄 또는 마비성 장폐쇄를 의미한다. 임신자궁, 난소종양, 방광팽만, 간비대, 비장비대(지라비대, splenomagaly) 시 둔탁음을 들을 수 있다. 양쪽 옆구리에서의 둔탁음은 복수에 대한 사정이 더 필요함을 의미한다. 드물게 장기들이 좌우가 바뀌어 오른쪽에서 위의 고창음과 왼쪽에서 간의 둔탁음이 들릴 수 있다.

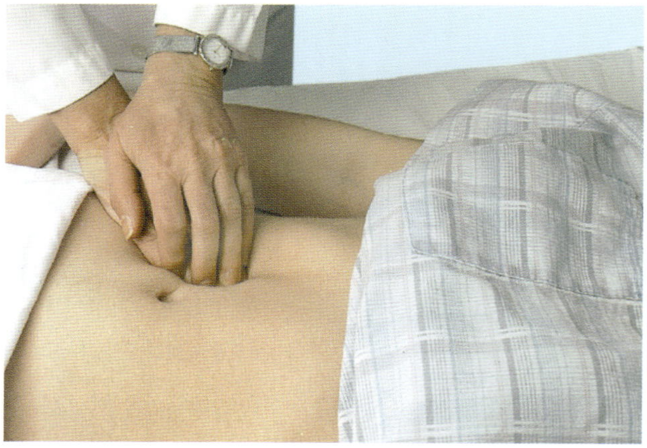

그림 15.8 양손 깊은 촉진

간

1) 타진

간의 상부와 하부의 경계는 타진에 의해 구분한다. 우측 중앙쇄골선의 제4늑간, 즉 폐의 공명음 부위에서부터 타진하기 시작하여 둔탁음으로 변화되는 지점(제5~7늑간 주변)이 간의 상부 경계이다. 하부 경계는 복부의 고창음 부위에서부터 시작해서 우측 중앙쇄골선을 따라 위로 타진하다가 둔탁음으로 바뀌는 지점(보통 우측 늑골연)이다. 이 방법으로 간의 크기를 대략적으로 측정할 수 있으나, 타진은 검진자에 따라 다양한 결과가 나올 수 있어 추천되지는 않는다.

2) 촉진

간의 촉진은 간의 크기와 통증 여부를 확인하기 위해 실시하며 두 가지 방법이 있다. 첫 번째 방법은 대상자의 우측에 서서 검진자의 좌측 손을 대상자의 늑골 하부에 넣고 흉곽을 위로 들어 올린 후 검진자의 우측 손으로 대상자의 우측 늑골연 안쪽과 아래쪽을 향해 깊이 누른다. 이때 대상자가 심호흡을 하면 흡기 시 횡격막이 복강 아래로 내려와 간의 가장자리가 검진자의 손 끝에서 촉진될 수 있도록 한다. 두 번째는 검진자가 대상자의 우측 어깨위치에 서서 발끝을 쳐다보며 갈고리법(hooking technique)으로 우측 늑골연에 양손을 나란히 놓고 늑골연 아래쪽을 향해 손가락을 갈고리 모양으로 구부려 당기며 대상자가 심호흡을 할 때 간의 경계를 검진자의 손가락 끝에서 느낄 수 있도록 한다(그림 15.9).

마른 대상자가 아니면 간을 촉진하기 쉽지 않지만, 만약 촉진된다면 간의 하부 가장자리는 눌렀을 때 통증이 없고 결절이 없으며 매끄럽고 단단하다. 촉진 시 통증이 있다면 담낭질환, 간염, 울혈성심부전 등으로 인한 간의 비대를 의심할 수 있고, 결절이 있으면 간경화나 전이된 암 등을 암시할 수 있다.

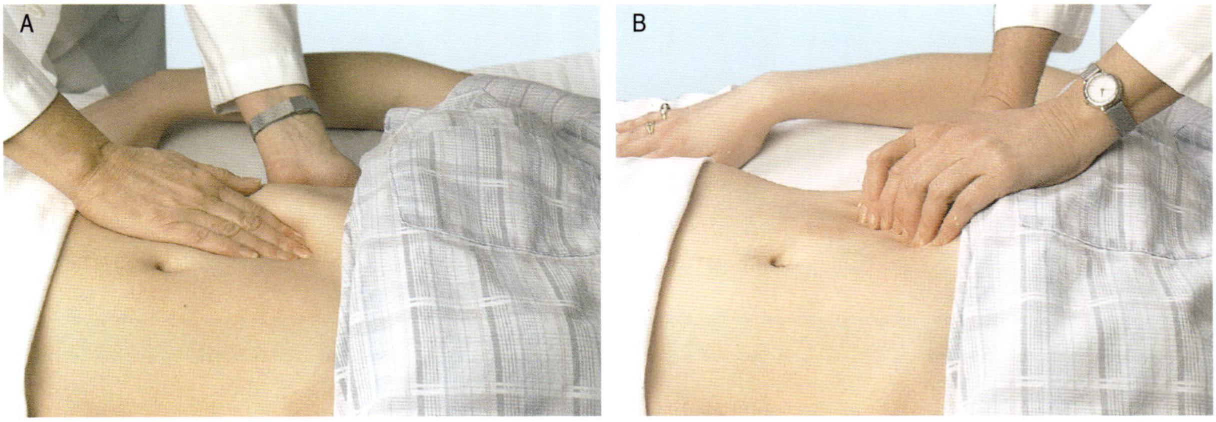

그림 15.9 간의 촉진. A: 간 촉진, B: 갈고리 방법 촉진

비장

1) 촉진

비장은 횡격막 바로 밑에 제10늑골과 평행되게 위치하고 있으므로(그림 15.10), 둔탁음 타진을 통해 비대 여부를 판단하기가 어려워 비장 촉진을 더 신뢰한다.

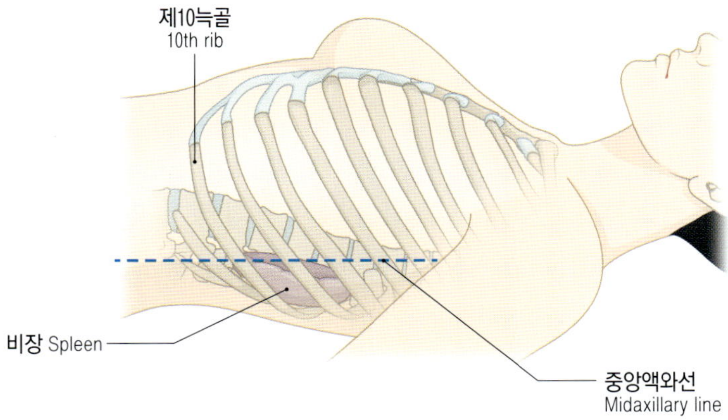

그림 15.10 비장 위치

비장의 촉진은 비장의 경계와 압통 여부를 사정하기 위해 시행하지만 촉진되지 않는 것이 정상이고 정상 크기의 3배 정도 비대해져야 촉진할 수 있다. 검진자는 대상자의 우측에 서서 검진자의 좌측 손으로 대상자의 좌측 옆구리 늑골척추각 부분에 놓고 위쪽으로 압력을 가하며 들어 올린다. 대상자에게 심호흡을 시키면서 검진자의 우측 손으로 대상자의 좌측 전늑골연을 가볍게 누르며 비장을 촉진한다(그림 15.11). 만약 비장이 촉진되어 눌렀을 때 통증을 느끼면 감염이나 외상이 있음을 의미할 수 있다.

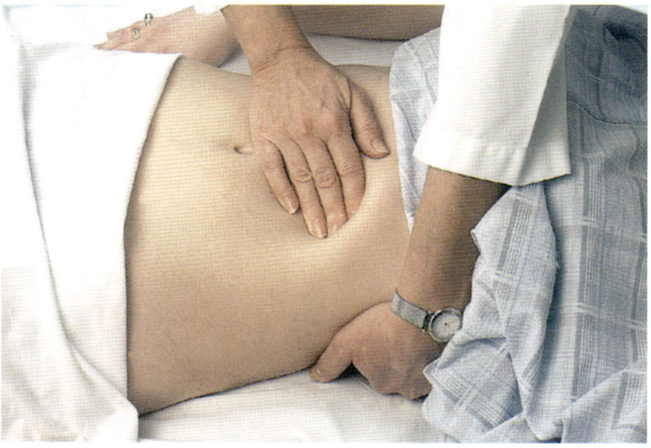

그림 15.11 비장 촉진

신장

1) 촉진

신장의 촉진은 신장의 위치와 윤곽, 압통 여부를 사정하기 위해 시행한다. 우측 신장은 좌측 신장보다 아래쪽에 위치하므로 촉진하기가 더 쉽다. 대상자의 우측 옆구리에 검진자의 두 손으로 우측 신장 부위를 깊이 누르면서 촉진하면 대부분의 대상자는 특별한 변화를 못 느끼며, 검진자의 손가락 사이로 둥글고 부드러운 우측 신장 가장자리를 느낄 수도 있다. 좌측 신장의 촉진은 검진자의 왼쪽 손을 복부로 가로질러 대상자의 왼쪽 옆구리에 대고 오른손으로 깊이 신장부위를 촉진한다. 정상적으로 좌측 신장은 촉진할 수 없으며 대상자의 흡기 시에도 변화가 없다.

2) 늑골척추각 타진

대상자를 바로 앉게 한 후 검진자는 대상자의 등 뒤에서 한 손을 등의 늑골척추각의 12번째 늑골 위에 두고 다른 한 손의 주먹으로 등 위에 놓여 있는 검진자의 손등을 친다(그림 15.12). 주먹 타진법은 소리를 내는 대신 조직을 진동시키는데, 이때 통증이 없는 것이 정상이며, 신우신염, 사구체신염, 신결석 등이 있으면 압통이나 날카로운 통증을 느낀다.

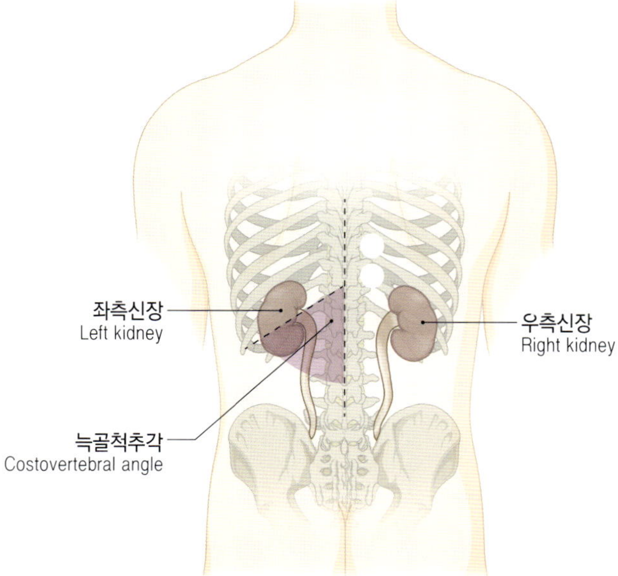

A

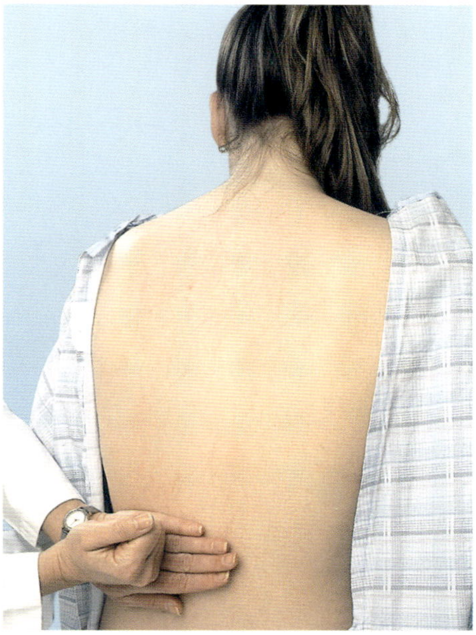
B

그림 15.12 늑골척추각 타진. A: 늑골척추각 위치, B: 압통 확인하기

방광

방광(bladder)은 치골결합 상부로 팽창되어 있지 않는 한 검진하기가 어렵다. 타진으로 방광의 둔탁음을 확인하고 치골결합 상부로 얼마나 올라가 있는지 알아본다. 압통이 있은 후부터 둔탁음이 나타나기 전까지 방광의 용적은 보통 400~600mL이다. 촉진 시 팽창된 방광의 천정부는 부드럽고 둥글게 느껴진다.

방광팽창은 요도협착이나 전립선비대와 같은 출구 폐쇄뿐만 아니라 약물이나 뇌졸중, 다발성경화증 같은 신경학적 질환으로도 생길 수 있다. 치골상부의 압통은 방광염을 의미한다. 배꼽 주위나 상복부에 직경 3cm 이상의 박동성 종괴는 복부대동맥류(abdominal aortic aneurysm, AAA)를 시사한다.

대동맥

대동맥의 지름은 평균 2.5cm로 상복부 중앙에서 약간 좌측에서 힘을 주어 깊이 누르면 대동맥의 박동을 느낄 수 있다. 중앙선에서 좌측으로 4cm 이상 떨어진 곳에서 촉진되는 대동맥의 박동은 대동맥류를 의심할 수 있어 이때는 동맥류가 파열될 위험이 있으므로 촉진을 해서는 안 된다.

3. 특수 복부 검진방법

1) 복수검사

복수(ascites)는 비정상적으로 복강 내 수분이 축적되는 것으로 울혈성심부전, 간경화, 신부전 등에서 주로 나타난다. 복수가 차 있는지를 사정하기 위한 검사는 탁음이동검사와 액체파동검사가 있다(그림 15.13).

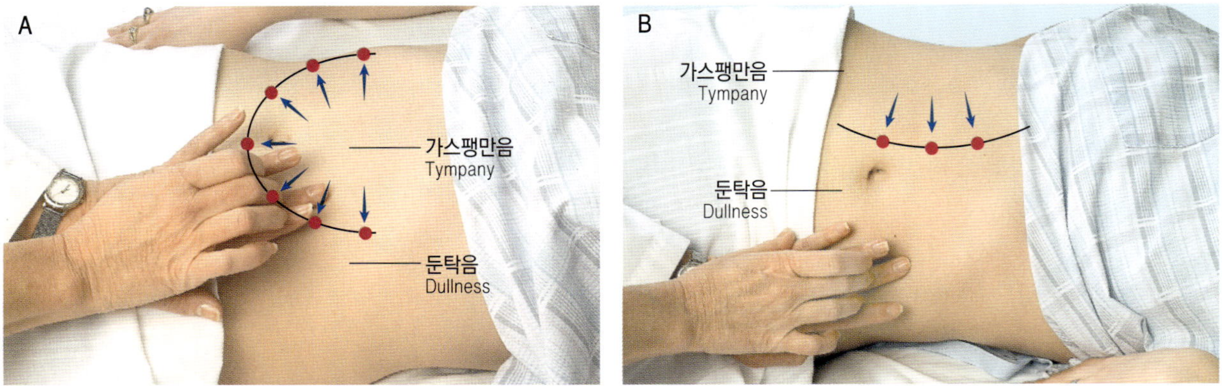

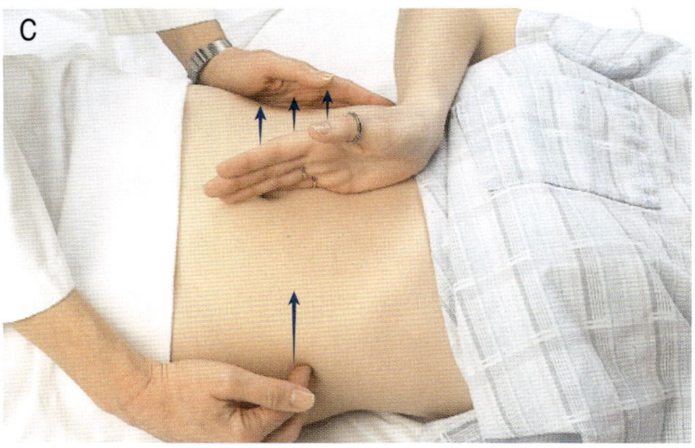

그림 15.13 복수검사
A: 앙와위에서 이동둔탁음 타진, B: 측위에서 이동둔탁음 타진,
C: 액체파동검사

(1) 탁음이동검사

복강 내에 복수가 차 있다면 대상자가 자세를 변경할 때에 타진음이 달라진다. 타진 시 복수가 차 있는 곳은 둔탁음이 들리고 복수가 차 있지 않은 곳은 가스팽만음이 들린다. 대상자가 앙와위로 누워있을 때 복수는 중력에 따라 양쪽 아래로, 공기는 위로 이동한다. 따라서 대상자를 앙와위, 우측 측위, 좌측 측위로 하고 복부를 타진하여 가스팽만음에서 둔탁음으로 변하는 지점이 액체인 복수가 있는 위치임을 알 수 있다.

(2) 액체파동검사

다른 사람이나 대상자 손의 척골면을 대상자의 복부 중앙선에 놓고 흔들리지 않게 수직으로 세우게 하여 피부를 통해 파동이 전해지는 것을 막아준다. 검진자가 한쪽 옆구리를 쳤을 때, 만일 복수가 있다면 반대편 복부에서 액체파동을 느낄 수 있고 복수가 없고 가스나 지방조직으로 차 있다면 파동의 변화를 느낄 수 없을 것이다.

2) 반동압통 검사

복부 부위를 손과 손가락으로 90°로 깊게 누른 다음 재빨리 손을 떼어 반동을 일으키고 이때 압통을 느끼지 않아야 정상이며, 통증이 있는 것을 반동압통(rebound tenderness)이라고 한다. 감염으로 인한 복통을 의심할 때 주로 검진한다. 특히 우하복부의 맥버니점(McBurney point)에서 반동압통이 있다면, 맥버니 징후 양성으로 충수돌기염을 의심할 수 있다(그림 15.14). 반동압통 검사는 통증과 근육 경직을 유발하여 다른 검사들에 지장을 줄 수 있기 때문에 신체검진의 가장 마지막 단계에서 시행한다.

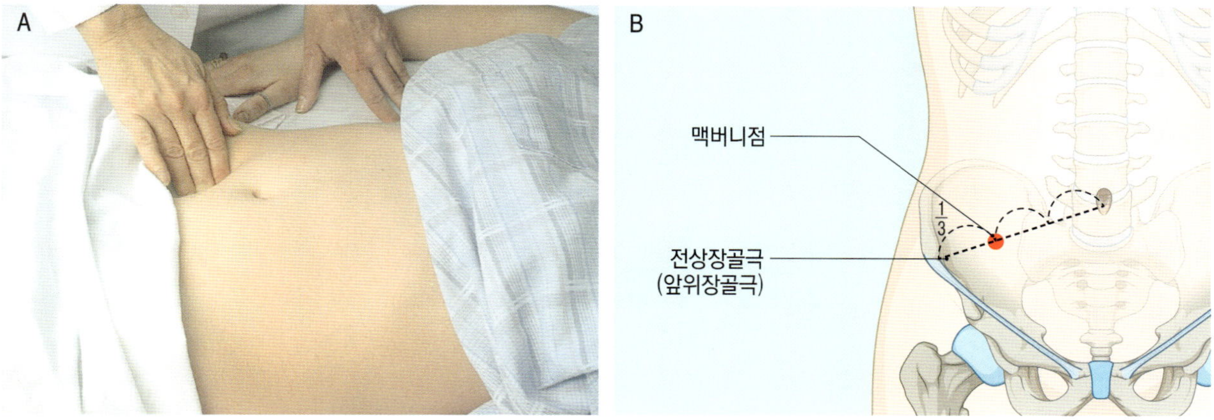

그림 15.14 반동압통 검사와 맥버니점. **A:** 반동압통 검사, **B:** 맥버니점

3) 장요근 검사

대상자를 똑바로 눕게 한 후 검진자의 손을 오른쪽 무릎에 올리고 대상자로 하여금 오른쪽 다리를 올리도록 한다. 대상자가 올리려는 다리에 대항하여 검진자가 아래로 누를 때 대상자가 우측 하복부에 통증이 있다면 장요근(iliopsoas muscle) 징후검사는 양성이다. 급성 충수돌기염이 의심될 때 실시한다(그림 15.15).

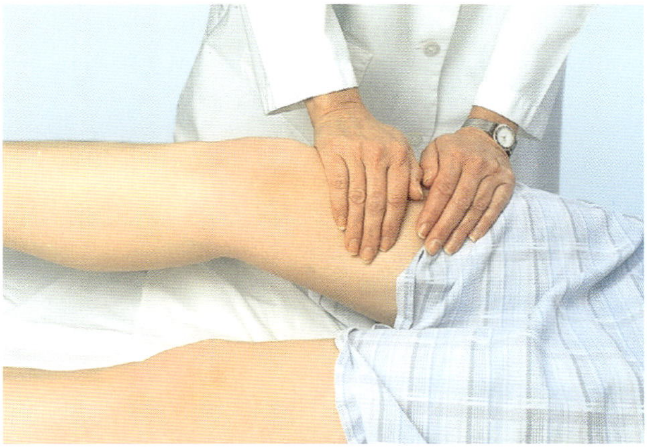

그림 15.15 장요근 검사

4) 흡기발작 검사 Murphy's sign

검진자의 손이 간의 가장자리 하부를 깊이 누르거나 손을 댄 채 대상자가 심호흡을 하면 정상적으로 통증이 없다. 그러나 담낭염 시에는 염증성 담낭을 눌러 날카로운 통증을 유발하고 특히 흡기 시 압통이 갑자기 증가하여 호흡을 멈추게 되면 양성이다(그림 15.16).

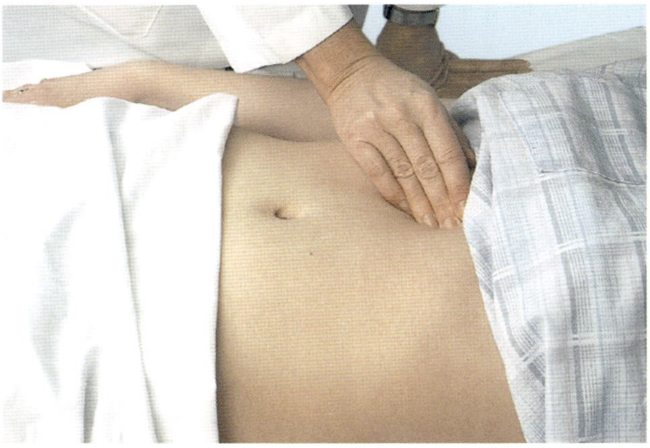

그림 15.16 흡기발작 검사

4. 기록의 예

다음은 검진결과의 기록의 예시이며, 이는 정상소견에 대한 기록이다.

- 건강력과 신체검진에서의 정상 소견 시, 복부는 편평하고 대칭적이며 돌출된 곳이나 덩어리 없음
- 복부는 볼록하고 장음은 정상임
- 부드럽고 압통이 없음
- 촉진 시 종양이나 간비대, 비장비대는 없음
- 비장과 신장이 만져지지 않고 늑골척추각 압통은 없음

복부를 정확하게 사정하기 위해 검진기술을 반복연습하고 정상소견과 비정상소견을 구분할 수 있도록 익혀야 한다.

신체검진법		정상	비정상의 예	관련 질병
시진	복부 윤곽	• 표면이 매끄럽고 부드러움 • 둥글고 편평하거나 약간 들어감	• 반짝이고 긴장됨 • 전반적 팽만 • 제대 아래 부위 팽만 • 제대 위 부위 팽만	• 복수 • 복부팽만, 복수 • 가득찬 방광, 자궁 비대, 난소 종양이나 낭종 • 췌장의 덩어리나 위 확장
	대칭성	• 복부는 좌우 대칭	• 비대칭적으로 돌출이나 덩어리가 있음	• 장기 비대, 탈장, 복직근 분리, 장폐색 • 종양
	제대	• 제대는 복부중앙에 위치하며 함몰되어 있음 • 얕은 분홍색	• 제대 돌출 • 중앙선에서 밀려나 있음 • 푸르스름한 색(Cullen sign)	• 복부팽만, 제대 탈장 • 탈장, 장기 비대, 수분축적 • 복강 내 출혈
	피부색	• 피부색이 밝고 균일하거나 은백색의 줄이 있음	• 자주색 줄 • 붉은 색 • 창백하고 팽팽함 • 자주색 옆구리	• 쿠싱증후군 • 복부 염증 • 복수 • 복벽 출혈
	복벽 움직임	• 움직임이 없거나 대동맥 부위에서 보이는 약한 연동운동	• 복벽 움직임 감소 • 불뚝불뚝 튀어오르는 연동운동 • 파동이 있는 연동운동	• 복막 자극 • 복부 대동맥류 • 장폐색
청진	장음	• 분당 5~30회 정도로 불규칙하게 들리는 부드러운 장음	• 장음 소실 • 장음 감소 • 장음 항진 • 고음의 밀려오는 장음(복명)	• 복막염, 마비성 장폐색 • 복부 수술 후, 후기 장폐색으로 인한 장운동 감소, 폐렴 • 설사, 위장염, 초기 장폐색 • 장폐색
	혈관음	• 동맥 잡음 없음	• 대동맥 부위 잡음	• 복부 동맥류 • 신동맥이나 장골동맥 협착
타진	복부	• 타진 시 가스 팽만음 • 장기가 있는 곳은 둔탁음	• 국소적 탁음 • 과도한 가스팽만음	• 액체나 고체 덩어리 • 가스, 팽만된 복부
	간	• 우측 중앙쇄골선에서 6~12cm, 정중선에서 4~8cm에서 둔탁음	• 우측 중앙쇄골선에서 12cm 이상 초과, 정중선에서 8cm 이상 초과 • 상부로 이동 • 하부로 이동	• 간비대, 종양, 농양, 혈관 충혈 • 덩어리, 복수, 횡격막 마비 • 폐기종

신체검진법		정상	비정상의 예	관련 질병
	비장	• 좌측 중앙액와선 6~11번째 늑골 사이의 7cm에서 둔탁음	• 7cm 이상의 둔탁음	• 비장비대, 문맥성 고혈압, 외상
	늑골척추각	• 간이나 신장 압통 없음	• 간의 압통, 신장의 압통	• 간염, 담낭염, 신장 염증
	액체파동 검사	• 액체파동 없음	• 액체파동이 촉진됨	• 복수
	탁음이동 검사	• 탁음의 수준 변화 없음	• 대상자가 측위로 누울 때 탁음의 수준이 증가함	• 복수
촉진	가벼운 촉진	• 압통 없음 • 부드러우며 이완된 복부	• 압통, 과민성 • 표재성 덩어리 • 국소적 복부 긴장	
	심부 촉진	• 검상돌기, 맹장, 결장부위의 압통	• 국소적 또는 전신적 압통 • 고정되거나 움직이는 덩어리	
	간	• 촉진되지 않을 수 있으며 가장자리는 매끄럽고 단단하고 날카로움 • 덩어리 없음, 압통 없음 • 결절 없음	• 간비대, 압통 • 딱딱하고 단단한 간 • 결절	• 외상, 간염, 초기 간경변 • 간암 • 종양, 전이암, 후기 간경변, 매독
	비장	• 촉진되지 않는 것이 정상 • 압통 없음	• 촉진됨, 압통	• 비장비대, 문맥성 고혈압, 외상
	신장	• 촉진되지 않는 것이 정상 • 우측 신장의 가장자리가 촉진되면 부드럽고 단단함	• 크기가 커지고 촉진이 가능함	• 신장비대, 낭종, 종양, 수신증
	방광	• 촉진되지 않음	• 매끄럽지만 둥글고 긴장된 덩어리 촉진됨	• 요정체
	반동성 압통	• 반동성 압통 없음 • 맥버니 지점에 통증 없음 (맥버니징후 검사)	• 복부자극으로 통증이 있음 • 맥버니 지점의 압통	• 충수돌기염 • 충수돌기염
	장요근 검사	• 통증 없음	• 우측 하복부 통증	• 충수돌기염
	흡기발작 검사	• 통증 없음	• 날카로운 통증	• 담낭염

1. 박 씨는 복부 팽만과 여러 번의 구토가 있어 병원을 방문하였다. 간호사가 대상자에게 한 질문 중 가장 적절한 것은?

① "구토물의 양상은 어떠한지요?"

② "구토 전에 속쓰림이 있었는지요?"

③ "복부팽만 정도가 변화가 있었나요?"

④ "대 · 소변의 색깔에 변화가 있었나요?"

2. 김간호사는 강 씨의 복부를 검진하고자 한다. 올바른 검진 순서는?

① 촉진 → 시진 → 청진 → 타진

② 시진 → 청진 → 타진 → 촉진

③ 청진 → 시진 → 촉진 → 타진

④ 시진 → 촉진 → 타진 → 청진

3. 다음은 복부 검진에 관한 내용이다. 옳은 내용은?

① 맥버니징후 검사는 급성담낭염을 확인하기 위한 한 검사이다.

② 탁음이동과 액체파동 검사는 신장염을 확인하기 위한 검사이다.

③ 흡기발작 검사는 충수돌기염을 확인하기 위한 우하복부의 반동압통 검사이다.

④ 검은색 변은 상부위장관계의 출혈로 인한 잠혈이고, 회색변은 간염 시에 나타날 수 있다.

정답

1. ① 2. ② 3. ④

참고문헌

강지연 외 (2019). Bate's 간호사를 위한 건강사정, 군자출판사.

권소희 외(2019). 핵심건강사정, 수문사.

박경희 (2019). 그림으로 보는 상처관리 2판. 군자출판사.

은영 외 (2019). 생애주기별 건강사정 6판, 수문사.

이강이 외(2018). 건강사정 6판, 현문사.

임경춘 외(2020). JAVIS 건강사정 8판, 학지사메디컬.

박지원 외(2013). 건강간호사정(비판적 사고와 사례연구 접근) 2판, 학지사메디컬.

CHAPTER

16 근골격계 사정

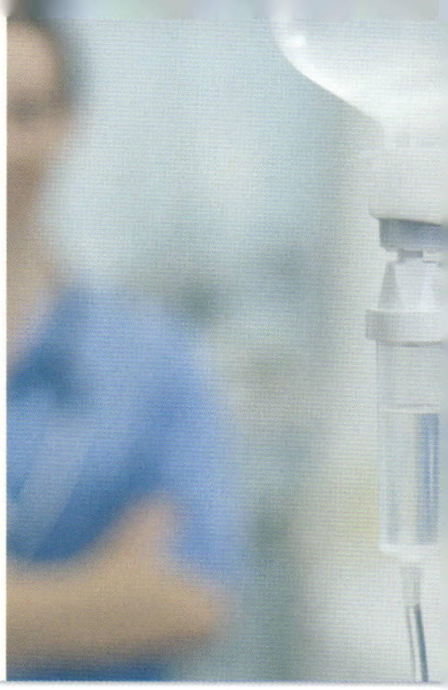

학습목표

1. 근골격계의 구조와 기능을 설명할 수 있다.
2. 근골격계의 건강력을 수집할 수 있다.
3. 근골격계 신체검진을 수행할 수 있다.
4. 근골격계 검진결과의 정상과 비정상을 구별할 수 있다.
5. 근골격계의 검진결과를 기록할 수 있다.

주요용어

- 관절가동범위 Range of motion
- 과신전 Hyperextension
- 굴곡 Flexion
- 내번 Inversion
- 내전 Adduction
- 내회전 Internal rotation
- 맥머레이 검사 McMurray's test
- 배굴 Dorsal flexion
- 수근터널증후군 Carpal tunnel syndrome
- 신전 Extension
- 외번 Eversion
- 외전 Abduction
- 외회전 External rotation
- 족저굴곡 Plantar flexion
- 하지직거상 검사 Straight leg raising test
- 회내 Pronation
- 회선 Circumduction
- 회외 Supination

구조와 기능
건강력 수집
신체검진
정상 · 비정상 결과
적용문제

노령화가 진행되면서 노화로 인한 근골격계 마모와 약화로 근골격계 질환이 증가되고 있다. 젊은 층에서도 과다한 스포츠 활동이나 보호장구 미착용으로 인한 손상으로 인해 근골격계 문제가 많이 발생하고 있다. 이러한 근골격계 질환은 근골격계 통증뿐만 아니라 신체 기능제한을 동반하여 일상생활 수행과 자가간호행위 수행에 불편감과 장애를 초래하게 된다. 적절한 근골격계 사정은 대상자의 근골격계 이상을 밝혀내고 간호중재를 할 수 있는 기초가 되므로 적절한 근골격계 사정에 대한 학습이 필요하다.

1. 근골격계

근골격계는 뼈(bones)와 근육(muscles), 관절(joints)로 이루어져 있다. 뼈는 우리 몸의 구조를 이루고, 몸을 보호하며, 지지하는 지렛대 역할을 한다. 우리 몸에는 206개의 뼈가 존재한다. 근육은 관절 주위의 뼈를 움직이도록 힘

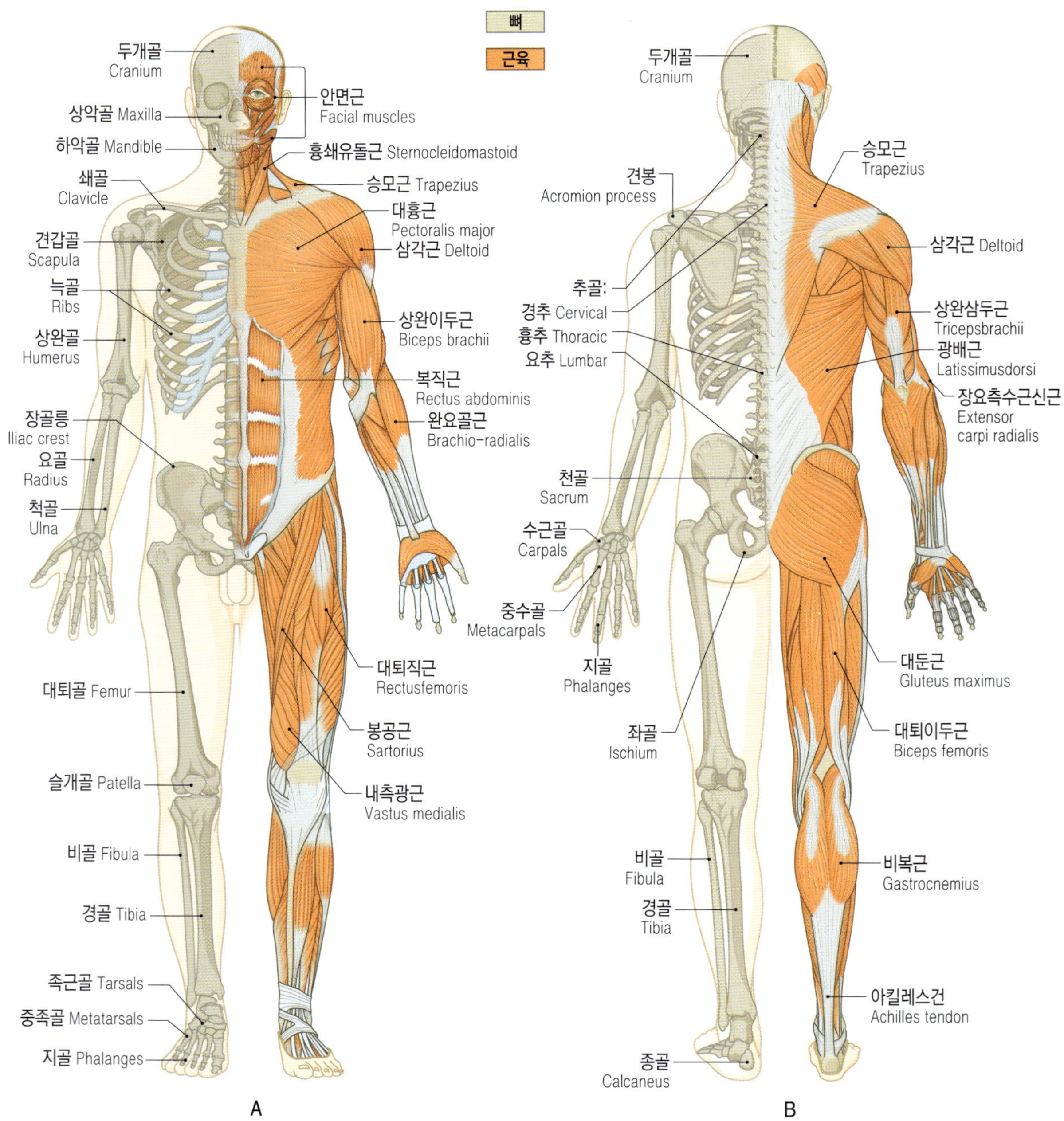

그림 16.1 근골격계의 구조. **A**: 전면, **B**: 후면

을 준다. 근육이 수축할 때 움직임이 만들어진다. 근육은 골격근, 평활근, 심장근육으로 나뉜다. 골격근은 다발을 이루는 긴 근육섬유로 이루어져 결합조직으로 연결된다. 골격근은 건(힘줄, tendeon)이라는 튼튼한 섬유띠들이 골격근을 뼈에 부착한다. 그림 16.1은 근골격계의 전면과 후면 구조의 그림이다.

관절은 두 개 이상의 뼈가 만나는 곳으로 몸이 다양한 범위 내에서 움직일 수 있도록 하는 지렛대 받침 역할을 한다. 관절은 두개골의 봉합선과 같이 움직이지 않는 섬유결합조직으로 연결된 섬유관절, 척추뼈 사이의 추간판과 같이 연골로 이루어진 연골관절, 뼈와 뼈 사이에 윤활액이 있어 자유롭게 움직이는 윤활관절(활액관절)로 분류된다. 윤활관절 내의 뼈의 표면은 탄력성 있는 연골로 둘러싸여 있다. 관절의 연골(cartilage)은 뼈의 충격을 흡수하고 원활한 움직임을 돕는다. 튼튼하고 치밀한 결합조직 섬유띠인 인대(ligament)는 윤활관절의 뼈들을 서로 연결하며 관절에 힘을 실어주고 바람직하지 않은 방향으로의 움직임을 예방하며 관절을 지지한다(그림 16.2).

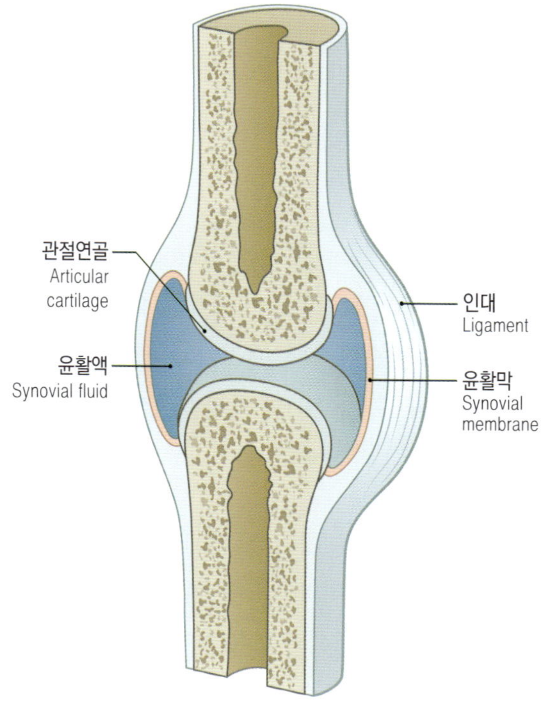

그림 16.2 관절의 구조

2. 주요관절

주요관절은 측두하악관절, 어깨, 팔꿈치, 손목과 손, 고관절, 무릎, 발목과 발, 척추 등이다(그림 16.3).

1) 측두하악관절

측두하악관절(temporomandibular joint)은 측두골과 하악골을 연결하는 관절이며 귀의 이주의 앞쪽으로 함몰되어 있다. 측두하악관절은 말하거나 씹을 때 턱이 잘 움직이도록 한다. 측두하악관절은 턱의 열고 닫기와 전인과 퇴축과 아래턱의 좌우 움직임이 있다.

2) 어깨관절

볼과 소켓 모양의 어깨관절은 여러 축으로의 큰 움직임을 가능하게 한다. 어깨관절은 극상근(supraspinatus muscle), 극하근(infraspinatus muscle), 소원근(teres minor muscle), 견갑하근(subscapularis muscle) 등 4개의 강력한 근육과 건으로 둘러싸여 있는데, 이것을 회전근개(rotator cuff)라고 한다. 회전근개는 어깨관절을 지지하고 안정시켜준다. 또한 견봉하낭(봉우리밑주머니, subacromial bursa)은 견봉돌기 아래부위에서 상완골의 대결절을 움직이기 쉽도록 하여 팔의 외전을 돕는다.

3) 팔꿈치관절

팔꿈치관절(elbow joint)은 상완골, 요골, 척골의 3개의 뼈로 구성되어 있으며, 경첩관절로서 한쪽 면으로 움직이는 작용을 한다.

4) 손목관절과 손관절

손목관절(wrist joint)과 손관절(articulations of hand)은 요골(엄지손가락 쪽)의 결절과 수근골의 배열로 이루어져 있으며 이 관절의 운동은 굴곡과 신전, 한쪽으로 편위가 가능하다. 중수관절(midcarpal joint)은 두 줄의 평행한 손목뼈들 사이에 있는 관절이다. 중수관절은 굴곡과 신전, 약간의 회전을 가능하게 한다. 중수지절관절(metacarpopharangeal joint)과 지절간관절(interphalangeal joint)은 손가락의 굴곡과 신전을 할 수 있도록 한다.

5) 고관절

고관절(hip joint)은 대퇴골두와 관골구 사이의 관절이다. 어깨관절과 마찬가지로 볼과 소켓 모양의 작용으로 많은 축에서 넓은 범위의 운동을 가능하게 한다. 또한 고관절은 어깨보다 다소 적은 범위의 관절운동을 하지만 체중을 지지한다는 점에서 더욱 안정적이며, 굴곡, 내 · 외전, 내 · 외회전이 가능하다.

6) 무릎관절

무릎관절(knee joint)은 대퇴골, 경골, 슬개골의 세 개의 뼈로 이루어진 관절이다. 또한 무릎관절은 몸에서 가장 큰 관절이며 복잡하다. 슬개골의 위쪽 경계선에서 상슬개낭이라고 불리는 주머니를 형성하며, 내측 반월상 연골과 외측 반월상 연골이라고 불리는 2개의 쐐기 모양의 연골들은 대퇴골과 경골의 충격을 완화시켜준다. 관절은 2개의 인대에 의해서 고정된다. 십자인대는 앞쪽과 뒤쪽을 안정시키고 회전을 조절하는 것을 돕는다. 측부인대는 안쪽과 바깥쪽을 안정시키며 탈구를 방지한다. 관절낭은 마찰을 방지한다.

7) 발목관절과 발

발목관절(ankle joint)과 발(foot)은 경골과 비골, 거골(발목뼈, talus)로 이루어진 관절이다. 경첩관절로서 한쪽 평면으로 굽혀지고 움직임이 제한되어 있다. 경계부위는 양측의 내측상과와 외측상과인 뼈 돌출부위이다. 발가락관절은 발의 움직임을 가능하게 한다. 거골하관절은 발의 외번과 내번을 가능하게 한다. 발은 종족궁(longitudinal arch of foot)을 가지고 있는데 지면에 닿는 부분인 종골(발꿈치, calcaneus)에서 중족골(metatarsal bone)의 머리로 체중을 분산시킨다.

8) 척추

추간관절로 구성된 척추(vertebra)는 4개의 굴곡(2개의 S자 모양)이 있다. 경추와 요추는 오목한 굴곡이며, 흉추와 천추부위는 볼록한 굴곡을 가지고 있다. 이러한 굴곡의 균형과 상호 보완성은 추간판의 탄력성과 함께 척추의 심한 충격을 흡수하도록 해준다. 추간판(intervertebral disc)은 탄력 있는 섬유연골의 판으로서 각 기둥의 1/4 길이를 구성하고 있다. 각각의 추간판의 중앙에는 부드럽고 반액체성의, 점액질 물질로 만들어진 수핵이 있다. 추간판은 척추에 완충작용을 하며, 척추가 잘 움직이도록 돕는다.

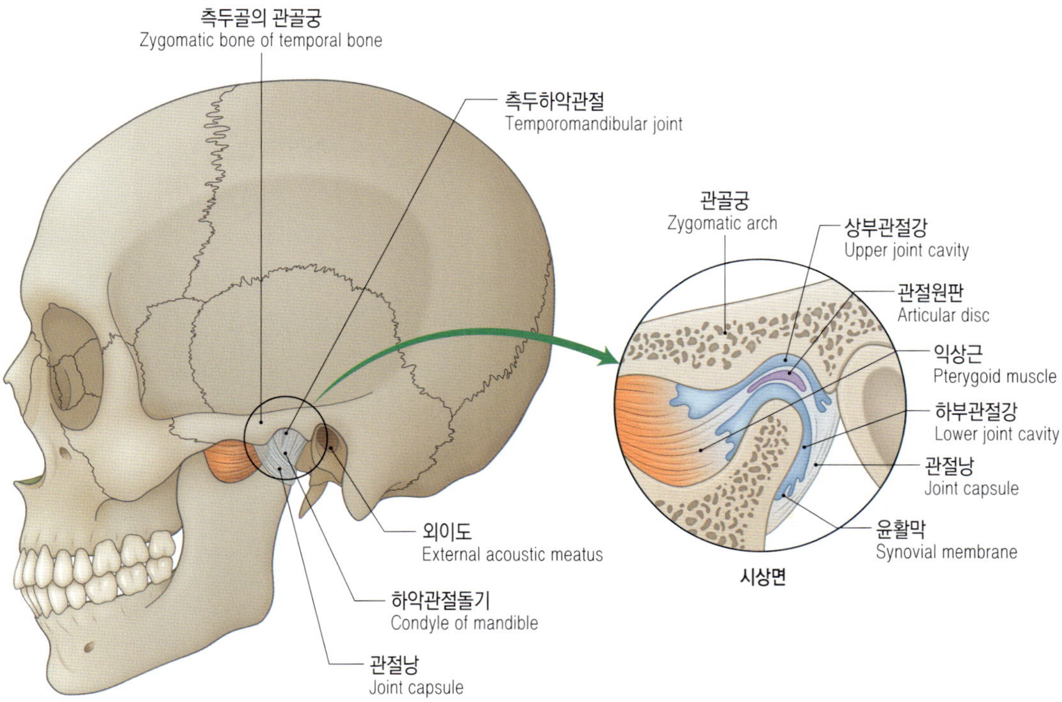

A

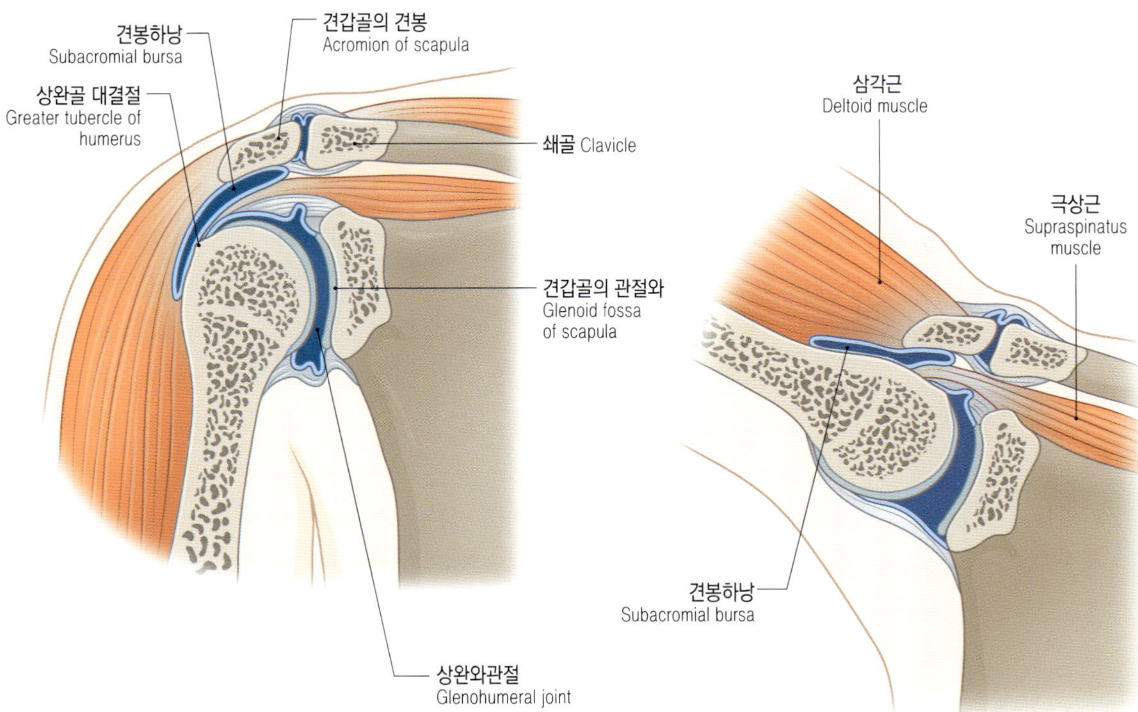

B

그림 16.3 주요관절. A: 측부하악관절, B: 어깨관절, C: 팔꿈치관절, D: 손목관절과 손, E: 고관절, F: 무릎관절, G: 발목과 발, H: 척추

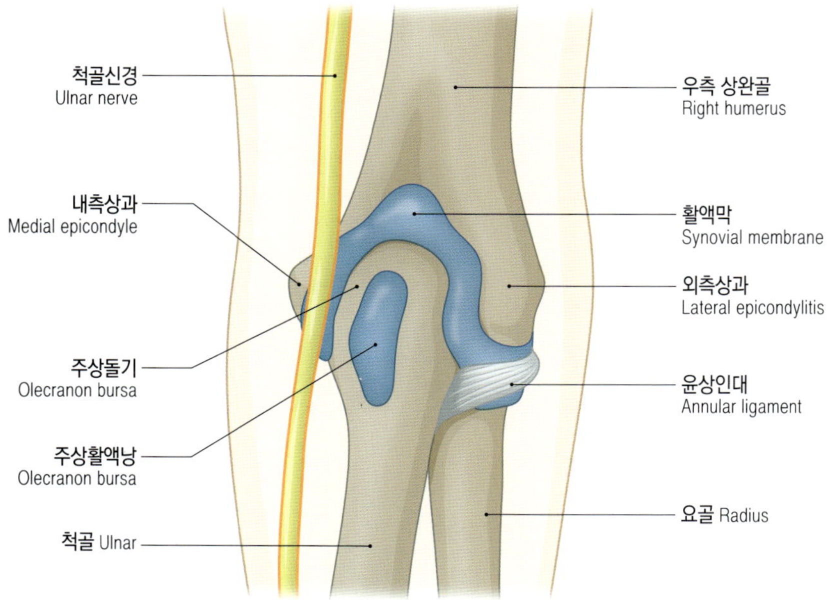

C

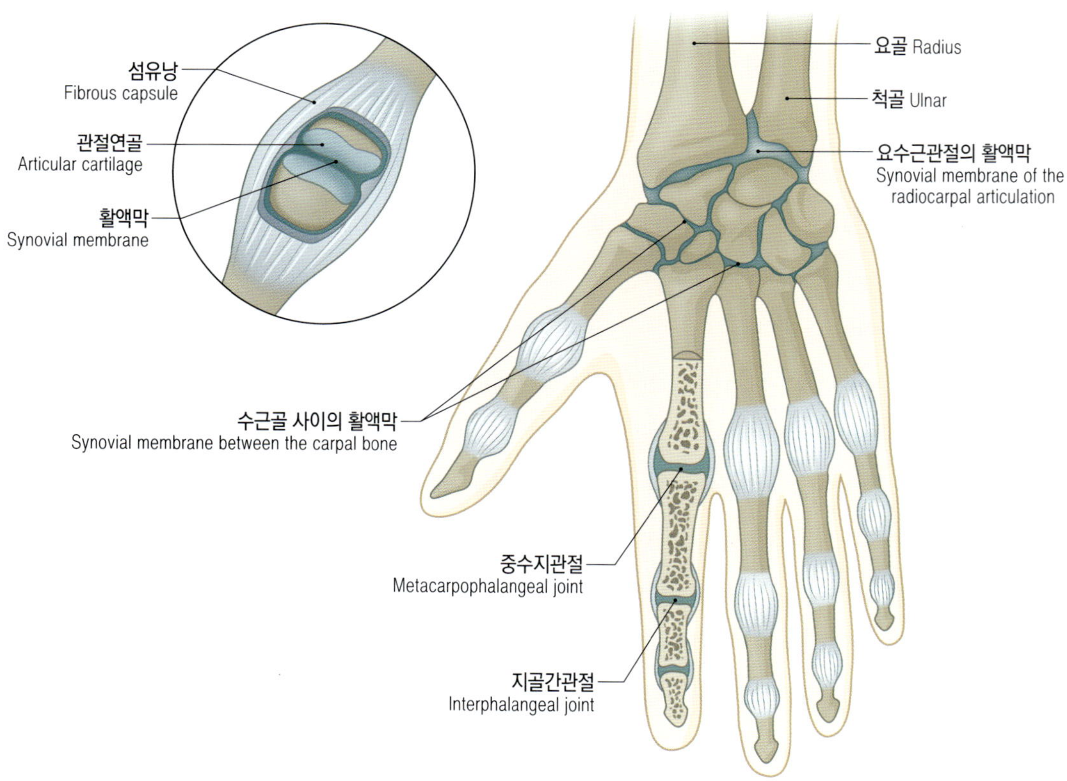

D

그림 16.3 주요관절. A: 측부하악관절, B: 어깨관절, C: 팔꿈치관절, D: 손목관절과 손, E: 고관절, F: 무릎관절, G: 발목과 발, H: 척추(계속)

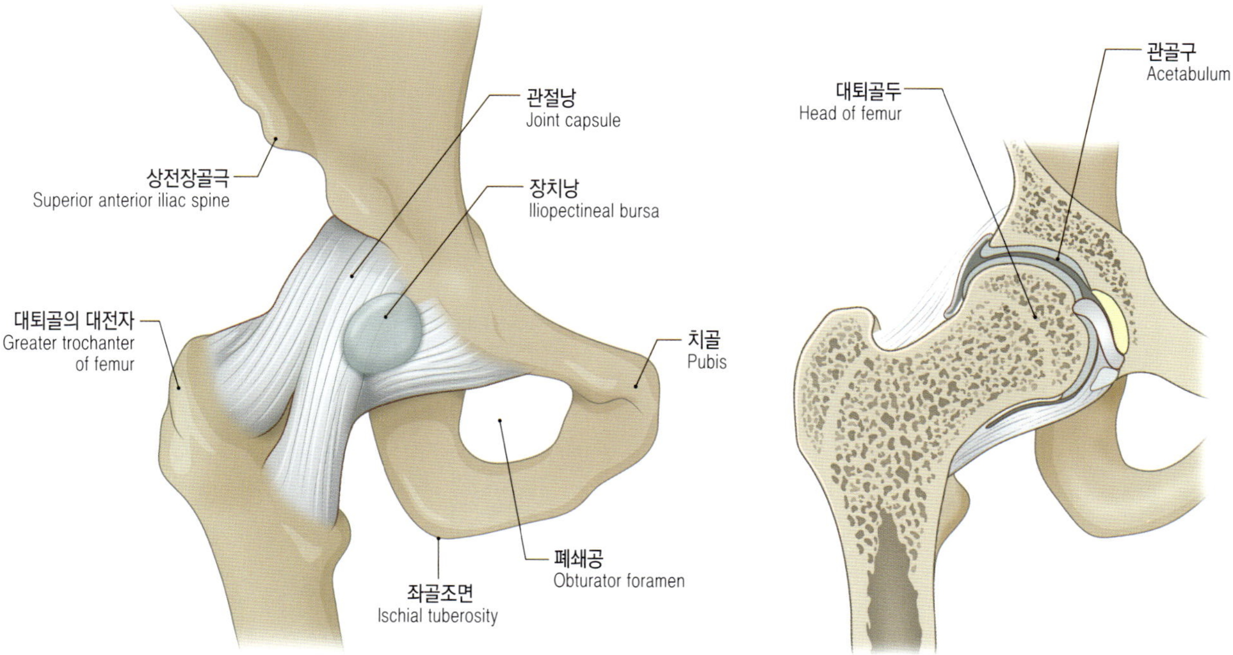

E

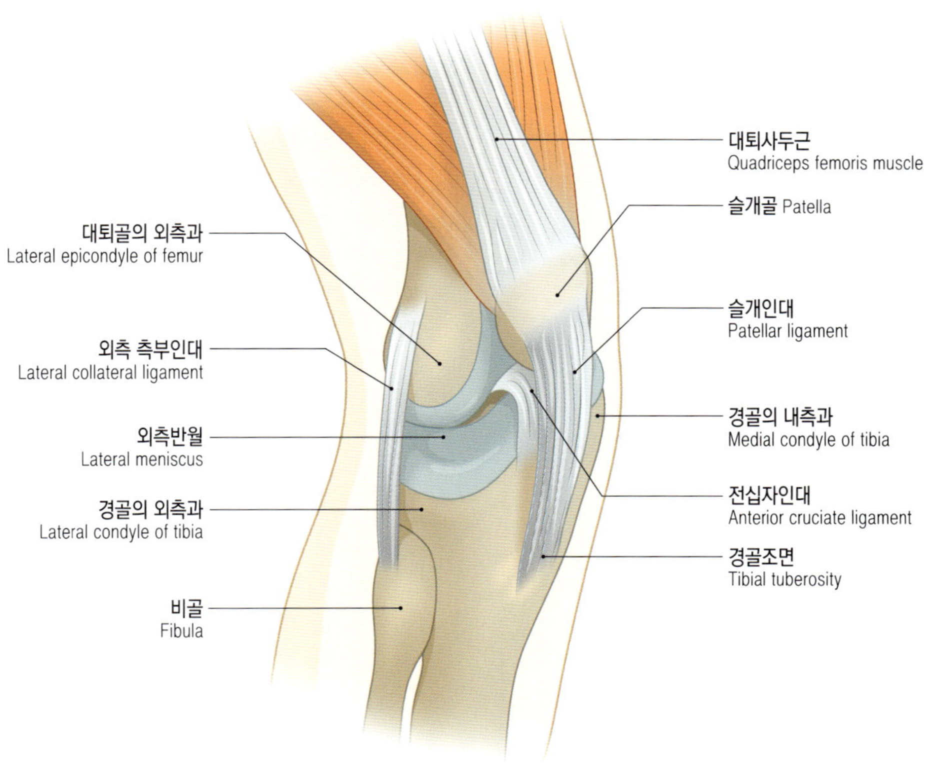

F

그림 16.3 주요관절. A: 측부하악관절, B: 어깨관절, C: 팔꿈치관절, D: 손목관절과 손, E: 고관절, F: 무릎관절, G: 발목과 발, H: 척추(계속)

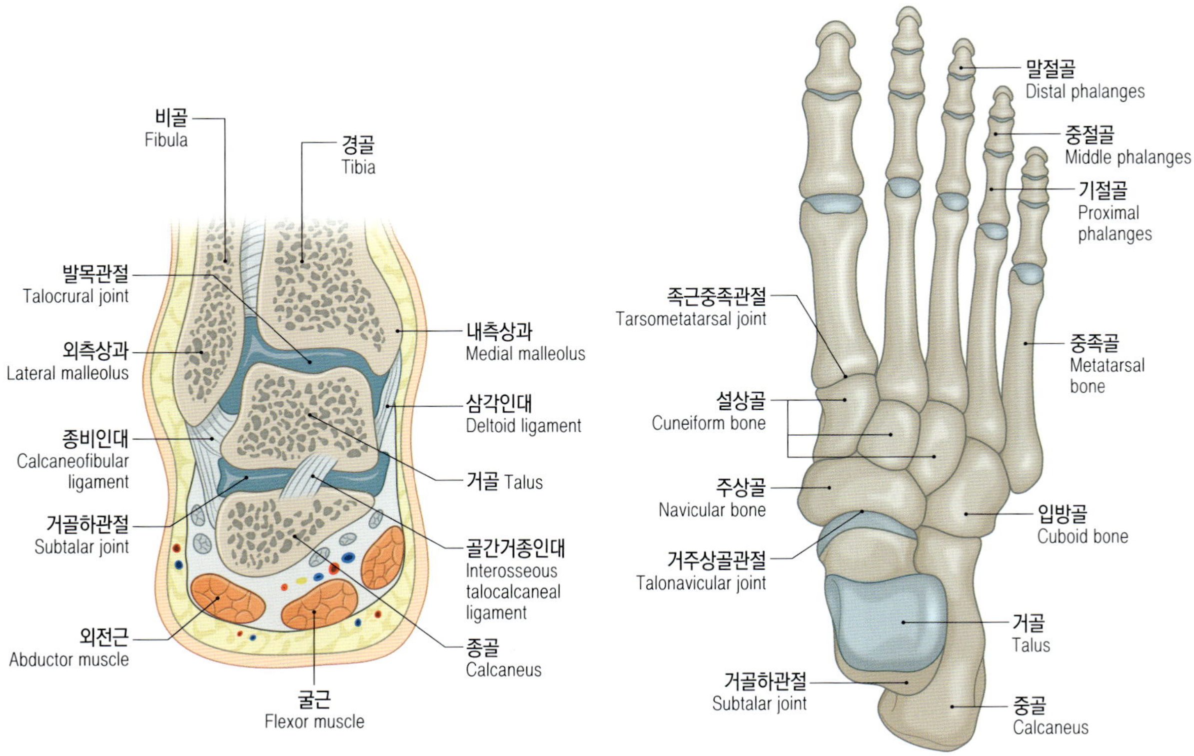

G

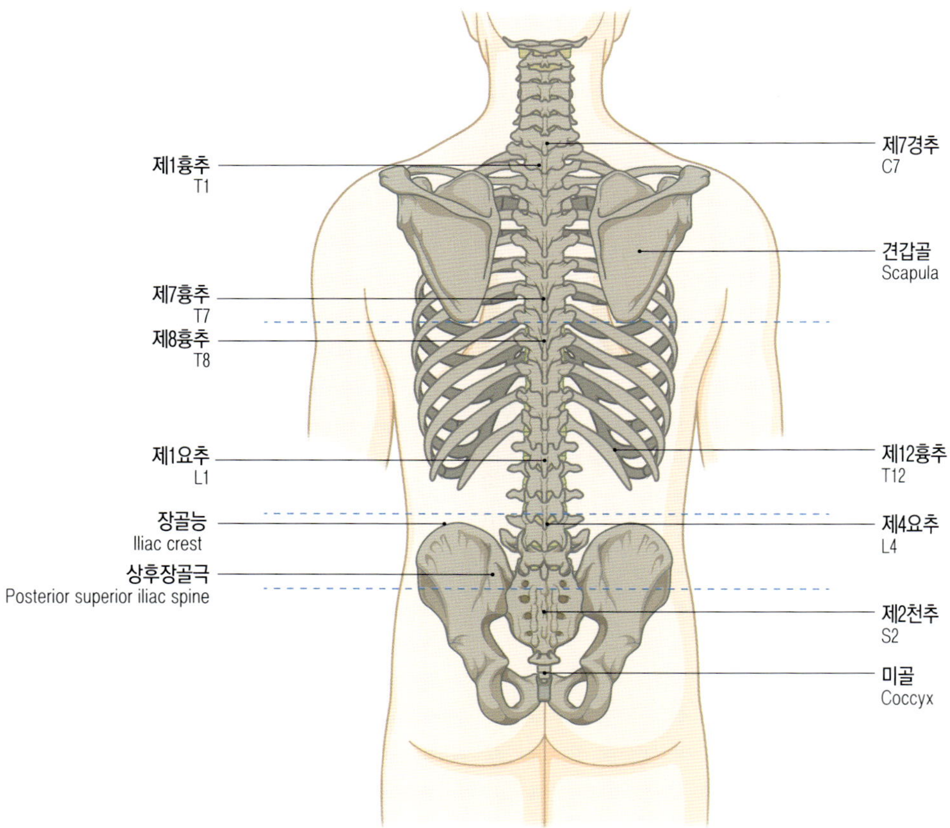

H

그림 16.3 주요관절. A: 측부하악관절, B: 어깨관절, C: 팔꿈치관절, D: 손목관절과 손, E: 고관절, F: 무릎관절, G: 발목과 발, H: 척추(계속)

건강력 수집은 병원을 방문하게 된 이유(주요증상)를 묻기 시작하면서 현병력, 과거력, 가족력, 투약력 및 개인사회력에 대해 질문한다.

1. 주요증상

- 통증(관절통, joint pain), 근육통(myalgia), 뼈통증(bone pain)
- 관절강직(joint stiffness)
- 관절부종, 열감, 발적(joint swelling, heat, redness)
- 관절 움직임 제한(limitation of movement)
- 근 무력(muscle weakness)
- 기형(malformation)
- 외상(골절, fracture), 좌상(strain), 염좌(sprain), 탈구(dislocation)
- 일상활동장애

2. 현병력

아래의 각 증상이 언제 어떻게 시작되었는지, 주기와 경과는 어떠한지 등의 구체적인 질문을 하여 정보를 수집해야 한다.

1) 통증(관절통, 근육통, 뼈통증)

어느 부위가 언제부터, 얼마만큼, 어떻게 아픈지요? 움직이면 아픈가요? 휴식이나 약물 적용 후 완화됐나요? 어떤 경우 통증이 완화되었나요? 동반증상이 있나요? 10점이 가장 아프다면 0점에서 10점 척도 중 몇 점인가요?

근거: 통증은 양, 질(특성), 악화요인, 완화요인, 통증 위치, 발생시간과 발생주기를 사정하여야 한다. 통증의 양은 10점 척도로 통증의 정도를 사정할 수 있고, '둔한', '쿡쿡 쑤시는 듯한', '찌르는 듯한', '깊은', '날카로운' 등의 통증 양상을 사정하는 것이 필요하다. 골절 시 움직이면 뼈 통증이 있고, 골절이 없으면 뼈통증(bone pain)은 움직임과 관련 없이 나타난다. 뼈통증의 양상은 날카로우며 근육통(myalgia)은 경련성이다. 류마티스관절염은 양쪽 대칭적인 통증이 존재하며 골관절염은 한쪽만 아플 수 있다. 류마티스관절염은 하루 중 주로 아침에 관절강직과 함께 통증이 발생하고, 골관절염은 저녁에 통증이 심하다. 관절통(joint pain)은 대개 기압이 변하면 더 심해진다. 대부분 움직이면 관절통증이 악화되지만 류마티스관절염은 움직이면 통증이 완화된다. 걸을 때 장딴지 근육에 통증이 있다가 쉴 때 사라지면 간헐적 파행이다. 열이나 오한과 함께 관절통이 동반되면 독감과 관련될 수 있고, 인후통을 동반한 목감기 후 10~14일 후 관절통은 류마티스열과 관련된다. 통증 완화요인을 아는 것은 통증완화 간호계획 수립에 도움이 된다.

2) 관절강직

관절강직(joint stiffness) 증상이 언제, 얼마만큼 발생하나요?

근거: 류마티스관절염은 아침에 발생, 골관절염은 저녁에 주로 발생한다.

3) 관절부종, 열감, 발적

관절이 붓고, 열이 나고, 발적 증상이 있나요?

근거: 관절통증과 함께 부종, 열감, 발적이 있으면 관절염이나 통풍 등 급성 염증을 의미한다.

4) 관절 움직임 제한

관절 움직임에 제한이 있나요? 어떤 관절인가요? 어떤 움직임에 문제가 있나요?

근거: 관절 손상, 근육 구축, 부종이 있으면 관절의 운동범위가 작아져 움직임에 제한이 있다.

5) 근 무력

근 무력감(muscle weakness)이 어떤 근육에, 언제부터, 얼마나 오래 지속되나요? 근육위축이 있나요?

근거: 근육약화는 신경분포 이상이나 근육수축 장애로 발생한다. 장기간 근육을 사용하지 않으면 근육이 위축되는데, 이러한 상태를 불용성 위축(disuse atrophy)이라고 한다. 근육병증(myopathy)인 경우는 대체로 근위 근육이 약해지고 신경병증(neuropathy)인 경우 원위 근육이 약해진다. 일어나는데 하지에 힘이 주어지지 않는 경우 안전사고에 유의해야 한다.

6) 기형

뼈나 관절에 기형이 있나요? 손상이나 외상으로 인한 건가요? 관절가동범위에 영향을 미치나요?

근거: 뼈나 관절의 기형 여부, 손상이나 외상여부, 관절가동범위의 제한을 아는 것은 진단과 치료에 중요하므로 반드시 사정한다.

7) 외상(골절, 좌상, 염좌, 탈구)

뼈나 관절에 영향을 미칠 수 있는 사고나 외상이 있었나요? 어떤 사고이며, 언제 발생했나요? 어떤 치료를 받았나요? 현재 제한이나 문제가 있나요?

근거: 골절, 관절 긴장, 염좌, 탈구 등 뼈나 관절에 영향을 미칠 수 있는 외상으로 사고의 유형과 발생 시기, 치료방법, 그로 인한 활동 제한 여부를 아는 것은 진단과 치료에 중요하므로 반드시 사정한다.

8) 일상활동장애

근골격계 문제로 목욕, 배설, 옷입기, 몸단장, 먹기, 기동성, 의사소통 등 일상생활활동 정도에 영향을 받았나요? 어떤 기능이 어려운가요?

근거: 근골격계 문제로 활동이나 기능에 문제가 생기면 자가간호를 수행할 수 없다. 일상생활활동 중 어떤 활동에, 얼마만큼의 문제가 있으며, 어떤 도움이 필요한지를 사정한다.

3. 과거력

1) 근골격계 문제

통풍, 관절염, 결핵, 뼈 전이를 일으킬 수 있는 암 등의 과거력이 있나요?

근거: 통풍, 관절염, 결핵, 뼈 암 과거력이 있으면 근골격계 문제가 발생하기 쉽다.

2) 골다공증

골다공증 진단을 받은 적이 있나요?

근거: 골다공증은 근골격계 질환의 위험요인이며, 키가 줄어들게 한다.

3) 외상이나 수술

근육이나 관절, 뼈의 외상이나 수술 경험이 있나요?

근거: 과거의 부상으로 근육약화, 운동범위 감소, 운동장애 등의 문제가 남아있을 수 있다. 수술은 근골격계 문제가 될 수 있는 부수적인 정보를 제공한다.

4) 보행보조기구

보행기, 지팡이, 보조기 등 보행보조 기구를 사용하고 있나요?

근거: 보행보조기구 사용은 근골격계에 문제가 있음을 알려준다. 또한 이로 인한 낙상 위험도 있다.

5) 투약력

복용하는 약물이 있나요? 처방대로 복용하나요?

근거: 처방약과 일반약, 보조약물을 모두 조사한다. 만성질환치료약인 스테로이드제와 항경련제 등의 부작용이 골다공증을 유발한다.

4. 가족력

1) 척추질환

가족 중 등이 굽었거나 허리에 문제가 있는 사람이 있나요?

근거: 척추질환 위험인자를 파악하기 위해서 질문한다.

2) 관절염

가족 중에 류마티스관절염이나 골관절염, 통풍 같은 관절염이 있었던 사람이 있나요?

근거: 류마티스관절염이나 골관절염, 통풍 등의 위험요인을 파악하기 위해서 질문한다.

5. 개인사회력

1) 직업

무거운 물건을 드는 직업인가요? 뜨개질, 컴퓨터 관련 업무 등 일부 관절에 만성적인 자극을 주는 일을 하나요?

근거: 무거운 물건을 들어 올리거나 관절에 힘이 드는 동작을 반복하는 일을 하는 도중에 근골격계에 부상을 입는 경우가 많다. 무거운 물건을 드는 직업은 근긴장성 손상(좌상)으로 인한 요통 발생, 어깨의 회전근개(rotator cuff) 손상과 관련되며, 뜨개질, 컴퓨터 관련 업무, 스마트폰 과다 사용은 관절에 만성적 자극으로 손목터널증후군 등 근골격계 문제를 초래하기 쉽다.

2) 운동의 종류 및 빈도, 준비 운동 및 보호대 착용 여부

어떤 운동을, 얼마나 자주 하나요? 운동 전 스트레칭 등의 준비운동을 하나요? 자건거 타기나 인라인스케이팅 시 헬멧이나 보호대 등 보호장비를 착용하나요?

근거: 운동 부족은 골밀도를 낮추어 골다공증 위험이 커진다. 규칙적인 운동으로 뼈를 튼튼하게 하여 골다공증을 예방해야 한다. 이외에도 흡연, 과다음주는 골다공증 위험을 높인다. 반면, 과다한 운동으로 인한 부상의 위험을 사정한다. 스포츠 중에 근육이나 건이 과다하게 당겨지는 동작을 할 때 좌상, 비트는 동작을 할 때 염좌, 무거운 것을 들거나 공을 던질 때 어깨 회전근개 파열이 발생되기 쉽다. 또한 운동 전 스트레칭 등의 준비운동 부족, 자전거 타기나 인라인스케이팅 시 헬멧이나 보호대 등 보호장비 미착용은 스포츠 관련 부상의 위험을 높인다.

3) 최근 체중변화 여부

최근에 체중이 과다하게 증가하거나 과다하게 감소되었나요?

근거: 과다한 체중증가나 비만은 관절염 발생 위험을 높인다. 반면, 과다한 체중감소는 골다공증 위험을 높인다.

4) 가족이나 친구와의 상호작용, 자아존중감

가족이나 친구와의 관계는 어떠한가요? 자아존중감에 문제가 생겼나요?

근거: 사회적 관계유지는 치료에 아주 중요하다.

표 16.1 근골격계 위험요인

골다공증	류마티스관절염	골관절염
• 운동부족 • 칼슘섭취 부족 • 카페인, 알콜 남용 • 흡연 • 스테로이드 사용 • 낮은 에스트로겐 수치 • 폐경기 여성	• 자가면역(유전성) • 정서적 스트레스 • 환경적 요인 • 미생물(Epstein-Barr virus) • 여성(3배)	• 노화 • 유전적 요인 • 비만 • 외상 • 관절질환 • 직업(손힘 사용직업, 축구, 육상, 체조) • 대사질환, 혈액장애 • 여성(2배)

1. 대상자 준비 및 준비물품

1) 대상자 준비

검진순서는 머리에서 발가락으로, 근위부위에서 말단부위로 검진한다. 검사한 관절은 휴식을 취하도록 한다. 관절을 정확하게 사정하기 위해서 근육을 부드럽게 이완시킨다. 염증부위를 검진할 때는 거칠게 만지면 통증과 근육경련의 원인이 되므로 조심해서 다루어야 한다. 통증, 근육경련을 피하기 위해서는 단단한 지지대를 사용하고, 이완된 상태에서 부드럽고 조심스럽게 움직인다. 반대부위의 관절과 비교하고, 관절의 정상적인 범위를 측정하며, 대칭적으로 구조와 기능을 관찰한다.

2) 준비물품

- 줄자
- 관절각도기(goniometer)
- 펜

2. 근골격계 검진방법

근골격계 검진은 시진과 촉진, 관절가동범위(range of motion, ROM), 근력을 이용한다.

관절가동범위. 신체의 근위부를 고정시키고 움직여 보도록 하여 관절가동범위를 실시한다. 만약 움직임에 제한이 있다면, 조심스럽게 수동적인 운동을 시도한다. 한손으로 관절을 붙잡고, 다른 손으로는 움직임에 제한이 올 때까지 천천히 움직인다. 만약 관절가동범위의 증가나 제한이 있다면, 관절 각도기를 사용하여 각도를 정확하게 측정한다. 관절 위에 관절각도기 0지점의 중심부를 둔다. 관절각도기의 '0'선상에 고정자를 두고 이동자를 움직여 각도를 측정한다. 그리고는 관절을 굴곡시켜 굴곡 시의 최대각을 측정한다(그림 16.4). 골격근의 움직임은 그림 16.5와 표 16.2와 같다.

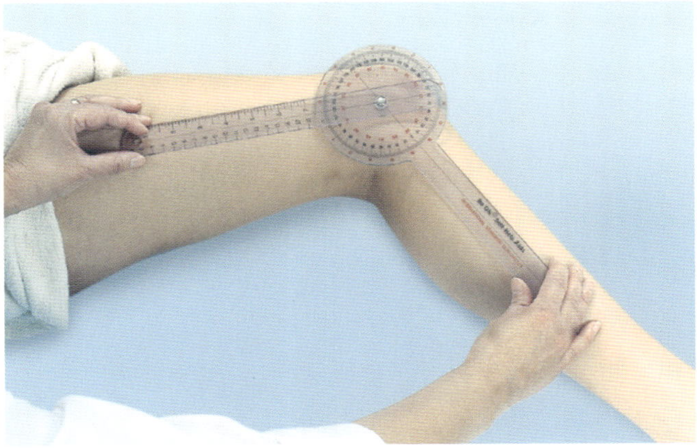

그림 16.4 관절각도기 사용

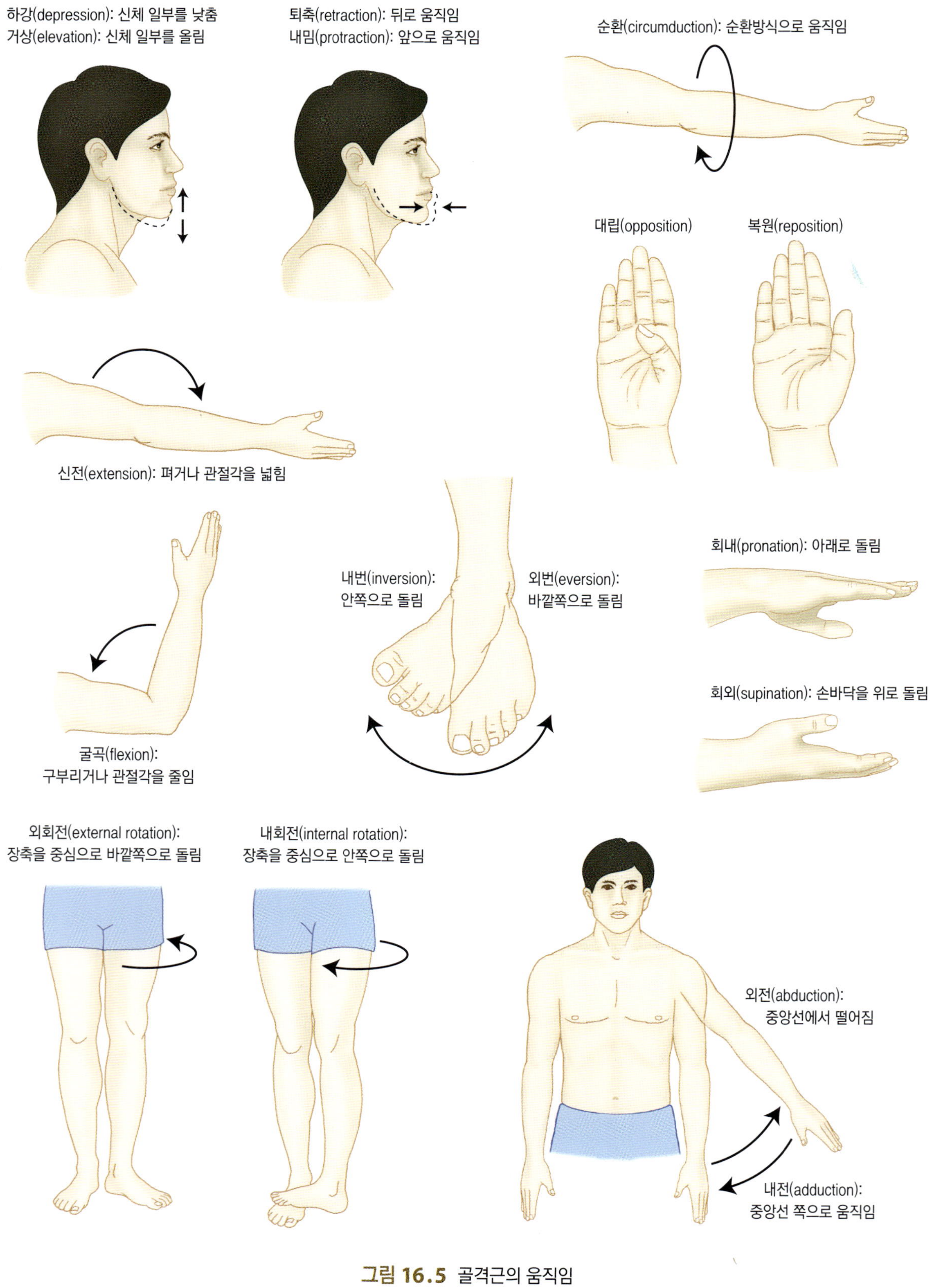

그림 16.5 골격근의 움직임

표 16.2 골격근의 움직임

움직임	설명
신전(extension)	관절에서 사지를 펴는 것
굴곡(flexion)	관절에서 사지를 구부리는 것
과신전(hyperextension)	정상 관절각 이상으로 펴는 것
외전(abduction)	몸의 정중앙선에서 바깥쪽으로 사지를 이동하는 것
내전(adduction)	몸의 정중앙선에서 안쪽으로 사지를 이동하는 것
순환(circumduction)	어깨 주위로 원을 그리며 팔을 움직이는 것
내회전(internal rotation)	중앙선의 안쪽으로 돌리는 것
외회전(external rotation)	중앙선의 바깥쪽으로 돌리는 것
회내(pronation)	전완을 돌려서 손바닥이 아래를 향하도록 하는 것
회외(supination)	전완을 돌려서 손바닥이 위를 향하도록 하는 것
내번(inversion)	발목에서 발바닥을 안쪽으로 움직이는 것
외번(eversion)	발목에서 발바닥을 바깥쪽으로 움직이는 것
퇴축(retraction)	바닥과 평행하게 뒤쪽으로 신체의 부분을 움직이는 것
내밈(protraction)	바닥과 평행하게 앞쪽으로 신체의 부분을 움직이는 것
하강(depression)	신체 일부를 낮춤
거상(elevation)	신체 일부를 올림

근력(muscle strength). 대상자의 사지를 잡고 대상자에게 검진자의 힘에 저항하여 관절을 움직이도록 지시하여 주동근육의 강도, 즉 근력을 측정한다. 예를 들어, 검진자가 대상자의 손을 잡고 있는 동안 대상자에게 손목이나 손가락을 굴곡시켜 보도록 지시한다. 저항에 반하여 움직이는 힘을 정확하게 수치화하기는 쉽지 않으나 근력을 평가하는 도구를 이용하여 근력을 등급화할 수 있다. 정상적으로 근육의 강도는 양쪽이 동일하고 반대되는 힘에 저항한다(등급 5가 정상이다)(표 16.3, 그림 16.6).

표 16.3 근력(근육의 강도) 평가

등급	정상 비율	기능수준
5	100%	Normal: 중력과 강한 저항에 대항하여 완전한 관절운동 가능
4	75%	Good: 중력과 약간의 저항에 대항하여 완전한 관절운동 가능
3	50%	Fair: 중력이 있는 상태에서 완전한 관절운동 가능
2	25%	Poor: 중력이 없는 상태에서 완전한 관절운동 가능
1	10%	Trace: 근수축이 약간 있음
0	0%	Zero: 근수축이 전혀 없음

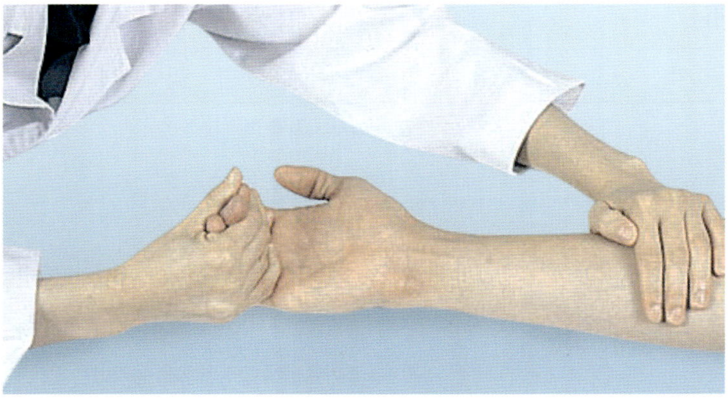

그림 16.6 근력검사

근육의 기능에 따른 분류

- 주동근: 운동 시 주된 역할을 하는 근육
- 협력근: 운동 시 주동근을 돕는 근육
- 신근: 펼 때 관여하는 근육
- 굴근: 굽힐 때 관여하는 근육
- 내전근: 내전에 관여하는 근육
- 외전근: 외전에 관여하는 근육
- 회내근: 회내에 관여하는 근육
- 회외근: 회외에 관여하는 근육
- 괄약근: 조임근으로 구멍의 폐쇄에 관여하는 근육
- 산대근: 구멍의 주변근으로 확대에 관여하는 근육
- 거근: 올림근으로 어떤 기관을 끌어올림에 관여하는 근육

3. 두경부 검진방법

측두하악관절

1) 시진과 촉진

대상자를 의자에 앉게 하고 귀의 바로 앞부분인 턱의 모양과 부종이나 발적 유무를 관찰한다. 대칭, 부종, 발적이 없어야 한다.

양쪽 귀의 이주 앞에 둘째, 셋째 손가락 끝을 놓고 대상자에게 입을 벌리고, 다물도록 하여 상악골이 매끄럽게 움직이는지 관찰한다. 대상자에게 입을 옆으로 비틀어 어긋나게 벌리도록 한다. 대칭적으로, 통증 없이 부드럽게 입을 벌리고 다물 수 있어야 한다(그림 16.7). 염발음과 통증은 측두하악관절(temporomandibular joint, TMJ)의 기능부전을 의심할 수 있다.

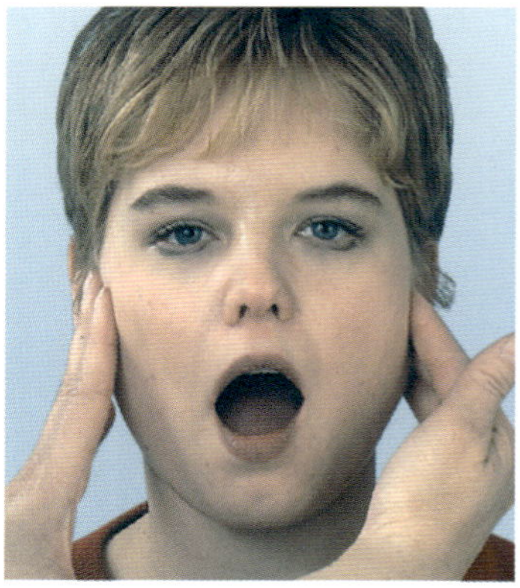

그림 16.7 측두하악관절(TMJ) 움직임 사정

대상자에게 이를 악물도록 하여 수축된 측두근(temporalis muscle)과 저작근(masseter muscle)을 촉진하여 양쪽의 크기, 단단함, 강도, 온도를 비교한다. 양측이 대칭적이고 온도가 뜨겁거나 부어 있지 않아야 한다.

2) 운동범위

시진과 동시에 관절범위운동을 측정한다. 입을 위아래로 크게 벌리게 하여 상하운동을 보는데, 정상적으로 위쪽과 아래쪽 앞니 사이의 공간이 3~6cm 혹은 손가락 3개를 비스듬히 집어넣은 정도 벌릴 수 있다. 입을 좌우로 최대한 벌리게 하여 좌우운동을 보는데, 정상범위는 1~2cm이다. 입의 상하, 좌우운동 시 통증이 있거나 비대칭은 측두하악관절에 문제가 있음을 의미한다. 아래턱을 내밀어 보게 하여 한 쪽으로 치우침 없이 대칭적인지 본다.

3) 근력

대상자에게 턱을 앞으로 내밀게 하여 저항에 대항하도록 하고, 저항에 대항하여 입을 벌리도록 한다. 이는 삼차신경의 통합성 검사이다.

경추

1) 시진

머리와 목의 배열을 시진한다. 경추(cervical spine)는 일직선이어야 하고, 머리는 똑바로 있어야 한다.

2) 촉진

경추 돌출부위를 촉진하고, 흉쇄유돌근, 승모근, 경추 주위근육을 촉진한다. 촉진 시 근육경련, 부종, 결절, 압통이 없어야 한다.

3) 운동범위

경추는 굴곡, 신전, 과신전, 외측굴곡, 회전이 가능한 중쇠관절(pivotal joint)이다. 턱을 가슴에 붙이게 하여 경추 굴곡을 측정한다(전방굴곡 45°). 머리를 다시 바로 세우게 한다(신전 0°). 턱을 천장 쪽으로 최대한 올리게 하여 과신전을 측정한다(과신전 55°). 왼쪽 귀를 왼쪽 어깨에 닿게 하여 좌측 굴곡, 오른쪽 귀를 오른쪽 어깨에 닿게 하여 우측 굴곡을 검사한다. 이때 어깨를 올리지 않도록 주의한다. 정상적으로 경추 외측 굴곡은 좌, 우 각각 40°이다. 턱을 왼쪽 방향으로 돌리게 하여 좌측 회전, 오른쪽 방향으로 돌리게 하여 우측 회전을 검사한다. 정상적으로 경추 좌측 · 우측 회전은 각각 70°이다(그림 16.8).

4) 근력

저항에 대항하여 경추를 움직이게 하여 근육의 강도를 검사한다. 제11뇌신경인 부신경이 경추 움직임에 관여하는 승모근과 흉쇄유돌근에 분포하므로 부신경의 문제로 경추 움직임과 근력이 제한될 수 있다(부신경의 통합성 검사).

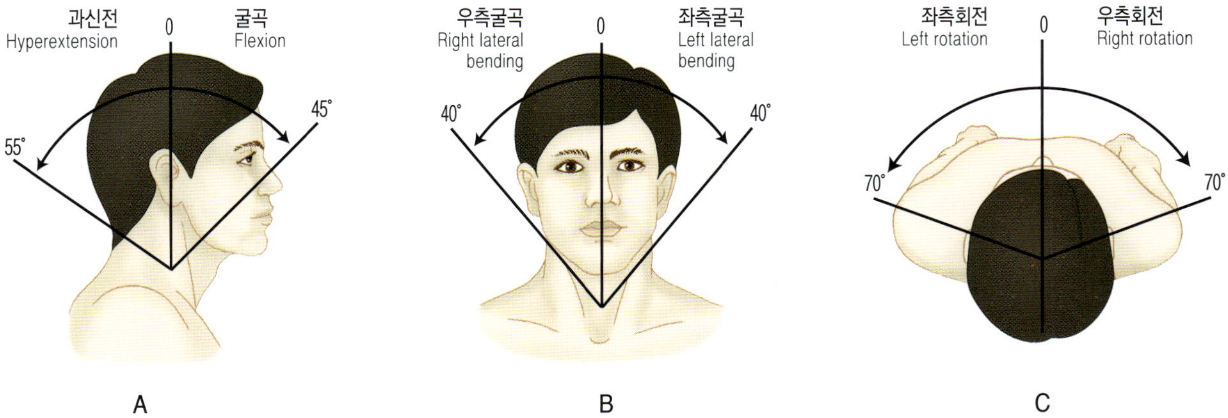

그림 16.8 경추 운동범위. A: 경추 굴곡과 신전, B: 경추 외측굴곡, C: 경추 회전

4. 척추 검진방법

1) 시진

대상자가 서 있는 자세에서 옷을 벗고 등을 노출시킨다. 척추(spine)가 머리로부터 척추극상돌기와 둔부까지 수직으로 일직선으로 똑바로 배열되어 있는지를 관찰한다. 옆으로 서있는 자세에서 척추 정렬을 관찰한다. 정상적으로 흉추만곡은 볼록하며 요추만곡은 오목하다. 척추가 옆으로 휘어 있으면 척추측만증(scoliosis), 흉추가 뒤로 불룩하면 척추후만증(kyphosis), 요추만곡이 증가하여 척추가 앞으로 불룩하면 척추전만증(lordosis)이다(그림 16.9). 대상자에게 앞으로 구부리게 해서 발가락까지 손을 뻗도록 하고 검진자는 뒤에서 척추를 관찰한다.

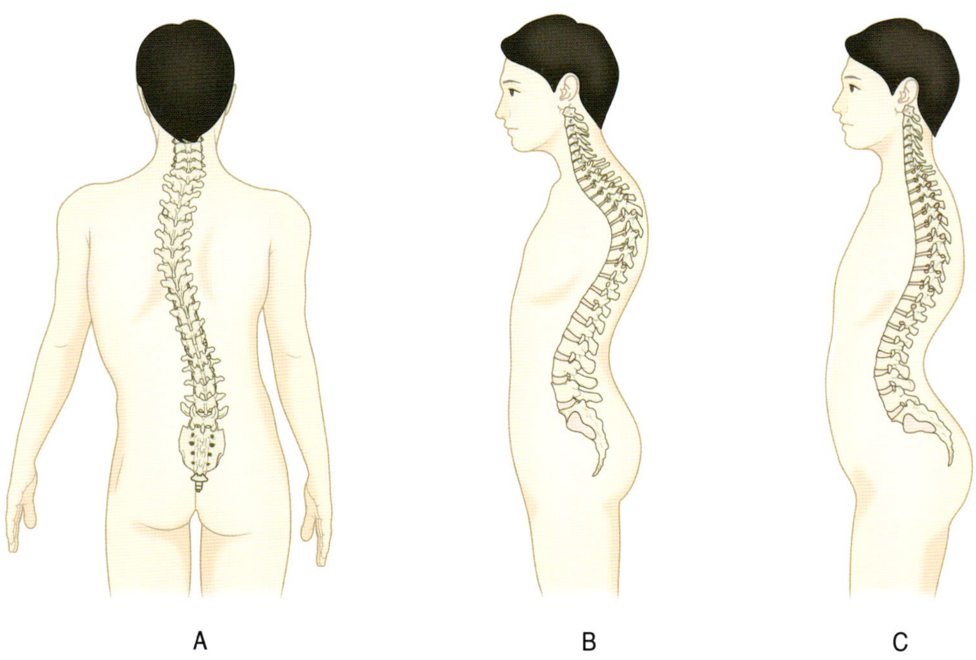

그림 16.9 척추만곡 이상. A: 척추측만증, B: 척추후만증, C: 척추전만증

2) 촉진

척추극상돌기를 촉진한다. 정상적으로 일직선으로 배열되어 있고, 압통이 없다. 척추 주위근육을 촉진한다. 정상적으로 단단하고, 압통이나 경련증상이 없다.

3) 운동범위

척추는 굴곡, 신전, 과신전, 외측 굴곡, 회전이 가능한 중쇠관절(pivotal joint)이다. 허리를 앞으로 구부리게 하고(굴곡 90°), 허리를 바로 세웠다가(신전 0°), 뒤로 젖히게 한다(과신전 30°). 척추를 옆으로 구부리게 하고(외측굴곡 35°, 좌우 양측 동일), 몸을 축으로 어깨를 뒤로 돌리게 한다(회전 30°, 좌우 양측 동일)(그림 16.10).

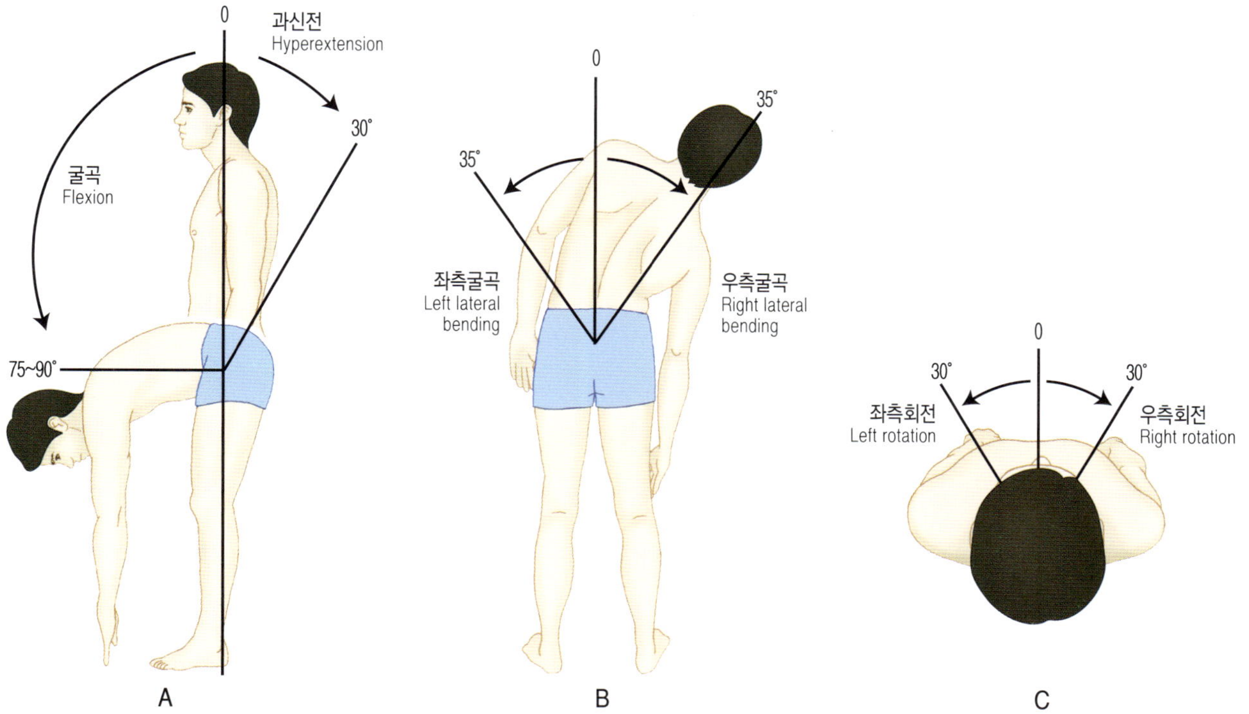

그림 16.10 척추 운동범위. A: 굴곡과 신전, B: 좌측굴곡과 우측굴곡, C: 좌측회전과 우측회전

4) 기타 검진

- 다리 길이 측정: 전상장골극에서부터 내측 복사뼈(medial malleolus)까지의 길이를 측정한다. 각각 측정한 다리의 길이를 비교해본다. 정상적으로 양쪽이 같거나 차이가 1cm 이내이며, 1cm 이상 차이가 있을 경우 척추측만증이나 골반경사나 내전, 고관절 굴곡기형을 의심할 수 있다(그림 16.11).
- 하지직거상검사(straight leg raising test), 라세그검사(Lasegue's test): 대상자의 둔부나 다리에 감각이 둔하거나 방사통이 있을 때 신경근의 자극 또는 요추간판 탈출을 평가하기 위해 시행한다. 앙와위 자세에서 무릎을 신전시키고 다리를 똑바로 30~60° 들어 올리게 한 후 발목을 배굴시켜 검사한다. 정상적으로 통증 없이 하지거상이 가능하나 다리의 뒤쪽으로 통증이 있다면, 이는 추간판탈출증(herniation of intervertebral disc, HIVD)을 의심할 수 있다(그림 16.12).

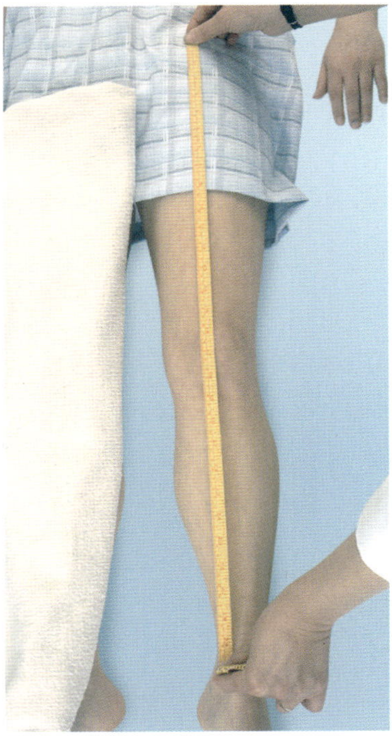

그림 16.11 다리길이 측정

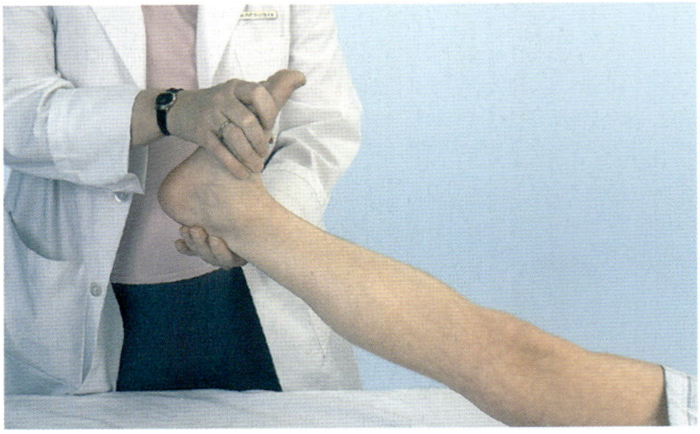

그림 16.12 하지직거상검사

5. 상지 검진방법

어깨

1) 시진

앞쪽과 뒤쪽에서 양쪽 어깨관절의 크기와 모양을 관찰하고, 양쪽 어깨관절의 뼈 경계 부위가 동일한지 비교한다. 정상적으로 어깨 근육 위축이나 기형, 발적, 부종이 없고 양쪽 어깨관절 뼈 경계 부위가 동일하다. 어깨 탈구 시 정상적인 둥근 모양이 없어지고, 외측으로 편평해 보인다. 관절낭의 앞부분을 시진하고, 견봉하낭에 부종이 있는지 관찰한다.

어깨 부종과 통증

견봉하낭의 부종과 어깨관절의 통증은 삼출액으로 인한 부종 시 발생한다. 삼각근 밑에 국소화되며, 팔 외전 시 두드러진다. 식도열공탈장, 심장질환, 늑막질환으로 인한 방사통일 수도 있다.

2) 촉진

대상자의 앞에 서서 어깨와 팔을 촉진하며 근육긴장도, 부종, 열감, 압통 여부를 확인한다. 쇄골, 견봉쇄골관절, 견갑골, 상완골 대결절 견봉하낭, 이두근구, 상완와관절의 전면을 체계적으로 검진한다. 정상적으로 근육강직이나 위축, 부종, 열감, 압통이 없다.

3) 운동범위

어깨는 굴곡, 신전, 과신전, 내전, 외전, 내회전, 외회전, 순환이 가능한 구상관절(ball and socket joint)이다. 한 손을 어깨관절 위에 컵 모양으로 잡고 관절가동범위를 하는 동안 제한이나 통증, 염발음이 있는지 관찰하고 좌우 대칭적인지 관찰한다. 정상적으로 어깨에서 염발음이 들리지 않는다. 팔꿈치를 펴서 손바닥을 아래로 하고 양팔을 앞쪽 위로 수직으로 올려 전방굴곡하도록 한다. 정상적으로 어깨관절 전방굴곡은 180°이다. 팔꿈치를 편 상태에서 팔을 몸 뒤로 접혀 과신전하도록 한다. 정상적으로 어깨관절 과신전은 50°이다. 양팔을 견갑골 높이로 하여 등 뒤로 대고 양팔을 등 뒤로 내회전시킨다. 정상적으로 어깨관절 내회전은 90°이다. 양손을 목 뒤에 놓고 팔꿈치를 굴곡시키고 뒤쪽으로 회전시킨다. 정상적으로 어깨관절 외회전은 90°이다. 양손과 팔꿈치를 펴고 팔을 측면으로 올려서 머리 위로 뻗게 하고, 측면으로 팔을 내려서 신체 앞쪽으로 교차시킨다. 정상적인 외전은 180°, 내전은 50°이다(그림 16.13).

회전근개 파열 증상

회전근개가 찢어진 경우 어깨 통증과 함께 어깨의 외전이 안 되거나 외전상태가 유지되지 않는 증상을 보인다.

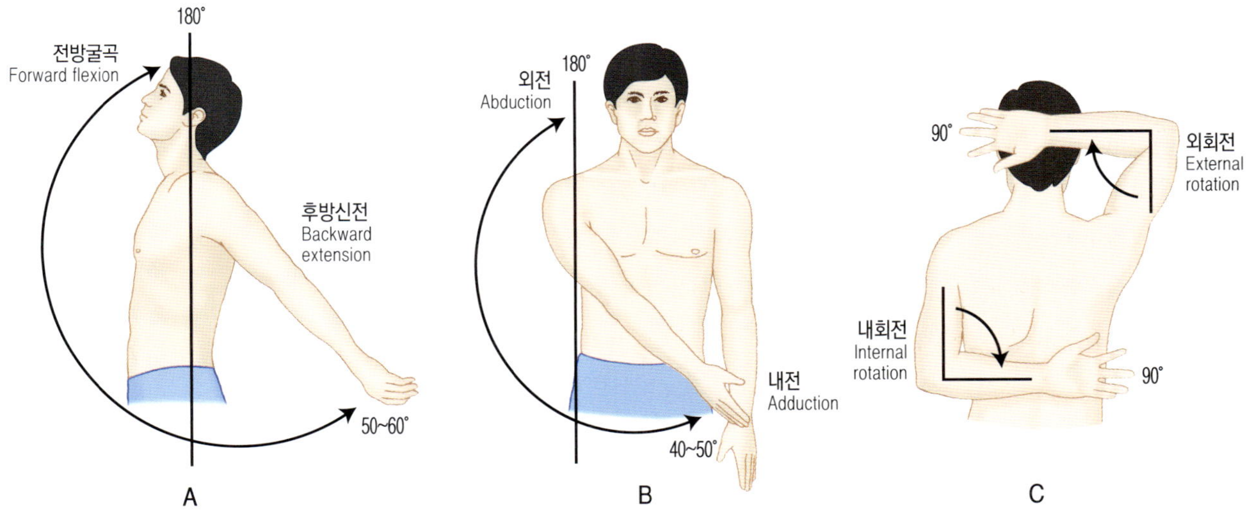

그림 16.13 어깨 운동범위. A: 어깨 굴곡과 신전, B: 외전과 내전, C: 내회전과 외회전

4) 근력

저항에 대항하여 어깨를 움직이게 하여 근육의 강도를 검사한다. 어깨를 올리는 데에는 승모근이 작용하는데 승모근은 부신경의 영향을 받는다. 따라서 검진자는 대상자의 어깨를 누르면서 대상자가 어깨를 위로 올려 보도록 하여 부신경의 통합성을 검사한다(그림 16.14).

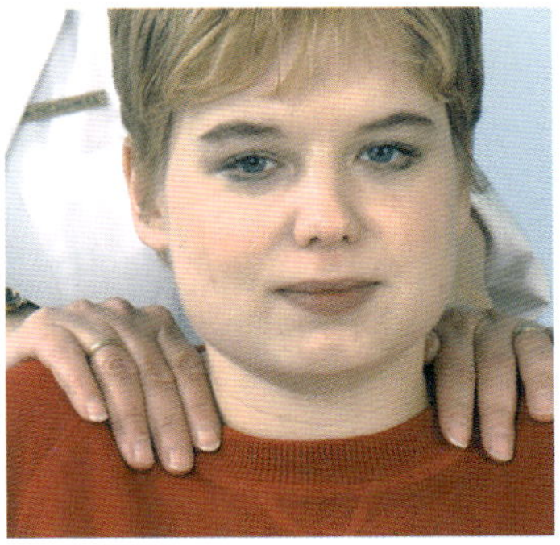

그림 16.14 어깨 근력검사

팔꿈치

1) 시진

팔꿈치(elbow)를 굴곡, 신전시키면서 기형이나 발적, 부종이 없는지 관찰한다. 주두활액낭(olecranon bursa)과 주두돌기(olecranon process) 양쪽의 정상적으로 움푹 들어간 곳을 확인하여 부종이 있는지를 관찰한다.

2) 촉진

팔꿈치를 70°로 굴곡시키고 이완한 상태에서 촉진한다. 검진자의 왼손으로 대상자의 전완을 지지하고 검진자의 오른손 엄지와 손가락으로 주두돌기와 상완골의 내측상과, 외측상과를 촉진한다(그림 16.15). 상완골의 외측상과의 압통, 발적은 테니스 엘보(외측상과염, tennis elbow), 내측상과의 압통이나 발적은 골프 엘보(내측상과염, golf elbow)를 의미한다. 테니스 엘보나 골프 엘보 같은 팔꿈치 질환은 가사노동을 많이 하는 주부, 라켓을 사용하는 스포츠를 즐겨하는 젊은 층 누구에게나 발병하기 쉽다.

엄지손가락의 외측구, 2, 3번째 손가락은 중심구에 놓고 압박을 가하면서 주상돌기의 양쪽을 촉진한다. 활액막 비후, 부종, 결절, 압통이 없어야 한다. 주두활액낭 부위를 촉진하여 열, 부종, 압통, 경도, 결절이 있는지 관찰한다. 국소적인 열과 부종은 주두활액낭염, 피하결절은 류마티스관절염의 증상이다(그림 16.16).

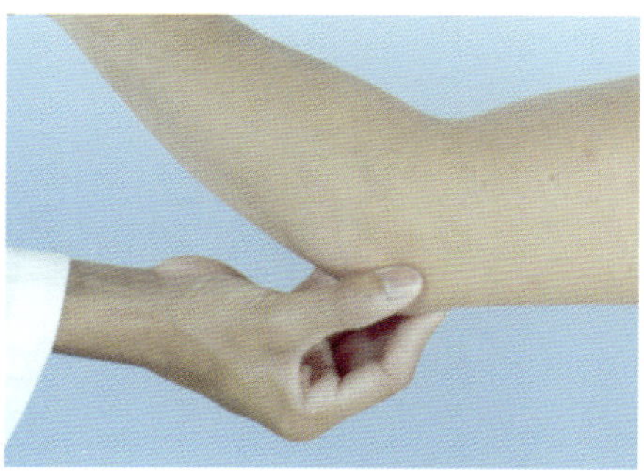

그림 16.15 팔꿈치 촉진

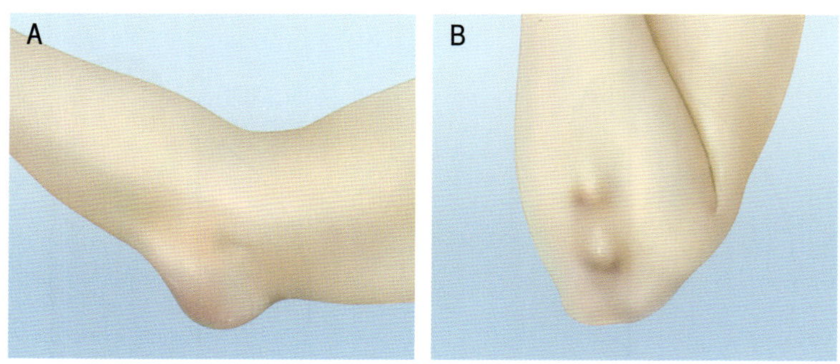

그림 16.16 팔꿈치 이상. A: 주두활액낭염, B: 피하결절

3) 운동범위

팔꿈치는 굴곡, 신전, 과신전이 가능한 경첩관절(hinge joint)이며 전완은 회내, 회외가 가능한 중쇠관절(pivotal joint)이다. 팔꿈치를 어깨 높이까지 높인다(굴곡 150~160°). 팔을 펴게 한다(신전 0°). 전완을 돌려 손바닥이 위로 가게 한다(회외 90°). 전완을 돌려 손바닥이 아래로 가게 한다(회내 90°)(그림 16.17).

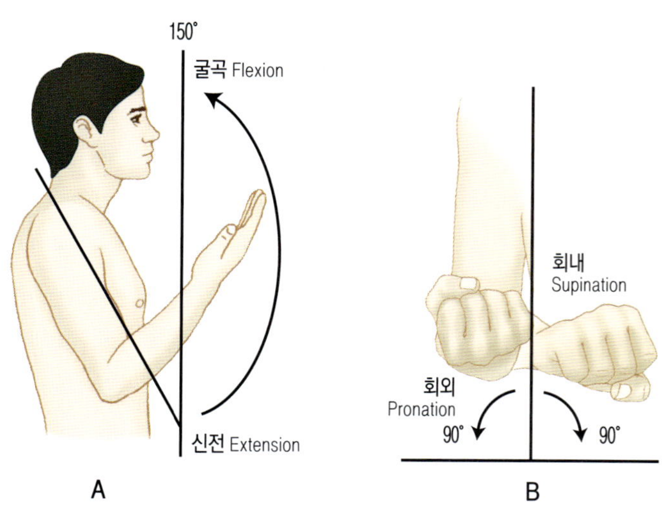

그림 16.17 팔꿈치 운동범위. A: 굴곡과 신전, B: 회내와 회외

4) 근력

한 손으로 대상자의 팔을 고정하고 근육의 강도를 검사한다. 검진자가 손목 근위부위에 반대되는 힘을 가하고 팔꿈치를 굴곡하도록 하고, 반대되는 힘에 저항하여 팔꿈치를 신전하도록 한다(그림 16.18).

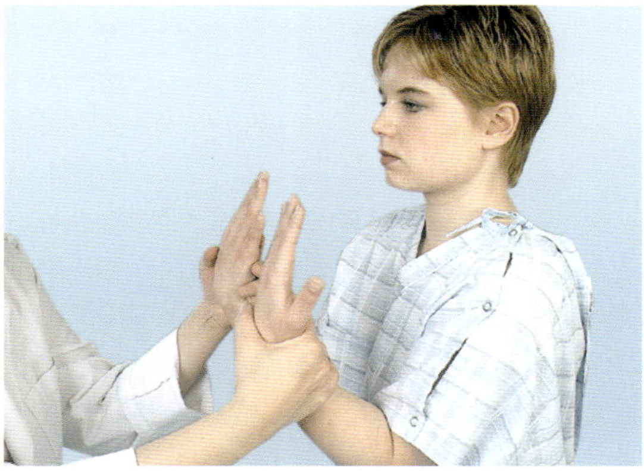

그림 16.18 팔꿈치 근력검사

손목과 손

1) 시진과 촉진

손(hand)과 손목(wrist)의 앞뒤를 시진하고, 위치, 모양, 형태를 관찰한다. 손목의 아탈구(subluxation)나 합지증(syndactyly)이 없는지를 살핀다. 손의 기능적인 체위는 손목을 약간 신전시킨 상태에서 관찰할 수 있다. 손가락은 전완(forearm)과 같은 축에 똑바로 놓여 있다. 손가락을 굴곡시키고, 주먹을 쥐고 엄지손가락을 다른 손가락 위에 올려놓을 수 있는지 관찰한다. 척골 쪽으로 손가락이 편위된 척골편위, 손목이 극심하게 굴곡된 강직증(ankylosis), 손가락이 굴곡경축된 뒤퓌트랑 구축(Dupuytren's contracture) 등이 없는지를 살핀다. 류마티스관절염 후기에서는 백조목 변형(Swan-neck deformity), 척골편위(ulnar deviation), 단추모양변형(Boutonniere deformity)의 손 관절의 기형이 관찰된다. 골관절염인 경우 50% 이상에서 원위지관절 결절인 헤베르덴결절(Heberden's nodes), 근위지관절 결절인 부샤르결절(Bouchard's node) 등이 관찰된다.

대상자를 마주보고, 검진자의 양쪽 엄지손가락으로 대상자 손등을 촉진한다. 대상자의 손목을 이완시키고, 손이 바르게 배열되도록 한다. 촉진 손가락을 옆쪽으로 움직여가면서 손목관절의 함몰부위를 확인하고 부드럽게 눌러본다. 관절부위는 부드럽고, 부종이나 습지음(bogginess), 결절, 압통이 없다. 손목 신경절(ganglion), 배부의 활액막 부종, 전반적인 부종, 압통이 있으면 비정상이다.

엄지손가락으로 중수지관절(metacarpophalangeal joint)을 촉진하고 각 손가락 마디의 관절 부위와 원위 부위를 촉진한다. 또한 엄지손가락과 인지를 사용하여 지골간관절(interphalangeal joint)의 옆 부분에 압박을 가하면서 촉진한다(그림 16.19). 정상적으로 활액막 비후, 압통, 열감, 결절이 없다. 골관절염은 대칭성 질환은 아니지만 여성의 경우 골성결절이 양측 손에 나타난다(그림 16.20).

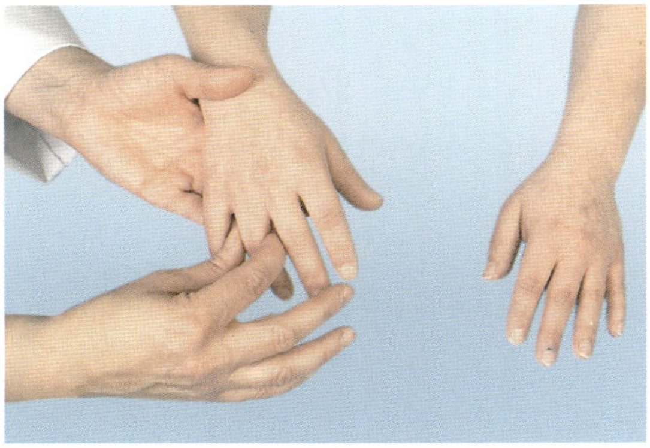

그림 16.19 손가락관절 촉진

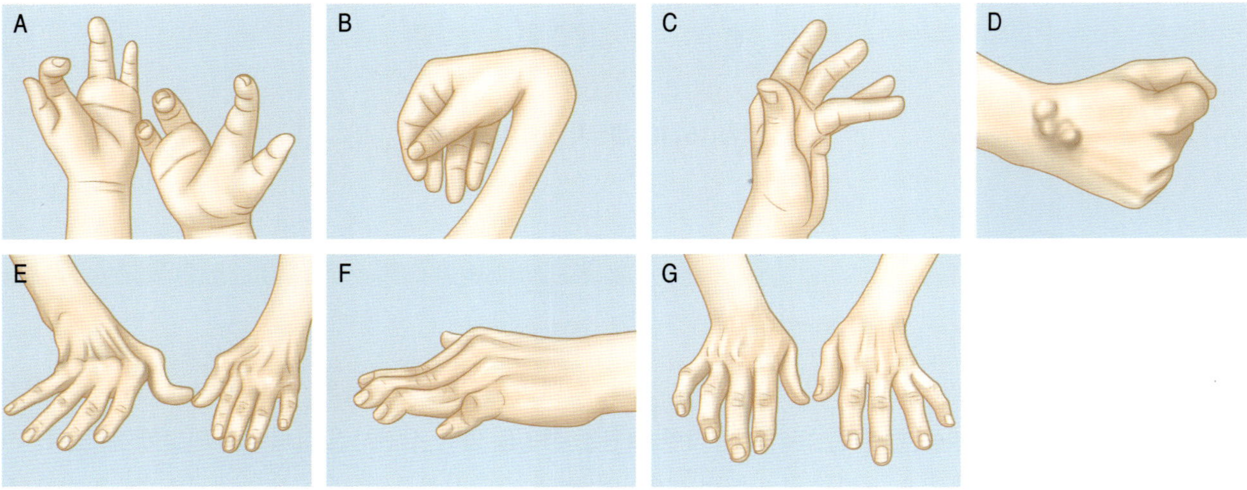

그림 16.20 손목과 손 이상

A: 합지증, B: 강직증, C: 뒤퓌트랑 구축, D: 손목신경절, E: 척골편위, F: 백조목 변형과 단추모양 변형, G: 헤베르덴결절, 부샤르결절

2) 운동범위

손목은 굴곡, 신전, 과신전, 요골굴곡, 척골굴곡이 가능한 과상관절(condyloid joint)이다. 손바닥을 전완 안쪽으로 굽히게 하고(손바닥 굴곡 90°), 손가락을 움직여 손가락, 손, 전완을 한 축에 있게 한다(신전 0°). 손등을 최대한 뒤로 젖히게 한다(과신전 70°). 손목을 엄지손가락 쪽으로 젖히게 하고(요골굴곡 또는 요골편위 20°), 손목을 새끼손가락 쪽으로 젖히게 한다(척골 굴곡 또는 척골편위 50~60°)(그림 16.21).

손가락은 굴곡, 신전, 과신전, 외전, 내전이 가능한 경첩관절(condyloid hinge joint)이다. 주먹을 쥐게 하고(굴곡) 주먹을 펴게 하고(신전) 손가락을 최대한 뒤로 젖혀보게 한다(과신전). 정상적으로 주먹을 꼭 쥘 수 있고 양측이 동일하게 반응한다. 손가락 사이가 서로 떨어지게 쫙 펴게 하고(외전 20°), 손가락을 한데 모으게 한다(내전). 손바닥을 펴고 엄지손가락을 각 손가락에 대어보게 하면 정상적으로 대상자가 따라서 할 수 있고, 양쪽이 동일하게 반응한다. 엄지손가락은 굴곡, 신전, 외전, 내전, 대립이 가능한 안장관절(saddle joint)이다(그림 16.22).

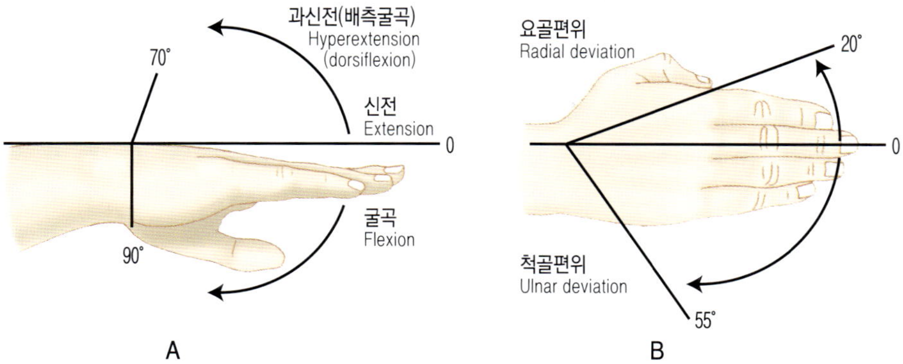

그림 16.21 손목의 운동범위. **A:** 굴곡과 신전, **B:** 요골편위와 척골편위

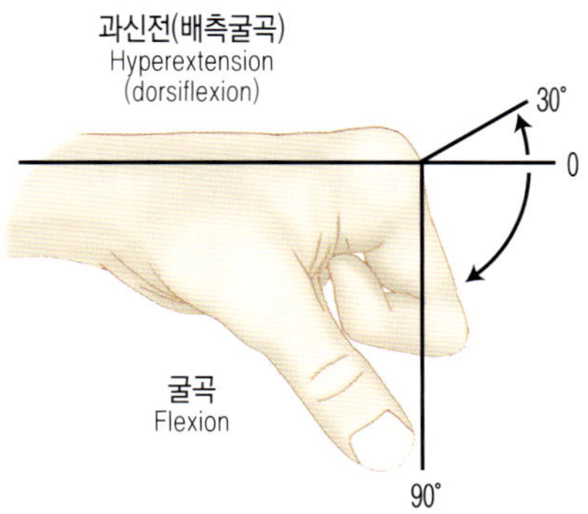

그림 16.22 손과 손가락의 관절가동범위

3) 근력

대상자의 팔 중간부위를 잡고 고정시킨 상태에서 검진자의 손바닥에 대항하여 손목을 굴곡하게 하고, 다음으로 같은 자세에서 손가락을 굴곡하게 한다. 또한 힘에 저항하여 손목 신전과 손가락 신전을 하도록 한다(그림 16.23).

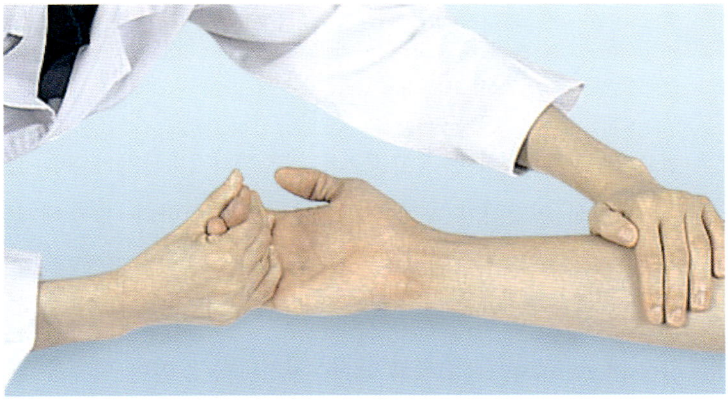

그림 16.23 손목과 손 근력검사

4) 수근관증후군 검진

수근관증후군(손목터널증후근, carpal tunnel syndrome)은 손의 수근관을 관통하는 건막(tendon sheath)의 염증과 섬유화로 손목에 있는 정중신경(median nerve)에 부종과 압박을 가하여 손에 통증과 감각마비를 초래하는 질환이다. 전기전도검사 이외에도 정중신경의 압박검사인 티넬징후 검사, 팔렌징후 검사, 엄지손가락 외전검사를 통해 검사할 수 있다.

- 팔렌징후(Phalen's sign): 손목을 90°로 굴곡시키고 손등과 손등을 마주대고 1분 동안 있게 한다. 정상에서는 아무런 증상이 없으나 수근관증후군에서는 엄지에서 네번째 손가락까지 타는 듯한 통증과 지각이상이 있다.
- 티넬징후(Tinel's sign): 둘째 손가락을 이용하여 손목의 안쪽에 위치하는 정중신경 부위를 가볍게 두드린다. 정상에서는 아무런 증상이 없으나 수근관증후군에서는 신경분지를 따라 저리고 타는 듯한 통증이 있다.
- 엄지손가락 외전검사(thumb abduction): 대상자의 손바닥을 위로 하고 엄지손가락을 수직으로 편다. 엄지손가락의 아래쪽으로 힘을 가하면서 근력을 검사하여 가하는 압력에 충분히 저항하여 엄지손가락을 외전할 수 있는지 본다. 수근관증후군에서는 가하는 압력에 충분히 저항하지 못한다(그림 16.24).

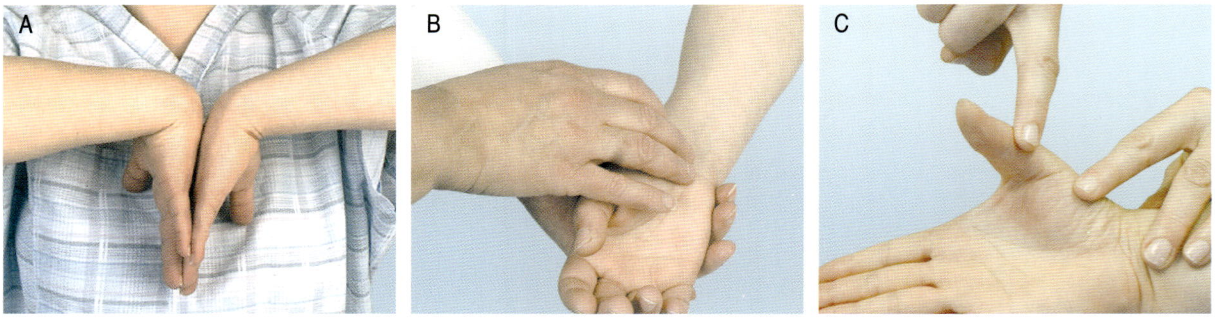

그림 16.24 수근관증후군 검진. A: 팔렌징후 검사, B: 티넬징후 검사, C: 엄지손가락 외전검사

6. 하지 검진방법

고관절

1) 시진

똑바로 선 자세, 한 발로 선 자세, 걷는 자세에서 고관절을 관찰한다. 대상자가 똑바로 서 있을 때 장골능의 높이가 양쪽이 대칭적인지 둔부주름과 엉덩이가 양쪽이 동일한지를 관찰한다. 정상에서는 좌우 대칭이지만 척추측만증, 고관절 기형, 양쪽 다리길이의 차이가 있으면 고관절 비대칭이 관찰된다.

또한 한 발로 선 자세에서 환측 하지로 섰을 때 반대편 골반이 아래로 처지고 상체를 이환된 쪽으로 기울이는 현상을 트렌델렌버그징후(Trendelenburg sign)라고 한다. 지지발쪽 골반이 반대쪽 골반보다 상대적으로 높아지면 양성이다. 이러한 골반 틀어짐은 고관절 성장 불량이나 고관절 외전근인 중둔근의 약화로 골반을 잘 잡아주지 못하기 때문에 나타난다.

걸을 때 둔부의 기능적인 움직임을 관찰할 때 오리걸음(waddling gait) 같은 절룩보행을 보이면 양쪽 고관절의 이상을 나타낸다. 걸을 때 지지한 발쪽 골반이 살짝 내려가는 정상보행과 달리 지지한 발쪽 골반이 많이 올라가는 오리걸음은 중둔근의 약화로 발생하는데, 이런 걸음으로 오래 걷다 보면 근육불균형이 발생해 몸에 통증이 많이 발생한다(그림 16.25).

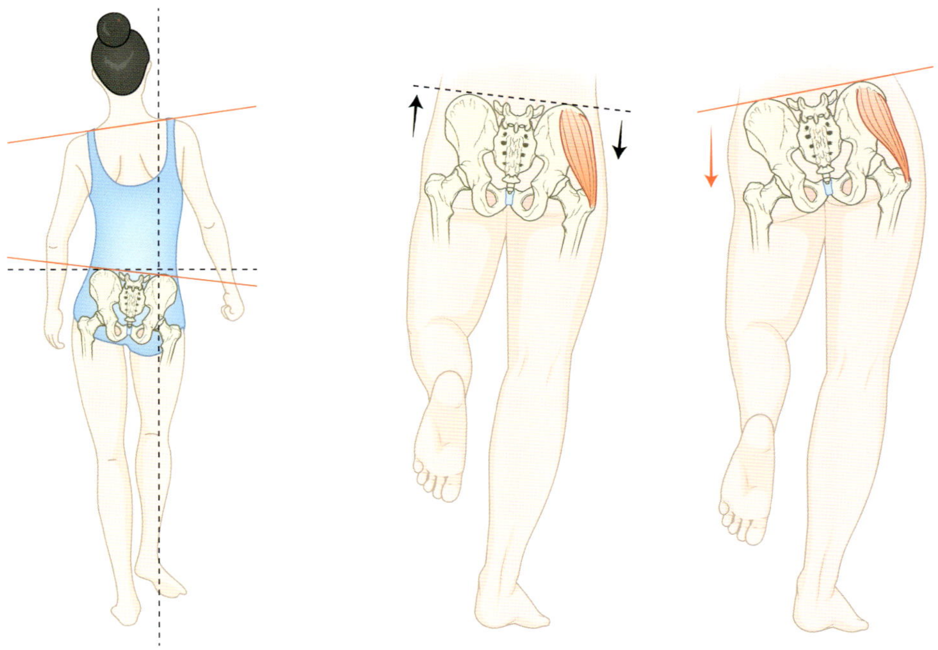

그림 16.25 고관절 이상 시진. A: 트렌델렌버그징후, B: 정상보행과 오리걸음

2) 촉진

대상자에게 똑바로 눕게 하고 고관절을 촉진하여 안정성과 통증 유무를 확인하고 양쪽 장골능이 대칭적인지 촉진한다. 고관절은 양측이 대칭이며 안정적이고, 염발음이나 통증이 없어야 한다.

3) 운동범위

고관절은 굴곡, 신전, 과신전, 외전, 내전, 내회전, 외회전, 순환이 가능한 구상관절이다. 골관절염이나 고관절 탈구가 있으면 고관절의 운동범위가 줄어든다. 척수신경이 압박되면 다리를 편 상태에서 골반을 굴곡시키는 경우 요통이나 다리통증이 발생한다.

다리를 앞으로 들게 하여 고관절 굴곡을 확인한다. 이때 다른 쪽 다리는 고정해야 한다. 정상적으로 무릎 펴고 굴곡은 90°, 무릎 구부려 굴곡은 120°이다. 무릎 구부려 굴곡 시 요추 부위가 굴곡되어 편평해지면 비정상이며, 반대편 둔부에 굴곡기형이 생기는지를 관찰한다(토마스검사, Thomas test).

다리를 내리게 하고(신전 0°), 다리를 몸 뒤로 젖히게 한다(과신전 15°). 다리를 몸 바깥쪽으로 벌리게 했다가

(외전 40~45°), 가운데로 오므리고 가능하면 교차하게 한다(내전 20~30°). 똑바로 누운 자세에서 둔부의 외전이 제한되면 둔부질환에서 가장 흔한 운동기능 부전이다. 둔부와 무릎을 90°로 구부려 무릎을 바깥쪽으로 돌리게 하고(외회전 45°), 무릎을 안쪽으로 돌리게 하며(내회전 45°), 다리를 원 모양으로 돌리게 한다(순환 360°)(그림 16.26). 둔부의 내회전 제한은 둔부질환의 조기 증상이거나, 둔부질환과 관련된 징후이다.

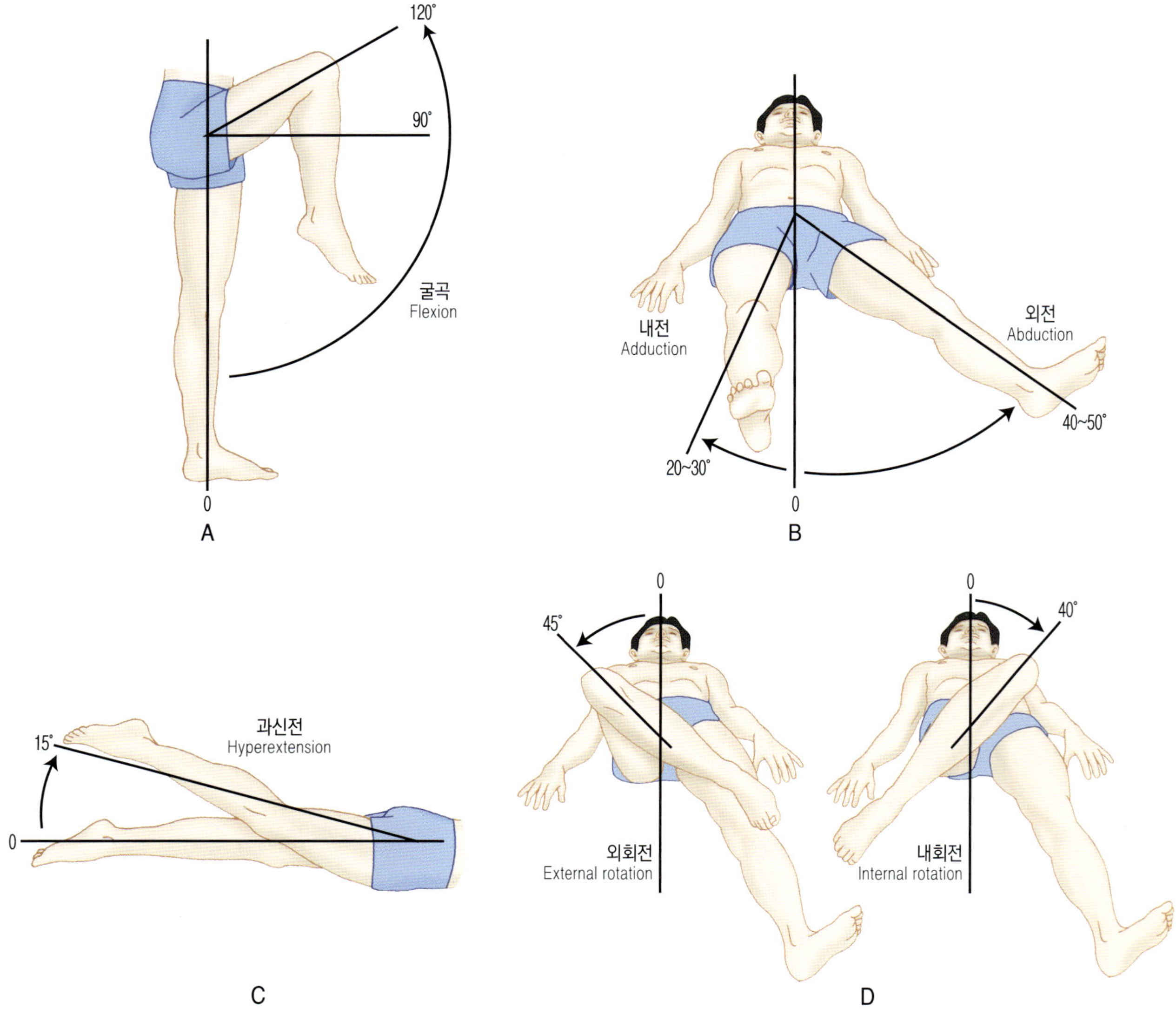

그림 16.26 고관절 운동범위. A: 고관절 굴곡, B: 내전과 외전, C: 과신전, D: 외회전과 내회전

4) 근력

무릎을 펴거나 구부린 상태에서 검진자가 누르는 힘에 저항하여 다리를 들어 올리게 한다(그림 16.27).

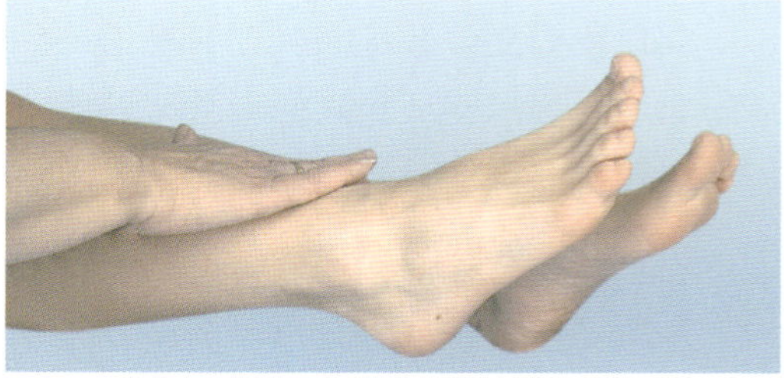

그림 16.27 고관절 근력검사

무릎

1) 시진

무릎(knee)을 굴곡시키고, 의자에 앉아서 다리를 아래로 떨어뜨려 피부, 병소, 배열상태와 대칭성을 관찰한다. 정상적으로 피부는 부드러우며 병소가 발견되지 않는다. 무릎은 경골, 발목과 일직선상에 놓여 두 다리가 나란히 일자여야 하며 내측이나 외측으로 편위되지 않아야 한다. 슬관절의 중심이 외측으로 편위된 O자 다리는 내반슬(genu varum), 슬관절의 중심이 내측으로 편위된 X자 다리는 외반슬(genu valgum)로, 3세 이전에서는 정상이나 3세 이후에는 치료가 필요하다. 슬개골 부위에 부종이나 팽만감이 있는지, 허벅지 앞쪽의 대퇴사두근이 위축되었는지 확인한다(그림 16.28).

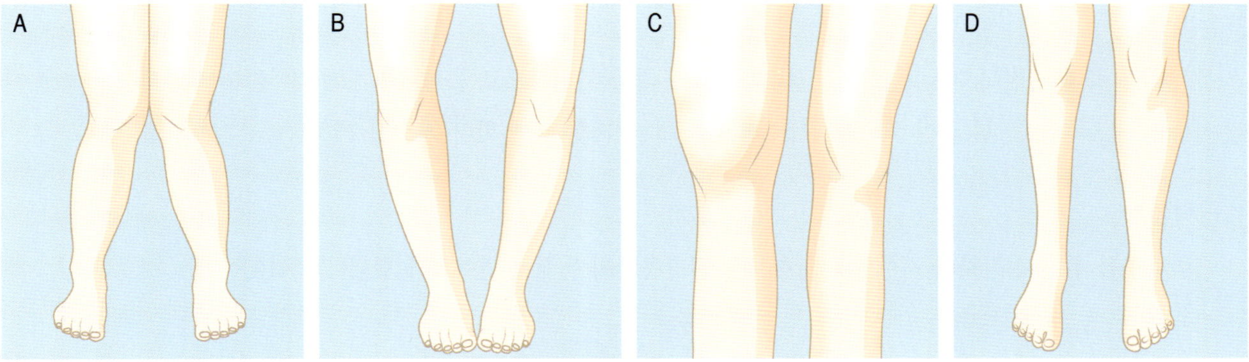

그림 16.28 무릎 이상. A: 외반슬, B: 내반슬, C: 슬개골 부종, D: 근 위축

2) 촉진

앙와위로 누워 대퇴사두근을 이완시킨 상태에서 무릎을 촉진한다. 우선, 검진자의 엄지손가락과 다른 손가락으로 대상자의 슬개골상낭(supra-patella pouch)을 촉진한다. 슬개골상낭에 부종이 있으면 관절에 물이 차서인지, 연조직의 부종 때문인지 감별하기 위해 앙와위에서 팽창 검사, 슬개골 부구감 검사를 실시한다(그림 16.29).

- 팽창 검사(bulge test): 검진자의 왼손으로 무릎의 내측 아래쪽에서 두세 번 쓸어 올리고 압박을 가하고 오른

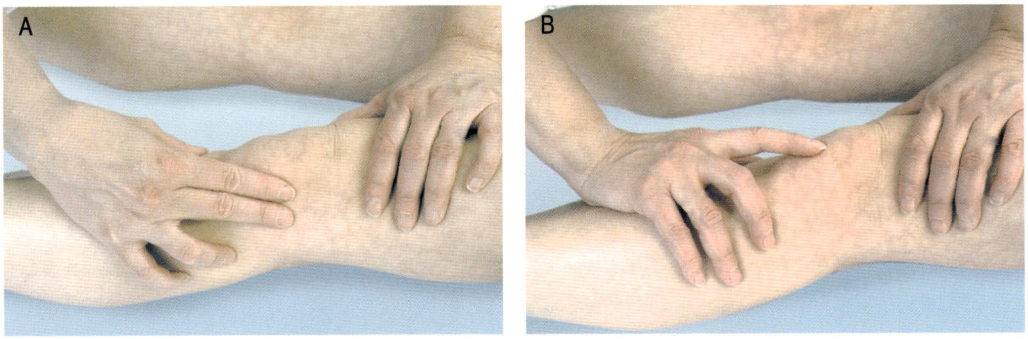

그림 16.29 무릎 촉진. A: 팽창 검사, B: 슬개골 부구감 검사

손으로 무릎 외측면을 가볍게 두드려 내측면의 움푹 들어간 부위가 팽창되는지 관찰한다. 팽창징후는 적은 양의 액체가 있을 때 나타나며, 관절을 따라서 4~8mL 정도의 액체가 차오른다.

- 슬개골 부구감(patella ballottement): 검진자의 왼손으로 액체가 이동하도록 슬개골 위쪽 낭에 압박을 가하고 오른손으로는 슬개골을 대퇴골 쪽으로 날카롭게 밀었다가 뗀다. 슬개골 위쪽 낭을 압박한 손으로 액체의 파동을 느낀다. 부구감은 삼출액이 많으면 액체의 이동으로 슬개골이 대퇴골 과상돌기와 부딪치는 소리가 나는 것이다.

다음으로 무릎을 90°로 구부리게 하여 경골대퇴관절(tibiofemoral joint)의 내측, 외측, 오금(popliotibial space)을 촉진한다. 정상적으로 슬관절은 부드럽고 단단하며 열감, 압통, 비후, 결절, 통증이 없다. 뼈 경계부위가 불규칙하거나 염발음이 나는 경우는 골관절염을 의심할 수 있다.

3) 운동범위

무릎은 굴곡과 신전이 가능한 경첩관절이다. 발을 대퇴부 뒤쪽으로 들어올리게 한다(굴곡 130° 이상). 발을 다시 바닥에 내려놓은 후(신전 0°)(그림 16.30), 앞으로 최대한 뻗게 한다(과신전 15°).

4) 근력검사

근력검사를 위해 검진자의 저항에 대항하여 관절가동범위 동작을 반복하게 한다(그림 16.31).

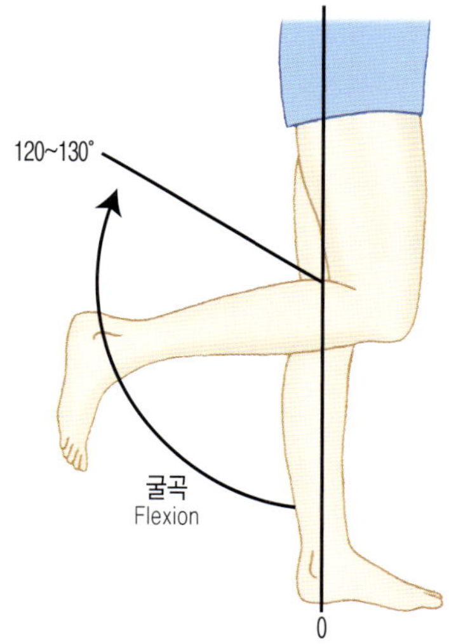

그림 16.30 무릎의 운동범위

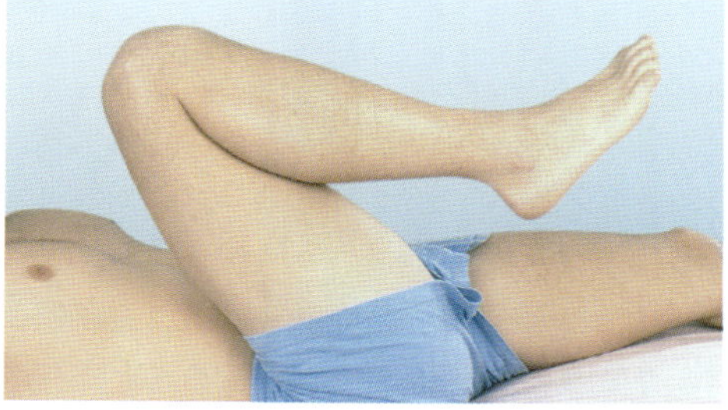

그림 16.31 무릎의 근력검사

5) 맥머레이 검사

맥머레이 검사(McMurray's test)를 위해 대상자는 똑바로 누워 무릎을 90°로 굽힌다. 검사자는 대상자의 발과 다리를 잡고 발은 내전, 무릎은 외회전시킨 후 무릎을 천천히 펴면서 외측 반월연골부위에서 소리가 나고 통증을 호소하는지 확인한다(외측 맥머레이 검사). 또한 대상자의 발을 외전, 무릎을 내회전시켜 무릎을 서서히 펴면서 내측 반월연골부위에서 소리가 나고 통증을 호소하는지 확인한다(내측 맥머레이 검사). 정상적으로 무릎이 통증 없이 부드럽게 신전되어야 하는데, 딸깍거리는 소리가 나면 맥머레이 검사 양성으로 내측 혹은 외측 반월연골의 손상을 의미한다(그림 16.32).

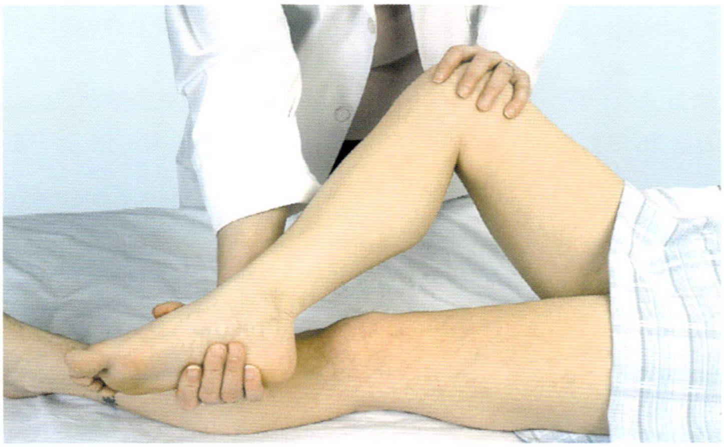

그림 16.32 맥머레이 검사

발목과 발

1) 시진

대상자가 앉아 있는 동안 시진한다. 체중부하를 하지 않은 체위에서 발(foot)과 발가락의 위치, 관절의 모양, 피부의 특성을 관찰하고, 양쪽 발을 비교한다. 발은 하지의 장축에 똑바로 배열되어 있어야 하는데, 가상선은 슬개골 중심부에서 엄지발가락과 둘째발가락 사이까지이다. 체중부하는 발뒷꿈치에서 중심선을 따라 둘째, 셋째 발가락 사이까지의 발의 중심부에 되어야 한다. 대부분의 발은 긴 족궁(arch)이 있으며, 정상적으로 편평족(flat feet)에서 높은 족궁까지 다양하다. 발가락은 앞을 향하여 곧게 뻗어 있어야 한다. 발목(ankle)은 부드러운 뼈돌출 부위로 피부가 부드럽고 병소나 기형이 없어야 한다.

발이 발목이나 다리의 축과 어긋나거나 발가락이 절단되거나 기형이면 좀 더 세심한 검진이 필요하다. 무지내반증(hallux varus), 무지외반증(hallux valgus), 망치발가락(hammer toe), 갈퀴발가락(claw toe) 같은 발가락 변형, 가골(굳은 살, callus) 등은 비정상이다(그림 16.33).

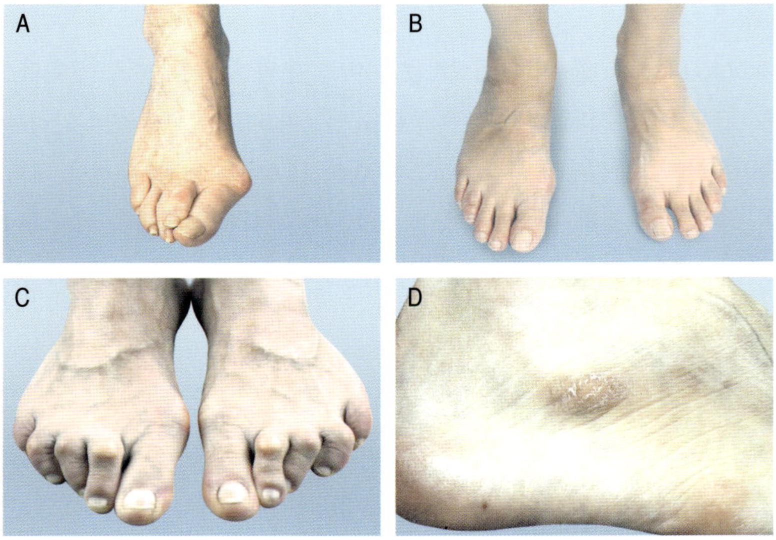

그림 16.33 발 이상. A: 무지외반증, B: 티눈과 건막류, C: 망치발가락, D: 가골

2) 촉진

발목과 발가락의 골격구조, 근육구조, 각 발가락 관절을 촉진한다. 발목을 양손으로 지지해주고, 엄지손가락으로 촉진하며 발 관절의 팽만감이나 부종, 압통이 있는지 확인한다. 정상적으로 발 관절 부위는 부드럽고 함몰되어 있다. 발등 위에 놓은 엄지손가락과 발바닥에 놓은 손가락 사이의 중족지골관절(metatarsophalangeal joint)을 촉진한다. 엄지손가락과 집게손가락으로 눌러가면서 발가락의 외측, 내측의 지골간관절을 촉진하여 부종, 염증, 압통이 있는지 확인한다.

3) 운동범위

발목은 배굴(족배굴곡), 족저굴곡이 가능한 경첩관절(hinge joint)이며, 발은 내번과 외번이 가능한 활주관절(gliding joint), 발가락은 굴곡, 신전, 외전, 내전이 가능한 과상관절(condyloid joint)이다. 발가락이 위로 향하게 발목을 구부리고(배굴 20°), 발가락이 아래로 향하게 발바닥을 굽히도록 한다(족저굴곡 45°). 발바닥을 발 안쪽으로 뒤집어 돌리고(내번 30°), 바깥쪽으로 뒤집어 돌리게 한다(외번 20°)(그림 16.34). 발가락을 구부렸다 펴게 한다(굴곡, 신전 가능). 발가락을 벌리면서 펴고(외전 10°) 발가락을 오므리게 한다(내전 20°).

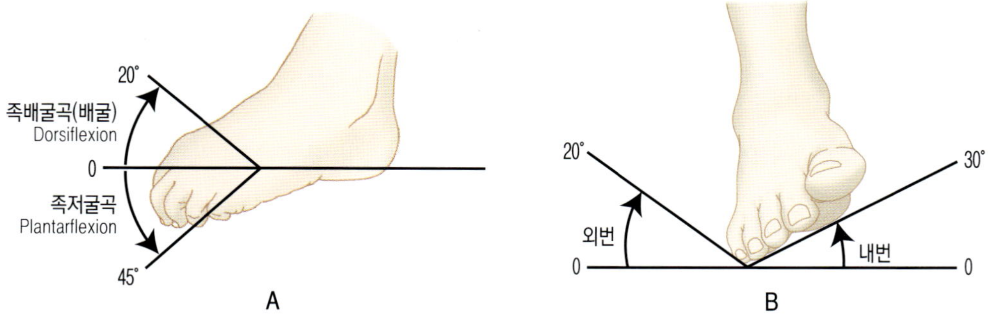

그림 16.34 발목과 발의 운동범위. A: 발목, B: 발

4) 근력

검진자의 배굴시키는 힘에 저항하여 발바닥을 굴곡시키도록 한다. 검진자의 족저굴곡시키는 힘에 저항하여 발목을 굴곡시키도록 한다. 대상자에게 발가락으로 또는 발뒤꿈치로 걸어보게 하고, 발 내측으로(외번) 또는 외측으로(내번) 걸어보게 한다(그림 16.35).

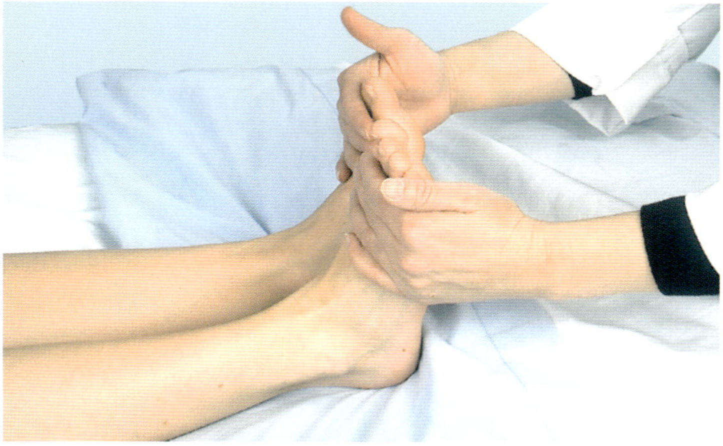

그림 16.35 발목과 발의 근력검사

7. 기록의 예

다음은 검진결과 기록의 예시이며, 이는 정상소견에 대한 기록이다.

- 두경부(head and neck)에서 측두하악관절 염발음, 통증, 부종 없이 정상적으로 입을 벌리고 다물 수 있으며 좌우운동 가능하며 근력 5로 정상임. 경추는 머리와 목이 일직선이며 흉쇄유돌근, 승모근, 경추주위 근육 촉진 시 근육경련이나 압통이 없으며 굴곡 45°, 신전 55°, 측굴곡 40°, 회전 70°의 정상 ROM 보이며 근력 5로 정상임
- 상지(upper extremity)에서 어깨는 근육 위축, 기형, 부종, 통증 없이 전방굴곡 180°, 과신전 50°, 내회전 90°, 외전 180°, 내전 50°, 외회전 90°로 정상 관절가동범위가 가능하며 좌우 근력 5/5로 정상임. 팔꿈치는 아탈구나 염증 증상, 압통, 결절 없이 정상 관절가동범위를 보이고 근력 5/5로 정상임. 손목과 손은 손목의 아탈구, 척골편위, 강직, 구축, 손가락 기형, 수근관증후군 등의 이상 없이 정상 관절가동범위 보이며 근력 5/5로 정상임
- 하지(lower extremity)에서 고관절이 좌우 대칭이며 압통이나 염발음 없이 정상 관절가동범위를 보이며 근력 5/5로 정상임. 무릎은 각의 기형, 부종, 위축, 팽창이나 부구감, 통증 없이 정상 관절가동범위를 보이며 근력 5/5로 정상임. 발목과 발은 하지의 장축에 똑바로 배열되고 무지외반증, 추상 발가락, 염증, 가골, 궤양 등이 없이 부드럽고, 부종, 압통 없이 배굴 20°, 족저굴곡 45°, 외번 20°, 내번 30°의 정상 관절가동범위를 보이며 근력 5/5로 정상임
- 척추는 머리로부터 일직선으로 배열되어 있으며 흉추만곡은 볼록하고 요추만곡은 오목하며, 척추극상돌기 촉진 시 압통이 없고 주위 근육은 단단하고 경련이 없으며 굴곡 90°, 과신전 30°, 외측굴곡 35°, 회전 30°의 정상 관절가동범위를 보임

근골격계 검진을 정확하게 하기 위해 검진기술을 반복연습하고 정상소견과 비정상소견을 구분할 수 있도록 익혀야 한다.

신체검진법			정상	비정상의 예	관련 질병
시진 촉진	두경부	측두하악관절	• 염발음, 통증, 부종 없이 상하운동, 좌우운동 가능	• 부종, 염발음, 통증	• TMJ질환
		경추	• 머리와 목이 일직선, 근육경련이나 압통 없음	• 압통	• 거북목 • 경추디스크탈출증 • 골관절염
관절 가동 범위		경추	• 굴곡 45°, 신전 55°, 측굴곡 40°, 회전 70°	• 움직임 제한, 통증	• 경추디스크탈출증 • 골관절염
시진	척추	배열	• 머리로부터 일직선 배열, 흉추는 볼록하고 요추는 오목한 만곡	• 척추가 옆으로 휨 • 척추가 앞으로 휨 • 척추가 뒤로 휨	• 척추측만증 • 척추전만증 • 척추후만증
촉진		척추극상돌기	• 척추극상돌기 압통이 없고 주위 근육은 단단하고 경련 없음	• 압통, 경련	• 추간판탈출증 • 척추질환
관절 가동 범위		척추	• 굴곡 90°, 과신전 30°, 외측굴곡 35°, 회전 30°	• 움직임 제한, 통증	• 추간판탈출증 • 척추질환
시진	상지	어깨	• 근위축, 기형, 부종 없음, 양쪽 견관절 뼈 경계부가 동일	• 근위축, 탈구, 견관절 통증, 근육강직	• 염증 • 척추측만증
		팔꿈치	• 아탈구, 발적, 부종, 활액낭 삼출액, 비대 등 염증 증상 없음	• 아탈구, 발적, 부종, 활액낭 삼출액, 비대	• 주관절 아탈구 • 통풍성 관절염
		손목과 손	• 손목의 아탈구, 척골 편위, 강직, 구축, 손가락 기형 없음	• 손목아탈구, 척골편위, 강직증, 뒤퓌트랑구축, 백조목변형, 단추모양변형(류마티스관절염)	• 손목아탈구 • 류마티스관절염 • 골관절염
촉진		어깨	• 근육강직, 압통, 위축, 부종, 덩어리 없음	• 근육강직, 압통, 위축, 부종, 덩어리	• 염증
		팔꿈치	• 압통, 부종, 결절, 열 없음	• 압통, 부종, 결절, 열감	• 테니스 엘보 • 골프 엘보 • 주두점액낭염 • 류마티스관절염
		손목과 손	• 손목 신경절, 배부 활액막 부종, 압통, 결절 없음	• 신경절, 헤베르덴결절, 부샤르결절, 부종, 압통, 저림	• 골관절염 • 수근관증후군

신체검진법			정상	비정상의 예	관련 질병
관절 가동 범위	상지	어깨	• 전방굴곡 180˚, 과신전 50˚, 내회전 90˚, 외전 180˚, 내전 50˚, 외회전 90˚	• 운동 제한, 염발음	• 염증
		팔꿈치	• 굴곡 150~160˚, 신전 0˚, 회내 90˚, 회외 90˚	• 운동 제한, 염발음	• 염증
		손목과 손	• 손목 과신전 70˚, 굴곡 90˚, 중수지간관절 굴곡 90˚, 과신전 30˚, 척골편위 55˚, 요골편위 20˚, 손가락 외전 20˚, 주먹 쥘수 있음	• 운동 제한, 염발음	• 염증
시진	하지	고관절	• 장골능 높이 좌우 대칭	• 비대칭	• 척추측만증
		무릎	• 각의 기형, 부종, 위축 없음	• 각의 기형, 부종, 위축	• 내반슬 • 외반슬
		발목과 발	• 하지 장축에 똑바로 배열	• 팽만감, 부종, 압통, 변형, 가골, 궤양	• 무지외반증 • 망치발가락 • 염증 • 가골 • 궤양
촉진		고관절	• 염발음, 압통 없음	• 염발음, 압통	
		무릎	• 팽창이나 부구감, 통증 없음	• 팽창, 부구감, 통증, 염발음	• 염증 • 퇴행성 관절염
		발목과 발	• 부드럽고, 팽만감이나 부종, 압통 없음	• 팽만감, 부종, 압통, 변형, 가골, 궤양	• 무지외반증 • 망치발가락 • 염증 • 가골 • 궤양
관절 가동 범위		고관절	• 굴곡 90˚, 무릎 구부려 굴곡 120˚, 내회전 40˚, 외회전 45˚, 외전 45˚, 내전 30˚, 과신전 15˚	• 움직임 제한, 통증	• 염증
		무릎	• 굴곡 140˚, 과신전 15˚	• 움직임 제한, 통증	• 염증
		발목과 발	• 배굴 20˚, 족저굴곡 45˚, 외번 20˚, 내번 30˚	• 움직임 제한, 통증	• 염증

1. 손으로 장판 까는 작업을 주로 하는 박 씨(여자/57)는 오른쪽 손에 통증으로 물건을 들어올리기가 힘들어졌고 손마디에 단단한 결절이 생긴 것을 발견하여 병원을 방문하였다. 검진자는 이 대상자에게 골관절염 발생 위험요인을 확인하려고 한다. 다음 중 골관절염의 발생 위험을 높이는 요인으로 맞는 것은?

① 노화, 비만, 직업

② 카페인 남용, 조기폐경, 운동 부족

③ 운동부족, 마른 체형, 스테로이드 사용

④ 정서적 스트레스, 운동 부족, 알코올 남용

2. 어깨가 가능한 운동범위로 맞는 것은?

① 굴곡, 회전, 내번, 외번

② 내전, 외전, 내번, 외번

③ 굴곡, 과신전, 내전, 순환

④ 내회전, 외회전, 내번, 외번

3. 하지 근력을 검사하고 있을 때 정상 근력인 경우는?

① 무릎을 굴곡해보라고 했을 때 대상자 스스로 굴곡할 수 있었다.

② 대상자가 발목을 이완한 상태에서 검진자가 족저굴곡을 했을 때 족저굴곡이 부드럽게 되었다.

③ 검진자가 무릎신전 상태로 누르면서 대상자에게 무릎굴곡을 지시하자 대상자가 무릎을 구부렸다.

④ 대상자가 무릎을 이완한 상태에서 검진자가 무릎 굴곡을 했을 때 무릎주변 근육이 약간 긴장하는 것이 느껴졌다.

정답

1. ① 2. ③ 3. ③

참고문헌

권소희 외(2019). 핵심 건강사정(수정판). 수문사.

김금순, 임나영, 서순림, 김종임, 한혜숙, 권소희(2012). ACE 건강사정 3판.

김지연 외(2019). 간호사를 위한 건강사정. 군자출판사.

박지원 외 공역(2013). 간호건강사정-비판적 사고와 사례연구 접근 2판, 학지사메디컬.

은영 외(2019). 생애주기별 건강사정. 수문사.

Dillon, P. M. (2007). Nursing health assessment: A critical thinking case studies approach. 2th Ed. Davis company.

Donita D'Amico, Colleen Barbarito. (2014). Health physical assessment in nursing. Pearson.

Janet R. Weber (2013). Nurses' handbook of health assessment. 8th Ed. Wolters Kluwer/Lippincott Williams & Wilins.

Jarvis C. (2011). Physical examination & health assessment (6th ed.) Saunders.

Judith A. Schilling McCann(2009). Signs & symptoms. Wolters Kluwer/Lippincott Williams & Wilins.

Stephen N. Adler, Debra Adler-Klein, Dianne B. Gasbarra (2007). A pocket manual of differntial diagnosis. Wolters Kluwer/Lippincott Williams & Wilins.

CHAPTER

17 신경계 사정

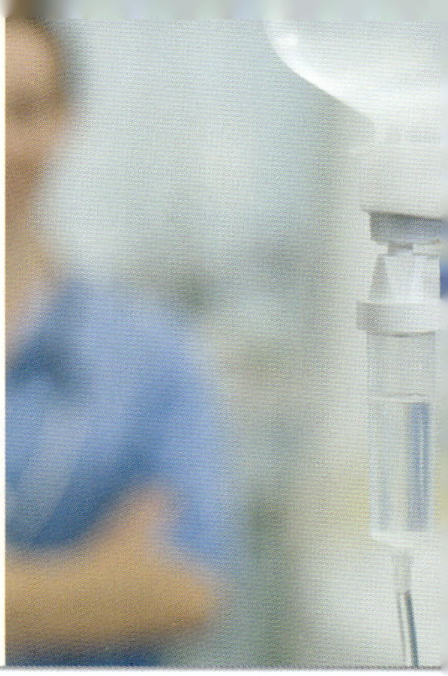

학습목표

1. 신경계의 구조와 기능을 설명할 수 있다.
2. 신경계의 건강력을 수집할 수 있다.
3. 신경계 신체검진을 수행할 수 있다.
4. 신경계 검진결과의 정상과 비정상을 구별할 수 있다.
5. 신경계 건강사정 결과를 기록할 수 있다.

주요용어

- 근긴장도Muscle tone
- 글래스고혼수척도Glasgow Coma Scale, GCS
- 롬버그 검사Romberg test
- 바빈스키 반사Barbinski reflex
- 브루진스키 징후Brudzinski sign
- 심부건 반사Deep tendon reflex
- 의식상태Level of consciousness
- 이상감각Paresthesia
- 커니그 징후Kernig sign
- 표재성 반사Superficial reflex

구조와 기능

건강력 수집

신체검진

정상 · 비정상 결과

적용문제

신경계는 생각, 기억, 판단, 감각, 운동, 인지, 언어, 행동과 인격을 관장하는 중추로서 환경의 변화를 수용하여 해석하고 반응하여 신체와 정신을 통합하고 조절한다. 즉, 신체 내·외부에서 일어나는 여러 자극을 받아들이고 지각, 감각, 운동과 정신작용을 통해 적절하게 반응함으로써 여러 계통의 신체 기능에 직접적인 영향을 미친다.

신경계 사정은 대상자의 건강을 평가하는 데 있어 필수적인 부분을 차지한다. 신경계 기능은 폐와 조직의 산소와 이산화탄소의 가스 교환뿐 아니라 산염기 균형 조절에도 관여한다. 신경계에 변화가 오면 다른 신체계통에도 영향을 미친다. 신경계 사정은 신체검진의 가장 복잡한 부분으로 운동, 감각, 자율, 인지, 행동학적 요소를 평가한다.

신경계는 중추신경계(central nervous system, CNS)와 말초신경계(peripheral nervous system, PNS)로 분류되며, 수의적이고 자율적인 반응에 의해 모든 신체의 기능을 유지하고 조절한다. 중추신경계는 뇌와 척수를 말하며, 말초신경계는 12쌍의 뇌신경과 31개의 척수신경으로 구성된다(그림 17.1). 말초신경계는 내부장기와 혈관을 지배하는 자율신경정보는 물론, 감각수용기의 감각정보를 중추신경계로 전달하고(감각신경), 중추신경계의 운동정보를 근육과 샘으로 전달한다(운동신경).

1. 뇌

성인의 뇌 무게는 체중의 약 2%인 1,300~1,500g이다. 뇌는 대뇌, 소뇌, 간뇌, 뇌간으로 구분하며(그림 17.2), 뇌의 구조별 기능은 표 17.1과 같다.

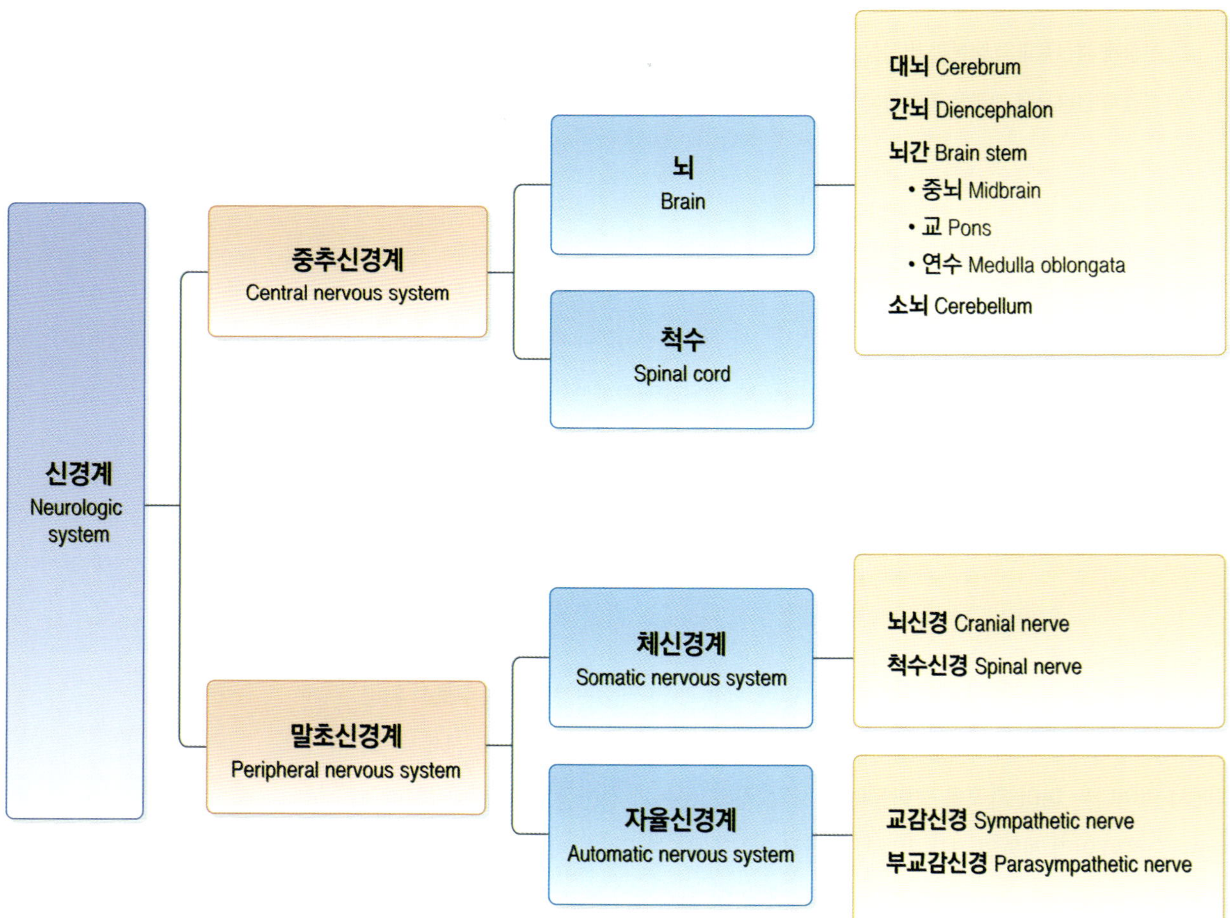

그림 17.1 신경계의 구분

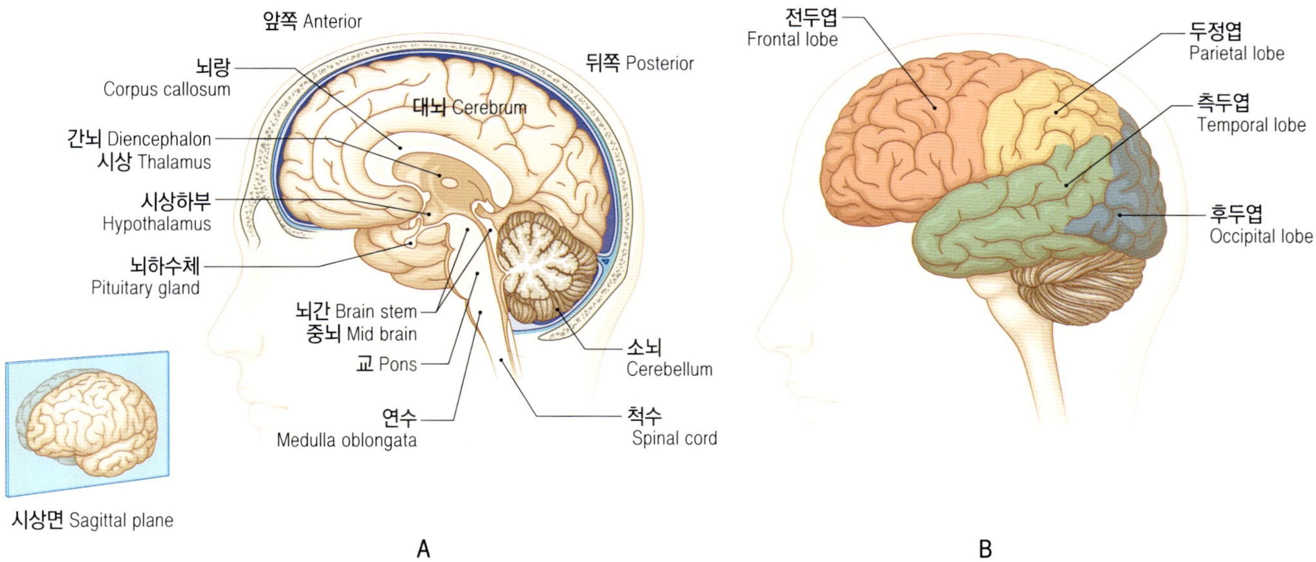

그림 17.2 뇌의 구조. A: 뇌의 구조(시상단면), B: 대뇌의 엽

표 17.1 뇌의 구조별 기능

구조	기능
대뇌	
전두엽	수의적인 운동조절을 지시. 의사소통, 감정, 지능, 추론 능력, 판단, 행동에 영향 운동언어중추인 브로카 영역(Broca's area)을 포함
두정엽	촉감, 통증, 온도, 형태, 두 지점 식별 등 촉각을 해석
후두엽	읽고 이해하는 능력. 일차 시각수용기 중추
측두엽	청각중추, 감각언어중추인 베르니케 영역(Wernicke's area)을 포함
간뇌	
시상	후각을 제외한 모든 감각자극을 대뇌피질까지 전달
시상하부	자율신경계 기능 조절; 체온조절, 수분균형, 성, 갈증, 식욕, 분노, 성적 충동 등의 감정적 행동 지배 뇌하수체와 내분비선 기능 조절
뇌간	
중뇌	시각반사와 운동신경 전달로 역할
교	호흡조절 중추
연수	생명기능에 중요한 호흡중추, 심박동 조절 중추, 연하와 구토 등의 위장 기능 조절
소뇌	수의적 근육활동의 원활한 수행과 협응. 균형과 근긴장 유지를 도움
기타 구조	
변연계	감정과 행동 표현(감정의 뇌)
망상체	불면과 수면 조절
기저핵	골격근 활동의 원활한 행동과 협응

2. 척수신경

척수는 길이 약 40~45cm, 지름 약 1cm, 무게 약 25g인 원주상의 연한 백색 장기로 뇌줄기와 연결되며, 큰구멍(대공, foramen magnum)에서 시작되어 척주관(vertebral canal)을 통해 L2~L3까지 뻗어 있다(그림 17.3).

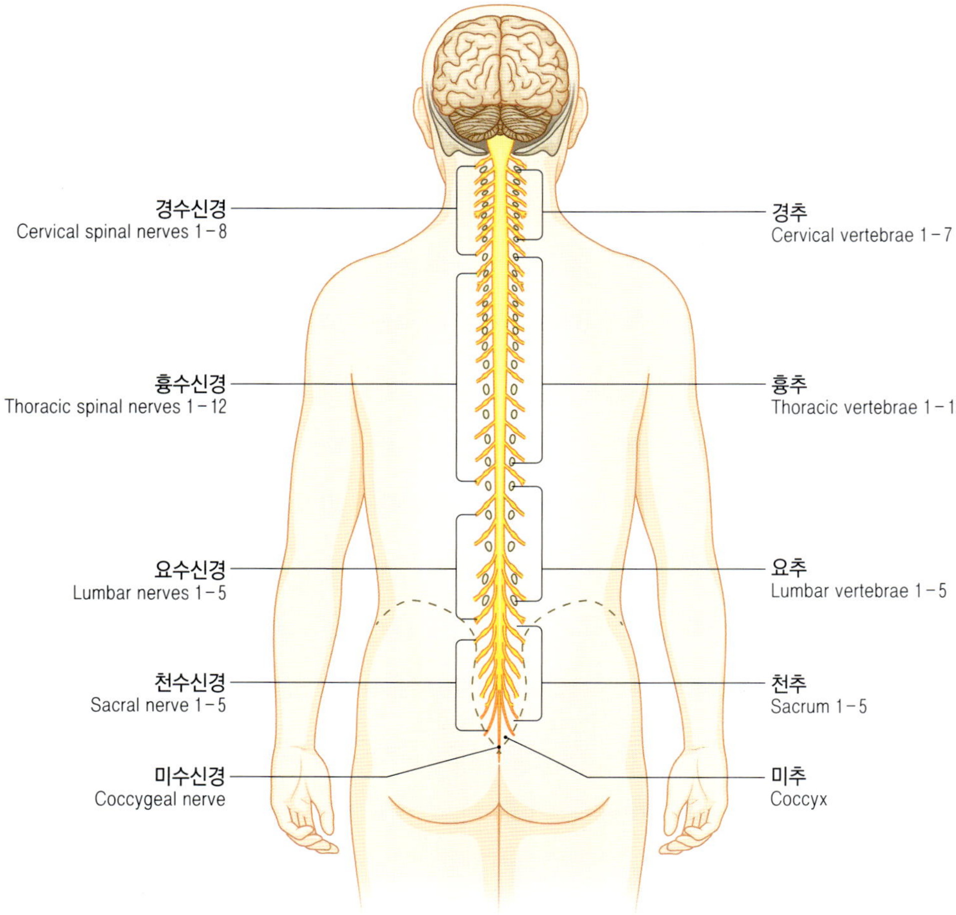

그림 17.3 척수

척수의 단면구조는 H자 모양의 회백질과 백질로 구분한다. 척수의 하행로는 대뇌피질 · 뇌간 · 소뇌의 운동 정보를 척수전각(앞뿔, anterior horn)으로 전달하며, 상행로는 피부와 내장의 신경흥분을 척수후각(뒤뿔, posterior horn)을 통해 중추신경으로 전달한다.

감각전도로인 상행로는 척수에서 시작하여 뇌에서 종결한다. 상행로는 척수시상로, 척수소뇌로와 후방백주로이다. 운동전도로인 하행로는 회백질을 통해 내려와 척수까지 오는 신경섬유의 다발이다. 척수보다 상위에 위치한 신경세포를 상위운동신경원(upper motor neuron)이라 부르고, 척수전각(앞뿔)세포나 뇌신경운동핵에서 뼈대근육까지의 운동신경세포를 하위운동신경원(lower motor neuron)이라 한다. 주요 하행로는 추체로(피라밋로, pyramidal tract)와 추체외로(피라밋외로, extrapyramidal tract) 등이 있다. 이 신경로는 신경계 문제를 이해하는 데 중요하다(그림 17.4).

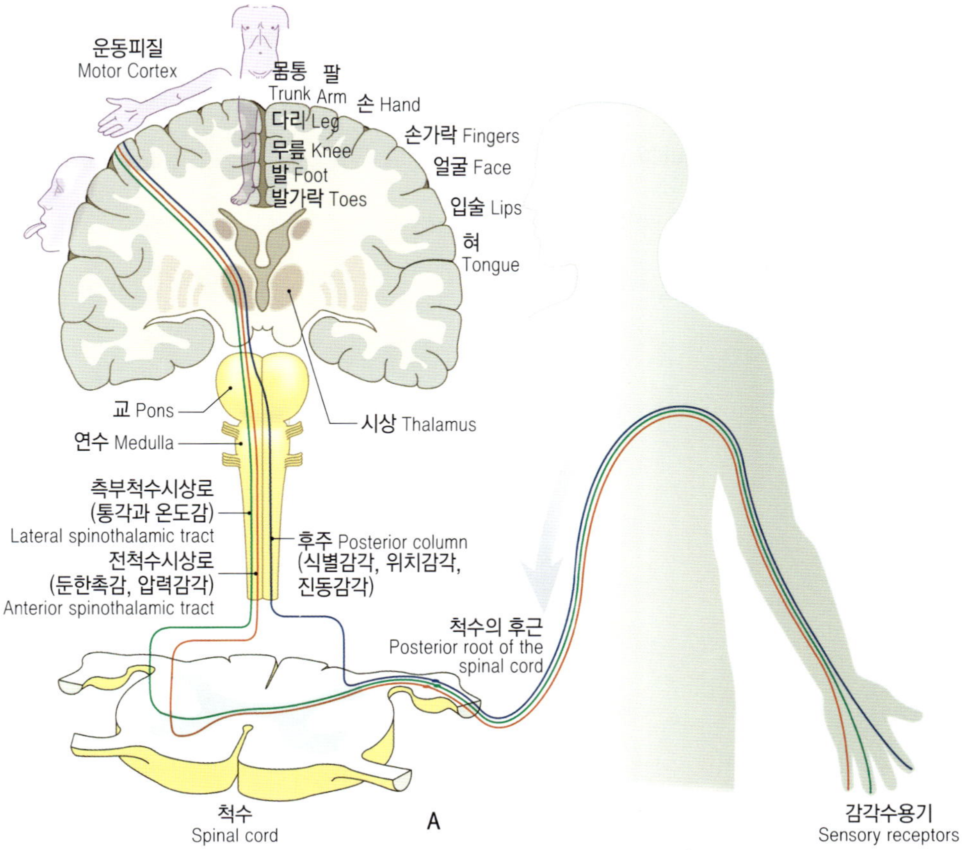

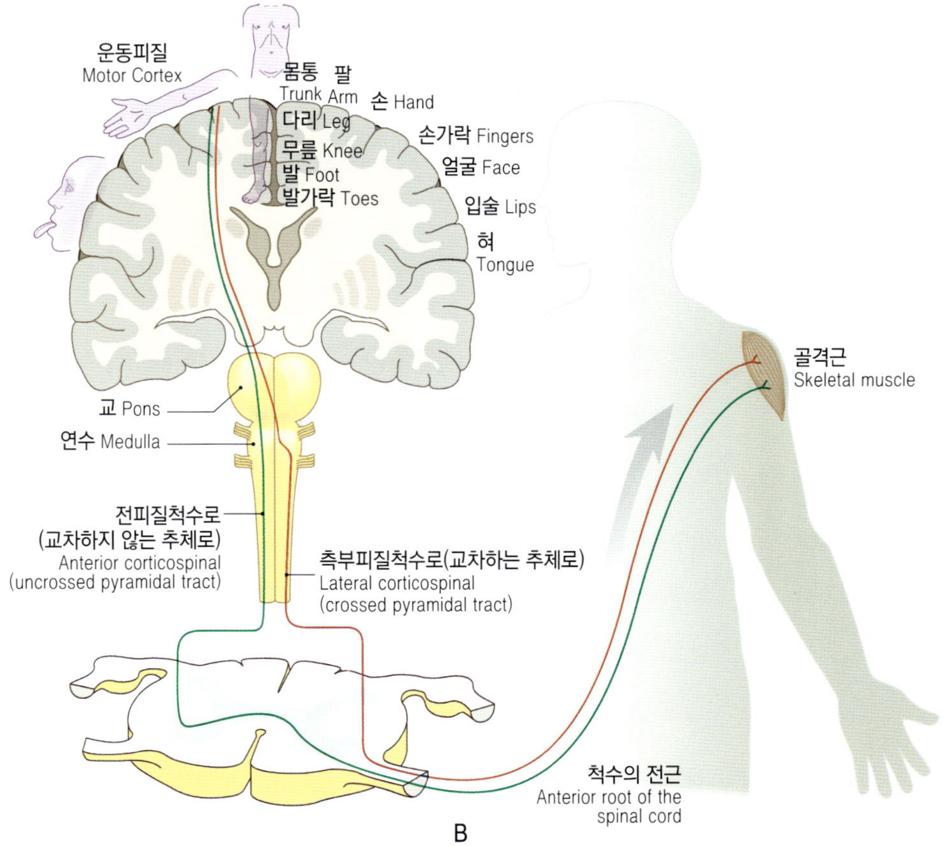

그림 17.4 신경로. A: 감각신경로, B: 운동신경로

3. 뇌의 혈액 순환

뇌의 순환은 양측 경동맥(목동맥, carotid artery)에서 시작하는 전방순환(anterior circulation)과 양측 척추동맥(vertebral artery)에서 시작되는 후방순환(posterior circulation)으로 구성된다(그림 17.5).

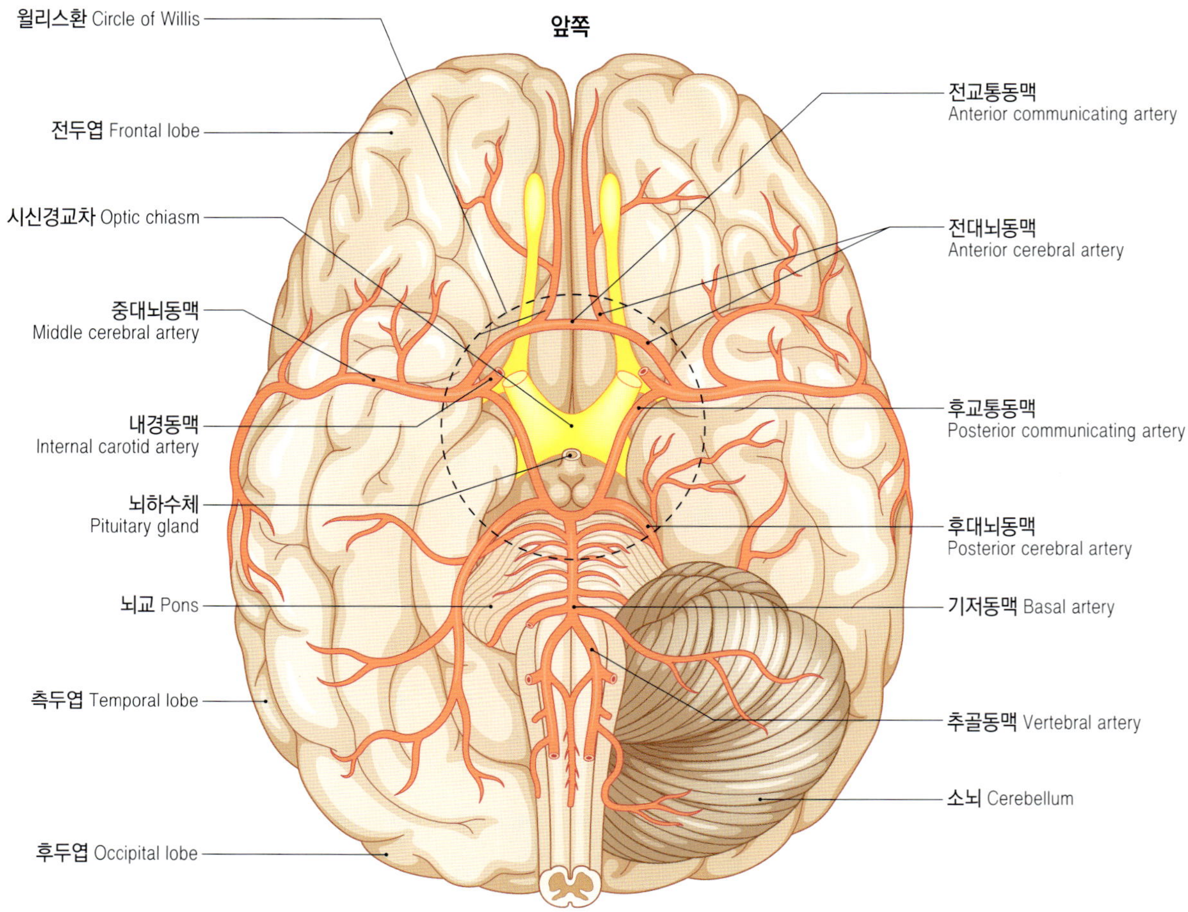

그림 17.5 대뇌순환과 윌리스환

4. 뇌신경

뇌신경은 12쌍이며, 1번 뇌신경은 측두엽(관자엽), 2번 뇌신경은 후두엽(뒤통수엽), 3~12번 뇌신경은 뇌간(뇌줄기)에서 나온다(그림 17.6). 1번, 2번, 8번 뇌신경은 감각신경, 3번, 4번, 6번, 11번, 12번 뇌신경은 운동신경, 5번, 7번, 9번, 10번 뇌신경은 혼합신경이다.

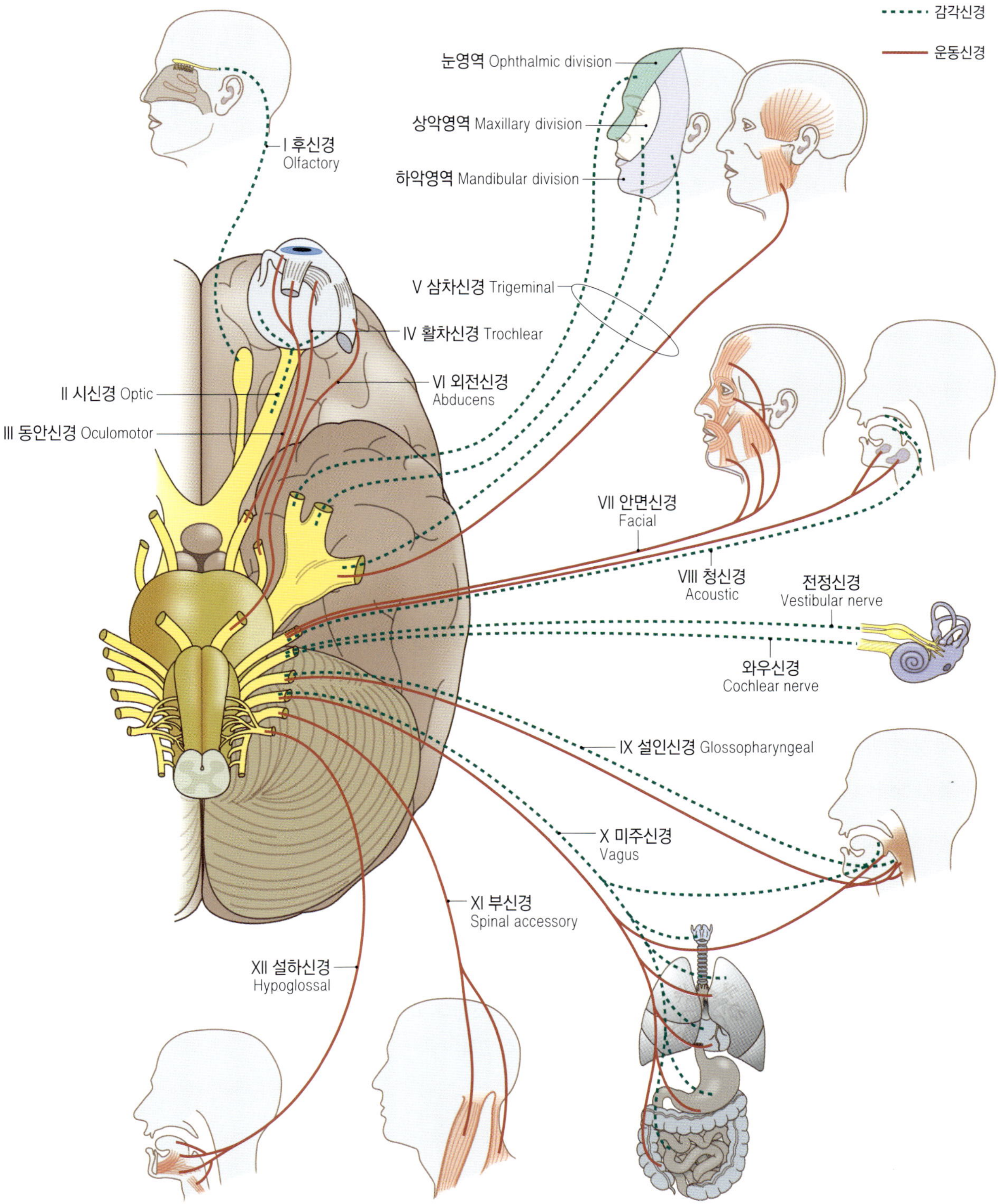

그림 17.6 뇌신경의 분포

안전하고 편안한 상태에서 면담을 진행하며 대상자의 의식이 명료하지 못하거나 듣기나 말하기에 어려움이 있다면 가족이 설명을 보충해줄 수 있다. 정확한 건강력 사정은 검진의 방향을 안내하고, 이 검진 결과를 적절히 확인하면 병리적 문제의 파악이 용이해진다. 건강력 수집은 주요증상을 묻기 시작하면서 현병력, 과거력, 기족력, 개인 사회력, 주거환경 및 작업환경에 대해 질문한다. 검진을 통해 병변의 위치와 범위를 알아낸다.

신경계 사정은 건강관리 제공자와 대상자와의 첫 만남에서부터 시작한다. 일반적인 외모, 얼굴 표정, 주의력, 눈 맞춤, 언어자극에 대한 반응을 사정한다. 인지와 정서적 표현, 말하기 능력과 양상을 기록한다.

1. 주요증상

- 두통
- 두부손상
- 어지럼증
- 발작
- 떨림
- 허약감
- 이상감각
- 연하장애
- 언어장애

2. 현병력

현재 병력은 대상자가 인지하거나 배우자, 가족구성원 또는 가까운 주변 사람들이 발견할 수 있다. 노인이나 인지기능이 불안정한 대상자, 외상을 경험한 대상자는 주변 사람들의 정보가 중요하다.

간호사는 대상자의 증상뿐만 아니라 증상이 발생하는 전 과정에 대해 확인한다. 증상이 언제 시작되었고, 시간이 지날수록 어떻게 변화되었는지 확인한다. 증상의 지속시간, 특성과 양상, 증상과 관련된 다른 증상들이 있는지, 그 증상의 중증도 및 증상으로 인해 장애되는 기능과 문제 등을 조사한다. 대상자가 다양한 증상을 호소하는 경우 반드시 각 증상을 확인한다. 발현 증상의 발병시기와 지속시간, 특성과 양상, 관련증상, 중증도, 장애되는 기능과 문제 등을 조사한다.

1) 두통

잦은 두통(headache)이나 심각한 두통이 있나요? 있다면 언제 시작되었나요? 얼마나 자주 경험하나요? 머리의 어느 부위에서 두통을 느끼나요? 다른 문제와 연관되어 나타나나요?

근거: 두통의 다양한 유형에 대한 설명은 머리와 목 사정 부분을 참조한다. 아침에 발생했다가 일어난 후에 완화되는 아침두통(morning headaches)은 두개내압 증가(예: 뇌종양)의 조기 징후일 수 있다.

2) 두부손상

머리를 다친 적이 있나요? 있다면 머리의 어느 부위인가요? 의식을 잃었나요? 얼마나 오랫동안 의식을 잃었나요?

근거: 두부손상(head injury)은 경미하다고 해도 장기적인 신경 결함을 유발할 수 있으며, 대상자의 기능 수준에 영향을 미칠 수 있다.

3) 어지럼증

기절할 것처럼 현기증이 나거나 붕 뜨는 느낌을 경험한 적이 있었나요? 있다면 언제 이러한 느낌을 받았나요? 얼마나 자주 발생하나요? 의식을 잃었나요? 얼마나 오랫동안 지속되었나요? 활동이나 자세변경을 할 때 발생하나요?

근거: 어지럼증(dizziness)은 경동맥(목동맥, carotid artery) 질환, 소뇌농양(cerebellar abscess), 메니에르병(Meniere's disease), 내이(속귀, inner ear) 감염과 관련이 있을 수 있다. 어지러움은 소뇌, 기저핵, 추체외로, 8번 뇌신경(청신경)의 전정(안뜰, vestibular) 부분과 관련된 신경질환일 때 발생하며 불균형(imbalance), 움직임의 조정이나 조절 장애가 발생한다. 뇌혈류와 전정 반응이 감소하면 낙상의 위험이 증가한다.

4) 발작

경련을 한 적이 있나요? 있다면 언제 시작되었고, 얼마나 자주 발생하나요? 전구증상(aura)이 있나요? 신체 어느 부위에서 발작이 시작되나요? 발작이 몸 전체에 나타나나요? 몸의 한쪽만 나타나나요? 양쪽 다 나타나나요? 관련증상(안면이나 입술 색깔 변화, 의식의 상실, 안검의 떨림, 안구의 변화, 입술의 이상한 맛, 실금)이 있나요? 발작 후 근육통이나 두통, 의식혼돈이 있나요? 무엇이 발작을 일으킨다고 보나요? 발작이 일상생활에 미치는 영향이 어떠한가요?

근거: 발작은 뇌전증(epilepsy), 대사장애, 두부 외상, 고열의 경우에 발생한다. 대상자에게 발작이 곧 시작될 것임을 미리 알려주는 전구증상(청각, 시각, 운동감각)이 발생하는 경우가 있다. 발작이 시작되는 부위와 발작 전후에 발생하는 증상은 발작의 유형(예: 좌우 대뇌반구에 모두 발생하는 전신발작(generalized seizures) 또는 대발작(grand mal seizures), 실신발작(absence seizures) 또는 소발작(petit mal seizures)과 치료법을 결정하는 데에 도움이 된다. 전신발작이 있으면 발작 동안 요실금이 발생하는 경우가 많다. 항경련제는 혈액 내 치료 농도를 유지해야 효과가 있다.

5) 떨림

손이나 얼굴에 불수의적인 떨림이나 진동이 있나요? 있다면 언제 시작되었나요? 불안 또는 휴식으로 악화되나요? 휴식이나 활동 또는 술로 완화되나요? 떨림이 일상생활에 영향을 미치나요?

근거: 근(육)섬유다발수축(fasciculations; 휴식 중인 근육의 지속적이고 빠른 단일수축)은 하위운동신경세포 질환의 경우에 발생할 수 있다. 떨림(진전, tremors; 서로 대립하는 근육군들의 불수의적 수축)은 파킨슨병[휴식 중인 근육이 초당 3~6회 떨림, 또는 엄지와 다른 손가락의 '알약 굴리기' 동작(pill-rolling movement)]과 같은 퇴행성 신경질환 또는 소뇌 질환과 다발성경화증(속도는 다양하며 특히 의도적인 움직임을 취할 때 발생)의 경우에 나타난다. 틱(tic; 불수의적이고 반복되는 단일수축성 움직임)은 뚜렛증후군, 습관 정신성 틱, 지연성 이상운동(tardive dyskinesia)의 경우에 나타날 수 있다.

6) 허약감

몸을 움직일 때 허약감(weakness)이나 어려움이 있나요? 있다면 전신적인지 혹은 국소적인가요? 특정 동작에서 발생하나요(예: 근위의 큰 근육 허약감에서는 의자에서 일어나기가 힘들고, 원위의 작은 근육 허약감에서는 주전자를 열거나 쓰거나 가위를 사용하기가 힘듦)?

근거: 한쪽(편측) 약화 또는 마비(신경계 또는 근육계의 병변으로 인한 운동기능 상실)가 발생했다면 뇌졸중, 척수 압박, 신경 손상이 원인일 수 있다. 점진적인 약화는 여러 신경계 질환의 증상이다.

7) 이상감각

신체 일부에 무감각(numbness)이나 저림(tingling)이 있나요? 있다면 핀이나 바늘로 찌르는 듯한 느낌인가요? 언제 시작되었나요? 어느 부위인가요? 움직일 때 발생되나요?

근거: 감각상실(loss of sensation), 저림(tingling), 화끈거림[작열감(burning), 이상감각(paresthesia)]이 발생한다면 뇌, 척수, 말초신경이 손상되었을 수 있다.

8) 연하장애

삼키는 것에 문제가 있나요? 있다면 고형물을 삼킬 때 그런가요? 아니면 물을 삼킬 때 그런가요? 과다한 침을 흘린 적이 있나요?

근거: 연하장애(삼킴곤란, dysphagia)은 뇌졸중, 파킨슨병, 중증근무력증, 길랭-바레 증후군, 9번 뇌신경(설인신경), 10번 뇌신경(미주신경), 12번 뇌신경(설하신경)의 기능장애와 관련이 있을 수 있다.

9) 언어장애

단어를 발음하는데 문제가 있나요(구음장애, dysarthria)? 언어를 이해하거나 표현하는 데 어려움이 있나요(언어장애, dysphasia)? 이러한 문제를 언제 처음 발견했나요? 얼마나 오래 지속되었나요?

근거: 대뇌피질 손상은 말을 하거나 언어를 이해하는 능력에 장애를 유발할 수 있다.

3. 과거력

과거력은 대상자의 현재의 신경학적 상태와 비교하기 위함이며, 대상자에게 신경학적 문제를 유발하는 위험요인을 찾아내기 위해 사정해야 한다. 과거력의 위험요인별 질문을 통해 신경계와 관련된 문제들을 확인한다.

1) 아동기 병력

두부외상이나 경련을 경험한 적이 있나요?

근거: 아동기의 신경학적 문제는 영구적인 영향을 미칠 수 있다.

2) 수술이나 시술

신경계를 포함하는 수술 또는 치료를 받은 적이 있나요?

근거: 과거 신경계의 수술이나 치료는 현재 신경계 기능에 영향을 미친다.

3) 진단적 시술

신경학적 문제로 인해 치료를 받은 적이 있나요?

근거: 잠재적인 또는 재발 가능한 신경계 문제를 파악한다.

4) 심각한 외상

심각한 외상을 입은 적이 있나요? 그렇다면 어떠한 치료를 받았으며, 외상과 관련하여 현재 어떠한 문제가 있나요?

근거: 과거 외상에 관한 정보는 신경계 간호사정의 기초정보를 제공한다. 뇌진탕 후 증후군은 외상 후 1~2주부터 1년까지 지속될 수 있다. 노인에게 발생한 경미한 두부외상은 경막하 출혈을 초래할 수 있으며, 수주에서 수개월 동안 증상이 없을 수 있다. 척추와 허리의 손상은 말초신경 문제의 원인일 수 있다.

5) 중증/만성질환

내과적 질환을 앓은 적이 있나요?

근거: 일과성 허혈발작을 경험한 대상자의 1/3에서 뇌졸중이 발생한다. 뇌졸중의 과거력은 또 다른 뇌졸중 발생의 위험을 10배가량 증가시킨다. 고혈압은 뇌졸중의 위험을 6배 증가시키며, 당뇨는 뇌졸중의 위험을 2~4배 증가시키고, 심방세동은 뇌졸중의 위험을 17배 증가시킨다. 당뇨성 신경병증은 감각상실로 이어질 수 있다. 삼차매독은 신경매독을 초래한다. 최근 이환되었던 상기도감염은 수막염과 관련될 수 있다. 경련과 관련된 과거력은 현재의 신경학적 상태를 설명해 줄 수 있다. 20~30세에서 처음 발생한 경련은 외상, 종양, 혈관질환과 관련 있을 수 있고, 50세 이후에서 처음 발생한 경련은 뇌졸중, 전이된 암과 관련이 있을 수 있다. 간질의 75%는 원인이 불명확하다.

6) 예방접종

예방접종은 언제 무슨 종류를 맞았나요?

근거: 디프테리아, 백일해, 파상풍(diphtheria, pertussis, tetanus, DPT) 접종은 접종 후 7일 이내 뇌증을 경험한 대상자에게는 금기이다. 또한 접종 후 3일간 발작이 있었던 대상자에게는 신중하게 투여한다. 이처럼 예방접종과 관련된 정보가 감별진단에 도움을 줄 수 있다. Hib(Haemophilus influenzae type b) 예방접종은 세균성 수막염을 예방한다.
수막구균감염증(meningococcal disease)에 대한 예방접종은 기숙사 등 공동생활을 하는 청소년층에게 권고된다.

7) 알레르기

약물이나 음식에 알레르기가 있나요?

근거: 요오드(iodine) 알레르기가 있는 대상자는 조영제가 포함된 침습적 검사의 시행 시 제약이 있다.

8) 투약력

처방 약물 또는 비처방 일반 의약품을 복용하고 있나요? 건강보조식품을 복용하고 있나요? 복용하고 있다면 구체적으로 어떠한 제제이며, 마지막으로 복용한 때는 언제인가요?

근거: 신경계에 영향을 미치는 약물들을 조사하면 그 부작용을 질병과 감별할 수 있다. 예를 들어, 아드레날린 효능성 약물은 부작용으로 불안, 초조함, 진전, 어지럼증, 불면증이 있으며, 항우울제의 경우 졸림, 허약감, 피로, 안절부절못함, 혼돈, 지남력 상실 등의 부작용이 있다.

항응고제 또는 항혈소판제제를 복용하고 있나요? 경구피임약 또는 호르몬 대체요법을 사용하고 있습니까?

근거: 항응고제제 또는 출혈이나 혈액 응고에 영향을 미치는 약물은 뇌출혈의 위험을 높일 수 있다. 뇌졸중 발생 시 tPA(tissue plasminogen activator) 치료는 항응고제, 항혈소판제와 함께 사용하지 않는다.

경구피임약 또는 호르몬 대체요법을 사용하고 있습니까?

근거: 경구피임약의 복용과 호르몬 대체치료는 뇌졸중의 위험을 증가시킨다.

4. 가족력

가족력을 통해 신경학적 건강문제의 원인이나 선행요인을 확인할 수 있다.

고혈압, 뇌졸중, 다발성경화증, 근위축성측삭경화증(루게릭병), 경련의 가족력이 있나요? 또는 약물 남용이나 정신과적 질환의 가족력이 있나요?

근거: 이들 질환과 관련된 가족력은 신경계 질환의 위험을 높인다.

5. 개인사회력

개인사회력 조사를 통해 대상자의 일상에서 신경계 건강에 영향을 미칠 수 있는 패턴을 밝힐 수 있으며 건강문제의 원인을 찾아내는 데 도움이 될 수 있다.

신경계의 건강증진을 위해 시행하는 건강행위에는 어떤 것이 있나요?

근거: 건강증진 및 예방을 위한 활동을 인지하도록 돕는다.

안전벨트를 착용하나요? 운동 시 보호장구를 착용하나요?

근거: 교통사고, 낙상, 운동 관련 외상이 척수손상의 주요 원인이다.

일상생활활동(activities of daily living, ADL) 수행능력에 어려움이 있나요?

근거: 신경계 장애는 대상자의 일상생활 수행능력에 장애를 초래할 수 있다. 보조기구의 바른 사용에 대해서도 사정하도록 한다.

지난 24시간 동안 무엇을 드셨나요?

근거: 비타민 B 결핍의 경우 발과 손의 감각이상, 걸음걸이 이상의 증상이 있을 수 있으며, 비타민 B_{12}나 니아신, 엽산이 부족하면 말초신경병을 초래할 수 있다.

특정 식이요법을 하나요?

근거: 두통 유발음식으로는 티아민을 포함한 치즈와 초콜릿, 질산염을 포함한 핫도그, 식초, 양파, 발효 또는 절인 음식, 글루타민산나트륨(MSG), 카페인, 아이스크림 등이 있으며, 고콜레스테롤 식이는 혈관질환의 위험요소가 된다.

취미활동은 무엇인가요?

근거: 취미활동에 의해 독성물질에의 노출 위험이 증가할 수 있는데, 예를 들어 스테인드 글래스 작업과 관련된 취미는 납에 노출될 위험이 있다.

몇 시간 정도 수면을 취하나요?

근거: 수면부족은 뇌기능에 영향을 미칠 수 있으며, 졸음의 증가는 두개내압 상승을 의미할 수 있다. 또한 신경학적 문제는 수면을 방해할 수 있다. 추간판탈출증이 있어 통증이 있는 대상자는 편안한 수면자세를 취하기 어려울 수 있다.

흡연, 음주, 카페인 음료의 섭취는 어느 정도로 하나요? 불법약물을 사용한 적 있나요?

근거: 흡연은 뇌혈관계 질환의 위험요인이다. 알코올, 카페인, 불법약물의 사용은 뇌기능을 변화시킬 수 있다.

어떠한 종류의 일을 하나요? 물건들기, 반복적 동작 또는 화학물질이나 독소에의 노출 위험이 있는 일인가요?

근거: 두부 또는 허리외상 위험이 높은 직업은 신경학적 문제를 발생시킬 수 있다. 신경학적 문제로 인해 기존 업무로 복귀하기 어려울 수 있다. 독성물질에의 노출은 신경학적 문제를 일으킬 수 있으며, 방사선과 발암물질들은 뇌종양 발생의 위험을 증가시킨다. 비소와 수은은 운동실조를 야기할 수 있다.

자신에 대해 어떻게 인식하고 있나요? 현재 겪고 있는 문제가 발생하기 전 자신에 대한 인식은 어떠했으며, 현재 가지고 있는 자신에 대한 인식은 어떤가요?

근거: 장애나 불구를 초래하는 신경학적 문제 또는 신경학적 장애에 동반되는 기형은 신체상 장애를 초래할 수 있으며, 대상자의 자아상과 자존감에 영향을 미칠 수 있다.

6. 환경

주거 환경이나 작업장 환경은 어떤가요?

근거: 가정과 작업장 환경에서 보호 장치의 사용뿐만 아니라, 산업장 독성물질(예: 납, 비소, 석면, 벤젠, 폴리염화비닐, 기타 발암물질 등)을 피할 수 있는 방법들을 평가하면 위험요소와 퇴원 계획 수립 시 필요한 정보가 된다.

신체검진은 대상자의 증상이나 진단에 초점을 두고 이루어져야 한다.

1. 대상자 준비 및 준비물품

1) 대상자 준비

대상자에게 모든 옷을 벗고 장식품을 제거한 후 검진용 가운으로 갈아입도록 요청한다. 처음에는 대상자를 검진용 테이블 또는 침대에 편안히 앉힌다. 검진을 실시하는 동안 자세를 여러 번 바꾸어야 한다고 대상자에게 설명한다. 어떤 자세를 취해야 하는지는 특정 검진 시작 전에 설명할 것임을 대상자에게 설명한다.

검진에 상당히 긴 시간이 걸리므로, 필요할 경우 휴식 시간을 줄 것이라고 설명한다. 대상자가 노인이거나 신체적으로 쇠약한 경우에는 검진을 두 부분으로 나누어 시간 간격을 두고 실시한다. 숫자를 거꾸로 세거나 한 발로 뛰기 등 신경계통의 완전한 평가를 위해 요청해야 하는 행동들을 대상자에게 설명한다.

2) 준비물품

- 전체 검진: 검진용 장갑, 뇌신경 검사, 면봉, 신문(대상자에게 읽게 함), 검안경(ophthalmoscope), 클립, 펜라이트(penlight), 스넬렌 시력표(또는 한천석 시력표), 소독된 솜, 냄새를 맡거나 맛을 볼 수 있는 물질(예: 비누, 커피, 소금, 설탕, 레몬즙), 설압자(혀누르개, tongue depressor), 음차(tuning fork)
- 운동 및 소뇌 검사: 줄자
- 감각검사: 솜, 동전, 열쇠와 같이 느낄 수 있는 물건들, 클립, 뜨거운 물과 찬물이 든 시험관, 저음 음차
- 반사검사: 면봉, 반사(타진)망치

2. 정신 상태

대상자가 각성되고 있고 지남력이 있는 것으로 판단되면 인식 수준을 평가한다. 인식 수준 사정을 통해 정신 상태와 인지 기능을 알 수 있다. 여기에는 대상자의 행동, 외모, 자극에 대한 반응, 언어, 기억과 판단에 대한 기능적 상태가 포함되며, 대상자와 환경과의 연결을 반영한다. 이 영역은 의식수준보다 높은 수준의 기능에 있으며 대뇌 피질의 처리 및 반응 능력을 반영한다. 대상자의 신경학적 상태를 정확하게 평가하려면 분명한 답변이 있는 질문을 해야 하며 대상자는 명료하게 답해야 한다고 설명하도록 한다(표 17.2).

표 17.2 정신 상태 사정을 위한 질문

질문	사정 기능
이름이 무엇입니까?	사람에 대한 지남력
오늘 날짜가 무엇입니까?	시간에 대한 지남력
올해는 몇 년도입니까?	시간에 대한 지남력
지금 여기는 어디입니까?	장소에 대한 지남력
나이가 몇입니까?	기억
어디서 태어났습니까?	장기기억
아침식사로 무엇을 먹었습니까?	최근 기억
지금 대통령 이름이 무엇입니까?	일반적 지식
20부터 1까지 거꾸로 세어보겠습니까?	주의집중과 계산 능력
여기에 왜 왔습니까?	판단

1) 의식수준

사람, 장소, 시간에 대한 지남력을 확인하기 위해 주소, 담당의사명, 현재의 날짜, 장소 및 자신의 질병 등에 대한 진술능력을 통해 의식수준을 평가한다. 의식이 저하된 경우에는 이름을 크게 부르거나 통증을 유발시켜 반응을 확인한다.

대상자의 의식수준은 작은 변화도 매우 중요하기 때문에 정확하게 검사하고 기록한다. 명료(alert), 기면(drowsy 또는 lethargy), 혼미(stupor), 반혼수(semicoma), 혼수(coma)로 구분한다(표 17.3).

표 17.3 의식수준의 5단계

단계	의식수준	특징
1단계	명료(alert)	시각, 청각, 기타 감각에 대한 자극에 충분하고 적절한 반응을 즉시 보임
2단계	졸림(somnolence, drowsy) 혹은 기면(lethargy)	자극에 대한 반응이 느려지고 불완전. 질문에 대한 대답에 혼돈이 있고 종종 섬망이나 불안을 보이며 외부의 자극이 사라지면 다시 수면에 빠짐
3단계	혼미(stupor)	지속적이고 강한 자극, 즉 큰소리나 통증 또는 밝은 빛에 반응. 통각 자극에는 피하려는 듯한 의도적인 행동
4단계	반혼수(semicoma)	자발적인 근육 움직임은 거의 없고 통증 자극에만 피하려는 약한 반응. 신음소리나 알아들을 수 없는 말을 중얼거림
5단계	혼수(coma)	모든 자극에 반응 없음. 강한 통증 자극에만 느린 반사반응이 단편적으로 나타날 수도 있음

의식상태의 중증도를 평가하는 유용한 도구로 글래스고혼수척도(Glasgow Coma Scale, GCS)를 많이 사용한다. 평가방법은 4개 영역을 4~6단계로 나누고, 관찰점수의 합계에 의해 대상자를 평가한다(표 17.4). 3~15점의 분포로, 8점 미만인 경우 혼수상태를 의미한다.

표 17.4 글래스고혼수척도

영역	점수
눈 뜨는 반응 (eye opening) (부종으로 눈을 못 뜨면 C로 기록함)	4 자발적으로 눈을 뜸
	3 부르면 눈을 뜸
	2 통증자극에 의해 눈을 뜸
	1 전혀 눈을 뜨지 않음
운동반사반응 (motor response) (통증성 자극에 대해 가장 좋은 상지반응으로 기록함)	6 명령에 따름
	5 통증에 국소적 반응함
	4 자극에 움츠림
	3 이상굴절반응*
	2 이상신전반응†
	1 전혀 없음
언어반응 (verbal response) (기관 내 삽관 시는 E로, 기관절개관 삽입 시는 T로 기록함)	5 지남력이 있음‡
	4 혼돈된 대화
	3 부적절한 단어
	2 이해할 수 없는 소리
	1 전혀 없음

* 비정상적인 굴곡 – 제피질 경직 decorticate rigidity
† 비정상적인 신전 – 제뇌 경직 decerebrate rigidity
‡ 대화가능 – 지남력 있음

2) 주의력과 집중력

주의력은 특별한 자극, 업무나 상황에서 초점을 맞출 수 있는 능력이고 집중력은 주의력을 지속할 수 있는 능력이다. 주의력과 집중력의 변화는 섬망의 초기 증상이 될 수 있다. 주의력과 집중력을 평가하기 위해 간호사는 대상자에게 100에서 7을 계속해서 빼면서 숫자를 말하도록 한다(93, 86, 79, 72, 65). 숫자를 모르는 대상자에게는 요일을 거꾸로 이야기하도록 한다.

3) 기억력

기억이 불가능한 상태라면 대부분의 언어사정은 의미가 없다. 오래된 기억이나 최근 기억, 새로운 기억 등에 문제가 있는지 사정한다. 신경계 문제의 초기 증상으로 최근 기억이 상실될 수 있다. 노인은 특별한 신경계 장애가 없어도 최근 기억이 정확하지 않을 수 있다.

간호사는 출생지, 생년월일, 학창시절의 기억 등에 대해 질문하여 오래된 기억을 검사하고, 검사 후 의무기록지나 가족 등을 통해 대답의 정확성을 확인한다.

새로운 기억을 검사하기 위해 '사과', '도로', '의자' 등 3가지 정도의 단어를 따라서 말하게 하고 5분 후에 그 단어들을 다시 말하도록 하여 정확하게 기억하는지 사정한다.

4) 감정과 통찰력

감정의 사정은 관찰과 함께 시작한다. 평온(euthymia)은 정상적인 감정상태로 차분하고 적절한 상태다. 다행감(euphoria)은 지나치게 유쾌하거나 부적절하게 유쾌한 상태이다. 무감동(apathy)은 대상자가 둔한 상태이며, 불쾌감(dysphoria)은 우울하고, 낙심하고, 슬픈 상태를 나타낸다.

5) 언어와 모방

간호사는 대상자와의 첫 만남에서 대부분의 언어와 모방 기술을 사정할 수 있다. 대상자가 입원하면서부터 환의 갈아입기, 검사물 수집 등의 지시를 얼마나 잘 이해하고 이행하는지 관찰해 언어능력을 사정한다. 글자를 아는 대상자라면 간단한 문장 읽기와 쓰기 능력을 검사한다. 모방능력은 원이나 사각형, 다이아몬드, 십자가와 같이 단순한 그림을 따라 그리게 하여 검사한다.

6) 인지

대상자의 취미, 최근의 사건이나 대통령 이름 등을 질문하여 지적 기능을 사정한다. 필요한 경우 속담의 뜻(예: 구르는 돌은 이끼가 끼지 않는다, 세 살 버릇 여든까지 간다)을 질문해 추상적인 사고에 대해 평가한다. "불이 났을 때 집 안의 문이 모두 잠겨있다면 어떻게 대처하겠습니까?"와 같은 질문으로 판단능력을 평가하고 면담 동안 합리적으로 대처하는지 사정해 부분적인 판단력을 평가한다.

3. 동공반응

밝은 빛에 대한 반응으로 나타나는 동공 크기의 변화는 의식을 조절하는 뇌간(뇌줄기)의 영역이 정상적으로 기능하는지 파악하는 데 사용된다.

2번과 3번 뇌신경은 동공의 움직임을 조절하는데 두개내압이 상승하면 신경의 압박으로 동공의 변화를 일으킨다. 동공의 크기는 동일해야 정상으로 간주되지만, 대상자에 따라 동공 크기가 동일하지 않을 수 있으므로 정상 동공 크기를 미리 확인한다(그림 17.7). 빛을 비춘 쪽 동공이 수축하는 것을 직접대광반사(direct response)라고 하고, 반대쪽 눈의 동공이 수축하는 것을 공감(간접)대광반사(consensual response)라고 한다. 이전과 비교했을 때 동공의 크기나 빛에 대한 반응성에 변화가 있을 경우 응급상황을 나타내므로 의사에게 즉각적으로 보고한다. 동공의 크기는 2~6mm, 양쪽 동공을 비교했을 때 대칭이며, 원형이 정상이다.

조절(accommodation: 가까운 곳과 먼 곳에 있는 물체에 대하여 초점을 맞추는 능력)을 평가하기 위해서 광원으로부터 떨어진 방 안에 있는 물체를 보도록 하는데, 대상자로부터 약 15cm 떨어지게 한 후 집게손가락을 보도록 한다. 정상에서는 수정체의 모양이 변하며, 동공은 수축한다.

일반적으로 동공반응은 약어인 'PERRLA'로 기록하는데, 동공(pupil)은 크기가 같고(equal), 둥글며(round), 빛에 대해 반응(reactive to light)하고 조절(accommodation)이 일어남을 의미한다. 동공에 영향을 미치는 약물을 사용하지 않았는데 빛에 대해 동공이 확장되거나 고정된 상태로 있다면 이는 뇌손상의 징후를 나타낸다. 한쪽 동공이 확장되거나 고정된 상태로 있다면 두개내압 상승을, 양쪽 동공이 수축된 상태로 있다면 교(다리뇌)의 손상을 의심할 수 있다.

빛에 대해 동공의 반응이 있어도 양쪽 동공의 크기가 다르거나 수축이 느리게 나타난다면 이는 두개내압의 상승을 나타낼 수 있다. 동공의 변화는 약물 때문에 올 수 있다. 예를 들어, 아트로핀(atropine)과 스코폴라민(scopolamine)은 동공을 확장시키고, 마약, 축동제, 환각제 등은 동공을 수축시킨다.

4. 뇌신경

뇌에서 시작되기 때문에 뇌신경이라 하며, 감각기능, 운동기능과 감각과 운동을 모두 포함한 혼합기능을 가지며, 1번 뇌신경부터 12번 뇌신경까지 있다(그림 17.5). 뇌신경의 기능과 검사방법은 표 17.5에 제시하였다.

표 17.5 뇌신경의 평가와 장애

뇌신경	평가	장애
Ⅰ. 후신경	• 다양한 냄새를 알아차리고 구별하도록 요구함	• 후각에 대한 불능(무후각증) • 결과적으로 음식의 맛이 단조로워짐
Ⅱ. 시신경	• 검안경 투시에 의한 눈 내부의 검진, 시력검사와 주변 시야를 검사함	• 시각소실
Ⅲ. 동안신경	• 이동하는 물체를 쫓는 눈의 능력검사, 동공의 크기, 형태와 크기 균등의 검진, 동공반사는 만년필형 전등으로 검사함(동공이 축소) • 눈의 폭주능력(눈모임)을 검사함	• 위쪽 눈꺼풀의 처짐(안검하수증) • 동공반사의 결여(예: 팽창되고 고정된 동공은 두개내압의 증가를 의미함) • 어떤 물체에 초점을 맞추는 것의 어려움
Ⅳ. 활차신경	• 이동하는 물체를 쫓아가는 눈의 능력을 검사함	• 특정방향에서 안구운동의 불능
Ⅴ. 삼차신경	• 감각(통증/접촉/온도)은 예리한 핀과 뜨거운/찬 물질로 검사함 • 각막검사는 솜뭉치로 검사함 • 운동기능은 입을 벌리고(저항에 대항해서) 턱을 좌우로 움직이라고 요구함	• 감각소실(통증/접촉) • 감각이상(비정상적인 쑤심, 가려움, 저림) • 저작의 곤란함 • 입이 벌어질 때 턱이 병변측으로 이동 • 감각가지에 심한 경축으로 통증을 일으킴

표 17.5 뇌신경의 평가와 장애(계속)

뇌신경	평가	장애
VI. 외전신경	• 이동하는 물체를 쫓아가는 눈의 능력을 검사함	• 눈을 외측으로 이동하는 것이 불능
VII. 안면신경	• 혀의 전방 2/3부위에서 단맛, 짠맛, 신맛, 쓴맛을 검사함, 안면근육 움직임이 일어나도록 요구함(예: 웃기, 눈감기, 이마에 주름잡기, 휘파람) • 눈물을 분비하는 능력은 암모니아 가스를 냄새 맡게 함	• Bell's 마비(표정 없는 얼굴, 처진 입과 침흘림, 눈을 감는 것의 불능) • 병변측 혀의 전방 2/3 부위에서 미각의 손실
VIII. 청신경 (전정와우신경)	• 청력은 공기와 뼈 전도를 검사함(음차 사용)	• 귀에서의 청력 • 소리의 손실(이명) • 균형의 소실(어지럼증)
IX. 설인신경	• 구역반사와 연하반사를 검사, 말하고, 기침하도록 함 • 혀의 후방 1/3에서 미각을 소실함	• 혀의 후방 1/3 부위에서 미각의 검사 • 구역반사의 소실 • 연하작용(삼키기)의 어려움 • 감소된 침분비
X. 미주신경	• 설인신경 검사 방법과 유사함	• 연구개의 처짐 • 쉰 목소리는 성대주름의 마비 때문임
XI. 부신경	• 저항에 대항해서 머리를 좌우로 돌리고 어깨를 으쓱하도록 함	• 어깨처짐 • 머리회전의 어려움 또는 불능(사경)
XII. 설하신경	• 혀를 밖으로 내밀도록 하여 혀가 어느 쪽으로 편위되는지 검사함	• 말하는데 약간의 어려움(구음장애) • 저작 시 약간의 어려움 • 삼키는데 약간의 어려움(연하장애, dysphagia)

1) 후신경(CN I)

1번 뇌신경은 감각신경이다. 눈을 감고 한쪽 콧구멍을 막은 후 커피, 레몬, 페퍼민트 등의 냄새를 맡게 한다. 냄새를 맡지 못하는 후각상실증(anosmia)의 흔한 신경계 원인에는 전두엽(이마엽)의 종양, 수막염, 수두증, 외상성 뇌손상이 있고, 최근에는 알츠하이머병과 파킨슨병에서도 초기에 후각 결손이 나타난다고 알려져 있다.

2) 시신경(CN II)

2번 뇌신경은 감각신경이다. 시신경의 사정은 백내장, 이물질 등을 검사하고, 시력검사, 시야검사와 안저검사가 포함된다. 시력은 대상자에게 신문을 읽어보게 하거나 시력표를 이용하여 양쪽을 교대로 검사한다. 시야검사는 검사자의 코에 시선을 고정시키고 검사자의 팔을 벌려 바깥쪽에서 안쪽으로 이동하여 손가락을 볼 수 있는 지점을 말하게 하여 확인한다.

3) 동안신경(CN III), 활차신경(CN IV), 외전신경(CN VI)

3번, 4번, 6번 뇌신경은 운동신경으로 외안근, 동공, 눈꺼풀의 기능을 조절한다. 가장 먼저 눈을 관찰하여 안구(눈확)의 위치와 눈이 대칭인지 확인한다. 안구가 한쪽이나 양쪽이 비정상적으로 돌출되어 있다면 이는 안구돌출증(눈돌출증, proptosis, exophthalmos)으로 갑상선기능항진증인 경우에 자주 관찰된다. 그 다음은 각 눈의 상안검(윗눈꺼풀)을 확인하고 비교한다. 상안검이 처진 상태를 안검하수증(눈꺼풀처짐증, blepharoptosis)이라 하고, 이는 호너증후군(Horner's syndrome)과 중증근무력증의 경우 관찰된다.

외안근운동은 손가락으로 6개의 영역을 나누어 가리키며 대상자에게 응시하도록 한다(그림 17.7). 문제가 없다면 양쪽 눈은 동시에 같은 방향으로 움직인다. 한쪽 방향으로 편위된 경우 편위된 방향을 확인한다. 각 방향의 최종 지점에서 눈이 상하로 빠른 흔들림이 있는지 확인한다. 이는 안구진탕증(눈떨림, nystagmus)으로 다발성경화증이나 페니토인(phenytoin) 부작용일 때 나타나는 비정상적인 반응이다.

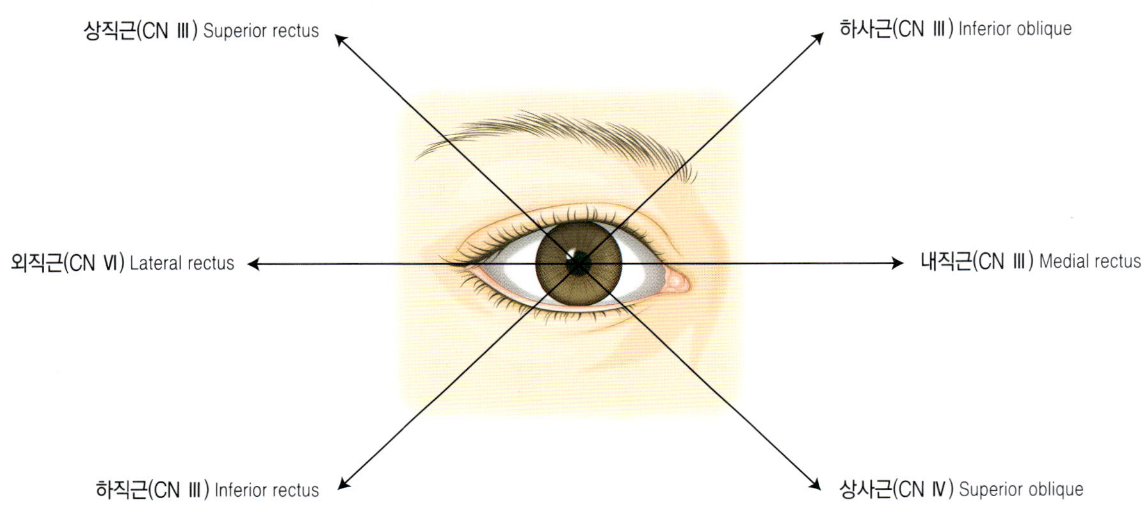

그림 17.7 외안근운동과 뇌신경의 지배

4) 삼차신경(CN V)

삼차신경은 감각과 운동의 혼합신경이다. 감각신경을 확인하는 방법은 다음과 같다(그림 17.8).

- 눈을 감게 하고 따뜻한 물건과 차가운 물건, 솜이나 거즈 또는 뾰족한 물건을 대상자의 얼굴 측면에 접촉하여 온 · 냉각, 촉각, 통각을 느끼는지 확인한다. 솜을 이용하여 각막의 모서리 부분을 접촉했을 때 즉시 눈을 깜빡거리는지 확인한다.
- 운동신경의 사정은 저작운동을 통해 근육을 자극하여 확인한다. 정상이면 입을 꽉 다물 수 있고 턱의 근육을 촉진했을 때 대칭이다.

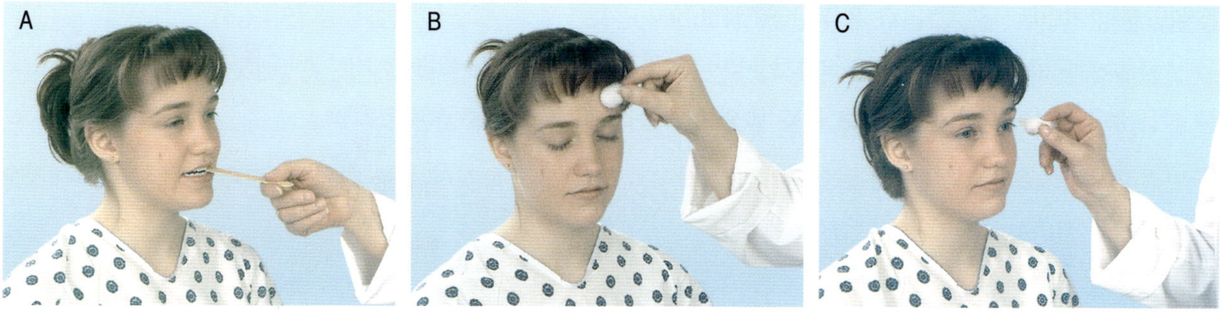

그림 17.8 삼차신경검사(감각, 운동)
A: 제5뇌신경 운동기능검사, B: 제5뇌신경 감각기능검사, C: 각막반사검사

5) 안면신경(얼굴신경, CN VII)

얼굴신경은 감각과 운동의 혼합신경이다. 혀 앞쪽의 3분의 2는 미각을 담당하므로 단맛, 짠맛, 신맛을 이용하여 확인한다. 운동기능으로 웃기, 이마 찡그리기, 주름짓기, 뺨 부풀리기를 하여 확인한다(그림 17.9).

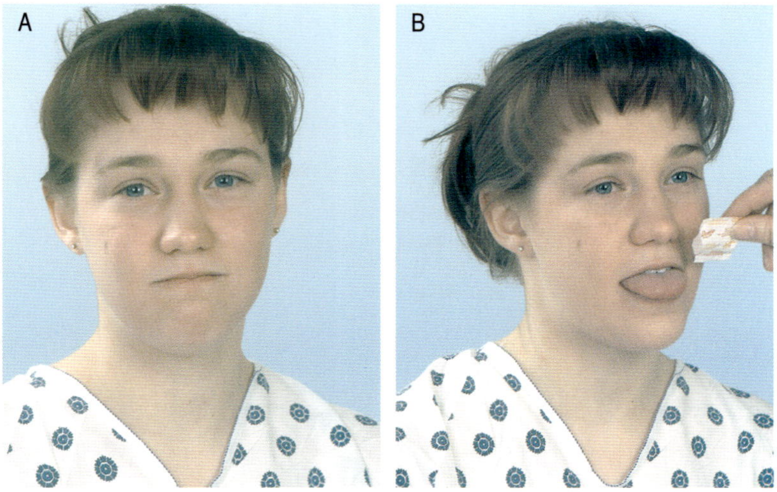

그림 17.9 얼굴신경검사. A: 제7뇌신경 운동기능검사, B: 미각검사

6) 청신경(전정와우신경, CN VIII)

청신경은 소리를 듣는 와우신경(달팽이신경)과 균형을 잡는 전정신경(안뜰신경)으로 나누어진다. 일반적으로 전정신경은 사정하지 않는다. 어지러움(현훈), 이명, 불안정한 자세 등이 나타나면 신경계 문제를 의미하고, 메니에르병과 청신경종의 경우에도 나타날 수 있다.

와우신경은 눈을 감은 후 시계를 대고 소리 난 쪽의 손을 들게 하여 청력을 확인한다.

7) 설인신경(혀인두신경, CN IX), 미주신경(CN X)

설인신경과 미주신경은 감각과 운동기능을 가진 혼합신경으로 인두의 신경을 지배하기 때문에 함께 검사한다. 9번, 10번 뇌신경의 지배를 받는 구토반사를 검사하기 위해 설압자를 이용해 목 안쪽을 자극한다. 입을 벌리고, "아" 소리를 냈을 때 설인신경이 정상이라면 구개와 목젖이 위를 향하고, 미주신경은 좌우 대칭으로 중앙에 위치하고 쉰 목소리도 확인해야 한다.

8) 부신경(더부신경, CN XI)

부신경은 운동신경으로, 흉쇄유돌근(목빗근)과 승모근(등세모근)을 지배한다. 얼굴을 한쪽으로 밀면서 반대로 저항하게 하거나, 어깨를 아래로 밀면서 위로 으쓱하게 하여 저항하는 힘을 사정한다(그림 17.10).

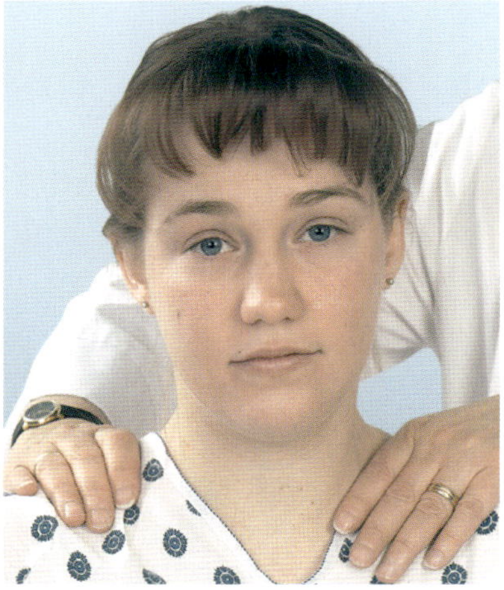

그림 17.10 부신경검사

9) 설하신경(혀밑신경, CN XII)

설하신경은 입을 벌리고 혀를 내밀게 하여 한쪽으로 치우치는지, 위축이 있는지 확인하고, 혀 한쪽에 설압자를 대고 이를 저항하여 밀어보게 하여 혀 운동기능을 사정한다(그림 17.11).

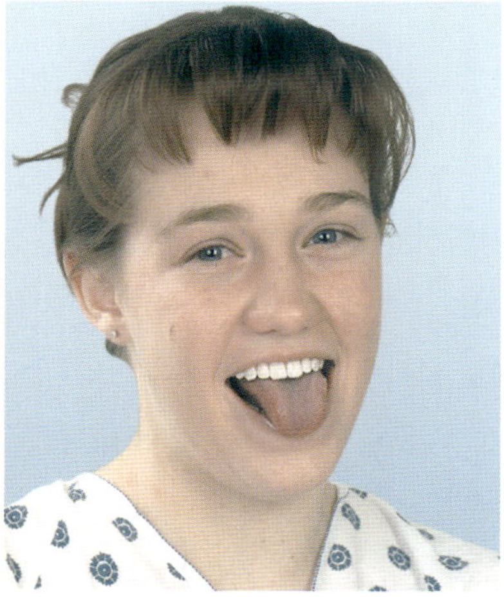

그림 17.11 설하신경검사

5. 운동기능검사

운동기능검사(motor examination)는 걸음걸이, 근육크기(muscle bulk), 근긴장도(muscle tone), 근력(muscle strength)을 평가한다.

1) 근육 사정

근육 사정은 운동경로의 기능에 관한 것이다. 근육크기는 몸의 다른 부위 근육과 함께 확인한다. 근위축, 수축, 떨림, 근간대성경련과 같은 불수의적 움직임을 관찰한다. 사지의 근육이 비대칭이라면 각 사지를 측정하는데, 1cm 이하의 차이는 정상이다.

근긴장도는 수동적인 움직임에 대한 근육의 저항으로, 긴장도는 수동적인 관절운동을 통해 모든 사지를 사정하며, 움직임 동안 가벼운 저항은 정상 근긴장도를 의미한다. 근력은 상지와 하지 모두 사정한다. 다리 근력을 평가하기 위해 왼쪽 다리를 반대쪽 다리에 올리기, 구부리기, 오른손으로 왼쪽 팔꿈치 만지기, 왼손으로 오른쪽 얼굴 만지기, 검진자와 대상자의 손바닥을 마주하고 힘껏 밀기 등으로 다리 근육의 강도를 평가한다. 팔근력을 사정하기 위해서 팔을 뻗게 한 후 팔을 위에서 아래로 누른다(그림 17.12).

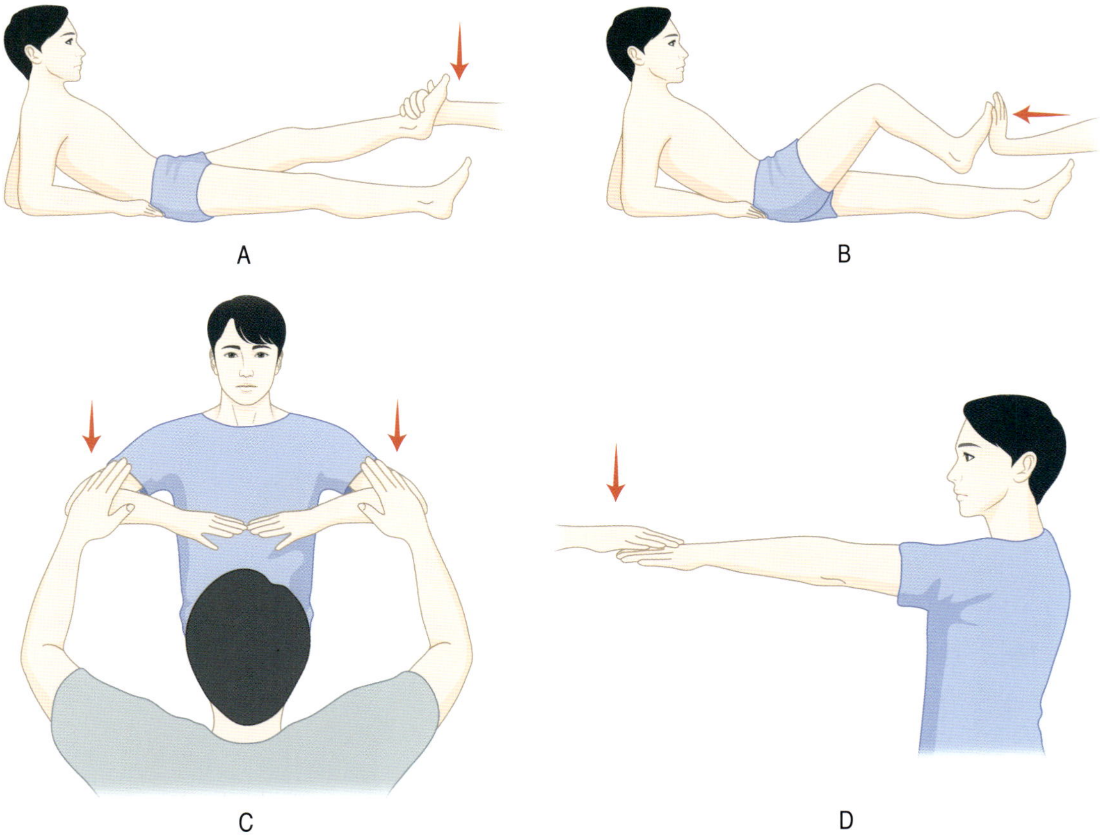

그림 17.12 근력 검사
A, B: 다리근력 검사, C, D: 팔근력 검사

톱니바퀴성 강직(cogwheel rigidity)과 같은 작고 규칙적인 경련을 느낄 때 강직은 일시적일 수 있고, 무기력은 근긴장도의 감소나 저하(hypotonia) 상태로 근육은 얇아지고 축 늘어진다.

2) 자세

자세는 정신상태, 신체상태, 의식수준 등에 의해서도 영향을 받으므로 대상자의 자세와 보행을 관찰함으로써 많은 정보를 얻을 수 있다. 중추신경계의 손상으로 자극에 대한 반응이 상실되어 제피질자세나 제뇌자세가 나타난다.

제피질자세(decorticate posture)(그림 17.13A)는 뇌반구나 내포(속섬유막)의 병소로 피질척수로가 차단될 때 나타나며, 팔꿈치, 손목, 손가락은 굴곡되고 팔이 내전되어 내측으로 회전되며, 다리는 신전한다. 제뇌자세(decerebrate posture)(그림 17.13B)는 중뇌와 뇌간의 심각한 손상을 의미하며 상지가 뻣뻣하게 신전된 채로 몸에 밀착되고 손목은 외측으로 굴곡되며, 하지도 신전되고 발목도 신전되어 족저굴곡(발바닥굽힘, plantar flexion)이 된다. 신경학적 평가에서 중요한 측면은 매일 변화가 있는지 사정하는 것이다.

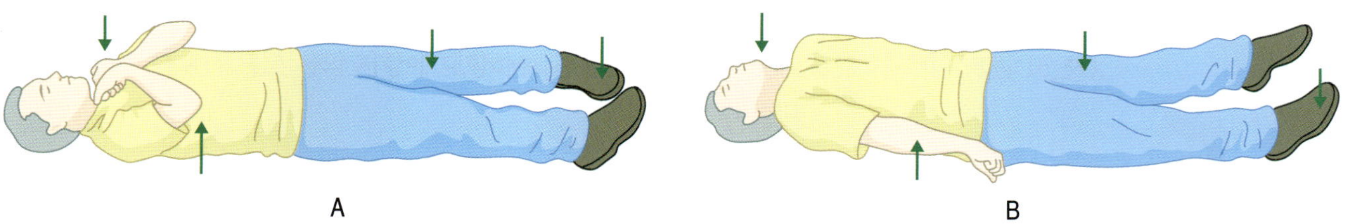

그림 17.13 강직자세. A: 제피질 강직자세(decorticate rigidity): 상지는 팔, 손목과 손가락의 굴곡, 팔의 내전을 보이며, 사지는 신전, 내회전, 족저굴곡을 보임. 대뇌피질의 대뇌반구 손상을 의미함, B: 제뇌 강직자세(decerebrate rigidity): 상지는 뻣뻣한 신전, 내전, 내회전을 보이고, 손바닥의 회내, 하지의 뻣뻣한 신전과 족저굴곡을 보임. 치아를 악물고, 과다신전된 등, 피질박리 강직보다 더욱 악화된 상태로, 중뇌나 상부교에서 뇌간의 손상을 의미함

3) 소뇌기능

(1) 조정

대상자의 두 눈을 감게 하고, 누워서 한쪽 발의 발뒤꿈치를 다른 쪽 다리의 무릎 위에 올려놓고 앞정강이 아래로 밀게 한다. 앉아서 무릎 위에 양손을 올려놓고 손바닥과 손등을 교대로 무릎에 접촉한다. 또는 대상자가 자신의 코끝과 검진자 손끝을 자신의 손가락으로 번갈아 접촉한다(손가락-코 맞추기검사, finger-to-nose coordination test)(그림 17.14).

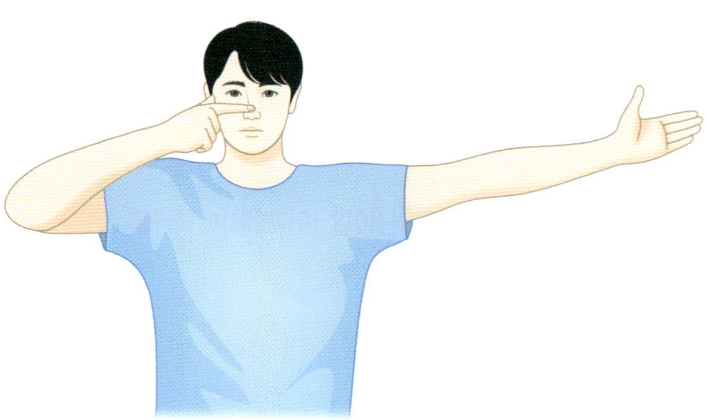

그림 17.14 조정검사: 손가락-코 맞추기검사

(2) 보행과 평형

소뇌사정의 마지막 단계로 보행(gait)과 평형(equilibrium) 검사를 한다.

대상자에게 방을 가로질러 걷게 하여 걸음걸이 전체 균형감이나 보행에 어려움이 있는지 관찰한다. 표 17.6에 비정상적 걸음걸이(gait)의 형태와 그 특징에 대해 제시하였다.

표 17.6 비정상적 걸음걸이

구분		특징
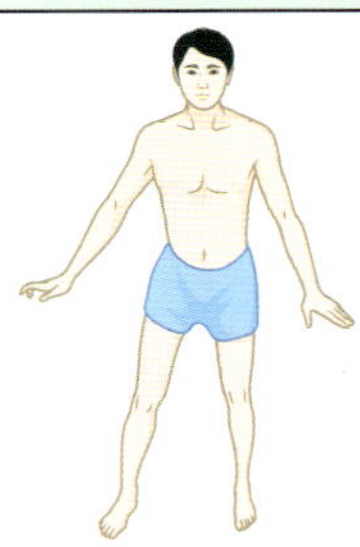	소뇌실조 (cerebellar ataxia)	• 양발을 넓게 벌리고 비틀거리며 불안정하게 걷는다. • 롬버그 검사(Romberg test) 결과가 양성이다(발을 모으고 서 있지 못함). • 소뇌 질환이나 알코올 · 약물 중독의 경우에 나타난다.
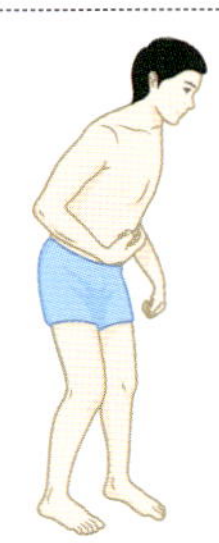	파킨슨 걸음걸이 (Parkinsonian gait)	• 발을 끌며 걷는다. 몸을 돌릴 때의 움직임이 매우 뻣뻣하다. • 엉덩이와 무릎을 굽힌, 구부정한 자세가 나타난다. • 대개 파킨슨병 또는 약물로 인한 파킨슨증후군(Parkinsonian syndrome)은 기저핵의 영향 때문에 독특한 보행이 나타난다.
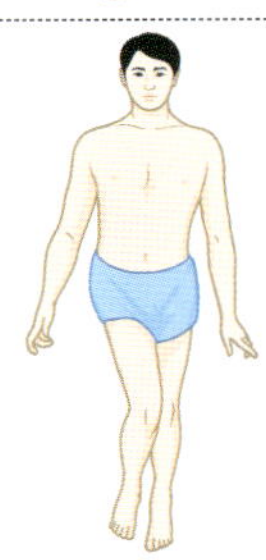	가위걸음 (scissors gait)	• 걸음이 뻣뻣하고 보폭이 짧다. 걸을 때마다 넙다리가 서로 겹친다. • 다리가 부분적으로 마비된 경우에 나타난다.
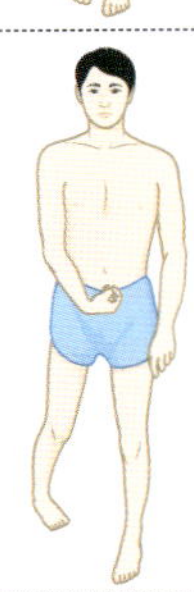	경직 반신불완전마비 (spastic hemiparesis)	• 굽힌 팔은 몸 가까이 붙어 있고, 발끝을 끌거나 앞 바깥쪽으로 뻣뻣하게 원을 그리면서 걷는다. • 뇌졸중의 경우와 같이 피질척수로(corticospinal tract)의 상위운동신경세포에 병변이 있을 때 나타난다.
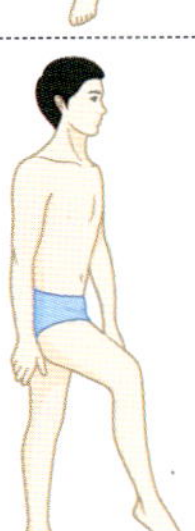	족하수 (발처짐, footdrop)	• 대상자는 걸음마다 발과 무릎을 높이 들어 올렸다가 땅에 털썩 내려놓으며 걷는다. • 발뒤꿈치로 걸을 수 없다. • 하위운동신경세포 질환의 특징이다.

균형을 평가하기 위해 한쪽 발로 서기, 발끝으로 걷기, 발뒤꿈치와 발가락이 닿도록 걷기 등을 시행하여 보행 문제를 파악한다. 평형감각을 평가하는 롬버그검사(Romberg test)는 눈을 뜬 상태에서 두 팔은 몸 양옆으로 자연스럽게 내리고 차렷 자세로 발과 무릎을 모으고 서서 흔들림이 있는지 관찰한다. 20초간 눈을 감고 같은 자세를 유지할 수 있으면 정상이다(그림 17.15). 검사하는 동안 균형을 유지하지 못할 수 있으므로 검사자는 대상자 가까이 있어야 한다. 고유수용기의 문제가 있다면 눈을 감은 상태에서만 흔들림이 있으나, 소뇌의 장애가 있으면 눈을 뜨거나 감을 때 모두 흔들림이 나타난다. 소뇌의 병소가 왼쪽에 있다면 왼쪽 사지에서 조정장애가 나타나고, 소뇌의 양쪽 엽이 모두 침범되었다면 양측에서 나타난다.

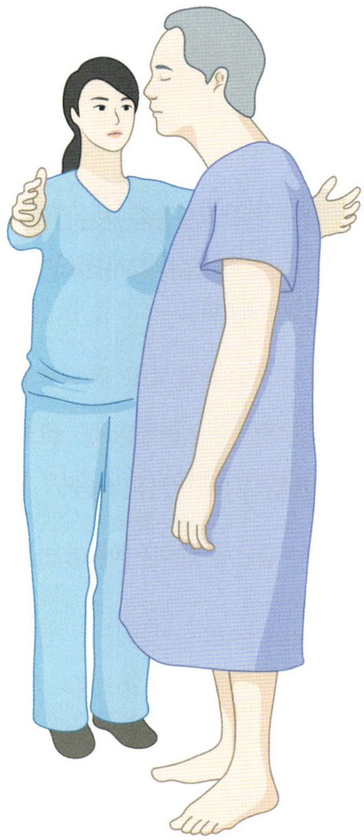

그림 17.15 롬버그 검사(Romberg test)

6. 감각기능검사

감각기능검사(sensory examination)는 대상자의 눈을 감게 한 후 신체의 양측을 비교하며 시행한다. 감각결손은 대부분 말초신경질환에서 비롯되므로 말초신경의 분포 유형을 알아야 한다. 척수신경의 피부분절은 척수신경이 지배하는 말초의 감각 · 운동영역이다(그림 17.16).

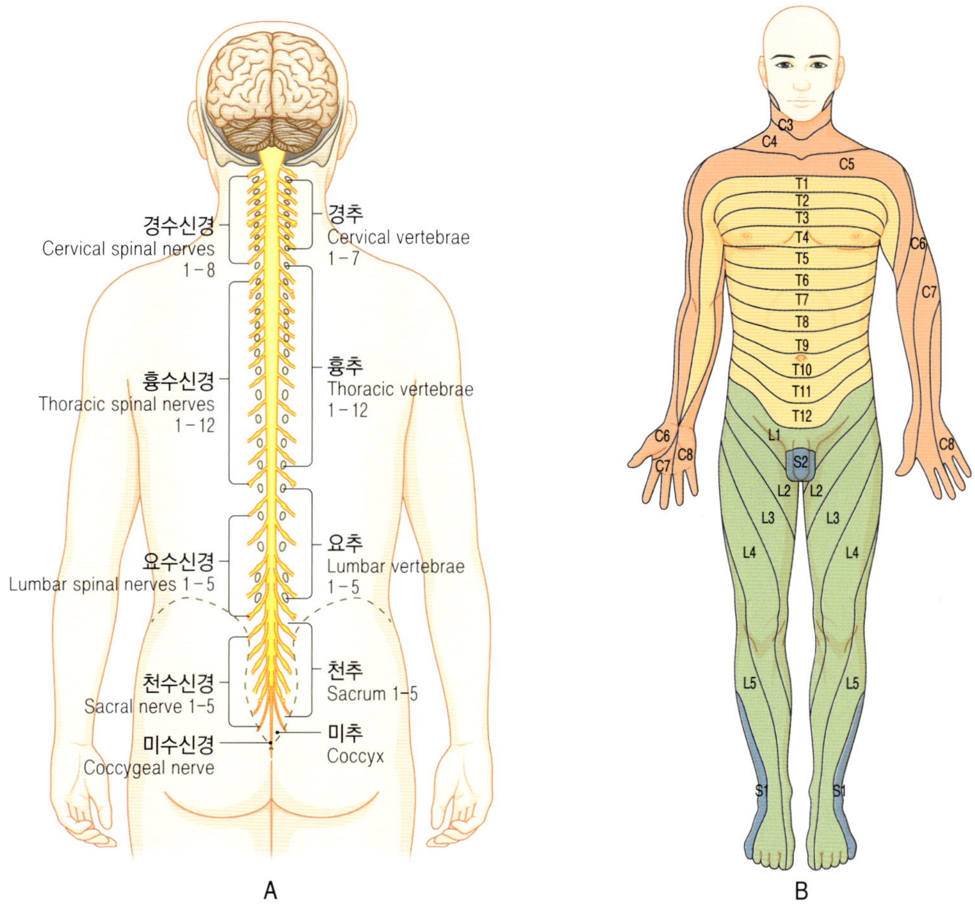

그림 17.16 척수신경과 피부분절. A: 척수신경, B: 피부분절

1) 통각 · 온도감각검사

통증과 온도감각은 같은 신경통로로 전달되므로 둘 중에 한 가지 감각이 정상이면 나머지 감각도 정상이라 할 수 있다. 간단한 통각검사는 안전핀의 날카로운 부분과 둔한 부분을 이용해 사정하고, 온도감각검사는 따뜻한 물과 찬물이 담긴 시험관을 사용하여 대상자의 피부에 대어 보고 식별하도록 한다(그림 17.17). 이때 불필요한 고통을 주지 않도록 주의한다.

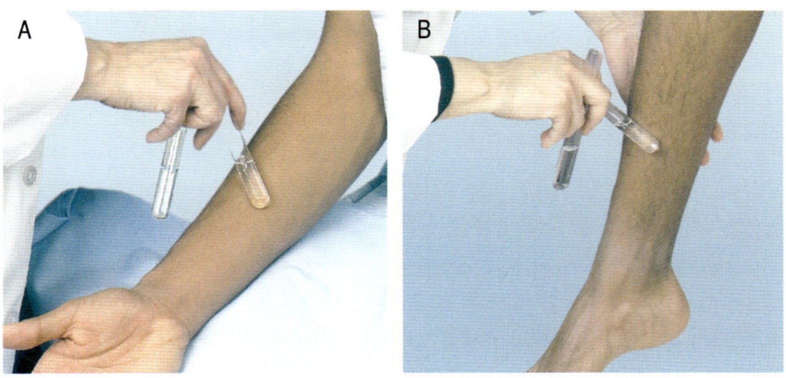

그림 17.17 온도감각검사. A: 상지, B: 하지

2) 가벼운 촉각검사

면 조각으로 양쪽 손이나 주먹, 양쪽 팔꿈치나 발의 피부를 가볍게 스쳐 가벼운 접촉을 사정한다. 통각과 온도감각이 정상이면 가벼운 접촉은 정상으로 간주한다.

3) 판별감각검사

대상자의 한쪽 사지에 면봉이나 물체 두 개로 동시에 두 부위를 자극하여 두 지점을 감지할 수 있는지 사정한다(그림 17.18).

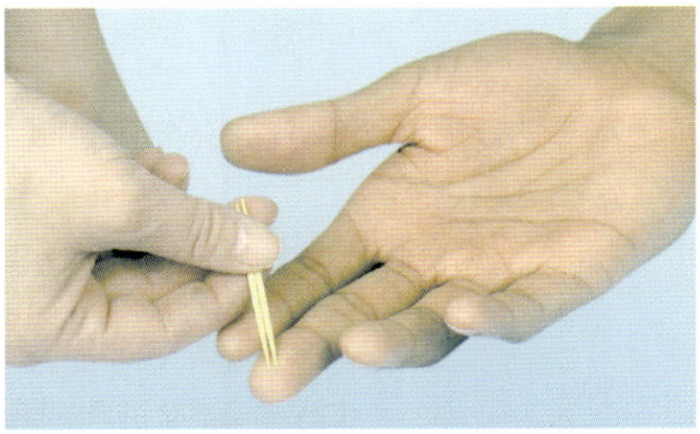

그림 17.18 두 지점 판별감각검사

4) 자극감수성검사: 위치감각과 진동감각검사

위치감각은 눈을 감은 상태에서 검사한다. 간호사는 엄지와 검지로 대상자의 엄지발가락을 잡고 위아래로 움직이며 움직이는 방향을 말하게 한다(그림 17.19).

진동감각은 대상자가 눈을 감고, 진동하는 음차를 팔꿈치나 손목의 뼈가 있는 부위에 접촉하여 진동이 시작되고 끝나는 지점을 말하게 한다(그림 17.20).

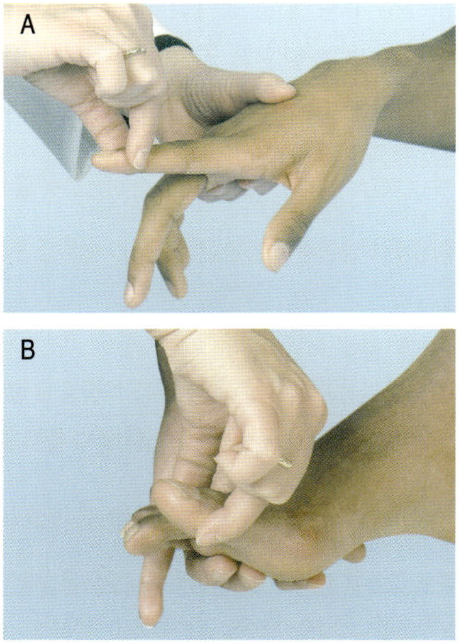

그림 17.19 위치감각검사
A: 손가락의 위치감각검사, B: 발가락의 위치감각검사

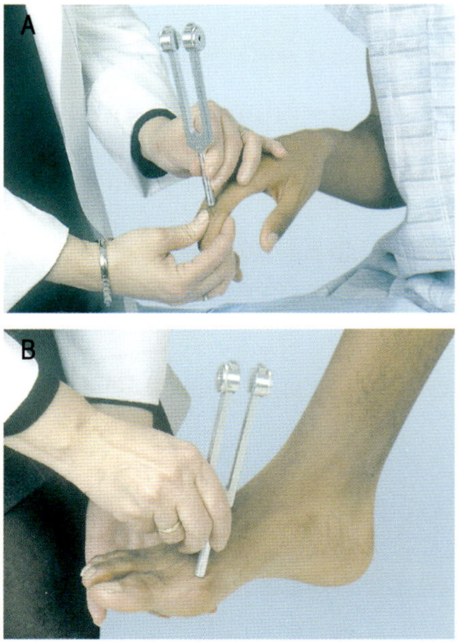

그림 17.20 진동감각검사
A: 상지의 진동감각검사, B: 하지의 진동감각검사

5) 숫자식별검사와 입체감각검사

숫자식별검사는 눈을 감고 대상자의 손바닥에 볼펜으로 숫자를 써서 올바르게 감지할 수 있는지를 확인하는 검사이며(그림 17.21), 입체감각인식(stereognosis)검사는 두 눈을 감은 상태에서 열쇠, 동전, 펜 등을 손바닥에 놓고 그 물체가 무엇인지 말하게 한다.

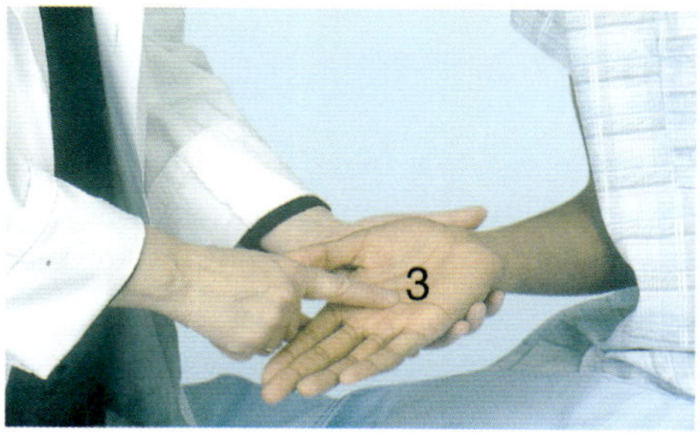

그림 17.21 숫자식별검사

6) 비정상감각

비정상감각은 중추신경계 또는 말초신경계의 문제와 관련이 있다. 당뇨, 영양실조, 혈관성 질환으로 인한 신경병리는 말초신경계에 영향을 미치며, 사지 전체 또는 한쪽 사지에 비정상감각이 나타난다.

중추신경계 문제는 척수, 뇌줄기, 소뇌, 대뇌겉질 내에서 발생할 수 있다. 척수손상으로 인한 감각소실은 손상 위치에 따라 다양하게 나타난다. 후주(posterior column)에만 손상이 있으면 손상을 받은 쪽 아래에서 자극감수성이 소실된다. 척수시상로(spinothalamic tract)만 손상되면 반대쪽의 손상받은 부위 아래에서 통증과 온도감각이 소실된다. 뇌간, 시상, 대뇌피질의 문제는 신체 반대쪽의 감각소실을 초래한다. 소뇌의 손상은 손상받은 부위와 같은 쪽에 영향을 미친다.

7. 반사검사

반사검사(reflex examination)는 의식이 있는 대상자와 무의식 대상자의 중추신경계의 상태를 나타내는 중요한 정보이다. 반사의 종류에는 심부건 반사, 표재성 반사, 병리적 반사가 있다.

반사항진은 상위운동신경질환, 파상풍, 저칼슘혈증이 있을 때 나타난다. 반사감소는 하위운동신경질환, 신경근육 접합부위 질환, 근육질환, 당뇨병이나 저칼륨혈증 같은 대사성 질환 등에서 나타난다. 상태에 따라 반사항진 또는 반사감소나 반사부재 등의 비정상적인 소견을 보일 수 있지만, 그 중에서도 비대칭적 반사는 질병이 진행되고 있음을 알려주기 때문에 매우 중요한 소견이다.

1) 심부건 반사(깊은힘줄반사)

심부건 반사(deep tendon reflexes, DTRs)는 이두근, 삼두근, 상완요골근, 아킬레스건, 무릎반사를 확인한다(표 17.7). 검사방법은 반사망치를 이용하여 건을 빠르게 쳐서 근육이 수축되는지 확인하고, 0점(반응 없

표 17.7 심부건 반사검사 방법

검사 위치		검사 절차
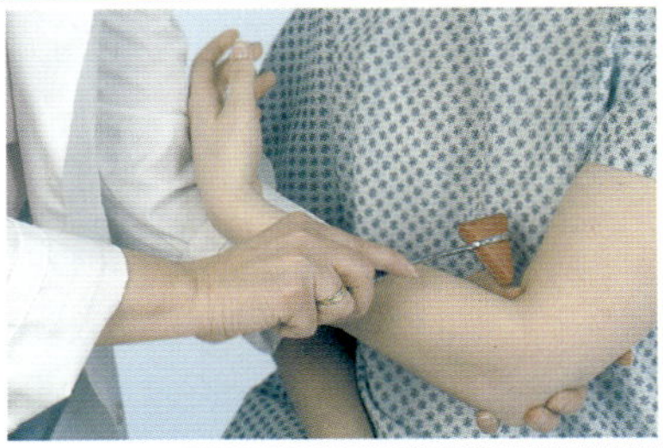	이두근반사 (biceps reflex)	• 대상자의 팔꿈치를 검진자의 왼쪽(주로 사용하는 손의 반대쪽)에 걸치게 하며 왼손의 엄지손가락을 대상자의 이두근 힘줄 위에 위치하도록 한다. • 검진자의 엄지손톱을 반사망치로 친다. • 이두근의 수축과 함께 전완굴곡을 확인한다(2+). • 지배신경 위치: C5, C6
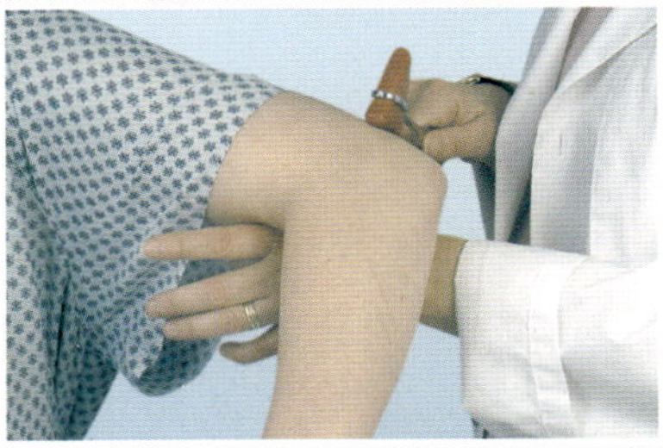	삼두근반사 (triceps reflex)	• 대상자의 팔을 외전시키고 팔꿈치를 구부리게 한다. • 검진자의 왼쪽팔로 대상자의 팔을 지지한다. • 팔꿈치에서 약 2.5~5cm 위에 위치한 삼두근 힘줄을 반사망치로 직접 친다. • 삼두근의 수축과 함께 팔꿈치의 신전을 확인한다(2+). • 지배신경 위치: C6~C8
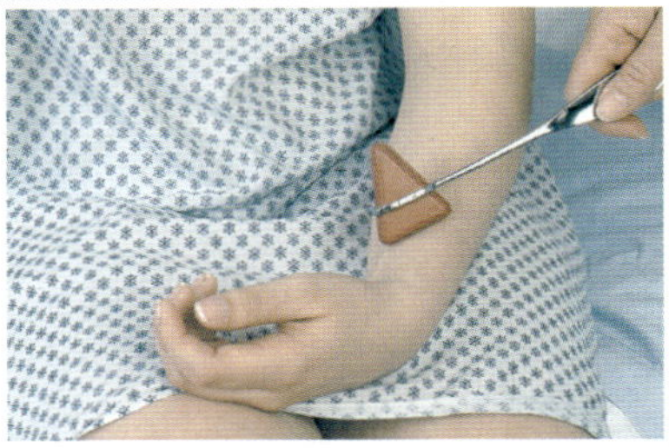	상완요골근반사 (brachioradialis reflex)	• 검진자의 왼손으로 대상자의 팔을 지지하고, 손목의 3~5cm 위에 위치한 상완요골근 힘줄을 촉진한다. • 동시에 요골의 가느다란 뼈돌기를 친다. • 팔목의 굴곡과 전완의 회외이동(2+), 손가락의 굴곡을 관찰할 수 있다. • 지배신경 위치: C5, C6
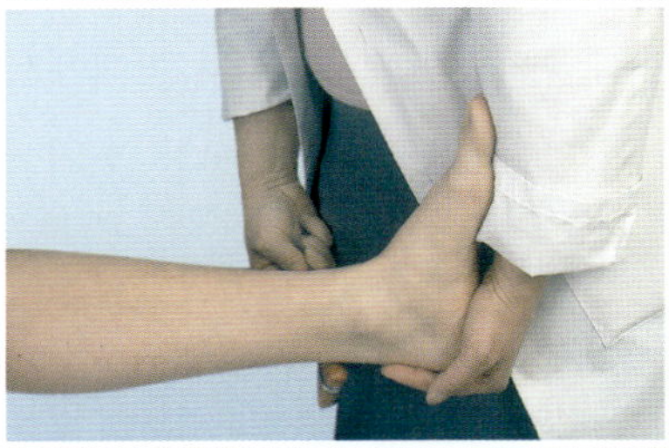	아킬레스건반사 (achilles reflex)	• 대상자가 앙와위로 눕거나, 무릎을 굴곡한 자세로 앉도록 한다. • 대상자의 발이 약간 배측굴곡되도록 잡은 채로 아킬레스건을 반사망치로 친다. • 발의 족저굴곡(발바닥굽힘)을 확인한다(2+). • 지배신경 위치: S1, S2
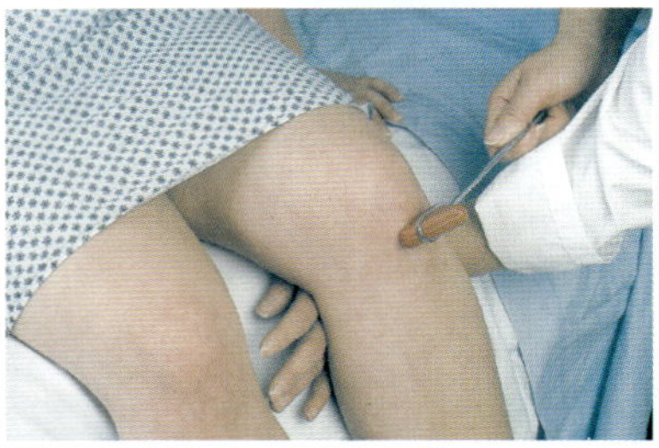	무릎반사 (patellar reflex)	• 대상자가 다리를 내려뜨린 채로 앉도록 한다. • 슬개골 아래에 위치한 힘줄을 친다. • 사두근의 수축과 무릎의 신전을 확인한다(2+). • 지배신경 위치: L2~L4

음)부터 4점(과도활동)으로 표시한다(그림 17.22). 근육을 갑자기 펴면 반사성 수축을 일으키는데, 근육에 펴는 자극을 계속 주었을 때 반사성 수축이 반복되는 것을 간대성(clonus)이라고 한다.

척도

0	반응 없음
1+	감소, 정상보다 덜 활발한 반응
2+	정상적이고 일반적인 반응
3+	정상보다 활발하나, 장애의 징후는 아님
4+	과다활동성. 매우 활발하고 율동적인 간대성(clonus). 비정상적이며 장애를 나타냄

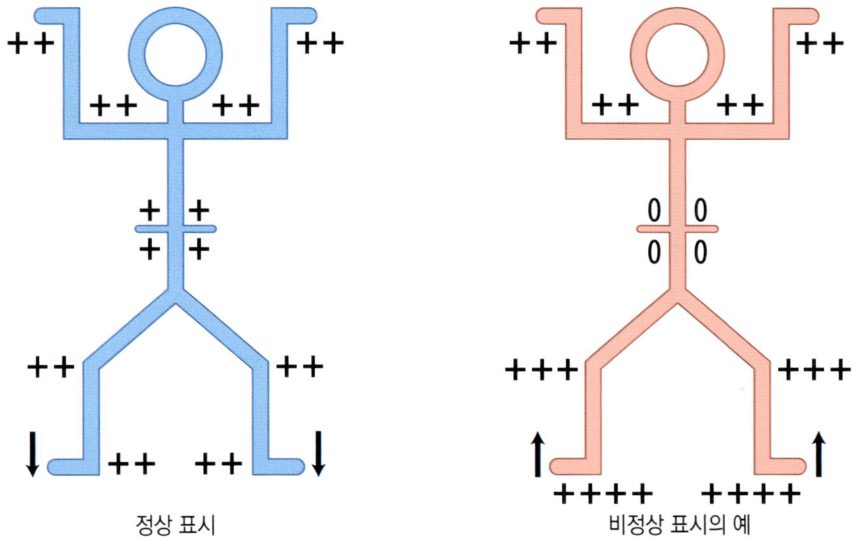

그림 17.22 깊은힘줄반사 척도와 표시 방법

심부건 반사(깊은힘줄반사)의 감소 또는 소실 시 반응을 강화하는 방법은 두 가지가 있다. 팔 반사를 검사할 때는 이를 악물도록 한다. 다리 반사를 검사할 때는 양손을 깍지 끼고 당겨보도록 한다(그림 17.23).

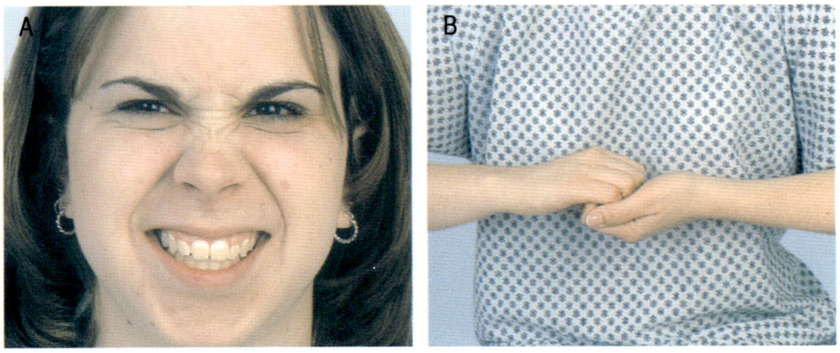

그림 17.23 반사검사 시 강화기술. A: 이 악물기, B: 양손 깍지 끼고 당기기

2) 표재성 반사

표재성 반사(superficial reflexes)는 검사하는 영역의 피부나 점막을 가볍게 자극을 주어 확인한다. 표재성반사는 근긴장도 반사와는 달리 반사 존재(+)와 소실(−)로 구분한다. 표재성 반사는 반사망치의 손잡이 끝이나 면봉 끝과 같이 날카롭지 않은 도구를 이용해서 검사한다.

복부반사검사는 대상자의 복부를 배꼽을 향해 상하 좌우의 방향에서 가볍게 자극한다(그림 17.24). 배꼽이 자극을 받은 쪽으로 치우쳐야 한다. 비만인 사람은 반사가 나타나지 않을 수 있다.

남성에게는 고환거근반사(고환올림근반사, cremasteric reflex)를 검사한다. 남성 대상자의 허벅지 안쪽을 부드럽게 긁었을 때 고환이 상승하면 정상이다. 이 검사는 T12, L1, L2 높이의 척수 기능을 평가한다.

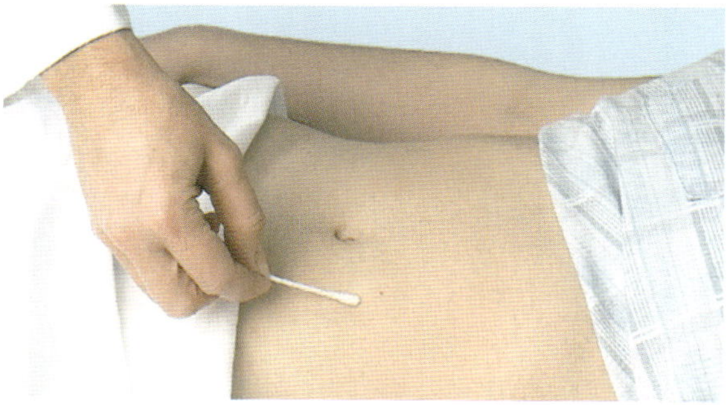

그림 17.24 복부반사검사

3) 병리적 반사

족저반사(발바닥반사, plantar reflex)의 검사는 반사망치의 손잡이 끝으로 대상자의 발바닥을 발뒤꿈치에서 외측 옆으로 줄을 긋는 것처럼 자극을 준다.

정상은 모든 발가락에 족저굴곡이 나타나지만, 족저반사의 양성징후는 엄지발가락이 배굴되고 다른 발가락은 부챗살 모양으로 펴지며 이를 바빈스키 양성반응이라고 한다(그림 17.25). 영아를 제외하고 이 징후가 나타나면 중추신경계 질환을 의미하고, 약물이나 알코올중독 또는 경련 후에 나타날 수 있다.

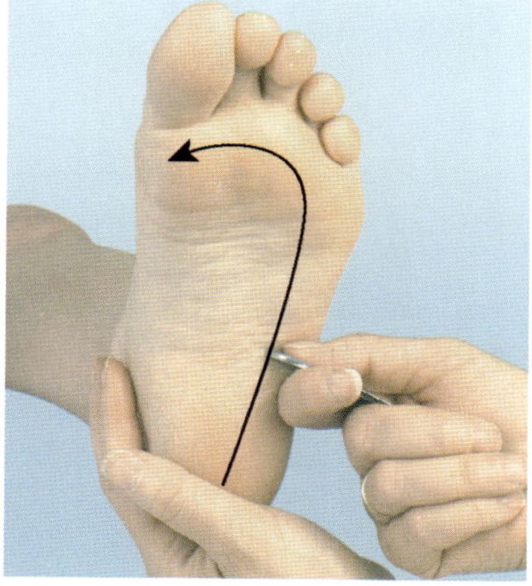

그림 17.25 족저반사

8. 수막 자극 검사

감염이나 지주막하출혈(subarachnoid hemorrhage)로 인한 수막 자극(meningeal irritation) 또는 염증이 의심되면 목의 운동성을 사정한다. 우선 경추 또는 경수에 손상이 없는지 확인한다(그림 17.26).

1) 경부경직

대상자를 똑바로 앉도록 하거나 눕힌 후 간호사의 손을 대상자 머리 뒤에 대고, 턱이 가능한 한 가슴에 가까워지도록 목을 굽힌다. 목의 통증과 목굽힘 시 저항은 수막 염증, 관절염, 목 손상이 있을 때 나타날 수 있다.

2) 커니그 징후

대상자의 다리를 엉덩이와 무릎 지점에서 모두 구부린 후 무릎을 편다. 무릎을 펼 때 통증이 있고 저항이 크면 커니그 징후(Kernig's sign) 양성이다. 커니그 징후가 양쪽 모두 나타나면 수막 자극증을 의심해야 한다.

3) 브루진스키 징후

목을 굽힐 때 엉덩이와 무릎이 반응하는지 살핀다. 목통증과 엉덩이와 무릎의 굽힘이 있으면 브루진스키 징후(Brudzinski's sign) 양성이다. 수막 염증이 있다는 의미이다.

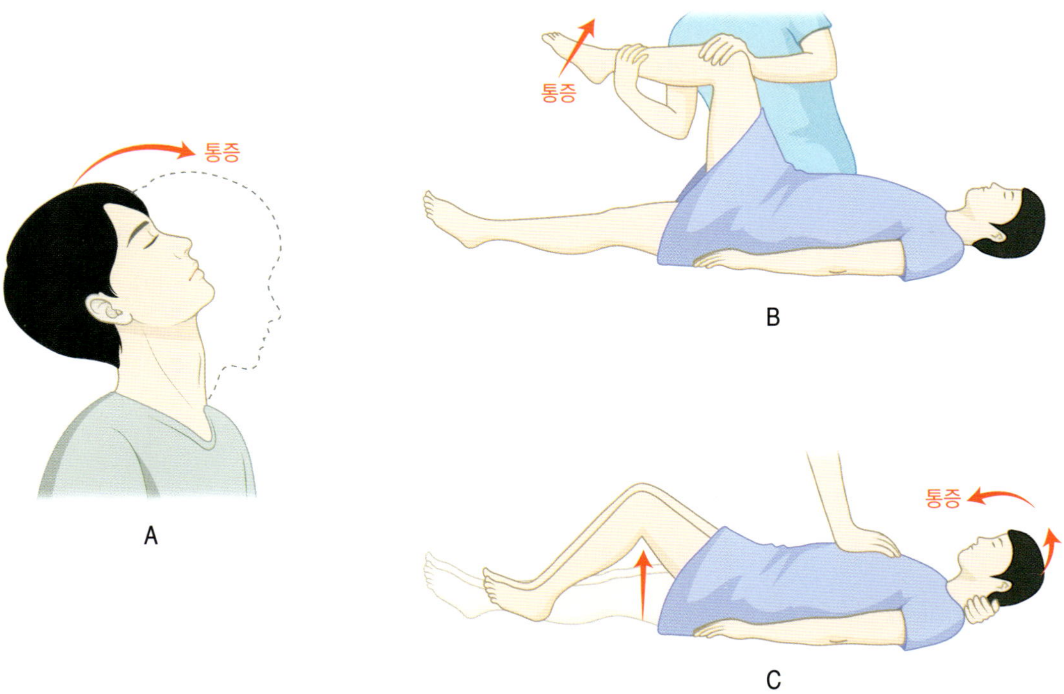

그림 17.26 수막 자극 검사. A: 경부경직, B: 커니그 징후, C: 브루진스키 징후

9. 기록의 예

- 정신 상태: 의식수준은 시간, 장소, 사람에 대한 지남력이 있고 자발적으로 눈을 뜰 수 있고 지시에 따라 움직임 가능하여 GCS 15점으로 의식 명료한 상태임
- 1번 뇌신경: 코 양쪽 모두 익숙한 냄새 확인 시 정상임
- 2번 뇌신경: 양안 모두 시력 정상범위이고 대면법을 통한 시야검사 시 정상임. 검안경 검사시 망막 혈관, 시신경 관찰 가능함
- 3, 4, 6번 뇌신경: P/S & L/R(0.3+/0.3+, prompt), 외안근을 6방향으로 잘 움직임
- 5번 뇌신경: 이를 악 물었을 때 양쪽 근육 모두 강하게 느껴지고, 안면감각, 각막반사 정상임
- 7번 뇌신경: 안면 표정 운동과 감각, 미각에 이상 없음
- 8번 뇌신경: Weber 검사에서 양쪽에서 진동이 똑같이 들리며, Rinne 검사에서 공기전도시간이 골전도 시간보다 2배 길어 정상이고, 롬버그 검사가 정상임
- 9, 10번 뇌신경: 구개수와 연구개가 중앙선상에서 올라가고 편도선은 안쪽으로 이동하는 등 인두의 움직임 정상임
- 11번 뇌신경: 흉쇄유돌근과 승모근의 크기와 강도가 양쪽 모두 같고 정상임
- 12번 뇌신경: 혀의 움직임과 힘이 정상임
- 운동기능: 사지 근육의 크기는 양쪽이 대칭적이며, 사지, 목, 몸통 근육군의 근력은 5점으로 정상, 근긴장도 정상이며 불수의운동은 없음. 균형 및 조정 능력 등 소뇌 검사 결과 정상임
- 감각기능: 통각 정상, 촉각 정상, 진동감각 정상, 위치감각 정상, 식별 감각(입체감각, 두 지점 판별감각, 자극 위치 식별) 모두 정상임
- 반사기능: 심부건 반사 정상(이두근반사 2+, 삼두근반사 2+, 상완요골근반사 2+, 무릎반사 2+, 아킬레스건반사 2+), 표재성 반사(복부반사, 거고근반사) 정상임. 병적인 반사 없음(바빈스키 반사, 간대성 경련, 커니그 징후, 브루진스키 징후 모두 음성)

신경계의 정확한 검진을 위해 검진기술을 반복연습하고 정상소견과 비정상소견을 구분할 수 있도록 익혀야 한다.

신체검진법			정상	비정상의 예	관련 질병
시진	전반적	외모	• 의식이 명료하고, 명확하고 적절하게 반응하며, 말끔해 보임	• 의식수준 저하 • 구음장애 • 자가간호 불량	• 중추신경계 장애의 초기 증상 • 신경학적 장애와 관련 • 우울이나 마비 의심
시진	피부	표재성검사 피부병변	• 표재성검사 정상 • 피부 발적이나 병변 없음	• 말초신경증, 척수신경손상, 뇌졸중 • 피부 발적과 점상출혈	• 감각 손상을 일으킴 • 뇌막염
시진	머리와 목	얼굴 표정 림프절 뇌신경 검사 구역반사	• 얼굴 표정은 상황에 적절하고 대칭적이며, 림프절 비대 보이지 않음 • 뇌신경기능 정상 • 구역반사 정상: 중추신경계, 9번, 10번 뇌신경 정상	• 비대칭적 얼굴 표정 • 마스크를 쓴 듯한 얼굴 표정 • 림프절 비대 • 뇌신경 기능 비정상	• 뇌졸중 • 파킨슨병 • 감염 • 신경학적 문제
시진	눈	시력 시야 대광반사 검안경 안저검사	• 눈빛이 명료하고 밝음: 동공은 대칭적이고 둥글며 빛에 협응적으로 반응함 • 주변 시야 정상 • 유두부종 없음: 2번, 3번, 4번, 6번 뇌신경 정상	• 시각 변화 • 주변 시야 결손 • 유두부종	• 두개내압 상승 • 신경학적 문제 • 두개내압 상승
청진	호흡기계	호흡양상 폐음	• 호흡수 분당 18회 • 폐음 깨끗함	• 불규칙적 호흡양상 • 저산소증	• 두개내압 상승 • 의식 혼돈
청진	심혈관계	심박동양상 심음	• 규칙적 심박동수와 리듬 • 경동맥 잡음 없음	• 심방세동 • 서맥 • 경동맥 잡음	• 색전성 뇌졸중 • 두개내압 상승 • 경동맥 협착, 혈전성 뇌졸중
시진	위장관계	삼킴검사	• 연하기능 정상	• 연하장애(신경학적 질환)	
청진		장음	• 장음 정상	• 장음 저하(뇌졸중일 경우)	
촉진		복부관찰	• 부드럽고 경결감 없는 복부	• 변비(뇌졸중일 경우)	

신체검진법			정상	비정상의 예	관련 질병
시진	비뇨 생식기계	방광기능	• 방광기능 정상	• 성매개성질환(STD): 매독 • 방광조절장애나 잦은 실금은 뇌혈관성 질환의 급성기 때 발생하며, 척수신경 손상과 기타 신경학적 질환과 함께 발생할 수 있음	• 신경매독
촉진	근골격계	근력검사 관절움직임	• 근력 5+ • 움직임은 부드럽고 협응이 잘 됨	• 감각저하와 무감각증 • 마비	• 신경병증 • 근육위축
시진		보행 롬버그 검사	• 균형 잡힌 보행 • 롬버그 검사 시 음성	• 균형 문제 • 공간지각 문제는 뇌졸중으로 인해 발생할 수 있음	• 소뇌기능장애

적용문제

1. 다음에 나열한 각각의 뇌신경의 기능(가~라)과 그에 해당되는 뇌신경 명칭이 옳게 연결된 것은?

> 가. 눈 움직임(가쪽 아래, 안쪽, 위)을 조절하기 위해 눈 근육들을 수축시키고, 동공을 수축시키며 눈꺼풀을 올림
> 나. 어깨와 머리의 돌림을 촉진하는 흉쇄유돌근, 승모근을 지배
> 다. 음식의 움직임과 말하기를 촉진하는 혀 근육을 지배
> 라. 연구개, 인두, 후두의 움직임을 지배하여 발성을 도움

① 가-활차신경(trochlear nerve)
② 나-외전신경(abducens nerve)
③ 다-삼차신경(trigeminal nerve)
④ 라-미주신경(vagus nerve)

2. 교통사고로 응급실을 내원한 환자의 반사검사 시 이두근반사(두갈래근반사, biceps reflex) 이상이 보일 때 다음 중 어떤 신경 손상을 의심할 수 있는가?

① C 5-6
② C 7-8
③ L 2-4
④ T 10-12

3. 신경계 건강사정을 위한 면담 중 수집한 자료에서, 대상자에게 어지럼증이 자주 나타난다는 것을 알게 되었다. 어지럼증과 관련된 질환으로 적절하게 짝지어진 것은?

① 파킨슨병, 간질, 소뇌농양
② 경정맥질환, 소뇌농양, 경추손상
③ 경동맥질환, 메니에르병, 내이감염
④ 대뇌피질손상, 제9번뇌신경장애, 뇌졸중

4. 롬버그 검사(Romberg test)에 대한 설명으로 가장 적절한 것은?

① 양성 시 헌팅톤 무도병이나 뇌성마비를 의심한다.
② 똑바로 선 상태로 20초 동안 눈을 감고 있도록 하여 불안정함이 있는지 살핀다.
③ 대상자에게 발꿈치와 발가락을 교대로 붙이면서 걷도록 하여 불안정함이 있는지 살핀다.
④ 대상자의 팔을 몸 옆에 두고 발을 어깨 넓이로 벌린 채 똑바로 서도록 하여 불안정함이 있는지 살핀다.

정답

1. ④ 2. ① 3. ③ 4. ②

참고문헌

권소희 외(2019). 핵심 건강사정(수정판). 수문사.

김연숙 외(2019). 건강사정. JMK.

김지연 외(2019). 간호사를 위한 건강사정. 군자출판사.

은영 외(2021). 생애주기별 건강사정(수정판). 수문사.

황옥남 외(2018). 성인간호학. 현문사.

Cox, C. L. et al.(2019). Physical Assessment for Nurses and Healthcare Professionals(3rd edi.). John Wiley & Sons.

Dillon, P. M.(2007). Nursing health assessment: A critical thinking, case studies approach(2nd edi.). FA Davis.

Estes, M. E. Z.(2014). Health Assessment & Physical Examination(5th edi.). New York: Delmar

Haws, J.(2015). Nursing Assessment: Head-to-Toe Assessment in Pictures. NRSNG.

Wiliams, L. et al.(2016). Health Assessment Made Incredibly Visual! (3rd edi). Lippincott Williams & Wilkins (LWW).

CHAPTER

18 생식기계 사정

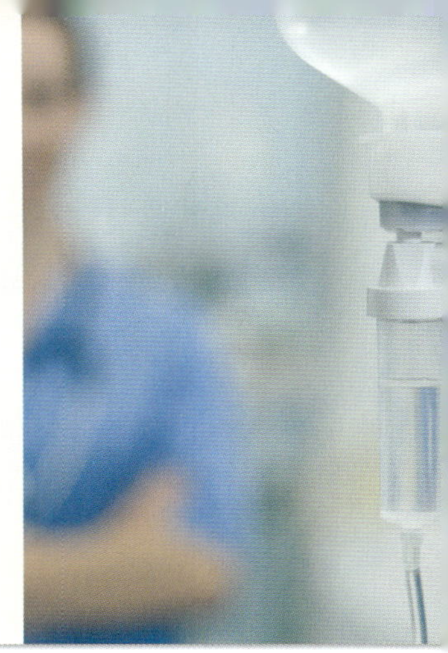

학습목표

1. 생식기계의 구조와 기능을 설명할 수 있다.
2. 생식기계의 건강력을 수집할 수 있다.
3. 생식기계 신체검진을 수행할 수 있다.
4. 생식기계 검진결과의 정상과 비정상을 구별할 수 있다.
5. 생식기계의 건강사정 결과를 기록할 수 있다.

주요용어

- 고환자가검진 Testicular self examination
- 난소 Ovary
- 성매개질환(성병) Sexually transmitted disease, STD
- 양손 검진법 Bimanual examination
- 음경 Penis
- 음낭 Sacrum
- 자궁경부 Cervix
- 질 Vagina
- 질경검진 Speculum examination
- 파파니콜로 도말검사 Papanicolaou smear
- 회음부 Perineum

생식기계 사정은 성별에 따른 생식기계에 대한 건강상태를 파악하기 위한 건강력 수집과 신체검진을 학습한다. 생식기계는 여성과 남성 생식기계로 구분된다. 여성 생식기계는 외부 생식기로 치구, 대음순, 소음순, 음핵, 요도구, 질입구와 회음, 스킨선, 바톨린선으로 구성되며, 내부 생식기로 질, 자궁, 난관, 난소를 포함한다. 남성 생식기계는 외부 생식기인 음경, 음낭과 내부 생식기인 고환, 부고환, 정관을 포함한다. 또한 남성 생식기계의 부속선으로는 전립선, 정낭, 구요도선이 있다.

1. 여성 생식기계의 구조와 기능

여성 생식기계는 가임기 동안 에스트로겐과 프로게스테론의 호르몬 수준에 직접적으로 반응을 하면서 주기적인 변화를 경험하는 독특한 부위이다. 자궁은 난자가 정자와 함께 수정을 준비하는 난소주기 동안 변화한다. 월경주기 동안, 자궁의 내벽은 태아가 성장 · 발달할 수 있도록 준비된다. 남성 생식기계와 달리, 여성 생식기계는 완전히 비뇨기계로부터 구분되어 있다(그림 18.1).

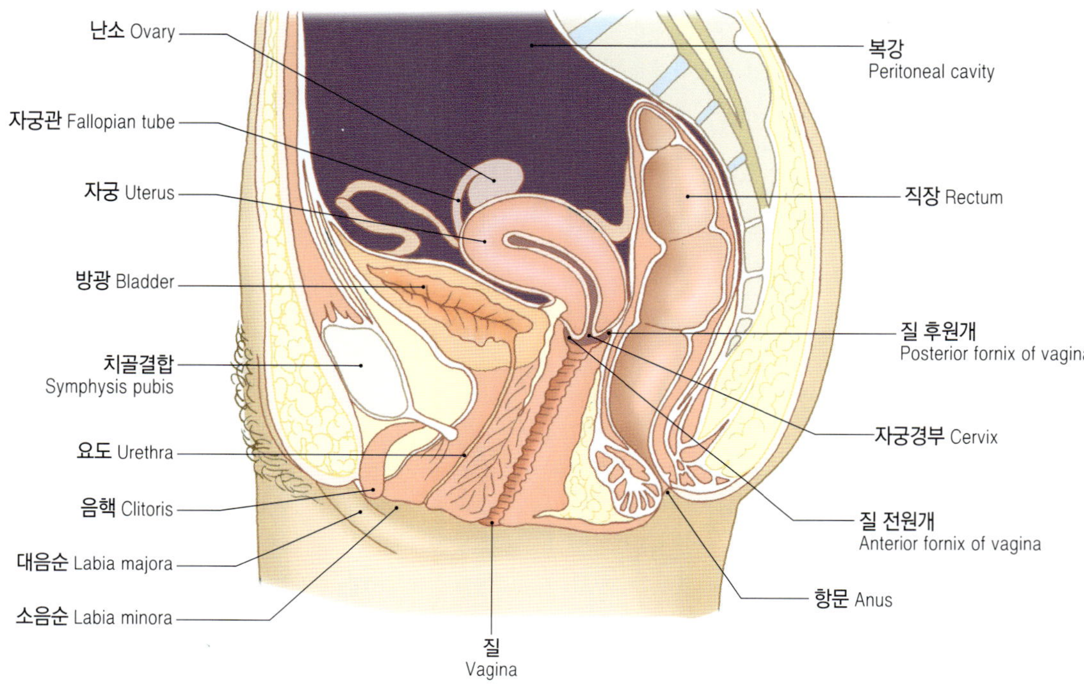

그림 18.1 여성 생식기관의 구조

1) 외부 생식기관

여성 외부 생식기관은 치구, 음순, 선, 음핵을 포함한다(그림 18.2).

(1) 치구

치구(mons pubis)는 치골결합 위에 지방세포가 작은 언덕을 이루고 있는 곳이다. 성숙한 여성에서는 치모로 덮여 있고, 아래에 위치한 생식기를 보호한다.

(2) 음순

음순(labia)은 질(vagina)의 양쪽 면에 위치하는 입술같이 생긴 두 개의 구조이다. 대음순은 외부 피부 표면이

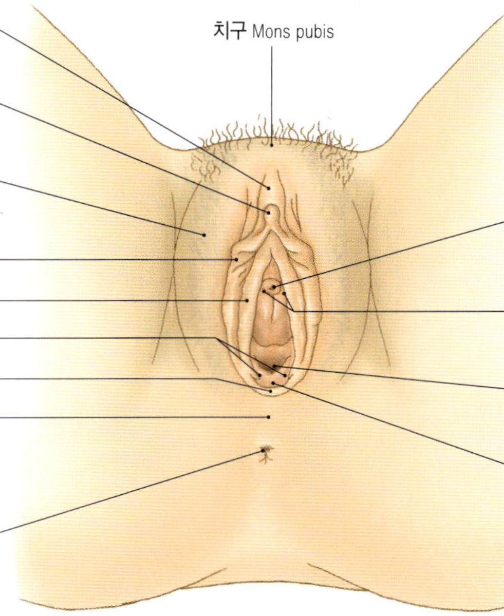

그림 18.2 여성 외부 생식기관

확장된 것으로, 치구로부터 연결되며 거친 치모로 덮여 있다. 대음순에 에워싸인 소음순(labia minora)은 두 개의 얇고, 몇 개의 선 구멍(grandular opening)뿐만 아니라 질과 요도 구멍 위에 가로놓인 조직의 길어진 패드이다. 전방에서, 소음순은 음핵(clitoris)을 덮고 있는 포피(prepuce)를 형성하기 위해 모여진다. 음순은 음순소대(fourchette)를 형성하며 합쳐지고 소음순은 전정(vestibule)으로 알려져 있는 아몬드 모양의 조직 부분과 경계를 이룬다. 이것은 음핵에서부터 음순소대까지 확장된다. 음순의 주요 기능은 요도와 질, 최종적으로 다른 비뇨기계와 생식기계 구조를 감염과 신체 손상으로부터 예방한다.

(3) 스킨선과 바톨린선

부요도선(요도곁샘, paraurethral glands)이라고도 부르는 스킨선(Skene's glands)은 요도 바로 뒤에 위치한다. 요도 안에 열려 있고, 성관계 시 질전정을 부드럽게 해주는 액체를 분비한다. 바톨린선(Bartholin's glands)은 전정 안으로 방출되는 포피점액과 전정의 기저상부에 위치한다. 이러한 점액은 정자의 운동성과 생존능력을 활발하게 증진시킨다.

(4) 음핵

음핵(clitoris)은 전정의 전방에 위치하고 있는 작은 둥근돌기이다. 소음순이 전방에서 함께 만나기 때문에, 작고 모자처럼 생긴 덮개는 음핵의 상부위에 놓여 있다. 음핵은 음경에 상응하는 곳이다. 이곳은 촉각적 자극에 반응하도록 수많은 신경섬유가 퍼져 있어, 자극되었을 때 아래에 있는 음경해면체가 혈관성 울혈이 되면서 발기한다. 음핵의 주요 기능은 성적 자극의 첫 번째 기관으로 역할을 한다.

2) 내부 생식기관

여성 내부 생식기관은 질, 자궁, 경부, 난관, 난소가 포함된다.

(1) 질

질(vagina)은 긴 관 모양으로, 전정에서부터 자궁의 끝 하부에 있는 경부까지 확장되는 약 9~15cm 길이의 근육관이다. 질의 주요 기능은 성교 시 남성 생식기가 삽입되는 통로, 분만 통로 및 월경혈을 배출하는 통로이다.

(2) 자궁

자궁(uterus)은 방광의 경부와 직장벽 사이와 골반 안쪽 중앙에 위치하는 배 모양 속이 비어 있는 근육으로 된 기관이다. 자궁의 몸체는 너비 약 4cm, 길이 6~8cm의 크기이다. 해부학적으로 자궁은 세 부분, 기저부(fundus), 체부(corpus), 경부(cervix)로 되어 있다.

자궁은 골반강 안에서 쉽게 움직이지만 평소 자세는 골반 바닥에 연결되어 있는 몇 개의 인대로 인해 안전하게 고정되어 있다. 이 인대는 자궁을 질관으로 떨어뜨리지 않도록 막아준다. 자궁의 주요 기능은 수정된 난자의 착상과 이후 배아와 태아를 보호하는 낭의 역할을 하는 것이다.

(3) 난관

난관자궁관, 은 자궁 기저의 양쪽면에 있는 개의 관이다. 길이는 7~10cm이고 자궁에서 거의 난소까지 확장되어 있다. 난소(ovary)에서 방출된 난자(ovum)는 난관을 통해 자궁까지 움직인다. 정상적으로 난관 안에서 수정이 일어난다. 난관자궁관의 주요 기능은 수정 장소를 제공하고 수정된 난소와 수정되지 않은 난소가 자궁까지 움직일 수 있는 길을 제공한다.

(4) 난소

난소는 양쪽 난관의 말단에 가깝게 있는 것으로 길이 , 너비 크기의 아몬드 모양의 선 조직이다. 이것은 난소인대와 난소제삭난소걸이인대, 에 의해 고정되어 있다. 난소의 주요 기능은 에스트로겐과 프로게스테론을 생산하고 난자를 생산한다.

2. 남성 생식기계의 구조와 기능

남성 생식기계는 음낭 내에 위치한 한 쌍의 고환, 부고환, 정관, 정낭, 사정관, 구요도선(망울요도샘, bulbourethral, Cowper's gland), 전립선과 요도가 통과하는 음경 등으로 구성되며(그림 18.3), 고환, 생식관, 부속선 등의 내부 생식기와 음경, 음낭의 외부 생식기로 구분된다. 음경과 음낭은 사춘기 동안 테스토스테론(testosterone)의 생산이 증가하기 때문에 커진다. 남성의 회음은 음낭과 항문 사이를 말한다.

1) 고환

고환(testis)은 태아기에 복강에서 발생하여 임신 24~35주 정도에 음낭 내로 하강한다. 고환은 길이가 약

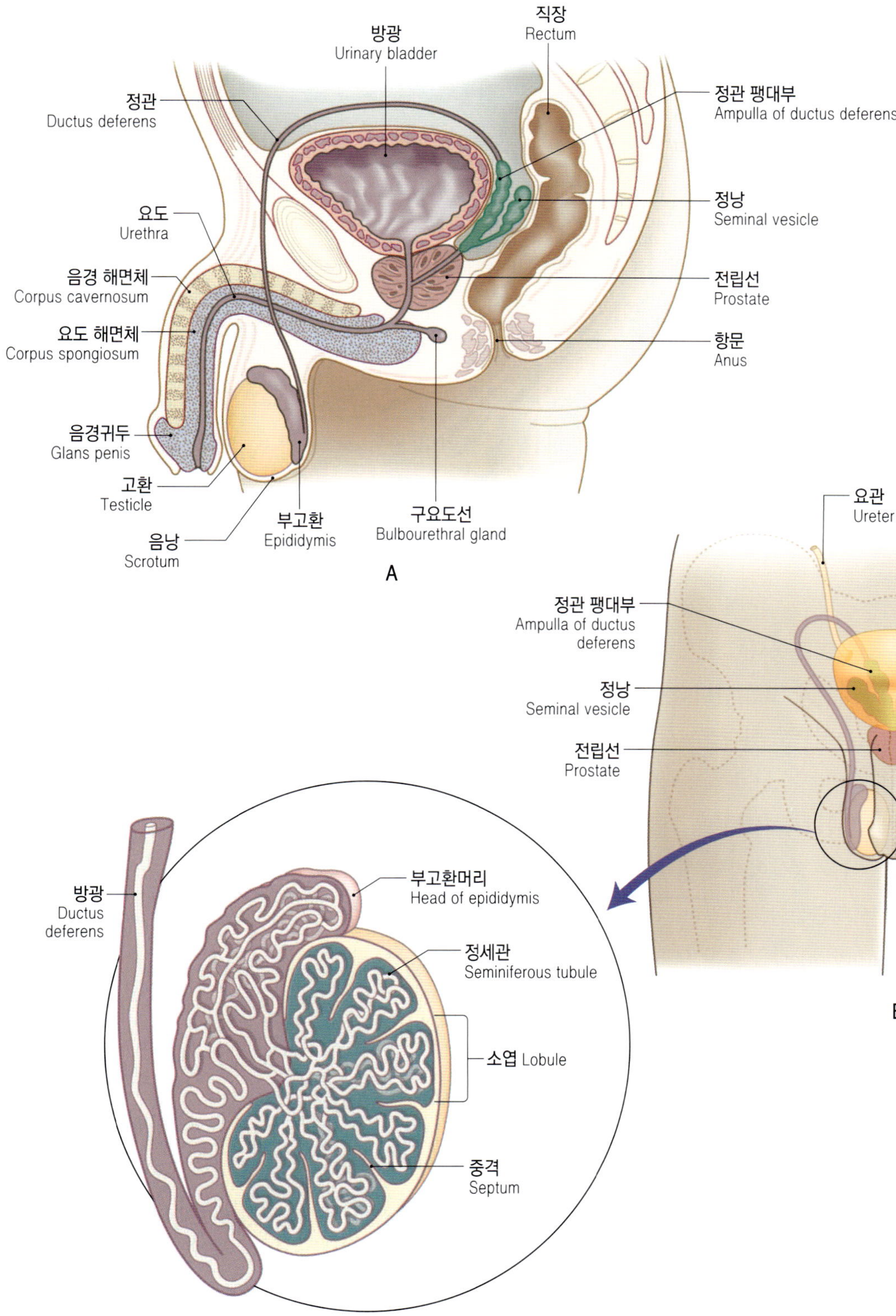

그림 18.3 남성 생식기관의 구조. A: 측면, B: 정면

4cm, 폭은 약 2.0~2.5cm이며 음낭 내에 위치한다. 각 고환에는 600~1,200개의 정세관(seminiferous tubules)이 있다. 정세관은 혈관이 풍부하며 느슨한 결합조직으로 보호되며, 이 결합조직의 간질세포사이질세포

를 라이디히세포(Leydig's cell)라고 한다. 이 세포는 테스토스테론을 생산하여 정자의 생성과 남성생식기의 분화 및 유지에 기여한다. 정자는 사춘기 이후에 발달하는데, 이때부터 테스토스테론 수치가 높아지면서 이차 성징이 나타난다. 정자는 편모를 이용하여 스스로를 움직인다. 정상 정자의 길이는 약 51μm이며, 핵을 포함한 난원형의 편평한 머리가 있다.

고환은 체표면적당 혈액 및 림프액 순환이 가장 많은 곳이며, 부교감신경과 흉추에서 나오는 교감신경의 지배를 받는다. 대표적인 남성호르몬인 테스토스테론, 안드로스텐디온과 에스트라디올을 분비한다. 에스트라디올(estradiol)은 남성의 골격근 발달에 중요한 인자로 추정한다. 테스토스테론의 분비는 시상하부와 뇌하수체에 의해 조절된다. 시상하부에서 분비되는 성선자극유리호르몬(GnRH)은 뇌하수체전엽을 자극하여 황체호르몬(LH)과 여포자극호르몬(FSH)을 분비하게 한다. 황체호르몬은 라이디히세포를 자극하여 테스토스테론을 생산한다. 분비된 테스토스테론은 시상하부나 뇌하수체의 성선자극유리호르몬, 황체호르몬, 여포자극호르몬 분비를 억제한다. 여포자극호르몬이나 테스토스테론은 정세관의 세르톨리세포를 자극하여 정자를 형성하고 정자의 성숙을 촉진한다.

2) 생식관

생식관은 부고환과 정관으로 구성되어 있으며, 부고환은 정자를 운반하는 생식관(genital duct)의 첫 번째 부위이다. 부고환은 4~6cm의 길게 꼬인 관이다. 정자가 부고환 전체를 통과하는 데는 약 6주 정도 소요되며, 부고환관을 통과하는 동안 기능적으로 성숙해져서 난자와 수정할 수 있는 운동력을 갖게 된다.

정관(vas deferens)은 점막층, 근육층과 외막의 세 층으로 이루어진 가늘고 긴 관으로, 길이는 약 45cm 정도이다. 정관은 부고환에서 나와서 서혜관을 지나는 동안 결합조직에 의해 혈관이나 신경과 합쳐져서 새끼손가락 굵기의 다발을 이루며, 이를 정삭이라고 한다. 정자는 연동운동으로 이 관을 통과한다. 정관은 고환 뒤쪽에서 상행하여 음낭을 지나 서혜관살굴, inguinal canal)을 통과한 뒤, 정낭(seminal vesicle)과 합쳐져 전립선에 열려 있는 사정관(ejaculatory duct)을 통해 요도(urethra)와 연결된다.

3) 부속샘

남성생식기의 부속선(accessory gland)은 정낭, 구요도선(bulbourethral gland), 전립선과 요도 등을 포함한다.

정낭은 정관에서 파생되어 확장된 낭샘이며 좌 · 우에 2개가 있다. 정낭은 사정 시 정자와 함께 알칼리성 점액을 배출하는데, 이 점액은 정자의 운동성과 신진대사에 필수 성분인 과당과 단백질로 되어 있다.

구요도선은 정액의 일부분을 구성하는 알칼리성 점액을 생성하며, 2개의 작은 선으로 요도의 해면체 상부에 위치한다. 알칼리성 점액은 사정 시 요도 내의 산성을 중화시켜 정자를 보호하며 사정액의 5~6%를 차지한다.

전립선(prostate gland)은 방광 아래 요도부위를 둘러싸고 있는 생식샘으로, 사춘기 이후에 성장하며 성인이 되면 무게는 약 15~20g, 길이는 4~6cm가 된다. 전립샘의 후방부 표면이 직장벽과 밀착되어 있으므로 직장수지검사를 통해 촉진한다.

전립선은 테스토스테론의 자극을 받아 약알칼리성(pH 6.8~8.0)의 액체를 생성한다. 사정 시 교감신경의 작용으로 전립선이 수축하면 정액은 약알칼리성인 전립선액과 혼합되어 pH 7.5를 유지하며 요도를 통하여 배출된다. 정상적으로 질분비물은 pH 3.5~4.0이며, 정자가 활발하게 운동할 수 있는 pH는 6.0~6.5이다. 전립선액은 사정액의 20~30%를 차지한다. 전립선은 사춘기 동안 정상 성인의 크기로 성장하며, 50~60세에 이르면 약 80% 정도가 비대되어(양성전립선비대) 비뇨기계 문제를 야기할 수 있다.

4) 음경

음경(penis)은 성관계와 배뇨를 위한 2가지 기능을 하며 성적 자극을 받지 않을 때에는 음낭 앞쪽으로 처져있다. 음경은 얇은 피부로 덮여 있으며, 느슨한 피부주름이 귀두를 덮고 있는데, 이를 포피음경꺼풀, prepuce)이라고 한다.

음경은 교감신경, 부교감신경과 체신경의 지배를 받는다. 음경은 자율신경의 지배하에 국소적 반사기전이나 청각, 시각, 후각, 상상 자극과 같은 심리적 기전으로 발기반응을 일으킨다. 발기에는 일차적으로 부교감신경이 관여하지만 음경이 발기하는 현상은 혈관계의 변화이다. 보통 음경은 늘어져 있고 신체 자극이 있거나 성적 흥분 시에 발기하며, 발기 시 음경동맥은 확장되고 정맥혈은 정체된다. 정액유출과 사정은 교감신경의 지배를 받는다. 교감신경은 정액을 사정하는 동안 리듬 있는 근육수축을 유도한다. 정액유출은 부고환, 정관, 정낭과 전립샘 등의 수축에 의해 정액을 요도로 보내는데, 이는 α-교감신경의 지배를 받는다.

5) 음낭

음낭(scrotum)은 고환, 부고환과 생식관을 둘러싼 피부낭으로 결합조직격막에 의해 나뉘어 양쪽에 각기 1개의 고환이 있다.

음낭은 비대칭이며, 좌측 정삭의 길이가 길어서 좌측이 우측보다 약 1cm 정도 아래에 위치한다. 음낭의 온도는 체온보다 2℃ 정도 낮은데, 이는 정상적인 정자 생성을 위한 최적의 환경이다.

대상자들의 외음부, 생식기계, 성활동에 대한 정보는 매우 개인적인 것이라 할 수 있다. 따라서 효과적인 자료수집을 위해서는 성에 대한 편안함과 대상자들의 느낌을 이해하는 것이 중요하며, 개방적 의사소통과 편안함을 느낄 수 있는 환경조성이 필요하다. 매우 개인적인 것에 대해 질문할 때 대상자가 창피하고 두려우며 불안을 경험할 수 있음을 인식하고 자료의 보안과 비위협적인 태도를 유지해야 한다. 생식기, 항문, 직장, 전립선 사정에 있어 신체적인 검진뿐만이 아니라 발달수준, 심리사회적 · 문화적 · 환경적 요소들을 다각적으로 고려하는 것이 필요하다.

1. 주요증상

여성 생식기 관련

- 골반통증(pelvic pain)
- 비정상 질출혈(abnormal vaginal bleeding)
- 백색질분비물(leukorrhea)
- 배뇨곤란(dysuria)

남성 생식기 관련

- 배뇨곤란(dysuria) 또는 배뇨통증
- 빈뇨(urinary frequency)와 긴박뇨(urgency)
- 음경 분비물

2. 현병력

생식기계는 해부학적으로 같은 경로를 거치기 때문에 배뇨에 관한 간호력도 수집한다. 간호력 수집 전에 용어를 분명하게 설명한 후 질문한다.

여성 생식기 관련

1) 질출혈

비정상적인 질출혈이 있나요? 있다면 출혈의 시작시기, 기간, 촉진 요인, 양상과 흐름의 변화, 관련 증상으로 통증, 경련, 복부팽만, 골반 충만감, 배변습관의 변화, 체중변화 등이 있나요?

근거: 비정상적 질출혈의 유형에는 불규칙적 자궁출혈, 월경과다, 무월경 등이 있다. 급성 질출혈의 경우 자궁섬유증과 연관이 있을 수 있다. 자궁암의 경우 질출혈, 골반통증, 체중 감소 등을 동반할 수 있다.

2) 질분비물

질분비물이 있나요? 있다면 언제부터 시작되었고 양상은 어떠한가요?

근거: 질분비물의 원인은 감염일 수 있다. 세균성 질염에서는 묽고 악취가 나는 흰색 또는 회색빛의 분비물이 나타난다. 칸디다성 외음 질염은 진한 흰색 분비물을 동반한다. 질편모충 감염의 경우에는 종종 녹색을 띠는 회색이나 누런 분비물이 나타나며 거품이 있다. 노인의 경우 노화 과정에서 질 점막이 위축되기 때문에 노인은 질 감염에 더 취약할 수 있다. 질점막위축은 만성질염과 배뇨기능 장애를 초래할 수 있다. 또한 성교 시 통증을 유발할 수 있다.

3) 배뇨 문제

배뇨곤란, 배뇨 시 작열감, 빈뇨, 긴박뇨가 있나요? 있다면 시작 시기와 기간, 양상은 어떠한가요? 소변의 양상은 어떠한가요?

근거: 빈뇨, 배뇨 시의 화끈거림이나 통증(배뇨통)은 감염의 증상 및 징후이다(요로 감염 또는 성매개질환). 배뇨지연 또는 긴장(strain)은 폐색의 증상 및 징후일 수 있다. 소변의 색과 냄새가 변했다면 감염이거나 신장(콩팥)기능 상실일 수 있다.

4) 임신 여부

임신 계획이 있나요? 피임제 사용을 하고 있나요?

근거: 차단식 피임(남성용 또는 여성용 콘돔)을 하지 않으면 성병과 인간면역결핍바이러스(human immunodeficiency virus, HIV) 감염의 위험이 높아질 수 있다. 경구 피임약은 경미한 부작용(예: 체중 증가, 유방 압통, 두통, 구역)이 있을 수 있으나 대개 세 번째 사용 주기 이후로는 완화된다. 경구 피임약은 질분비물의 글리코겐을 증가시켜 질 효모 감염의 위험을 높이며, 심한 부작용으로는 혈전 색전증(thromboembolism), 뇌혈관 문제, 심근경색이 있다.

남성 생식기 관련

1) 배뇨 문제

배뇨하기가 힘이 드나요? 빈뇨, 긴박뇨, 야간뇨, 작열감이 있나요? 배뇨를 시작할 때 어려운가요? 소변줄기의 변화가 있나요? 소변 색깔은 어떤가요?

근거: 배뇨곤란은 감염이나 폐색(예: 전립선비대)을 뜻할 수 있다.

2) 음경의 병소나 분비물

음경의 통증이나 병소, 또는 분비물이 있나요? 분비물이 있다면 그 양상은 어떠한가요? 가려움증, 작열감, 따끔거리는 증상이 있나요?

근거: 음경의 병변은 성매개질환(성병; sexually transmitted disease, STD) 또는 암의 징후일 수 있다. 음경의 분비물은 감염의 징후일 수 있다.

3) 발기부전

발기를 시작하거나 유지하기 힘든가요? 사정에 문제가 있나요? 사정할 때 통증이 있나요?

근거: 발기부전은 성인 남성에게 흔히 발생하며 다양한 요인 또는 장애(예: 음주, 당뇨병, 우울, 고혈압약)로 인해 발생할 수 있다. 사정 시에 통증이 있다면 부고환염일 수 있다. 나이가 들수록 발기부전이 흔하게 발생한다.

3. 과거력

생식기 관련 과거력은 현재 건강문제를 찾는 데 도움이 되므로, 과거 병력을 통해 생식기 문제를 파악한다.

여성 생식기 관련

1) 아동기 병력

출생 시 감염병에 걸린 적이 있나요?

근거: B형 간염, 헤르페스, HIV, 클라미디아, 인유두종바이러스(human papilloma virus, HPV) 등은 출생 시 어머니로부터 아기에게 전염되는 질병이다.

2) 입원/수술

자궁절제술, 근종제거술, 난관절제술, 난소절제술, 인공유산, 복강경, 외음부절제술, 난관결찰술, 질절개술, 제왕절개술 등 산부인과 관련 수술을 받은 적이 있나요?

근거: 수술은 생식건강에 영향을 미친다.

3) 진단적 시술

파파니콜로 도말검사를 마지막으로 받은 것이 언제인가요?

근거: 파파니콜로 도말검사는 자궁경부암을 진단한다.

조직검사를 해본 적이 있나요?

근거: 조직검사는 악성종양을 감별하기 위함이다.

4) 심각한 외상

복부, 질 등에 상처나 외상을 받은 적이 있나요?

근거: 성기능 장애나 비정상 검사 소견의 원인일 수 있다.

강간이나 성폭력을 당한 경험이 있나요?

근거: 상해로 인해 생식건강에 영향을 미쳤을 수 있다.

5) 중증질환이나 만성질환

임질, 매독, 헤르페스, /, 간염, 클라미디아, /콘딜로마 등의 성매개질환에 걸린 적이 있나요?

근거: 성매개질환은 난임의 원인이 될 수 있으며, 성매개질환의 재발은 성관계 상대가 치료되지 않았거나 여러 명일 경우 발생할 수 있다.

난임 문제가 있나요?

근거: 난임 문제의 원인을 신체사정을 통해 발견할 수 있으며, 지난 일 년간 피임 없이 통상적인 빈도의 성관계를 가지고도 임신이 되지 않았다면 난임이라고 할 수 있다.

당뇨, 갑상선 질환, 요실금, 변비, 요로감염 등을 앓은 적이 있나요?

근거: 당뇨는 질내 진균 감염률을 높인다. 임신성 당뇨는 특별한 주의가 요구된다.
갑상선 질환은 월경주기를 불규칙하게 한다.
요로감염 재발은 치료되지 않은 질염이 원인일 수 있다.
배뇨 양상의 변화는 생식기계 구조 변화나 감염의 증상일 수 있다.

사지마비나 마비증상이 있나요? 만성적인 신경계 문제가 있나요?

근거: 마비나 신경계 문제로 인한 신체 손상의 정도에 따라 생식기계 문제나 요로계 감염의 위험이 증가한다.

6) 예방접종

형 간염 항체가 있나요?

근거: B형 간염은 성관계를 통해서 혹은 감염된 어머니로부터 아기에게 전파된다.

에 대한 항체가 있나요?

근거: Gardasil 백신은 음부 사마귀(90%), 자궁경부암(70%)의 원인인 4가지 형태의 HPV(인유두종바이러스) 감염을 막아준다.

7) 알레르기

알레르기가 있나요?

근거: 라텍스, 살정제, 콘돔 등으로 인한 접촉성 피부염은 추가적인 건강교육이 요구될 수 있다.

8) 투약력

호르몬대체요법, 항우울제, 항고혈압제, 항생제, 경구피임약 등의 약물을 복용한 적 있나요?

근거: 항생제는 칸디다성 질염을 증가시키고 경구피임약의 효과를 떨어뜨릴 수 있다.
에스트로겐은 월경량 변화의 원인이 될 수 있다.
항우울제와 항고혈압제는 성욕 감소를 일으키며, 항우울제는 불규칙한 월경주기와 관련 있다.

9) 최근 여행이나 감염 노출

화학물질에 노출된 적 있나요?

근거: 난임 가능성이 높아진다.

성매개질환에 걸린 적 있나요?

근거: 질병 예방을 위해 건강교육이 필요할 수 있다.

남성 생식기 관련

1) 아동기 병력

아동기에 유행성 이하선염, 잠복고환증, 서혜부 탈장을 경험한 적이 있나요?

근거: 유행성 이하선염으로 인한 고환염은 난임의 원인이 될 수 있으며, 아동기의 잠복고환증이나 서혜부 탈장은 고환암의 위험요인이다.

2) 입원/수술

전립선 절제술, 경요도적 전립선 절제술, 포경수술, 고환절제술, 정관절제술, 병변 및 결절 제거, 탈장수술, 요도상열 혹은 요도하열의 교정을 받은 적이 있나요?

근거: 이 수술들이 대상자의 합병증이나 신체사정 결과와 관련 있을 수 있다.

3) 진단적 시술

전립선 특이항원 검사를 받은 적이 있나요?

근거: PSA 검사는 전립선암 검진을 위한 검사이다.

직장검진을 받은 적이 있나요? 있다면 언제 받았나요?

근거: 전립선 검사를 위한 직장검진은 50세 이상의 남성은 매년 시행해야 한다.

4) 외상

성기에 상처가 난 적이 있나요?

근거: 성기에 상처가 났다면 그 이유나 상황을 사정해야 한다.

5) 만성질환

성매개질환, 전립선염, 요로감염, 신장결석, 성기 외상, 암, 선천성 혹은 후천성 성기 기형, 난임을 경험한 적 있나요?

근거: 성매개질환의 과거력은 대상자가 감염의 소인이 있는 생활습관을 가지고 있다는 것을 의미하며, 그 외 질환 과거력은 현재 신체 문제와 관련된 기본 정보로 사용될 수 있다.

당뇨나 혈관질환의 과거력이 있나요?

근거: 발기부전과 같은 비뇨생식기계 질환의 원인이 될 수 있다.

6) 예방접종

유행성 이하선염에 대한 예방접종을 맞았나요?

근거: 청소년기의 유행성 이하선염은 난임의 원인이 될 수 있다.

7) 알레르기

콘돔, 살정제, 라텍스에 대해 알레르기가 있나요?

근거: 라텍스, 살정제, 콘돔 등으로 인한 접촉성 피부염은 추가적인 건강교육이 요구될 수 있다.

8) 투약력

항생제, 호르몬제, 항고혈압제, 항우울제 등의 약물을 복용한 적 있나요?

근거: 어떤 약물은 성기능장애를 유발한다.

9) 최근 여행이나 군복무, 감염 노출

화학물질에 노출된 적 있나요?

근거: 난임 가능성이 높아진다.

에이즈, 인유두종바이러스, 매독, 음경병변, 클라미디아, 임질 등 성매개질환의 과거력이 있나요?

근거: 이들은 난임 위험을 증가시키며, 질병 예방을 위한 건강교육이 필요할 수 있다.

4. 가족력

가족력은 현재 건강문제의 원인이나 선행요인이 될 수 있다. 가족력을 사정할 때에는 대상자의 생식기계 문제에 선행할 수 있는 유전병뿐 아니라 가족간 위험요인을 확인한다.

여성 생식기 관련

당뇨, 생식기계통의 암, 자연유산, 다태아 임신/출산, 선천적 기형아 출산의 가족력이 있나요?

근거: 이들 질환이나 산과력은 가족력이 있다.

남성 생식기 관련

음낭정맥류, 고환암, 난임의 가족력이 있나요?

근거: 이들 건강상태는 암과 난임의 위험이 높다.

당뇨나 혈관질환의 가족력이 있나요?

근거: 이들 질환은 성기능에 영향을 줄 수 있다.

5. 개인사회력

개인사회력 조사를 통해 대상자의 일상에서 생식기계 건강에 영향을 미칠 수 있는 패턴을 밝힐 수 있으며 건강문제의 원인을 찾아내는 데 도움이 될 수 있다. 개인사회력 사정 동안 생활방식을 평가하면서 필요한 건강교육 영역을 결정할 수 있다.

여성 생식기 관련

질세정을 얼마나 자주 하나요?

근거: 과도하고 잦은 질세정은 발적과 외음부 감염을 일으킬 수 있다.

코카인, 암페타민 등 불법 약물을 사용한 적이 있나요?

근거: 이들 물질은 판단장애, 성매개질환의 위험 노출, 성욕 감퇴 등과 관련 있다.

음주를 하나요? 한다면 음주 빈도와 주량, 술의 종류는 무엇인가요?

근거: 청소년 음주와 성폭력은 매우 깊은 상관관계가 있으며, 임신 중 음주는 태아알코올증후군의 원인이 있다.

흡연을 하나요? 한다면 어떤 형태의 담배를 하루에 얼마나 몇 년간 흡연하였나요?

근거: 흡연은 자궁경부암의 위험을 증가시키며, 경구피임약을 사용하는 흡연자는 뇌졸중 위험이 증가한다.

남성 생식기 관련

생식기에 외상의 위험이 큰 직업, 방사선이나 독성물질에 노출되는 직업을 가지고 있나요?

근거: 생식기에 외상의 위험이 있는 직업은 탈장과 성기 손상의 위험을 높일 수 있으며, 방사선이나 독성물질 노출은 남성 생식기 암이나 난임과 관련이 있다.

운동을 할 때 보호 장구를 갖추고 하나요?

근거: 보호 장구 착용은 생식기의 손상 위험성을 감소시킨다.

성기의 크기, 형태, 표면 등에 걱정되는 게 있나요?

근거: 생식기 건강과 자존감에 영향을 미칠 수 있다.

매달 고환 자가검진을 하고 있나요?

근거: 고환암의 조기발견을 위해 매달 고환자가검진을 추천하고 있다.

자녀의 수, 피임의 형태, 사정의 빈도는 어느 정도인가요?

근거: 적절한 빈도의 사정은 전립선암의 위험을 감소시킨다.

알코올이나 마약의 섭취를 한 적이 있나요?

근거: 과도한 음주는 부적절한 성선자극호르몬 분비와 테스토스테론 대사 촉진, 성교 불능과 성욕 감퇴의 원인이 될 수 있으며, 마약성 약물은 발기지속증, 성교불능, 성적 흥분 증가, 성욕 증가, 오르가즘 지연의 원인이 될 수 있다.

대부분의 대상자는 생식기계의 신체검진에 대해 긴장하고 당황스러워 한다. 간호사는 전문적인 지식과 태도로 설명한다. 생식기계의 신체검진은 시진과 촉진을 포함한다.

1. 대상자 준비 및 준비물품

대상자는 생식기관을 노출하는 것을 매우 부끄러워할 수 있으며, 감염이나 장애가 발견될까 봐 긴장할 수 있다. 검진 중에 모든 단계를 자세히 설명하고, 각 부분의 신체검진이 왜 중요한지도 설명해야 한다. 또한 궁금한 점이 있으면 질문하도록 대상자를 격려해야 한다. 검진을 시작할 때 검진자는 검사 테이블 끝에 의자를 놓고 앉아 대상자의 외음부만을 노출하여 대상자의 몸이 불필요하게 노출되지 않게 한다. 생식기관 부위에 조명을 따로 비추어 모든 구조가 잘 보이도록 한다.

1) 대상자 준비

검진 직전에 소변을 배출하도록 해서 대상자가 검진 중에 요의를 느끼지 않도록 한다. 소변 채집이 필요하면 표본 용기와 물티슈를 제공한다. 여성 대상자에게 검진 48시간 전부터는 질 세정을 하지 말라고 설명한다. 대상자가 검사실에 들어오면 팬티와 브래지어를 벗고 뒤트임이 있는 가운으로 갈아입도록 한다. 유방검진도 받는다면 대상자에게 가운을 여미지 말라고 말하고, 대신 시트로 몸을 가리도록 한다. 검사용 테이블의 발판이 금속이어서 차가울 수 있으므로, 대상자가 원하면 양말은 신고 있도록 한다. 대상자가 옷을 갈아입는 동안은 검사실을 비워준다.

대상자가 옷을 갈아입고 나면 보호자와 함께 검사실에 들어간다. 대상자를 똑바로 누운 채 양쪽 발을 등자장치(stirrup)에 올려놓도록 하여 쇄석위(절석위; 돌제거술자세, dorsal lithotomy position)를 취할 수 있도록 한다. 대상자의 엉덩이를 검사용 테이블의 바닥 부분으로 향해서 발이 등자장치에 편안하게 올라가도록 한다. 대상자에게 머리를 올리면 배 근육이 긴장할 수 있기 때문에, 손으로 머리를 받치지 말라고 말한다. 팔은 몸 양쪽에 내려놓도록 하고 머리와 어깨를 높인다. 이렇게 하면 검진 시에 검진자와 대상자가 눈을 마주칠 수 있으며, 대상자가 검진자의 행동을 볼 수 있다. 다른 방법으로는 대상자가 거울로 검진 과정을 지켜보도록 하는 것으로, 대상자가 신체의 구조에 대해 교육하고 생식기관의 건강을 유지 및 개선하는 데에 관심을 가지도록 할 수 있다(그림 18.4).

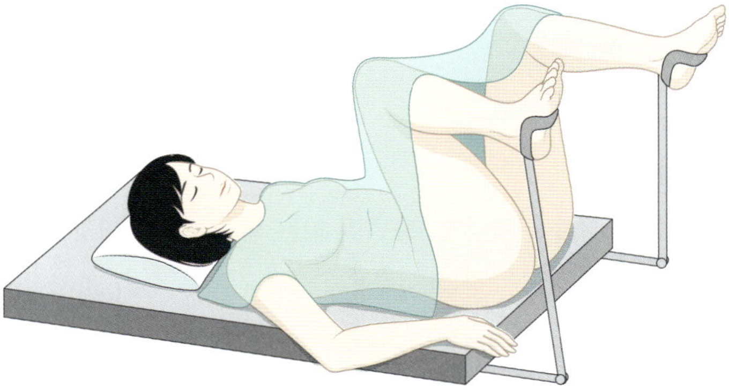
그림 18.4 여성의 생식기계 사정을 위한 체위

남성의 생식기관을 검진하는 목적은

치명적인 질환부터 일상생활을 방해하는 상태에 이르기까지 넓은 범위의 이상을 찾아내는 것이다. 이상을 가능한 한 빨리 찾아내서 대상자가 추가 검사 또는 치료를 받을 수 있도록 해야 한다. 또 신체검진은 대상자에게 올바른 고환자가검진 방법을 교육할 좋은 기회이다. 생식기계 신체검진은 신체 노출 및 검진 결과에 대한 불안, 창피함, 긴장을 유발할 수 있다. 검진의 각 단계를 자세히 설명함으로써 대상자의 불안을 덜어주어야 한다. 각 부분의 검진이 왜 중요한지 검진 전에 설명하면 긴장을 완화시킬 수 있다. 대상자의 몸에서 꼭 필요한 부분만 노출해야 하며 대상자가 질문을 하도록 권장하는 것도 긴장 완화에 도움이 된다(그림 18.5). 종합 검진 중이라면 생식기관 검진의 마지막 단계에 실시하도록 한다. 검진 시에는 항상 보호자가 함께 있도록 하여 대상자를 안심시키고 보호할 수 있도록 한다. 또한 보호자는 검진자의 잘못된 판단을 막는 부차적인 역할을 할 수도 있다.

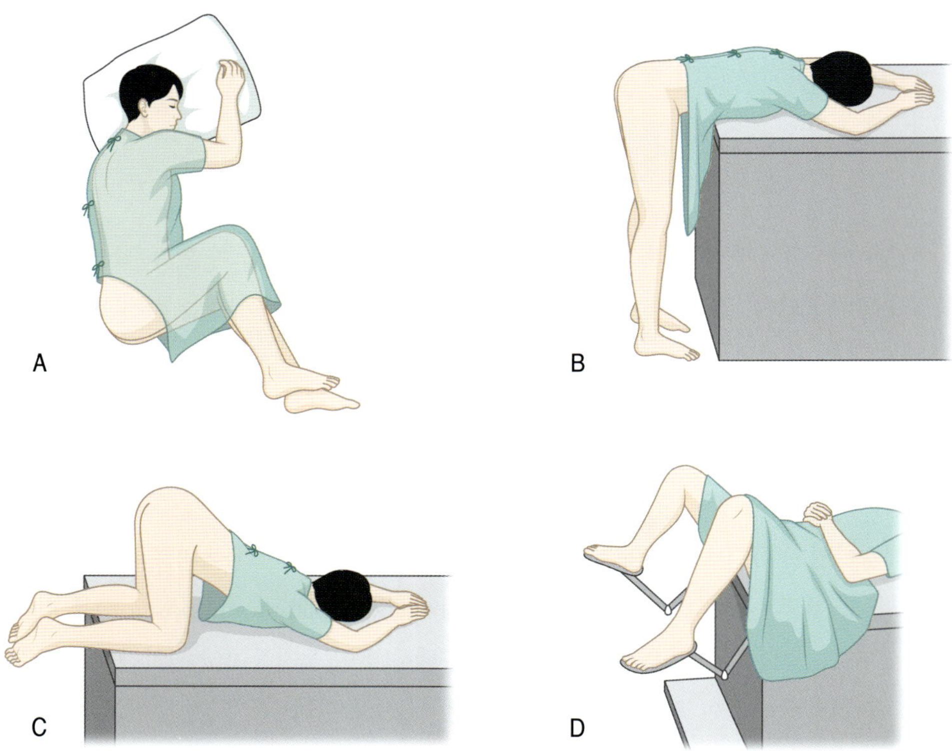

그림 18.5 남성의 생식기계 사정을 위한 체위
A: 좌측위 또는 심스 체위, B: 서 있는 자세, C: 슬흉위, D: 쇄석위

2) 준비물품

- **여성 대상자 신체검진:** 등받이 없는 의자, 조명, 질경(vaginal speculum), 수용성 윤활제, 질 검사를 위한 큰 면봉, 표본 용기, 장갑(일회용), 자궁 검사용 솔, pH 시험지, 생리대, 손거울
- **남성 대상자 신체검진:** 등받이 없는 의자, 가운, 일회용 장갑(라텍스가 아닌 소재), 조명(투과조명법이 필요할 경우를 위해), 수용성 윤활제

2. 여성 생식기계

전체 검진

1) 시진

- 음모 분포는 보통 여성의 경우 역삼각형의 모양을 띤다. 음모의 양과 분포를 시진한다. 치골부위의 병변, 홍반, 백반, 균열 등이 있는지 시진한다.
- 대음순, 소음순, 음핵, 요도구, 질입구, 회음부를 시진한다. 대음순을 벌려 내부와 소음순을 관찰하며 음핵의 크기와 병변을 관찰한다. 정상 음핵의 크기는 약 0.5cm의 직경을 가진다. 대음순은 대칭적이며 통통하게 형성되어 있고 찰상, 결절, 발적과 같은 어떤 병변도 있어서는 안 된다. 소음순은 진홍색을 띠며 촉촉하고 대칭적이다. 요도구는 별 모양이나 틈새처럼 보이고 중앙선에 위치해 있다. 질 입구는 좁은 수직 틈 또는 큰 개구부처럼 보인다. 요도구나 질입구에는 어떤 자극성 분비물이나 악취, 병변이 없어야 한다. 회음부는 부드럽고 질분만을 한 경우 회음절개 상흔이 남아 있을 수 있다.

2) 촉진

- 요도와 스킨선(Skene gland) 촉진 시 통증이 없으며 요도의 경결이나 분비물이 없어야 정상이다. 촉진 시 윤활을 위해 따뜻한 물에 장갑 낀 손을 담근 후 촉진한다. 검지를 질에 삽입하고 압력을 가하면서 위아래로 부드럽게 짜내며 분비물이 있다면 배양한다(그림 18.6). 이때 통증이 없어야 정상이다.
- 바톨린선(Bartholin gland)을 촉진한다. 검지를 질 속에 삽입하고 엄지로 대음순의 뒤쪽을 촉진하여 양쪽에 부종이나 압통, 덩어리가 있는지 검진한다.
- 회음부를 촉진한다. 회음부는 미산부의 경우 부드럽고 단단하며 경산부는 상대적으로 얇은 편이다. 유연하고 종이장 같이 얇은 회음부는 비정상적 소견이다.
- 골반근육을 사정한다. 질구에 손가락을 삽입한 채로 대상자에게 질구를 수축시키도록 한다. 미산부는 근육긴장도가 강하고 경산부는 그보다 약하다. 검지와 가운데 손가락을 이용하여 질입구를 벌리고 대상자에게 아래로 힘을 주도록 한다. 이때 질벽은 부풀어 오르지 않고 요실금이 없어야 정상이다. 질벽이 부풀어 오른다면 방광탈출, 직장탈출, 자궁탈출을 의심해보아야 한다.

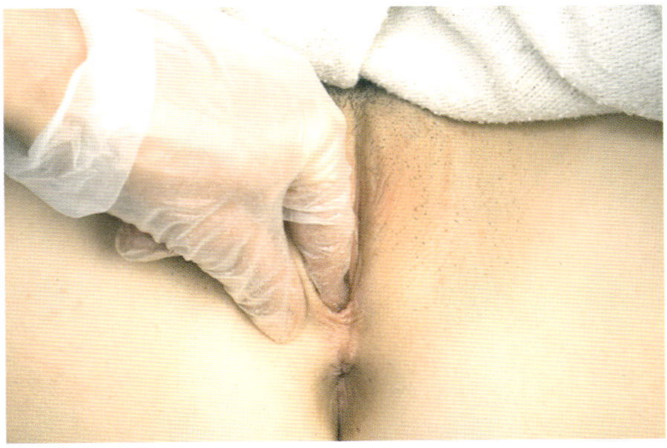

그림 18.6 바톨린선 촉진

내부 생식기

1) 시진

(1) 질경검진

먼저 대상자에게 맞는 크기의 질경을 선택하여 따뜻한 물로 윤활하도록 한다. 질경에는 기본적으로 두 가지 유형이 있다. 질경은 금속 소재에 나비나사가 있을 수도 있고, 플라스틱 소재에 클립이 있을 수도 있다. 대상자로 하여금 심호흡 후 발을 발걸대에 올린 채 무릎에서 힘을 빼도록 한다. 오른손(주로 사용하는 손)으로 질경을 잡고 엄지 나사 위에 엄지를 올리고, 왼손의 검지와 중지를 질에 삽입한 뒤 질 뒤쪽 벽에 압력을 가하여 회음부 근육을 이완시킨다. 닫힌 상태의 블레이드를 비스듬한 각도로 삽입한다. 블레이드를 열고 질경을 수평 각도로 회전시켜 후벽에 대해 45° 하향 각도로 전진시키고, 자궁경부가 보이면 블레이드를 열고 엄지손가락으로 나사를 잠근다. 질경을 삽입할 때는 음순이나 음모가 끼지 않도록 주의한다. 질구멍이 좁아서 질경이 잘 들어가지 않으면 대상자에게 배에 힘을 빼라고 요청한다. 색, 모양, 위치, 크기, 표면, 병변, 분비물 등을 검사한다.

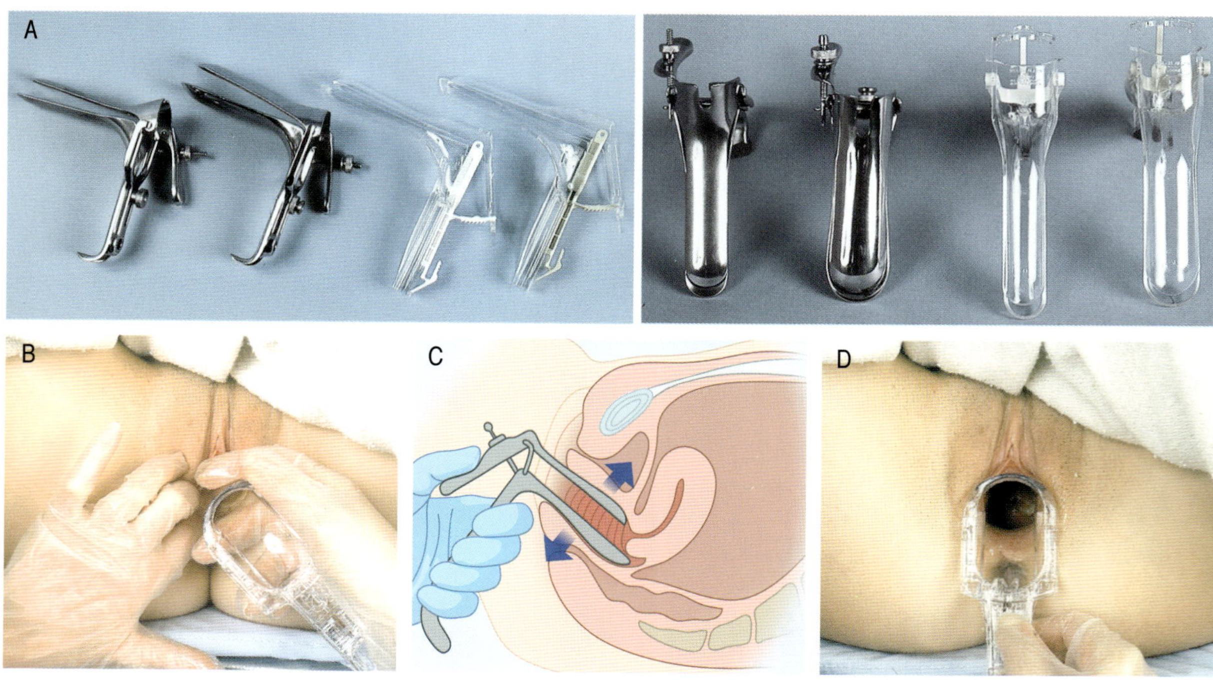

그림 18.7 질경의 사용방법
A: 질경의 종류, B: 질경의 삽입, C: 질경의 올바른 삽입 방향, D: 질경을 통한 자궁경부 시진

(2) 자궁경부의 시진

- **색깔:** 분홍색이며 임신 2개월 동안은 푸른색을 띤다(Chadwick's sign). 폐경이 되면 경부의 색은 창백해진다. 감염 시 적색이나 붉은 홍반이 나타나며 빈혈 시에는 창백하게 된다. 경부의 청색증은 골반울혈을, 비임신 시의 청색증은 종양을 의미한다.

- **위치:** 중앙에 위치하며 질 쪽으로 1~3cm 정도 돌출되어 있다. 자궁복막 유착이나 자궁근종 시 측면으로 밀려나며, 3cm 이상 돌출은 자궁탈출을 의미한다. 4cm 이상의 과다증식은 염증 또는 종양을 의미한다.
- **크기:** 직경은 2.5cm으로 임신 시에는 넓어진다.
- **입구:** 미산부에서는 작고 둥글거나 난형이며, 경산부에서는 수평으로 갈라진 동전구멍 모양이다.
- **분비물:** 월경주기에 따라 변화하며 배란 전에는 묽고 맑으나 배란 후에는 점도가 높고 탁한 양상을 띤다. 자극적이지 않고 냄새가 없다.

(3) 경부 도말과 배양물 채취

파파니콜로 도말검사(Papanicolaou smear)는 자궁경부암을 진단하기 위한 검사로 월경기간이나 심한 감염, 분비물이 있을 때에는 시행할 수 없다. 검사물 채취 전 24시간 내에 대상자는 질세척이나 성관계를 하지 않도록 하고 어떤 것도 질 속에 삽입하지 않도록 지시한다.

- **외경부 검체:** 검사용 주걱(spatula)을 질구로 삽입하여 끝부분을 경부에 댄 채로 360° 회전하여 경부 표면 전체를 훑어낸다. 검사용 주걱을 제거하여 양면 모두 슬라이드에 얇게 도포하고 즉시 세포고정액을 분무한다. 이때 너무 두껍게 바르지 않도록 주의한다.
- **내경부 검체:** 세포채취용 솔(cytobrush)을 자궁경부 안으로 삽입하여 360° 회전한 후 제거한다. 슬라이드에 돌려서 묻힌 후 즉시 세포고정액을 분무한다. 면봉 대신 솔을 사용하여 내막세포를 더욱 효과적으로 채취할 수 있다.

자궁과 질 부위의 도말과 배양물 채취 방법의 종류

조직 표본에서 채취한 세포 분석을 근거로 다양한 검사가 이루어진다. 표본은 배양할 수도 있고 현미경을 위한 슬라이드 형태로 준비할 수도 있다. 특히 여성의 표본 검사는 질병을 조기에 발견해 치료할 수 있다. 조직 표본을 채취하는 방법으로는 다음과 같은 것들이 있다.

1 파파니콜로검사[자궁경부질세포진검사, Papanicolaou (Pap) smear]

전통적인 검사는 자궁경부의 병변을 약 80%의 정확성으로 찾아냈다. 액체 기반 기술이 파파니콜로검사의 새로운 기준이 되었다. 얇은 표본(액체 기반) 기술은 정확성을 약 54% 더 높였다. 표본은 기존과 같이 나무 주걱이나 면봉 또는 솔로 채취한다. 그러나 표본을 슬라이드가 아닌 보존 용액에 넣는다는 점이 다르다. 이 용액은 인유두종바이러스(HPV)의 검사 및 유형 판별에 이용할 수 있다.

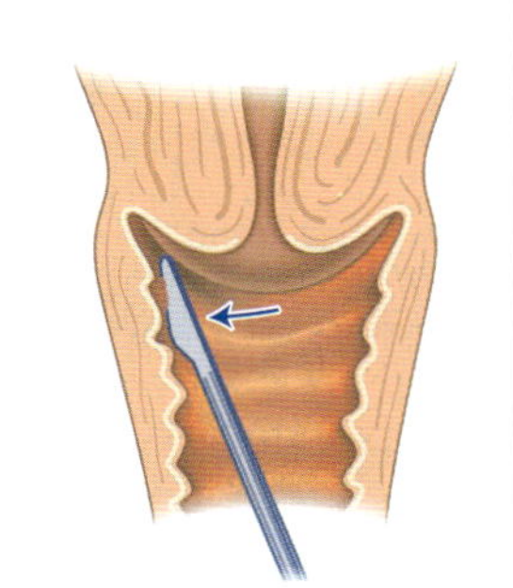
질 후원개 도말검사

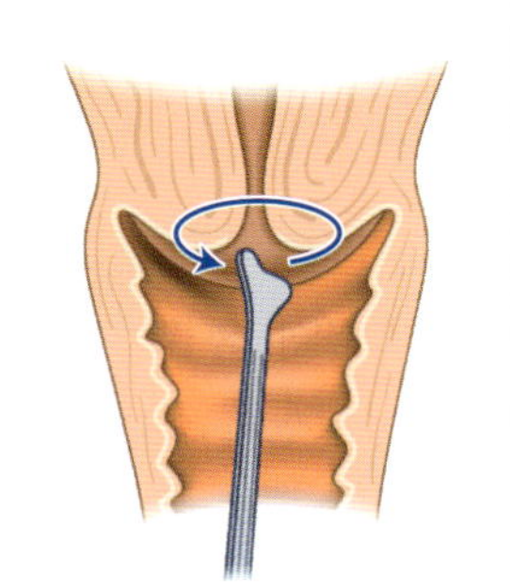
자궁경부 도말검사

2 자궁경부 내외의 표본 채취

자궁경부 내외의 표본은 임신하지 않은 대상자의 경우에 수집한다. 특수한 세포솔(cytobroom)을 사용해 자궁경부 내외의 세포를 채취한다.

① 세포솔을 자궁에 삽입한다.
② 큰 원을 그리며 세포솔을 다섯 번 돌려서 편평원주 이음부와 자궁경부 표면의 세포 표본을 수집한다.
③ 세포솔을 뺀다.
④ 솔을 보존용액 병 바닥에 열 번 밀어 넣어 솔 가닥이 서로 떨어지게 함으로써 씻어낸다. 그리고 솔을 강하게 휘저어 표본을 더 철저하게 씻어낸다.
⑤ 세포솔을 버린다.
⑥ 보존용액 병의 뚜껑을 닫아서 실험실로 보낸다.

3 자궁경부 바깥 표본의 채취

① 자궁경부검사 기구(플라스틱 주걱)의 한쪽 끝(가운데보다 끝이 길다)을 자궁구멍에 삽입한다.
② 주걱을 누르면서 돌려 자궁경부와 편평원주 이음부를 한 바퀴 긁어낸다.
③ 주걱을 뺀다.
④ 주걱을 보존용액 병 속에서 열 번 강하게 휘저어 씻어낸다.
⑤ 주걱을 버린다.

4 자궁경부 속 표본의 채취

① 자궁경부 속 솔을 자궁구멍에 삽입한다. 솔을 이용하면 분석에 사용할 세포를 더 많이 채취할 수 있다.
② 솔을 한 방향으로 한 바퀴 반 돌린다. 출혈이 있을 수 있으므로 매우 부드럽게 돌린다.
③ 솔을 뺀다.
④ 솔을 보존용액 병의 벽에 밀면서 열 번 휘저어 씻어낸다. 그리고 솔을 강하게 휘저어 표본을 더 철저하게 씻어낸다.
⑤ 솔을 버린다.
⑥ 보존용액 병의 뚜껑을 닫는다.
⑦ 병에 대상자의 이름과 날짜를 쓴다.
⑧ 병을 실험실로 보낸다.

5 질 표본

① 대상자에게 적절한 크기의 질경을 선택한다. 질경을 따뜻하게 하고, 대상자의 다리에 대서 온도가 적당한지 본다.
② 질경을 45° 각도로 삽입하고 돌려서, 완전히 삽입된 후 연다.
③ 뒤질천장에서 질 내 체액 표본을 채취한다.
④ 유리의 한 면 양쪽 끝에 염화나트륨(NaCl) 용액과 수산화칼륨(KOH) 용액을 한 방울씩 떨어뜨린다.
⑤ 소량의 질내 체액을 각 용액과 섞어 다른 유리로 덮는다.

- 표본을 유리에 옮길 때 힘을 강하게 주지 않는다. 힘을 너무 많이 주면 세포의 구조가 손상될 수 있다. 또 자궁경부 속 솔로 표본을 채취한다면 주걱으로 표본을 채취하기 전에 해야 한다. 솔질을 하면 출혈이 있을 수 있기 때문이다.

6 배양 표본: 임질과 클라미디아

성병이 의심된다면 임질 또는 클라미디아 배양 검사를 위한 표본을 채취한다. 정확한 절차는 실험실마다 다르다. 일반적인 지침은 다음과 같다.

① 면봉을 자궁경부에 넣어 한 바퀴 돌린다.
② 약 20초간 면봉을 그 자리에 넣어 놓아서 표본이 충분히 흡수되도록 한다.
③ 면봉을 뺀다.
④ 임균 배양 검사의 경우: 면봉을 돌리면서 특수한 배양 접시(타이어 마틴 배지, Thayer-Martin medium)에 Z자 형태로 표본을 묻힌다. 또는 면봉을 액체 배지에 넣는다. 표본을 실험실로 보낸다.
⑤ 클라미디아 트라코마티스(*Chlamydia trachomatis*) 배양 검사의 경우: 면봉을 액체 배지에 담가(시험 배지와 함께) 실험실로 운반될 때까지 냉장 보관한다.

(4) 질벽 시진

검체 채취가 끝난 후 질경을 조심스럽게 풀고 부드럽게 질에서 제거한다. 이때 연약한 요도부위를 건드리지 않도록 주의하며 질경을 뺄 때 질경의 날을 돌려가며 질벽을 시진한다. 질벽은 분홍색으로 촉촉하며 가로주름이 있고 표면이 일정해야 한다. 질분비물은 맑거나 탁하고 냄새가 없으며 양은 적거나 보통인 것이 정상이다.

2) 촉진

(1) 양손 검진

양손 검진법(bimanual examination)으로 자궁경부, 자궁, 난소, 자궁부속기관을 촉진할 수 있다(그림 18.8).

- **자궁경부:** 장갑을 끼고 검지와 중지에 윤활제를 도포하고 질내부로 삽입한다. 다른 손으로는 제와와 치골결합 중간 지점을 누른다. 이때 치골 위의 손은 자궁을 고정시켜주는 역할을 한다. 경부의 부드러움, 경도, 크기, 움직임, 통증 등을 사정한다.
- **자궁:** 복부 위의 손을 아래로 눌러 경부의 양쪽에 오게 하여 자궁을 고정시킨다. 자궁의 크기, 경도, 움직임을 촉진한다. 덩어리나 통증 부위가 있는지 사정한다.

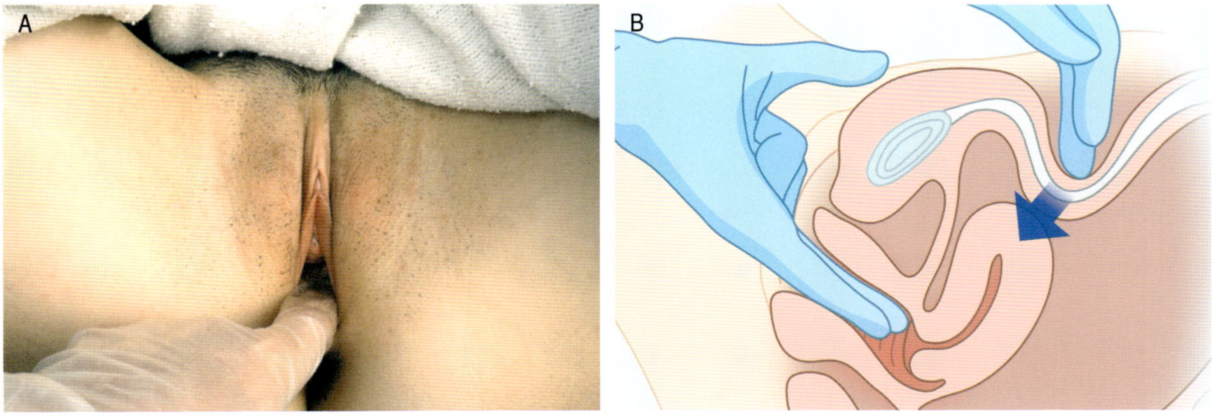

그림 18.8 자궁 양손 촉진법. A: 질 안쪽에 손가락을 넣음, B: 자궁 촉진

- **난소:** 질내 손가락을 질원개 우측에 두고 우측 하복부를 가볍게 누른다. 두 손 사이의 난소를 촉진한다. 항상 촉진되는 것은 아니나 만져진다면 약간의 압통이 있으며 부드럽고 단단하며 타원형이고 호두만한 크기이며 움직인다. 그러나 정상적으로 난관은 촉진되지 않는다. 좌측도 동일한 방법으로 촉진한다.

(2) 직장-질 검진

질의 세균이 직장으로 이동하는 것을 예방하기 위해 깨끗한 새 장갑으로 교환한 후 검지와 중지에 윤활제를 바르고 손바닥을 위로 한 채 중지를 항문을 통해 직장 안으로 삽입한다. 검지는 질 내로 삽입한 후 복부에 있는 손으로 압력을 주어 자궁을 움직여 본다. 직장-질 검진을 통해 자궁의 후면을 잘 촉진할 수 있다. 압통, 결절, 비대, 움직이지 않는 덩어리가 있는지 사정하며 덩어리가 있다면 그 크기, 모양, 위치, 압통, 질감 등을 사정한다.

3. 남성 생식기계

1) 시진

남성의 외부 생식기 시진 시 다음의 사항을 주의 깊게 살펴보아야 한다.

(1) 음모

음모가 정상적으로 분포되어 있는지, 양, 질감과 청결 여부를 시진한다. 음모는 치골부위에 삼각형 형태로 분포되어 있으며 복부로 확장된다. 대퇴부분과 음낭까지 확장되고 가늘어지고 음경 위에는 음모가 없는 것이 정상이다.

(2) 음경

음경의 크기는 대상자의 연령이나 발달단계에 따라 다양하다. 음경의 피부, 색깔, 압통, 분비물 유무를 사정한다. 음경의 피부는 색이 진하며 털이 없고 혈관이 두드러져 보인다. 음경의 귀두는 부드럽고 분홍색이며 홍반, 병변, 부종, 결절, 분비물이 없어야 한다. 포피는 색이 짙고 주름이 있으며 음경에 느슨하게 붙어 있다. 귀두 끝 중앙에 요도구가 위치하며 분비물이 없어야 한다. 요도구가 음경의 위(요도상열)나 아래(요도하열)에 있는지 확인한다. 만약 분비물이 있다면 색깔과 양상, 냄새를 확인한다.

(3) 음낭

대상자에게 음경을 위로 잡아 음낭이 완전히 드러날 수 있도록 지시한다. 음낭의 모양과 앞뒤를 시진한다. 음낭은 중격으로 반이 나뉘어 있고 좌측정삭이 더 길기 때문에 좌측음낭이 더 아래쪽으로 달려 있다. 음낭의 피부색은 다른 부위보다 색이 짙고 느슨하다. 음낭피부의 작은 돌기는 피지선으로서 정상이다. 음낭피부는 병변이 없고 균일해야 한다.

(4) 서혜부와 대퇴부

대상자를 선 자세를 취하게 하고 숨을 참고 복부에 힘을 주게 하여 서혜부와 대퇴부에 팽창이나 탈장이 있는지 시진한다. 서혜부는 편평해야 한다. 서혜부의 덩어리는 서혜부 탈장이나 생식기, 복부, 비뇨기, 림프계 등의 기관에 있는 암과 관련이 있다.

2) 촉진

음경, 음낭, 고환, 부고환, 정관, 서혜부를 촉진한다.

(1) 음경

검진자의 엄지와 검지를 이용하여 전체적인 음경을 촉진한다. 음경은 약간 단단하며 피부는 부드럽고 이동성이 있다. 부종, 결절, 경결 등을 확인한다.

(2) 음낭

음낭주머니를 좌우 모두 조심스럽게 촉진한다. 각 음낭은 압통이 없고 부드럽고 촉촉해야 한다. 음낭 안 구

고환 자가검진법

고환자가검진은 한 달에 한 번 실시한다. 시간 소요도 적고 어렵지도 않으며 샤워 후 음낭이 이완되었을 때 실시하는 게 좋다.

① 거울을 통해 음낭에 부기가 있는지 확인한다.
② 한쪽 고환을 양손으로 촉진한다. 고환은 매끈하며 일정한 굳기여야 한다.
③ 검지와 중지는 고환 밑에, 엄지는 고환 위에 놓고 고환을 수평면에서 부드럽고 굴려본다.
④ 작은 덩어리가 만져지는지 손가락으로 느껴본다.
⑤ 같은 방법으로 위쪽 방향으로 고환을 촉진한다.
⑥ 고환의 위쪽 뒷부분에 끈과 같은 형태로 존재하는 부교환을 찾는다.

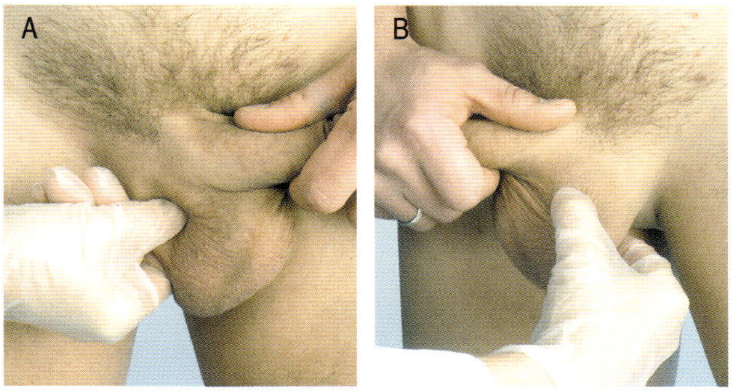

A: 음낭과 고환 촉진, B: 부고환 촉진

⑦ 다른 쪽 고환도 같은 방법으로 검진을 한다. 한쪽 고환이 다른쪽 고환보다 약간 큰 것이 정상이다.
⑧ 완두콩 크기의 작은 덩어리가 느껴지면 감염이나 종양일 수 있으므로 의사와 상의하도록 한다.

조는 촉진 시 쉽게 움직여야 한다. 부종, 덩어리, 병소, 결절을 사정한다. 덩어리가 있다면 모양, 크기, 위치, 운동성을 사정한다. 통증이 있다면 음낭을 들어 올렸을 때 감소하면 부고환염을 의심해 볼 수 있다.

(3) 고환

양쪽의 고환을 검진자의 엄지손가락과 검지, 중지손가락을 이용하여 부드럽게 촉진한다. 각 고환은 4~5cm 크기이며 2~2.5cm 정도의 넓이로 호두 크기이다. 각 고환은 음낭 속에서 자유롭게 움직여야 하며 탄력성이 있고 매끄러운 고체이다. 만일 비정상적인 덩어리가 촉진된다면 어두운 방에서 펜라이트를 이용해 덩어리의 뒷부분에서 빛을 투과시키는 투영법을 실시한다(그림 18.9). 고환과 덩어리, 종괴, 혈액이 차 있는 부위 등은 불투명한 그림자를 나타낸다. 다른 쪽 고환의 투영과 관찰사항을 비교해 본다. 이때 고환자가검진의 방법과 중요성을 교육하는 것이 적절하다.

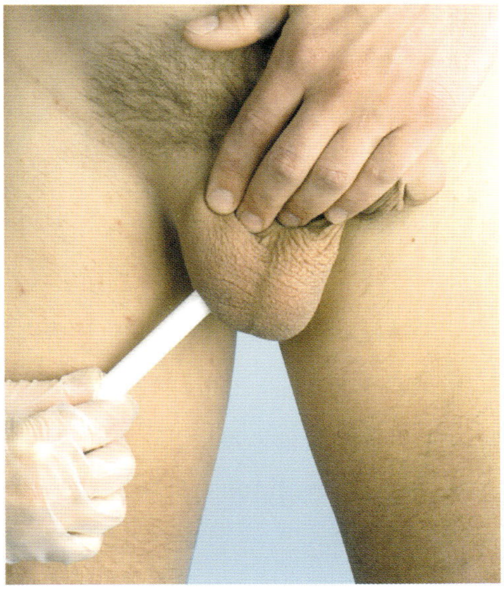

그림 18.9 음낭의 투영법

(4) 부고환

손가락 끝으로 각 고환의 후외측에서 작고 부드러우며 분리되어 있는 초승달 모양의 부고환을 촉진한다. 압통이 없고 부종, 경결이 없어야 정상이다.

(5) 정관

정관은 각 고환 위쪽에 위치한다. 정관은 정삭 안에 있는 부드럽고 유동적인 관이다. 부종이 있거나 단단하고 구슬이 맺힌 것 같은 결절을 촉진하면 부위를 투영해 본다. 정관을 쥐어짜거나 꼬집지 않고 부드럽게 돌리는 동작으로 외서혜관 위로 정삭을 따라 촉진한다.

4. 기록의 예

건강력과 신체검진에서의 정상 소견 시 기록한다.

1) 여성

- 회음부는 부드럽고 피부 병변 없음
- 음모는 깨끗하고 삼각형 분포를 보임
- 치골부위 시진 시 상처, 궤양, 균열, 병변 없음
- 대음순, 소음순, 음핵은 분홍색으로 촉촉하며 피부병변이나 악취, 분비물 없음
- 자궁경부를 질경으로 시진 시 둥글고 중앙에 위치하며 분홍색이고, 병변이나 분비물 없음. 자궁경부 입구는 작은 타원형임
- 질벽은 시진 시 분홍색의 추벽으로 되어 있으며 병변 없으며, 촉진 시 부종, 병변, 결절, 압통 없음
- 스킨선과 바톨린선은 촉진 시 부드럽고 부종, 결절, 압통 없음

2) 남성

- 음모가 깨끗하고 삼각형 분포를 보이며 복부로 확장됨
- 음경에 모발이 없고 연령에 따른 적절한 크기임
- 피부는 주위 신체부위보다 약간 어둡게 색소 침착이 되어 있고 음경 위 피부는 부드럽고 유연하게 분포되어 있으며 상처, 궤양, 병변 없으며 포경수술을 하였음
- 음경귀두 중앙에 요도구가 개구되어 있으며 분비물이나 병소 없고 피부는 쉽게 당겨짐
- 음낭의 피부에 궤양, 종창, 상처, 결절 없으며 촉진 시 압통 없음
- 고환은 2×4cm 크기로 탄력성 있고 매끄러우며 결절, 덩어리 없음
- 부고환과 정관은 부드럽고 움직임이 있으며 부종이나 결절 없음
- 서혜부는 편평하며 덩어리나 림프절 촉진되지 않고 압통 없음

생식기계의 정확한 검진을 위해 검진기술을 반복연습하고 정상소견과 비정상소견을 구분할 수 있도록 익혀야 한다.

신체검진법			정상	비정상의 예	관련 질병
시진	여성 생식기	음모	• 양과 분포가 정상임 • 삼각형 분포	• 치모의 양이 적음	• 노화
		대음순 소음순	• 분홍색이고 촉촉하며 병변이나 분비물 없음	• 요도 분비물 • 바톨린선에 염증	• 요도염
		질	• 질벽의 점막이 분홍색이고 분비물 없음	• 질분비물, 질 점막에 염증 • 질벽 탈출	• 방광류, 직장류, 자궁탈출, 질염, 악성종양
	남성 생식기	음모	• 양과 분포가 정상 • 삼각형 분포	• 치모의 양이 적음	• 노화
		음경	• 정상 크기 • 음경귀두 중앙부에 요도 • 개구부가 있음 • 피부에 소양증, 상처, 궤양, 병변 없음 • 배뇨 시 통증 없고 소변 정상	• 아주 크거나 작음 • 요도구가 음경 위에 있음 • 요도구가 음경 밑에 있음 • 피부에 소양증, 상처, 궤양, 병변 있음 • 배뇨 시 통증, 소변줄기가 가늘어지거나 변화됨	• 요도상열 • 요도하열 • 임질, 요도염, STD • 전립선 비대
		음낭	• 피부가 정상 • 염증 없음	• 궤양, 종창, 상처, 결절	• 감염 • 외상
		서혜부 대퇴부	• 대칭적임 • 종창이나 돌출이 없음	• 종창 • 돌출	• 서혜부 탈장 • 대퇴부 탈장
촉진	여성 생식기	질	• 매끄러우며 근육긴장도가 정상임	• 질분비물, 질 점막에 염증 • 질벽 탈출	• 방광류, 직장류, 자궁탈출, 질염, 악성종양
		자궁경부	• 매끈하고 움직이며 압통이 없음 • 직경은 2~3cm • 미산부의 경부입구는 둥글고 타원형 • 경산부의 경부입구는 동전모양의 삽입구	• 결절, 열상, 미란, 덩어리, 분비물, 낭종, 용종, 압통	• 자궁경부암, 만성 자궁경부염
		난소	• 4cm 이하 • 매끈하며 움직임이 가능 • 약간의 압통	• 급성 불편감 • 결절성 표면 • 난소 고정	• 악성 종양
		질 후벽	• 매끈하고 얇으며 손상되기 쉬움 • 자궁후벽은 매끈함	• 결절성 표면	• 감염

신체검진법			정상	비정상의 예	관련 질병
촉진	남성 생식기	음낭 고환	• 고환은 탄력성이 있고 매끄러움 • 결절이나 덩어리가 없음 • 크기는 2×4cm	• 고환이 비대되어 있고 불규칙적인 표면임 • 광선 투영 시 고환에 종창	• 종양 • 고환수종
		부고환	• 쉼표 모양의 관 • 부드럽고 압통이 없음	• 단단하고 부종이 있고 압통	• 부고환염
		서혜부 대퇴부	• 종창이나 돌출이 없음	• 종창이나 돌출	• 서혜부 탈장 • 대퇴부 탈장

1. 여성 대상자가 파파니콜로 검사를 포함한 신체검진을 받기로 하였을 때 검진자가 교육해야 할 내용으로 적절한 것은?

① 검사 시 소변 채취물을 가져오도록 한다.

② 검사 전에 수분섭취량을 늘리도록 한다.

③ 검사 24시간 전부터 금식을 하도록 한다.

④ 검진 24시간 전부터는 질 세척을 하지 않도록 한다.

2. 여성 생식기계 검진을 하는 동안 대상자의 질분비물이 녹황색으로 거품이 있는 것을 시진하였다. 검진자는 다음 중 무엇을 의심할 수 있겠는가?

① 세균질증(bacterial vaginosis)

② 위축성 질염(atrophic vaginitis)

③ 질편모충(*Trichomonas vaginalis*) 감염

④ 칸디다성 외음질염(Candidal vulvovaginitis)

3. 남성 대상자의 생식기계 검진 전에 검진자가 해야 할 적절한 조치는?

① 방광을 비우도록 한다.

② 금식을 했는지 확인한다.

③ 윗옷을 벗어 보관하도록 한다.

④ 자세변화를 다양하게 할 것이라고 알려준다.

4. 음낭투영법으로 남성 대상자의 음낭의 내용물을 관찰하는 과정에서 검진자가 붉은 빛을 감지하지 못했다면 무엇을 의심해야 하는가?

① 음낭수종

② 부고환염

③ 잠복고환증

④ 혈액음낭종

정답

1. ④ 2. ③ 3. ① 4. ②

참고문헌

권소희 외(2019). 핵심 건강사정(수정판). 수문사.

김연숙 외(2019). 건강사정. JMK.

김지연 외(2019). 간호사를 위한 건강사정. 군자출판사

은영 외(2021). 생애주기별 건강사정(수정판). 수문사.

황옥남 외(2018). 성인간호학. 현문사.

Cox, C. L. et al. (2019). Physical Assessment for Nurses and Healthcare Professionals(3rd edi.). John Wiley & Sons.

Dillon, P. M. (2007). Nursing health assessment: A critical thinking, case studies approach(2nd edi.). FA Davis.

Estes, M. E. Z. (2014). Health Assessment & Physical Examination(5th edi.). New York: Delmar.

Haws, J. (2015). Nursing Assessment: Head-to-Toe Assessment in Pictures. NRSNG.

Wiliams, L. et al. (2016). Health Assessment Made Incredibly Visual! (3rd edi). Lippincott Williams & Wilkins (LWW).

INDEX
찾아보기

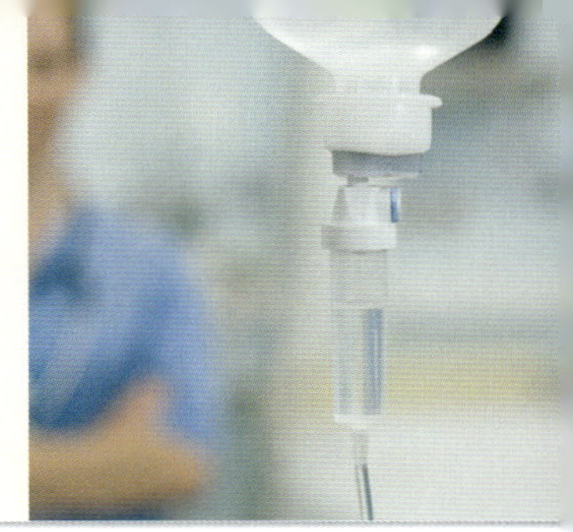

한글

ㄱ

가계도 7
가골 303
가림-안가림 132
가슴통증 180
각막 116
각막반사 126
각막 빛반사 검사 132
간 251
간이 정신상태 검사 73, 77
간헐적 파행증 219
갈퀴발가락 303
갑상선 100
갑상선기능저하증 105
갑상선기능항진증 105
갑상선 비대 105
갑상선암 105
갑상연골 100
강직증 295
객관적 자료 2
객담 179
객혈 180
거상 286
건강력 사정 5
검안경 21, 133
견봉하낭 275
결막 121
경구개 156
경동맥 102, 198
경정맥 198
경정맥압 208
경첩관절 294
경추 289
계통별 검토 8
고관절 276
고막 140, 148
고실뼈 140
고환 자가검진법 371
곤봉형 189
골격근 275
골전도 142
골프 엘보 294
공기전도 142
공막 116
공명음 187
과상관절 296
관골 100
관상봉합 100
관절 275
관절가동범위 285
관절 각도계 22
관절각도기 285
관절강직 281
관절통 281
광선투과법 165
구강 156
구강인두 156
구개골 100
구개수 156
구상관절 293
구순 156
구인두 158
굴곡 286
궤양 219
귀밀샘 158
귓바퀴 140
귓불 140

근거리 시력검사 129
근골격계 274
근력 287
근시 117
근육통 281
글래스고혼수척도 326
기관 100
기면 74
기분과 정서 70
기억력 70, 71, 76, 77
기침 179

ㄴ

나비굴 156
난시 117
난원창 140
낭종 242
내경동맥 198
내경정맥 102
내밈 286
내반슬 301
내번 286
내이 141
내전 286
내측 맥머레이 검사 303
내측상과염 294
내회전 286
뇌신경 317, 328
누골 100
누선 128
눈깜빡임반사 126
눈물기관 120
늑골척추각 265

ㄷ

다발분지 196
다윈결절 146
단단입천장 156
단추모양변형 295
달무리 123
달팽이관 141
담낭 251
대광반사 127
대동맥 194
대동맥판막 195
대립 286
대면법 131
대장 251
대흉근 232
도플러 22
돌출형 183
동공반응 327
동방결절 196
두개골 100
두정골 100
두통 104
뒤퓌트랑 구축 295
등골 140
등자골 140
땀선 86

ㄹ

라세그검사 291
롬버그 검사 150
류마티스관절염 294
린네검사 150
림프절 233

ㅁ

마찰음 186
말단비대증 107
망막 116
망막혈관 134
망치발가락 303
맥락막 116
맥머레이 검사 303
맥박 19
맥박산소측정기 22
메니에르병 144
면담 1, 2
명료 74
명료화 3
명치부위 194
모루뼈 140
모발 85, 88
모세혈관 재충만시간 225

모양체 116
목젖 156
몽고메리선 232
무릎관절 276
무지외반증 303
물렁입천장 156
미주신경 167

ㅂ

바깥코 156
반고리관 141
반동압통 267
반사망치 22
반영 3
반혼수 74
발 276
발목관절 276
발목 상완 지수 228
방사통증 51
방수 117
방실결절 196
방실다발 196
백조목 변형 295
벌집굴 156
변비 254
변실금 254
복부 249
복부의 검진 258
복시 123
복원 286
복통 252
봉우리밑주머니 275
부비동 156
부비동염 164
부샤르결절 295
부종 219, 222
브루진스키 징후 343
비갑개 156
비강 156
비경 21, 163
비골 100
비도 156
비만 37
비모 156
비인두 158
비중격 156
비중격 만곡 164
뺨 156
뼈통증 281

ㅅ

사골동 156
산동 116
삼각봉합 100
삼각형 자세 189
삼두박근 피부두께 42
삼반규관 141
삼첨판 195
상기력 77
상악골 100
상악동 156
색각검사 130
생리적 맹점 117
서골 100
설골 100
설사 254
설소대 158
설하선 158
섬망 71
섬유선종 234, 242
소장 251
소화불량 253
속삭임 검사 148
손관절 276
손목관절 276
손발톱 85, 88
쇄골상림프절 103
쇄골중앙선 203
수근관증후군 298
수막염 108
수막 자극 검사 343
수명 123
수정체 117
수축기 195

수포음 186
순목반사 126
순소대 158
순환 286
술통형 183
숨참 200
쉴렘관 116
스펜스 꼬리 232
슬개골 부구감 302
승모근 100
승모판 195
시계초침 검사 148
시력 상실 123
시상봉합 100
시신경교차 117
시신경 유두 117, 133
시야검사 131
시진 19
식도 250
식욕부진 38
식이력 37
신경전달물질 51
신경절 295
신경통증 51
신전 286
신체검진 19
신체계측 37, 41
심경림프절 103
심계항진 199
심근 195
심기저부 194
심내막 195
심방성 말발굽음 206
심부건 반사 339
심실성 말발굽음 206
심잡음 207
심장 194
심장막 194
심장 주기 195
심전도 196
심첨 194
심혈관계 194
십자인대 276

ㅇ

아프타성 궤양 167
악하선 158
악하선관 158
안검 120
안구 116, 128
안면골 100
안장관절 296
알렌 검사 225
암점 123
액체파동 266
어깨관절 275, 292
어지럼 200
어지럼증 104, 144
엄지손가락 외전검사 298
여성형 유방 244
역류충전 검사 223
연골 275
연골관절 275
연관통증 51
연구개 156
영양 37
오리걸음 299
오심과 구토 253
와우 141
외경동맥 198
외경정맥 102
외반슬 301
외번 286
외비 156
외안근 120, 121
외이도 140, 147
외전 286
외측 맥머레이 검사 303
외측상과염 294
외회전 286
우울선별검사 75
원거리 시력검사 129
원시 117

웨버검사 149
위 251
위턱굴 156
유두 232
유루증 234
유륜 232
유리체 117
유방검진 235
유방암 236, 237
유방의 구조 232
유방임상진찰 237
유방자가검진 235, 237
유방촬영술 235, 237
유선염 239
유양돌기염 147
윤상연골 100
윤활관절 275
음차 22
응시 범위 검사 131
의례적 행동 71
의식 70
의존성 발적 222
이 157
이갈기 161
이개 140
이개전림프절 103
이개후림프절 103
이경 21
이경 검사 147
이관 140
이독성 약물 145
이루 144
이륜 140
이마굴 156
이명 144
이상 체중 37
이소골 140
이수 140
이완기 195
이주 140
이통 143
이하림프절 103
이하선 158
이하선관 158
인대 275
인두 250
인상봉합 100
인후 156
입술 156
입술주름띠 158
입안 156
입인두 158
잇몸 157
잇몸염 16

ㅈ

잡음 209
장음 260
재분극 196
저작근 289
적색반사 133
전두골 100
전두동 156
전방거근 232
전정 141
전흉부 194
접형동 156
정원창 140
젖꼭지 232
젖꽃판 232
제1심음 206
제2심음 206
제2심음의 분열 206
제10번 뇌신경 167
제뇌자세 334
제피질자세 334
조절 127
족배굴곡 304
족저굴곡 304
종격 194
주관적 자료 2
주두돌기 294
주두활액낭 294

주두활액낭염 294
주의력 70, 76, 77
중격 194
중쇠관절 294
중수관절 276
중심와 117, 134
중앙액와선 232
중이 140
증상 5
지남력 70, 71, 76, 77
직면 3
직장-질 검진 369
진탕음 189
진피 85
징후 5

ㅊ

차폐 132
창백 200
척골편위 295
척수신경 314
척추 276, 290
척추전만증 290
척추측만증 290
척추후만증 290
천경림프절 103
천명음 186
청력검사 148
청력상실 143
청색증 200
청진 19
청진기 20
체순환 194
체온 19
체온계 21
체질량지수 37, 41
초자체 117
초점사정 5
촉진 3, 19
최대박동점 203
추간판 276
추간판탈출증 291
추골 140
축동 116
췌장 251
측두골 100
측두근 289
측두하악관절 275, 288
측부인대 276
측정기 22
치관 158
치근 158
치매 71
치아 157
치아머리 158
치아뿌리 158
치은 157
치은염 160
침골 140
침샘 157

ㅋ

칸디다증 167
커니그 징후 343
코 156
코결굴 156
코사이막 156
코선반 156
코안 156
코인두 158
코털 156
콧길 156

ㅌ

타액선 157
타진 19
탁음이동 266
탈분극 196
턱관절증후군 108
턱밑샘 158
테니스 엘보 294
토마스검사 299
통각수용기 51
통증 58, 281

통증과정 52
통증내성 51
통증역치 51
통찰력 71
퇴축 286
트렌델렌버그징후 298
티넬징후 298

ㅍ

파제트병 235
파파니콜로 도말검사 367
판단력 76
팔꿈치 294
팔꿈치관절 276
팔렌징후 298
팽창 검사 301
편도 167
편도림프절 103
편평족 303
폐동맥판막 195
폐순환 194
폐정맥 194
포괄적 사정 5
포도막 116
폭주 127
표재성 반사 342
표준 체중 37
표피 84
푸르킨예 섬유 196
피부 83
피부두께 22
피부두께 측정기 37
피지선 86
피하결절 294
피하조직 85

ㅎ

하강 286
하비갑개 100
하악골 100
하악림프절 103
하지직거상검사 291
함몰형 183
허쉬버그 검사 132
헤베르덴결절 295
혀 156, 157
혀밑샘 158
혀주름띠 158
현훈 144
혈관 194
혈관음 260
혈관 충만시간 223
혈압 19
혈압계 20
호만 징후 226
호흡 19
호흡곤란 179, 200
호흡음 184
혼미 74
혼수 74
홍채 116
환상통 51
활력징후 19
활주관절 304
황달 255
황반 117, 134
회내 286
회외 286
회전근개 275
회전근개 파열 293
후경림프절 103
후두 100
후두골 100
후두림프절 103
후두인두 158
흉쇄유돌근 100
흉통 199
흐린 시력 122

영문

A

abduction 286
accommodation 127
acromegaly 107
adduction 286
alert 74
Allen test 225
ankle-brachial index, ABI 228
ankle joint 276
ankylosis 295
Anthropometry 37
aorta 194
apex of the heart 194
aphthous ulcer 167
aqueous humor 117
articulations of hand 276
atrial gallop 206
attention 70
auricle 140
Auscultation 19
AV node 196

B

ball and socket joint 293
base of the heart 194
blink reflex 126
Blood Pressure 19
blood vessels 194
blurred vision 122
body mass index, BMI 41
Body mass index, BMI 37
Body Temperature 19
bone pain 281
Bouchard's node 295
Boutonniere deformity 295
BRCA1 236
BRCA2 236
bruit 209
bruxism 161
bulge test 301
bundle branch 196

C

Caliper 37
callus 303
candida albicans 167
capillary refill time 225
cardiac cycle 195
cardinal fields of gaze test 131
cardiovascular system 194
carotid artery 198
carpal tunnel syndrome 298
cervical spine 289
cheek 156
choroid 116
ciliary body 116
circumduction 286
claw toe 303
clubbing finger 222
cochlear 141
color vision 130
coma 74
condyloid joint 296
confrontation method 131
conjunctiva 121
consciousness 70
convergence 127
cornea 116
corneal light reflex test 132
corneal reflex 126
cover-uncover 132
crown 158

D

Darwin's tubercle 146
decreased visual field 122
delirium 71
dementia 71
dependent rubor 222
depolarization 196
depression 286
diastole 195

Diet history 37
diplopia 123
dizziness 144
Dupuytren's contracture 295

E

edema 222
elbow 294
elbow joint 276
electrocardiography 196
elevation 286
endocardium 195
ethmoid sinus 156
eustachian tube 140
eversion 286
extension 286
external auditory canal 140
external carotid artery 198
external nose 156
external rotation 286
extrinsic eye muscle 120, 121
eyeball 128

F

family tree 7
far vision 129
flat feet 303
flexion 286
foot 276
fovea 134
fovea centralis 117
frontal sinus 156

G

galactorrhea 234
ganglion 295
genogram 7
genu valgum 301
genu Varum 301
gingiva 157
gingivitis 160
Glasgow Coma Scale, GCS 326
gliding joint 304
golf elbow 294
goniometer 285
gynecomastia 244

H

hallux valgus 303
halo 123
hammer toe 303
hard palate 156
hearing loss 143
heart 194
heart murmur 207
Heberden's nodes 295
helix 140
herniation of intervertebral disc, HIVD 291
hinge joint 294
hip joint 276
Hirschberg's test 132
His bundle 196
Homans sign 226
hyperthyroidism 105
hypothyroidism 105

I

ideal body weight, IBW 37
incus 140
inner ear 141
Inspection 19
internal carotid artery 198
internal rotation 286
intervertebral disc 276
inversion 286
iris 116

J

Jaeger card 129
joint pain 281
joint stiffness 281
jugular vein 198

K

knee joint 276

kyphosis 290

L

labial frenulum 158
lacrimal apparatus 120
lacrimal glands 128
laryngopharynx 158
Lasegue's test 291
lens 117
light reflex 127
lingual frenulum 158
lip 156
lobule 140
lordosis 290

M

macula 117
malleus 140
masseter muscle 289
maxillary sinus 156
McMurray's test 303
mediastinum 194
memory 70
Meniere's disease 144
meningitis 108
midcarpal joint 276
middle ear 140
Mini Mental State Examination, MMSE 73, 77
miosis 116
mitral valve 195
Montgomery's glands 232
mood and affect 70
muscle strength 287
myalgia 281
mydriasis 116
myocardium 195

N

nasal cavity 156
nasal hair 156
nasal meatus 156
nasal septum 156
nasal speculum 163
nasopharynx 158
Neuropathic pain 51
Neurotransmitters 51
Nocicepters 51
nose 156
Nutrition 37

O

Obesity 37
objective data 2
olecranon bursa 294
olecranon process 294
ophthalmoscope 133
opposition 286
optic chiasm 117
optic disk 117
oral cavity 156
orientation 70
oropharynx 156, 158
otalgia 143
otorrhea 144
otoscope 21
ototoxic medication 145

P

Paget's disease 235
pain 58
Pain threshold 51
Pain tolerance 51
Palpation 19
Papanicolaou smear 367
paranasal sinus 156
parotid gland 158
patella ballottement 302
Percussion 19
pericardium 194
PERRLA 127
Phalen's sign 298
Phantom pain 51
photophobia 123

Physical examination 19
physiologic blind spot 117
pivotal joint 294
point of maximal impulse, PMI 203
precordium 194
pronation 286
protraction 286
pulmonary circulation 194
Pulse 19
Purkinje fiber 196

R

Radiating pain 51
Range of Motion, ROM 285
Referred pain 51
re-polarization 196
reposition 286
Respiration 19
retina 116
retraction 286
review of system, ROS 8
Rinne test 150
ritualistic behavior 71
Romberg test 150, 336
root 158
rotator cuff 275

S

S1 206
S2 206
saddle joint 296
salivary gland 157
SA node 196
schlemm 116
sclera 116
scoliosis 290
scotoma 123
semicircular canal 141
septum 194
shortness of breath 200
soft palate 156
sphenoidal sinus 156
spine 290
split S2 206
Standard weight 37
stapes 140
Stensen's duct 158
straight leg raising test 291
subacromial bursa 275
subjective data 2
sublingual gland 158
submandibular gland 158
supination 286
Swan-neck deformity 295
systemic circulation 194
systole 195

T

tail of Spence 232
teeth 157
temporalis muscle 289
temporomadibular joint disorder 108
temporomandibular joint, TMJ 288
temporomendibular joint 275
tennis elbow 294
Thomas test 299
thumb abduction 298
thyroid cancer 105
Tinel's sign 298
tinnitus 144
tongue 156, 157
tragus 140
Trendelenburg sign 298
Trendelenburg test 223
tricuspid valve 195
tuning fork 22
turbinate 156

U

ulnar deviation 295
uvea 116
uvula 156

V

vagus nerve 167
ventricular gallop 206
vertebra 276
vertigo 144
vestibule 141
visual loss 123
Vital sign 19
vitreous humor 117

W

waddling gait 299
Weber test 149
Whartons' duct 158
whisper test 148
wrist joint 276